眼科診療エクレール
Ophthalmic Examination and Treatment
Eclair

8

[シリーズ監修] 相原 一 ●前東京大学教授
[シリーズ編集] 園田康平 ●九州大学教授
辻川明孝 ●京都大学教授
堀 裕一 ●東邦大学教授

\最新/
眼科診療
トラブルシューティング
―ケーススタディで学ぶ対応策・予防策―

[編集]
園田康平 ●九州大学教授

中山書店

シリーズ刊行にあたって

　近年の電子機器やデジタル化，ITの進歩に伴い，医療技術も格段に進歩しつつあり，画像解析，遺伝子解析，創薬，ビッグデータの活用とAI，医療デバイスと医療機器などにおいて，飛躍的な発展が見られている．眼科領域においても，光学的な計測技術の進歩と組織のデジタル画像化により，従来は我々が測れず，見えなかった世界までが，今や見えるようになってきた．また，眼という臓器の小ささと感覚器であることから，これまではハードルが高く困難だった少ない試料からの病理診断や遺伝子診断技術が向上したことは大きな進歩である．これらに分子生物学的手法が相まって，新たな診断と治療が可能となってきた．

　しかし，眼科学は領域が広く，診断と治療は多岐にわたるため，全てを網羅しながら知識をアップデートしていくのは，現実的に難しい．けれども，忙しい日常診療においても疑問は多く生じるのであり，最新のエビデンスとサイエンスに基づく確実な情報を，患者に還元していくことが常に求められる．

　そこで，最新の医学情報—すなわちガイドラインに基づいた眼科日常臨床を支える具体的な知識と最新技術を整理して，エキスパートの執筆陣が読者に提供することにより，眼科学の進歩の成果を，実地医家の先生方が的確に迅速に患者に還元して診療できるようになることを目的として，この『眼科診療エクレール』シリーズを企画した．

　本シリーズでは，ガイドラインはもちろんエキスパートのオピニオンを随所に盛り込み，実際の症例を呈示し，視覚的にわかりやすいように多数のイラストや写真，フローチャートを用いて解説いただいた．オープンアクセスが可能な文献は，二次元コードから直ちに参照できるようにした．さらにAdviceやTopicsなどの興味深いコラムをちりばめ，外来診療に必須のマニュアルとして，手元において利用しやすい構成となっている．

　「エクレール」とは，フランス語で雷，稲妻，閃光の意味である．外来診療の中で，本シリーズを手に取ってぱっと開いて，情報が光となって目に飛び込んで，良かったと思っていただけるような—読者の臨床を支えられる情報を提供できることを願っている．そして，我々の医療技術で患者の光を維持し回復できて，少しでも日常生活を助ける光になれば，監修者・編集者一同この上ないよろこびである．

シリーズ監修　相原　一
シリーズ編集　園田康平
　　　　　　　辻川明孝
　　　　　　　堀　裕一

序

　『眼科診療エクレール』シリーズは，「外来診療の現場で，必要な情報に直ちに手が届く書籍」というコンセプトのもとに，多彩な執筆陣によるさまざまなテーマの書籍を刊行し，読者の期待に応えるシリーズへと成長してきたように感じている．

　本書のテーマは「眼科診療トラブルシューティング」である．外来，病棟，手術室—どの場面においても，私たちは突然のトラブルに直面する可能性がある．診療中など，専門書を紐解く時間があればよいが，緊急の判断を迫られる場面も少なくない．レジデント時代，頼れる指導医（オーベン）が近くにいれば心強いものの，入局半年ほどで一人当直を任されるようになると，不意のトラブルに直面した際すぐに相談できず，心細い思いをした経験のある方も多いだろう．私自身，自分の手術中に経験したトラブルを振り返ると枚挙にいとまがない．また，トラブルは診療行為に限らず，患者対応や家族対応にまで及ぶ．さらに，外来業務や病棟業務では，各種書類の準備やレセプト対応などさまざまな業務があって問題が発生する．本書は，こうした多岐にわたるトラブルを網羅し，読者が素早く解決につながる情報にアクセスできる心強いパートナーとなる書籍を目指した．

　本書の企画に当たっては，まず自己の専門分野にとらわれずに，眼科診療のあらゆる場面で起こりうるトラブルを思いつく限り列挙し，それらを救急外来，一般外来，病棟，手術室という場面ごとに整理した上で，各トラブルに対応できる最適な執筆者を選定して，ご執筆をお願いした．執筆に際しては，具体的なケースを可能な限りご提示いただき，真に迫る内容を盛り込んでいただいた．トラブルの背景や原因，その場での対応策だけでなく，トラブルを回避する予防策や事後のフォローアップまで言及いただいた．

　診療分野としては分散しており，しかもトラブルに関する内容で，たいへん書きにくいテーマであったと思われるが，多くの先生方が執筆をご快諾くださり，玉稿をお寄せくださったお蔭で，本書が完成したのである．数ある眼科関連書籍の中でも異色の一冊であるが，読者が直面するさまざまなトラブルに対し，「かゆいところに手が届く」情報を提供できているのではないかと自負している．本書が，日々の眼科診療の場で手元に置いておきたい一冊となれば，編者として望外の喜びである．

2025年3月

担当編集　園田康平

◎ シリーズ監修
相原　　一　　　前東京大学教授

◎ シリーズ編集委員（五十音順）
園田　康平　　　九州大学教授
辻川　明孝　　　京都大学教授
堀　　裕一　　　東邦大学教授

◎ 担当編集
園田　康平　　　九州大学教授

◎ 執筆者（執筆順）
戸田良太郎　　　広島大学大学院医系科学研究科視覚病態学／戸田眼科皮膚科
金子　　優　　　山形大学医学部眼科学講座
山下　耀平　　　京都府立医科大学眼科学教室
田中　　寛　　　京都府立医科大学眼科学教室
細谷　友雅　　　うぐいす眼科
長谷川英一　　　国立病院機構九州医療センター眼科
田中　理恵　　　東京大学大学院医学系研究科眼科学教室
中馬　秀樹　　　宮崎大学医学部感覚運動医学分野眼科学
前久保知行　　　眼科三宅病院
戸所　大輔　　　群馬大学医学部眼科学教室
松井　　遼　　　群馬大学医学部眼科学教室
久保　真衣　　　九州大学病院眼科
瀬戸　寛子　　　九州大学病院眼科
荒木　俊介　　　川崎医療福祉大学リハビリテーション学部視能療法学科
三木　淳司　　　川崎医科大学医学部医学科眼科学1教室
後藤　克聡　　　川崎医科大学医学部医学科眼科学1教室
杢野久美子　　　刈谷豊田総合病院眼科
歌村　圭介　　　近畿大学病院眼科
白石ゆかり　　　近畿大学病院眼科
鶴丸　修士　　　鶴丸眼科
大鳥　安正　　　国立病院機構大阪医療センター眼科
濵　　佑樹　　　京都大学大学院医学研究科眼科学
村岡　勇貴　　　京都大学大学院医学研究科眼科学
吉田　武史　　　東京科学大学眼科学教室
平山公美子　　　大阪公立大学大学院医学研究科視覚病態学
鈴村　文那　　　名古屋大学医学部附属病院眼科
畦間　美里　　　九州大学大学院医学研究院眼科学分野
田川　義晃　　　北海道大学大学院医学研究院眼科学教室
原田　一宏　　　福岡大学医学部眼科学教室
福田　　憲　　　高知大学医学部眼科学講座

山名　智志	九州大学大学院医学研究院眼科学分野
斉之平　真弓	鹿児島大学医学部眼科学教室
塩瀬　聡美	九州大学大学院医学研究院眼科学分野
平野　隆雄	信州大学医学部眼科学教室
井上　英紀	愛媛大学医学部眼科学教室
三戸　秀哲	井出眼科病院
酒井　寛	浦添さかい眼科
永井　紀博	北里大学北里研究所病院眼科
永井　由巳	創正会イワサキ眼科
朝蔭　正樹	東京医科大学臨床医学系眼科学分野
宮井　尊史	東京大学大学院医学系研究科眼科学教室
野田　和宏	野田眼科
生杉　謙吾	三重大学大学院医学系研究科眼科学
重枝　崇志	いでた平成眼科クリニック
出田　隆一	いでた平成眼科クリニック
子島　良平	宮田眼科病院
樋田　太郎	美川眼科医院
西村　知久	美川眼科医院
森重　直行	大島眼科病院
中野　聡子	大分大学医学部眼科学講座
坪田　欣也	東京医科大学臨床医学系眼科学分野
田中　健司	愛知医科大学眼科クリニック MiRAI
三木　篤也	愛知医科大学眼科学講座
向野利一郎	福田眼科病院
丸山　勝彦	八潮まるやま眼科
谷川　彰	淀川キリスト教病院眼科
中井　慶	淀川キリスト教病院眼科
眞下　永	JCHO 大阪病院眼科
長谷敬太郎	北海道大学大学院医学研究院眼科学教室
鴨居　功樹	東京科学大学眼科学教室
野田　実香	野田実香まぶたのクリニック
出田　真二	出田眼科病院
加瀬　諭	北海道大学大学院医学研究院眼科学教室
古森　美和	浜松医科大学眼科学教室
小出　遼平	九州大学大学院医学研究院眼科学分野
鎌尾　知行	愛媛大学医学部眼科学教室
園田　真也	明星会園田病院
田松　裕一	鹿児島大学大学院医歯学総合研究科解剖法歯学
山田　直之	山口大学大学院医学系研究科眼科学
加山　結万	東京歯科大学市川総合病院眼科
山口　剛史	東京歯科大学市川総合病院眼科
横川　英明	金沢大学附属病院眼科

小林　　顕	金沢大学附属病院眼科
家室　　怜	大阪大学医学部眼科学教室
相馬　剛至	大阪大学医学部眼科学教室
脇舛　耕一	バプテスト眼科クリニック
森　　洋斉	宮田眼科病院
柴　　琢也	六本木 柴眼科
西村　栄一	昭和大学藤が丘リハビリテーション病院眼科
塙本　　宰	はねもと眼科
松田　泰輔	JCHO 中京病院眼科
中村　邦彦	たなし中村眼科クリニック
滝澤　菜摘	慶應義塾大学医学部眼科学教室
芝　　大介	慶應義塾大学医学部眼科学教室
金森　章泰	かなもり眼科クリニック／神戸大学医学部眼科学教室
岩﨑健太郎	福井大学医学部眼科学
中間　崇仁	飯塚病院眼科
今永　直也	琉球大学大学院医学研究科医学専攻眼科学講座
寺﨑　寛人	鹿児島大学医学部眼科学教室
伴　　紀充	慶應義塾大学医学部眼科学教室
大内亜由美	順天堂大学医学部附属浦安病院眼科
厚東　隆志	杏林大学医学部眼科学教室

《眼科診療エクレール》第 8 巻 『最新 眼科診療トラブルシューティング』
目　次

Chapter 1　救急外来での急性期トラブルシューティング

1.1 感染性角膜炎 ……………………………………………………… 戸田良太郎　2
1.2 高眼圧 …………………………………………………………………… 金子　優　8
1.3 眼内炎 ……………………………………………………… 山下耀平，田中　寛　11
　　　TOPICS　*Klebsiella pneumoniae* による侵襲性肝膿瘍症候群（ILAS）　13
1.4 異物 ……………………………………………………………………… 細谷友雅　15
1.5 外傷 ……………………………………………………………………… 長谷川英一　20
1.6 ぶどう膜炎 ……………………………………………………………… 田中理恵　24
1.7 急性眼球運動障害 ……………………………………………………… 中馬秀樹　28
1.8 虚血性視神経症，視神経炎，うっ血乳頭・偽性うっ血乳頭 ……… 前久保知行　33
1.9 眼窩蜂巣炎 ……………………………………………… 戸所大輔，松井　遼　41

Chapter 2　一般外来でのトラブルシューティング（1）検査

2.1 屈折・調節検査 …………………………………………… 久保真衣，瀬戸寛子　46
2.2 眼位・眼球運動検査 ……………………………………… 荒木俊介，三木淳司　53
2.3 瞳孔検査 …………………………………………………… 後藤克聡，三木淳司　58
2.4 色覚検査 ……………………………………………………………… 杢野久美子　65
2.5 視野検査 …………………………………………………… 歌村圭介，白石ゆかり　71
2.6 涙道検査 ……………………………………………………………… 鶴丸修士　75
2.7 隅角検査，UBM 検査 ………………………………………………… 大鳥安正　79
2.8 OCT（前眼部・後眼部）検査 ……………………………… 濱　佑樹，村岡勇貴　83
2.9 眼底検査，眼底撮影 …………………………………………………… 吉田武史　86
2.10 蛍光眼底造影検査 …………………………………………………… 平山公美子　90
2.11 網膜電図（ERG） ……………………………………………………… 鈴村文那　95

2.12 小児の検査 .... 畑間美里　100

Chapter 3 　一般外来でのトラブルシューティング（2）疾患対応

3.1 ドライアイ .... 田川義晃　104
3.2 ウイルス性結膜炎 .... 原田一宏　109
3.3 アレルギー性結膜疾患 .... 福田　憲　113
3.4 ぶどう膜炎 .... 山名智志　117
3.5 ロービジョンケア .... 斉之平真弓　122
　　　ADVICE　ロービジョンケアのトラブル回避のために　126
3.6 加齢黄斑変性 .... 塩瀬聡美　127
3.7 糖尿病網膜症（DR），糖尿病黄斑浮腫（DME）................ 平野隆雄　135

Chapter 4 　一般外来でのトラブルシューティング（3）処置

4.1 角膜検体採取 .... 井上英紀　142
4.2 霰粒腫切開 .... 三戸秀哲　146
4.3 レーザー虹彩切開術，YAGレーザー後囊切開術 .... 酒井　寛　150
4.4 網膜光凝固 .... 永井紀博　154
4.5 抗VEGF薬硝子体内注射 .... 永井由巳　159
4.6 結膜下注射，後部テノン囊下注射 .... 朝蔭正樹　164

Chapter 5 　一般外来でのトラブルシューティング（4）患者対応

5.1 不定愁訴対応 .... 宮井尊史　170
5.2 白内障術後患者対応 .... 野田和宏　175
5.3 緑内障術後患者対応 .... 生杉謙吾　179

5.4 硝子体術後患者対応 ……………………………………………………… 重枝崇志, 出田隆一　183

Chapter 6　病棟でのトラブルシューティング（1）業務

6.1 電子カルテ，クリティカルパス ……………………………………………… 子島良平　190
6.2 レセプト作成 ………………………………………………………… 樋田太郎, 西村知久　195
6.3 献眼対応 …………………………………………………………………………… 森重直行　202

Chapter 7　病棟でのトラブルシューティング（2）検査・処置

7.1 眼内液検査 ………………………………………………………………………… 中野聡子　208
7.2 髄液検査 …………………………………………………………………………… 坪田欣也　213
7.3 眼圧日内変動 ………………………………………………………… 田中健司, 三木篤也　217
7.4 処置室での眼内ガス注入 ………………………………………………………… 向野利一郎　224
7.5 レーザー切糸，ニードリング …………………………………………………… 丸山勝彦　228

Chapter 8　病棟でのトラブルシューティング（3）治療

8.1 ステロイド全身投与 …………………………………………………… 谷川　彰, 中井　慶　234
8.2 免疫抑制薬全身投与 ……………………………………………………………… 眞下　永　239
8.3 TNF阻害薬全身投与 ……………………………………………………………… 長谷敬太郎　245
8.4 抗菌薬・抗ウイルス薬の全身投与 ……………………………………………… 鴨居功樹　250

Chapter 9　手術室でのトラブルシューティング（1）外眼部手術

9.1 眼瞼内反症手術 …………………………………………………………………… 野田実香　258
　　　ADVICE 老人性内反の確認の仕方　260
9.2 眼瞼下垂手術 ……………………………………………………………………… 出田真二　261

9.3	翼状片手術	加瀬　諭	265
9.4	斜視手術	古森美和	268
9.5	眼瞼腫瘍切除手術	小出遼平	273
9.6	涙小管断裂の手術	鎌尾知行	277
9.7	涙嚢鼻腔吻合術	園田真也，田松裕一	282

Chapter 10　手術室でのトラブルシューティング（2）前眼部手術

10.1	全層角膜移植術（PKP）	山田直之	288
10.2	深部層状角膜移植術（DALK）	加山結万，山口剛史	293
10.3	角膜内皮移植（DMEK，DSAEK）	横川英明，小林　顕	297
10.4	羊膜移植，輪部移植	家室　怜，相馬剛至	301
10.5	LASIK	脇舛耕一	306

Chapter 11　手術室でのトラブルシューティング（3）白内障手術

11.1	手術準備，麻酔	森　洋斉	312
11.2	術開始〜前嚢切開	柴　琢也	316
11.3	ハイドロダイセクション〜水晶体乳化吸引	西村栄一	321
11.4	皮質吸引〜術終了	埣本　宰	326
11.5	IOL 二次挿入	松田泰輔	334
	ADVICE ダブルニードル法に適したデバイス　335		
11.6	IOL の選定（多焦点 IOL，トーリック IOL），度数計算	中村邦彦	339

Chapter 12　手術室でのトラブルシューティング（4）緑内障手術

12.1	線維柱帯切除術	滝澤菜摘，芝　大介	344

12.2 線維柱帯切開術，低侵襲緑内障手術（MIGS） ……………………………… 金森章泰　348
12.3 チューブシャント手術 ……………………………………………………… 岩﨑健太郎　353

Chapter 13 手術室でのトラブルシューティング（5）後眼部手術

13.1 バックル手術 …………………………………………………………………… 中間崇仁　358
ADVICE 双眼倒像鏡下，仰臥位での眼底診察の修練　361
13.2 黄斑円孔手術 …………………………………………………………………… 今永直也　362
13.3 黄斑上膜手術 …………………………………………………………………… 寺﨑寛人　370
13.4 裂孔原性網膜剥離（RRD）硝子体手術 ………………………………………… 伴　紀充　375
13.5 増殖糖尿病網膜症（PDR）手術 ……………………………………………… 大内亜由美　380
13.6 増殖硝子体網膜症（PVR）手術 ……………………………………………… 厚東隆志　386
ADVICE PVR手術におけるタンポナーデ物質の選択　389

索引 ………………………………………………………………………………………………… 390

Chapter 1
救急外来での急性期トラブルシューティング

1.1 感染性角膜炎

　感染性角膜炎（infectious keratitis）は角膜上皮障害により上皮のバリア機能が破綻した部位に，病原体が侵入することで発症する．進行すると重篤な視力障害をきたすため，迅速に初期治療を開始する必要がある．

　感染性角膜炎の初期診断は，問診で発症の契機や発症後の経過，眼科既往歴，全身既往歴，コンタクトレンズ（contact lens：CL）使用の有無を種類やケア状態を含めて確認する．病巣擦過物の塗抹検鏡（ギムザ染色，グラム染色）は，治療方針を決める上で有用な情報が得られる[1]．ギムザ染色で好中球主体であれば細菌や真菌感染を疑う．グラム染色では，細菌，真菌，アカントアメーバのシストが観察できる．グラム陽性・陰性，球菌・桿菌，莢膜の有無などにより，原因菌を推測し，初期治療薬選択を行う．これらにより，経験的治療（empiric therapy）を開始し，後に得られた培養検査・薬剤感受性検査の結果を参考に標的治療（difinitive therapy）へ変更する．

　細菌感染における病巣の特徴を表1に示す．

文献1

■ 細菌性角膜炎

【背景】　若年者から高齢者まで幅広くみられ，若年者ではCL装用に伴うものが多い．

【対応】　迅速診断を行い，初期治療を開始する．塗抹検鏡や薬剤感受性検査などの微生物学的検査を行う．原因菌の大部分はグラム陽性菌とグラム陰性菌で，前者はキノロン系とβラクタム系，後者はキノロン系とアミノグリコシド系の併用が推奨される．

　代表症例として，肺炎球菌（グラム陽性菌），緑膿菌（グラム陰性菌）を示す．

表1　臨床所見をもとにした原因病原体の違いによる感染性角膜炎の病巣の特徴

	グラム陽性菌	グラム陰性菌	真菌　酵母菌	真菌　糸状菌	アカントアメーバ
形状	円形	輪状 円形	円形	不整 衛星病巣	多発性
境界	明瞭	不明瞭 強い浸潤	比較的明瞭	羽毛状	不明瞭
部位	中央部	中央部	中央部	中央部	中央部
原因	外傷 免疫抑制	CL装用	免疫抑制	外傷	CL装用
前眼部写真	MRSA	緑膿菌	酵母菌	糸状菌	アカントアメーバ

細菌感染における病巣の特徴は，グラム陽性菌が円形で陰性菌では円形あるいは輪状で，境界は，陽性菌は明瞭で，陰性菌は不明瞭で強い浸潤を伴う．部位はどちらも角膜中央にあることが多く，原因として，陽性菌は外傷や免疫抑制，陰性菌はCL関連で生じる．真菌感染における病巣の特徴は，酵母菌が円形で糸状菌は不整あるいは衛生病巣を伴う．境界は，酵母菌は比較的明瞭で，糸状菌は羽毛状である．アカントアメーバは，病巣の形状は多発性で，境界は不明瞭，部位は角膜中央，原因としてCL関連が多い．

症例 1　肺炎球菌感染症（70 代，女性）

　1 週間前から右眼の異物感が出現し，次第に強い痛みとなった．近医を受診し当科紹介となった．細隙灯顕微鏡検査では，結膜充血，角膜上皮欠損があり，前房蓄膿を伴っていた．病変部は円形で境界は比較的明瞭である（図 1）．

　グラム染色ではグラム陽性双球菌で，ランセット型で莢膜を有していた．肺炎球菌感染を疑い，セフメノキシム点眼 1 日 6 回，オフロキサシン眼軟膏 1 日 2 回を使用した．

【背景】肺炎球菌はグラム陽性球菌で，他のグラム陽性菌による角膜炎の中では進行が速く，強い角膜浮腫を伴う境界明瞭な膿瘍がみられる．

【原因】小児結膜炎，高齢者の涙囊炎なども原因となる．

【対応策】塗抹検鏡が有用である．グラム陽性双球菌で，莢膜を有し，菌体周囲が染色されず透明に透けて見える所見があれば診断可能である．

【フォローアップ】 β ラクタム系が第一選択となる．キノロン系を使用する際は第 4 世代を使用する．アミノグリコシド系は無効である．ペニシリン耐性肺炎球菌（penicillin-resistant *Streptococcus pneumoniae*：PRSP）に対して β ラクタム系を使用する際は，多剤耐性化の有無を薬剤感受性検査の結果を確認して使用する．

【治療例】セフメノキシム点眼 1 日 4 〜 6 回

症例 2　緑膿菌感染症

　2 週間頻回交換 CL 使用者，充血，眼脂，眼痛を主訴に受診した．細隙灯顕微鏡検査では，結膜充血と角膜中央に上皮欠損を伴う角膜潰瘍（輪状膿瘍）と潰瘍周辺部の浸潤による角膜透明性の低下があった．グラム染色では，グラム陰性桿菌があった（図 2）．緑膿菌感染を疑い，アミノグリコシド系とキノロン系抗菌点眼薬を使用した．

【背景】緑膿菌は，グラム陰性桿菌で，他のグラム陰性桿菌と比べて比較的小さい．CL 関連細菌性角膜炎（bacterial keratitis）の主要原因菌の一つ[2]で，CL 装用歴があり，融解傾向の強い輪状潰瘍や前房蓄膿を伴う角膜潰瘍があれば，緑膿菌感染を疑うべきである．

文献 2

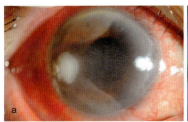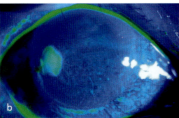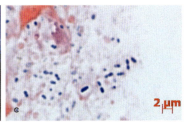

図 1　肺炎球菌感染例の細隙灯顕微鏡所見（a），フルオレセイン染色像（b），グラム染色所見（c）

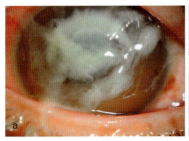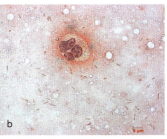

図 2　緑膿菌感染例の細隙灯顕微鏡所見（a）とグラム染色所見（b）

【原因】 保存液の交換などのCLケアのコンプライアンス不良．典型的には，角膜中央の輪状膿瘍と周囲の角膜実質のすりガラス状混濁があり，前房蓄膿を伴う．緑膿菌による角膜融解はエラスターゼなどの蛋白分解酵素による細胞外マトリックスの分解である[3]．進行すると，組織融解を起こし角膜穿孔が生じやすい．

【対応策】 塗抹検鏡を行う．グラム染色でグラム陰性桿菌，ギムザ染色で好中球が検出される．

【フォローアップ】 治療はキノロン系，アミノグリコシド系抗菌点眼薬を使用するが，多剤耐性緑膿菌（multidrug-resistant *Pseudomonas aeruginosa*：MDRP）の存在に注意が必要である．その場合，薬剤感受性検査の結果を確認し，最小発育阻止濃度（MIC）を参考にトブラマイシンなどを検討する．

初期の症例で薬剤感受性が良好であれば瘢痕化する．進行例やMDRPの場合は重症化するため，ゲンタマイシンの結膜下注射（隔日投与）やトブラマイシン点眼薬の使用を検討する．

【治療例】 ●レボフロキサシン点眼1日4～6回　●ゲンタマイシン点眼1日4～6回

■ 真菌性角膜炎

症例3　70代，男性

角膜移植後でステロイド点眼薬を使用している．充血，眼脂，眼痛を自覚した．細隙灯顕微鏡検査では，角膜傍中央に，角膜上皮欠損を伴う類円形，境界比較的明瞭な多発性膿瘍があった．グラム染色で酵母型真菌が多数みられた（図3）．治療は，フルコナゾール（ジフルカン®）点眼薬1日6回，ピマリシン眼軟膏1日2回，セフメノキシム点眼薬1日4回を使用した．

【背景】 真菌性角膜炎（fungal keratitis）は，真菌による角膜感染症である．感染性角膜炎の5～10％程度を占める．原因真菌は，酵母様真菌と糸状菌があり，前者はカンジダ属，後者はフザリウム属やアスペルギルス属が多い．

【原因】 酵母様真菌の感染はCL装用や角膜移植後のステロイド点眼薬使用，糸状菌の感染は農作業などによる植物外傷で発症することが多い．

前眼部細隙灯所見は，両者共通の所見として，結膜充血，角膜上皮欠損，細胞浸潤を伴う灰白色の羽毛状角膜浸潤がある．真菌性角膜炎は，角膜表層から深層へ進行しやすく，前房蓄膿を伴うendothelial plaque（図4）も特徴的な所見の一つである．酵母様真菌は，病変の境界が比較的明瞭な小円形である．一方，糸状菌は，境界不明

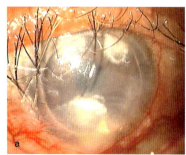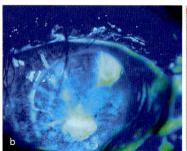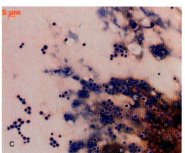

図3 酵母菌感染例の細隙灯顕微鏡所見（a），フルオレセイン染色像（b），グラム染色所見（c）

1.1 感染性角膜炎

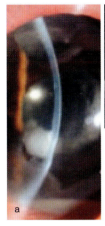
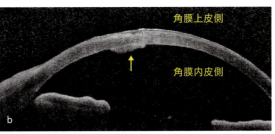

図4　糸状菌感染例の細隙灯顕微鏡所見（a）と前眼部 OCT 画像（b）
endothelial plaque が見てとれる（矢印）．

瞭な羽毛状を呈する．進行すると地図状の潰瘍となり，地図状ヘルペスとの鑑別が重要である．病変が角膜輪部に拡大すると治療は困難をきわめるため，早期診断が極めて重要である．

【対応策】　病巣擦過を行い，菌量を減らすと同時に検体を採取し，グラム染色，ファンギフローラ Y® 染色を用いた塗抹検鏡，真菌培養検査および薬剤感受性検査を行う．培養は，カンジダは48時間以内に発育するが，糸状菌は4週間以上かかるため，培養開始時に検査室へ目的原因菌を伝えておく．

　真菌性角膜炎の治療の中心は薬物治療である．薬剤選択は，薬剤感受性検査の MIC を確認する．抗真菌薬として認可されているのはポリエン系抗真菌薬であるピマリシンのみである．真菌細胞膜を直接傷害し，殺菌的に作用する．幅広い抗真菌スペクトルがある．弱点は，ヒト細胞への毒性が強く，分子量が大きく角膜実質深層への薬剤移行性が不良な点である．アゾール系は，ヒト細胞には存在しないラノステロール合成酵素を阻害するため安全性が高い．なかでも1％ボリコナゾールは，角膜実質深層への薬剤移行性が良好であるが，フザリウム属には抗真菌力が弱い．

　病変が角膜実質深層や角膜輪部に拡大する場合は，内服や点滴静脈投与を併用する．特に，フザリウム角膜炎は重症化しやすいため，アムホテリシン B リポソーム製剤（アムビゾーム®）の点滴静脈投与を併用する．

　酵母様真菌のうち，菌種として *C. albicans* や *C. parapsilosis* などは，0.2％フルコナゾール点眼薬が有効だが，フルコナゾール耐性 *C. albicans* や *C. glablata* などはフルコナゾールの感受性が低いため，1％ボリコナゾール点眼薬を選択する[4]．

文献4

　フザリウム属に対しては，5％ピマリシン点眼薬と1％ピマリシン眼軟膏を第一選択として，0.1％自家調整アムホテリシン B リポソーム製剤を併用する．

　キャンディン系抗真菌薬は，ミカファンギンとカスポファンギンがあり，0.1％ミカファンギン点眼薬を自家調整する．真菌細胞壁の $\beta\text{-D-}$ グルカン合成を阻害する．カンジダ属とアスペルギルス属に有効，フザリウム属には無効である．安全性が高いが，分子量が大きく，角膜実質への薬剤移行性が低く，第一選択には適さない．

【治療例】
① *C. albicans*
● 0.2％フルコナゾール点眼1日6回　● 5％ピマリシン点眼1日4回

- 1％ピマリシン眼軟膏1日1回　● フルコナゾール点滴：1回200〜400 mg 1日1回

②糸状菌（*Fusarium solani*）
- 5％ピマリシン点眼1日4回　● 1％ピマリシン眼軟膏1日1回
- 0.1％自家調整アムホテリシンBリポソーム製剤点眼1日6回（点眼調整できない場合は全身投与）

③*Fusarium solani*以外：1％ボリコナゾール点眼1日6回を追加する．

【フォローアップ】　重症例や治療アドヒアランス不良が予測される場合は，入院治療が望ましい．

■ アカントアメーバ角膜炎

症例4　20代，女性

　2週間頻回交換ソフトCL装用者，強い眼痛があり，近医眼科を受診した．抗菌点眼薬とステロイド点眼薬を使用したが改善しないため，紹介受診となった．細隙灯顕微鏡検査では，充血と偽樹枝状上皮障害があった．病巣部は，びまん性で境界不明瞭な角膜浸潤があり，強膜散乱法による観察では，放射状角膜神経炎があった（図5）．病巣擦過を行い，グラム染色およびファンギフローラ Y® 蛍光染色でアカントアメーバシストがあった（図6）．治療は，フルコナゾール（ジフルカン®）点眼薬（自家調整）1日6回，ピマリシン眼軟膏1日2回，キノロン系点眼薬1日4回，クロルヘキシジン（0.05％ヒビテン®）1日6回，イトラコナゾール（イトリゾール®，50 mg）内服を行った．

【背景】　アカントアメーバは，水道水や土壌に存在する原虫である．アカントアメーバ角膜炎（acanthamoeba keratitis）の発症は，CL装用によるものが最も多い．本邦では，石橋らによって1988年に報告[5]され，以降CL装用者の増加に伴い発症も増えている．自覚症状は強い毛様充血と眼痛である．他覚的には偽樹枝状病変や放射状角膜神経炎があり，初期から存在する．移行期，完成期へと進展すると重篤化する（図7）．特に完成期は，角膜ヘルペスにおける円盤状角膜炎との鑑別が必要である．

【原因】　CLケアのコンプライアンス不良，初期治療におけるステロイド点眼薬の使用

文献5

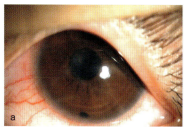
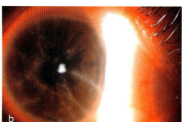
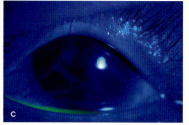

図5　アカントアメーバ感染例の細隙灯顕微鏡所見（a, b），フルオレセイン染色像（c）

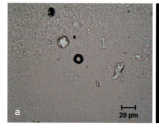
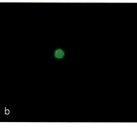

図6　アカントアメーバ感染例のグラム染色（a）とファンギフローラY®染色像（b）
いずれもアメーバシストが見てとれる．

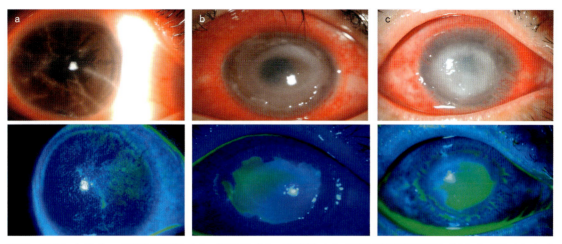

図7 アカントアメーバ感染の初期（a），移行期（b），完成期（c）の細隙灯顕微鏡所見（上）とフルオレセイン染色像（下）
細隙灯顕微鏡所見は，初期はびまん性浸潤，移行期は輪状膿瘍，完成期は円形潰瘍．フルオレセイン染色像は，初期は偽樹枝状病変，移行期・完成期は潰瘍となる．

などがある．CL ケース内に水道水や手指を介してアカントアメーバが侵入する．角膜に傷があると感染しやすい．

【対応策】 CL 由来の角膜上皮障害などがないか注意深く診察する．治療は，消毒薬，抗真菌薬と並行し，病巣掻爬を行う[5]．病巣掻爬は，アカントアメーバの物理的除去，病巣部の薬剤濃度の上昇，病巣部への薬剤移行性の改善が目的である．

【治療例】
①角膜上皮掻爬　1週間に2回前後
②薬物治療　●ジフルカン® 点眼1日4回　●クロルヘキシジン1日4回
　●レボフロキサシン1日4回　●ピマリシン眼軟膏1日2回

【フォローアップ】 アカントアメーバ角膜炎は，時間経過によって臨床所見が変化する．初期は，斑状浸潤や偽樹枝状病変，放射状角膜神経炎など多種の臨床像がある．その後，移行期から完成期となり，角膜中央部の輪状混濁となり，前房蓄膿を伴う．初期病変で治療薬に反応すれば瘢痕治癒するが，完成期に至ると角膜穿孔が生じることがある．その場合は病巣除去目的に角膜移植の適応となる．

（戸田良太郎）

文献

1) Alexandrakis G et al. Corneal biopsy in the management of progressive microbial keratitis. *Am J Ophthalmol* 2000；129：571-6.
2) 宇野俊彦ほか．重症コンタクトレンズ関連角膜感染症全国調査．日本眼科学会雑誌 2011；115：107-15.
3) Nagano T et al. Stimulatory effect of pseudomonal elastase on collagen degradation by cultured keratocytes. *Invest Ophthalmol Vis Sci* 2001；42：1247-53.
4) Inoue Y et al. Multicenter prospective observational study of fungal keratitis in Japan：analyses of culture-positive cases. *Jpn J Ophthalmol* 2022；66：227-39.
5) 石橋康久ほか．Acanthamoeba keratitis の1例―臨床像，病原体検査法および治療についての検討．日本眼科学会雑誌 1988；92：963-72.

Chapter 1 救急外来での急性期トラブルシューティング

1.2 高眼圧

症例 1 　急性緑内障発作

【背景】　原発閉塞隅角症と原発閉塞隅角緑内障の中には急性に発症するものがあり，その総称として「急性緑内障発作（acute glaucoma attack）」と表現する（図1）．眼圧上昇がしばしば 40〜80 mmHg の著しい高値となり，視力低下，霧視，虹視症，眼痛，頭痛，悪心・嘔吐，対光反射の減弱・消失などの症状を呈する[1]．しばしば，救急外来で頭蓋内疾患として扱われてしまい，眼科受診が数日遅れることもある．

文献 1

【原因】　以下が複合的に関与していることが多い[1]．
①瞳孔領における虹彩-水晶体間の房水の流出抵抗によって虹彩の前方膨隆が隅角閉塞をもたらす相対的瞳孔ブロック
②虹彩根部が前方に屈曲していることで散瞳時に隅角閉塞を生じるプラトー虹彩（plateau iris）
③水晶体因子（加齢変化などによる水晶体厚の増加）
④水晶体後方因子（毛様体，脈絡，硝子体が関与）

【対応策】　早急な水晶体再建術による瞳孔ブロック解除が根本的治療法であり，治療の第一選択である．急激な眼圧下降により生じる駆逐性出血の予防や，症状や所見を緩和し術中の安全性を高める目的で，術前に高張浸透圧薬点滴静注や眼圧下降点眼薬によって可能な限り眼圧を下降させることが重要である．角膜浮腫，浅前房，チン（Zinn）小帯断裂，後房圧上昇などを呈するため，通常の水晶体再建術よりも難易度が高いことに加え，局所麻酔下でも術中に眼痛が伴うため，熟練の術者が施行することが望ましい．レーザー虹彩切開術は，超高齢，認知症などの理由で全身・局所麻酔下での手術が困難な場合や，術者不在などで早急な水晶体再建術が不可能な場合に外来で行う．

【予防策】　ほとんどが両眼性であることから，片眼に原発閉塞隅角症，原発閉塞隅角緑内障がみられた場合は，他眼の狭隅角に対しても予防的な水晶体再建術，レーザー虹彩切開術を行う．

【フォローアップ】　瞳孔ブロック解除後にも遷延する高眼圧に対して，薬物治療による眼圧下降が行われる．また，術後の炎症も非常に強いため，ステロイド点眼による強

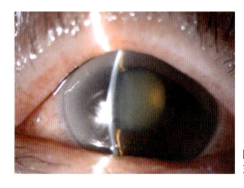

図1　急性緑内障発作
充血，角膜浮腫，浅前房を認める．

力な消炎治療も必要となる．既に緑内障性視神経症を生じている症例においては，定期的な視野検査を行う．

症例2　ぶどう膜炎に伴う続発緑内障（高眼圧症）

【背景】　ぶどう膜炎（uveitis）に伴う続発緑内障（secondary glaucoma），高眼圧症は，眼圧上昇が炎症によるものなのか，ステロイド治療によるものなのかの判断が難しく，手術時期の決定に悩むことが多い．また，眼圧の変動が激しいため視神経障害の進行速度が速いのが特徴である．

【原因】
① 開放隅角：線維柱帯への炎症性産物の沈着，房水蛋白増加による粘性増加，線維柱帯炎，隅角結節，消炎治療のためのステロイド[2]
② 閉塞隅角：虹彩後癒着による瞳孔ブロック（膨隆虹彩），周辺虹彩前癒着（peripheral anterior synechia：PAS），血管新生緑内障，毛様体浮腫による浅前房化[2]

眼圧上昇の原因となる病態を把握することは治療方針の決定に直結するため，入念な細隙灯顕微鏡検査，隅角鏡検査が必要である．

【対応策】
① ステロイド点眼による消炎治療が基本：炎症所見が消失しているにもかかわらず眼圧下降が得られない場合は，ステロイド点眼の副作用と判断し，点眼回数を減らす，力価の低いステロイド点眼へ変更する，あるいは休薬を検討する．活動性の高い症例では，これらの対応により眼圧下降が得られても炎症が再燃することがあるため，再度消炎治療を強化しなければならず，負のスパイラルから抜け出すのに苦慮する．
② 手術治療：眼圧上昇の病態を考慮した術式を選択する．
a. 線維柱帯切開術：開放隅角が適応．術後炎症を考慮するとmicro（minimally）invasive glaucoma surgery（MIGS：低侵襲緑内障手術）が望ましい．
b. 線維柱帯切除術：開放隅角，閉塞隅角どちらにも適応．強膜が菲薄化した強膜炎の症例では強膜フラップの作製が困難であるため別の術式も考慮する．術後，濾過胞を長期間維持するためにも，術後の長期間の消炎治療が鍵となる．
c. レーザー虹彩切開術：虹彩後癒着による瞳孔ブロックが良い適応となるが，炎症により切開部位は閉塞しやすい（図2）．
d. 周辺虹彩切除術：レーザー虹彩切開術よりも切開が大きいため閉塞の可能性は低くなるが，活動性の高い症例では閉塞することもあるため，できるだけ大きめの虹彩切除を行う（図3）．
e. 隅角癒着解離術：PASは解除できるが，炎症反応によって線維柱帯も変性を生じている可能性が高く，これのみで眼圧が下がることはあまり期待できないため[3]，線維柱帯切開術を併用する．

文献3

f. レーザー線維柱帯形成術：アルゴンレーザー線維柱帯形成術（argon laser trabeculoplasty：ALT）は熱凝固によりPASが形成されることがあり適応ではない．選択的レーザー線維柱帯形成術（selective laser trabeculoplasty：SLT）の効果については一定の見解は得られていない[4]．

文献4

g. チューブシャント手術—プレートのあるもの（アーメド®，バルベルト®）：開放隅角，閉塞隅角どちらにも適応．第一選択になることは少なく，難症例や頻回手術症

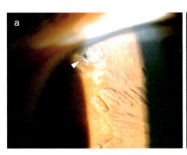 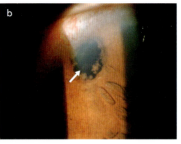 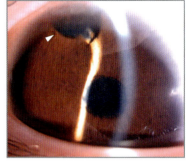

図2 レーザー虹彩切開術
a：切開後の再閉塞（白矢頭）
b：できるだけ大きめにレーザー切開する（白矢印）．

図3 周辺虹彩切除術
レーザー虹彩切開術後，数日で完全閉鎖した症例　できるだけ大きな周辺虹彩切除術を行うことがポイント（白矢頭）．

例が適応となることが多い．

 h．チューブシャント手術―プレートのないもの（エクスプレス™，プリザーフロ®マイクロシャント）：「活動性の高いぶどう膜炎」には添付文書上禁忌・禁止となっている．

【予防策】　炎症による続発緑内障を生じさせないためには，強力な消炎治療が鍵となるが，ステロイド治療を長期間行えば眼圧上昇のリスクは高まる．専門家でも判断に苦慮することが多いが，不要なステロイド治療を避けるよう心掛けることが重要である．特に小児ぶどう膜炎では，眼圧だけでなく，ステロイド白内障の発症にも注意しなければならない．

【フォローアップ】　眼圧上昇エピソードのある症例では，細やかな点眼回数の調整と，可能な範囲での頻回なフォローが必要である．手術施行例では，濾過胞の癒着や瘢痕による眼圧再上昇が起こりやすい一方，炎症による毛様体機能の低下によって低眼圧になることもある．術後の炎症管理が手術効果の維持には重要である．

〔金子　優〕

文献

1) 日本緑内障学会緑内障診療ガイドライン改訂委員会．緑内障診療ガイドライン（第5版）．日本眼科学会雑誌 2022；126：85-177．
2) 庄司信行．ぶどう膜炎に対する緑内障手術．眼科手術 2024；37：158-61．
3) 日本眼炎症学会ぶどう膜炎診療ガイドライン作成委員会．ぶどう膜炎診療ガイドライン．日本眼科学会雑誌 2019；123：635-96．
4) Zhou Y et al. Selective laser trabeculoplasty in steroid-induced and uveitic glaucoma. *Can J Ophthalmol* 2022；57：277-83．

1.3 眼内炎

眼内炎（endophthalmitis）は，頻度が低いものの重篤な障害を残すことが多く，見逃してはならない疾患である．眼内炎には，術後などの外因性のものと，内因性のものがある．

症例 1　術後眼内炎を見逃さない―術後眼内炎は失明につながる重篤な疾患

【背景】　術後眼内炎（postoperative endophthalmitis）は，白内障手術，硝子体手術，緑内障手術などの内眼手術後，また硝子体内注射後に発症する可能性がある．最近では裸眼矯正視力向上目的のためのICL（Implantable Collamer Lens）が普及しつつあることもあり，若年者でも術後眼内炎が発症しうるため，丁寧な問診が必要である（図1）．

本邦では白内障手術の0.05％程度，硝子体手術の0.02〜0.05％程度の発症率とされる[1]．本疾患は稀ではあるが，最も重篤な術後合併症であり，常に念頭におかねばならない疾患である．

【原因】　主に細菌が起炎菌となる．結膜の常在菌であるcoagulase-negative *Staphylococci*（CNS）が最も多く，黄色ブドウ球菌（*Staphylococcus aureus*），レンサ球菌がこれに次ぐ．真菌による術後眼内炎は，インドなどの熱帯地域を除けば稀で，多くはない．また，白内障手術では急性発症・予後不良で知られる腸球菌（*Enterococcus species*）の頻度が欧米に比べて本邦では高い．

術後眼内炎は発症時期により急性，亜急性，遅発性の3つに大別される．急性眼内炎は術後1週間以内に発症し，黄色ブドウ球菌，腸球菌，緑膿菌（*Pseudomonas aeruginosa*）など強毒菌が起炎菌となり，症状も強く，進行も急速である．亜急性眼内炎は術後2週間程度で発症し，表皮ブドウ球菌（*S. epidermidis*）などの弱毒菌による感染で亜急性の進行を示す．遅発性眼内炎は術後数週〜数か月で発症するもので，多くはアクネ菌（*Propionibacterium acnes*）などの弱毒菌が起炎菌とされ，症状は軽いことが多い．起炎菌とその薬剤感受性は使用する抗菌薬の選択に重要であるが，近年はあらゆる菌種で，耐性菌が増えている．また，アクネ菌は基本的には，遅発性眼内炎の起炎菌とされるが，硝子体手術後に早期眼内炎の起炎菌としても報告されており，早期術後眼内炎の起炎菌となりうることにも注意が必要である．

【対応策】　眼内炎を疑う上で，症状や所見の観察と共に，手術歴を問診で確認することが極めて重要である．術後眼内炎の場合，手術歴が診断の手掛かりとなり，診断を容易にする．

眼内炎の主な症状は，眼痛，頭痛，視力低下，毛様充血，眼瞼腫脹，膿性眼脂などがあげられる[2]．所見としては，角膜後面沈着物を伴う虹彩炎，前房蓄膿，硝子体混濁などが特徴的である（図2，3）．確定診断は房水または硝子体液からの細菌の検出である．PCR（polymerase chain reaction）法による起炎菌の検出も行われており，迅速に高感度の検査を行うことができる[3]．

眼内炎の治療には，抗菌薬の点眼や全身投与は効果が薄く，眼内炎を疑われたら早

文献1

文献2
文献3

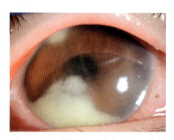

図1 ICL術後の眼内炎の前眼部写真—術後12日目
上方の角膜切開創に角膜感染巣を認め、そこからつながる眼内のフィブリン析出を認める.

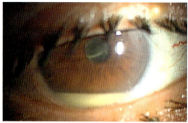

図2 白内障術後の眼内炎の前眼部写真—術後3日目
前房蓄膿と瞳孔領にフィブリンを認める.

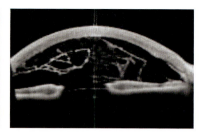

図3 前眼部OCT（光干渉断層計）所見
前房内のフィブリンを捉えることができる.

期に観血的治療を行うのがよい。前房内に炎症が限局している場合や硝子体混濁が軽い場合は前房洗浄を行い、前房および硝子体に抗菌薬注入を行う。抗菌薬は、バンコマイシン1 mg/0.1 mLおよびセフタジジム（モダシン）2.25 mg/0.1 mLの同時投与が推奨されている。硝子体内に混濁が広がっている場合は緊急で硝子体切除術を行い、同時に硝子体内抗菌薬注入を行う。硝子体は菌の増殖を助長する環境となるため、可及的に硝子体を切除することが重要である。また、手術時に硝子体液を採取し、細菌検査に提出することで術後の抗菌薬選択を適切に行うことが可能となる。手術後は適切な抗菌薬の点眼と全身投与を行う.

【予防策】 眼内炎は、いまだに予後が悪いものが多く、予防が最も重要である。術前の抗菌薬点眼による結膜嚢の滅菌は必須であり、手術開始時に手術眼と術野の消毒を行い確実なドレーピングを行う。開瞼時に細菌が広がると、眼内レンズ（intraocular lens：IOL）挿入と共に眼内に入りやすいので、開瞼器の装着直後や手術終了時にも消毒を行う。4倍希釈ポリビニルアルコールヨウ素（PAヨード）液や40倍希釈ポビドンヨード（イソジン®）を使用する。皮膚消毒や洗眼にもアレルギーの有無を確認しつつヨード製剤を第一選択として使用する.

症例2 内因性眼内炎

【背景】 内因性（endogenous）眼内炎は、「転移性（metastatic）眼内炎」とも呼ばれ、他臓器の感染病巣から血行性に転移して生じるものである。全眼内炎の2〜6%と稀な疾患であるが、予後は極めて不良であり、光覚を失うものが44%、眼球摘出まで要する症例も25%程度あるという報告がある。本疾患を少しでも疑う場合は、眼科のみならず、感染症内科などの他科とも連携しつつ、速やかに感染病巣を検索し、治療を開始する必要がある.

眼内炎の原因となる原病巣の検出率は67%程度とされ、肝膿瘍が26%と最も多く、肺炎12%、中枢神経系感染10%、心内膜炎10%、腎尿路系感染10%と続き、複数の眼外病巣が見つかるものもある[4]。内因性眼内炎を発症する患者は、何らかの背景疾患をもつ者が多く、糖尿病が最多で、HIV感染、自己免疫疾患、血液疾患、アルコール中毒などがそれに続く。そのほか、中心静脈栄養（IVH）や静脈留置カテーテル・バルーンといった薬物の血管内投与や、外科手術歴、悪性疾患など免疫機

文献4

TOPICS

Klebsiella pneumoniae による侵襲性肝膿瘍症候群（ILAS）

アジア諸国において，*Klebsiella pneumoniae*（*K. pneumoniae*）は肝膿瘍に伴う内因性眼内炎の主要な起炎菌の一つで，増加傾向にあることが報告されている[5]．日本でも，*K. pneumoniae* による内因性眼内炎は視力予後不良と関係していたとの報告がある[6]．さらに近年では，新たな臨床概念として *K. pneumoniae* による侵襲性肝膿瘍症候群（invasive liver abscess syndrome：ILAS）が提唱されている．これは，CNS病変や壊死性筋膜炎，眼内炎などの肝外合併症を伴う肝膿瘍とされ，*K. pneumoniae* のK1・K2血清型の高粘稠性フェノタイプと関連すると報告されている[7]．したがって，内因性眼内炎の患者に遭遇した際は，*K. pneumoniae* による肝膿瘍にも注意する必要がある．

文献5　文献6　文献7

能低下状態などの背景をもつ例がほとんどである．

【原因】　細菌感染では，グラム陰性桿菌が主たる起炎菌となる．細菌性眼内炎は真菌性眼内炎と比べ進行が速く，特に起炎菌がグラム陰性桿菌の場合は進行が速く予後が悪い．細菌性のものは，グラム陰性菌に起因するものが56％である．クレブシエラ（*Klebsiella*）が30％と最多で，大腸菌（*Escherichia coli*），緑膿菌，髄膜炎菌（*Neisseria meningitidis*），セラチア菌（*Serratia marcescens*）などの報告が多い．またグラム陽性菌では，黄色ブドウ球菌や肺炎レンサ球菌（*Streptococcus pneumoniae*）が多いとされる．クレブシエラによる内因性眼内炎は増加傾向にあり，肝膿瘍患者の3％に発症するとされる．

真菌が起炎菌となる場合は，80％以上がカンジダで，特に *Candida albicans* が多い．しかし最近は，フルコナゾール低感受性のカンジダ（*C. glabrata*, *C. krusei*, *C. tropicalis* など）の報告が増えており注意が必要である．

【診断】　臨床症状・所見として，眼痛，視力低下，眼瞼腫脹，結膜充血，結膜浮腫，虹彩炎，前房蓄膿，前房内フィブリン析出，眼圧上昇，角膜浮腫，硝子体混濁，網膜血管の白鞘化，網膜滲出斑，網膜出血，網膜剥離，また網膜膿瘍などを認める．これらは両眼性のことがあり，前眼部の混濁や硝子体混濁で眼底透見性が不良な場合が多いので，その所見が参考となる．全身症状（発熱，倦怠感）などが先行することも多いが，全身の自覚症状のない場合もあるので，注意を要する．

診断には，全身検索が重要である．血液・眼内液・原病巣，カテーテル先端の組織（液）の培養・検鏡が最も信頼性の高い診断法となる．コンタミネーションによる偽陽性や，稀な起炎菌による陰性結果に注意が必要である．真菌の場合，血液および硝子体の β-D-グルカン上昇や各種真菌特異的な抗原の陽性も診断の参考となる．

【対応策】　本疾患を疑う場合は，感染症（内）科などと連携をとり，抗菌薬・抗真菌薬の全身投与を含む原病巣の治療を速やかに開始する．同時に，抗菌薬・抗真菌薬の硝

Chapter 1 救急外来での急性期トラブルシューティング

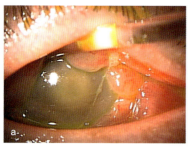
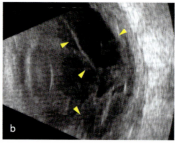

図4　尿路感染症に伴う内因性細菌性眼内炎
a：著明な前房内フィブリン析出，眼瞼腫脹，結膜充血，結膜浮腫を認める．
b：Bモードで硝子体混濁および，網膜剥離を認める（矢頭）．

子体内投与も行うことがある．そして，術後眼内炎と同じく，内因性眼内炎においても，視機能予後に対する早期硝子体手術の有用性が示されている．また，血液・前房水培養で陰性だとしても硝子体液から起炎菌が検出されることもあるので，硝子体手術は診断的治療として意義が高い．

【予防策】　糖尿病，心内膜炎，肝膿瘍，消化器・泌尿器感染の患者などに起きやすく，このような患者に急性の眼症状があれば，早急に眼科へのコンサルトが必要である．より良好な視機能保持の鍵は早期の適切な治療開始であり，感染症科医と密に連携をとり，診療に臨むことが重要である．近年は社会全体の高齢化に伴い，排尿障害から尿路感染を起こし，それに伴う眼内炎が増えている（図4）．先に述べたように，発熱，全身倦怠感などの全身症状が先行するものが多いが，自覚症状を欠くものもあり，注意が必要である．

【フォローアップ】　治療効果の判定ならびに治療終了時期は，抗菌薬・抗真菌薬の効果判定には眼所見を参考に行う．真菌性眼内炎は慢性化することが多く，抗真菌薬の投与は全身状態の改善のみで治療を中止せず，網脈絡膜病巣が瘢痕治癒するまでは数か月継続することもある．正常な腸管機能を有する患者で経口投与が可能であれば，経口投与への変更を考慮する．眼内炎の再燃は起こりうるので，投薬中止後少なくとも6〜12週までは経過観察する．特に黄斑部近傍に感染瘢痕病巣を有する症例では，定期的な眼科検査を要する．

（山下耀平，田中　寛）

文献

1) Oshika T et al. Incidence of endophthalmitis after cataract surgery in Japan. *Acta Ophthalmol Scand* 2007；85：848-51.
2) Endophthalmitis Vitrectomy Study Group. Results of the Endophthalmitis Vitrectomy Study. A randomized trial of immediate vitrectomy and of intravenous antibiotics for the treatment of postoperative bacterial endophthalmitis. *Arch Ophthalmol* 1995；113：1479-96.
3) Chiquet C et al. Eubacterial PCR for bacterial detection and identification in 100 acute postcataract surgery endophthalmitis. *Invest Ophthalmol Vis Sci* 2008；49：1971-8.
4) Jackson TL et al. Endogenous bacterial endophthalmitis：a 17-year prospective series and review of 267 reported cases. *Surv Ophthalmol* 2003；48：403-23.
5) Cho H et al. Endogenous Endophthalmitis in the American and Korean Population：An 8-year Retrospective Study. *Ocul Immunol Inflamm* 2018；26：496-503.
6) Todokoro D et al. Isolates and antibiotic susceptibilities of endogenous bacterial endophthalmitis：A retrospective multicenter study in Japan. *J Infect Chemother* 2018；24：458-62.
7) Siu LK et al. *Klebsiella pneumoniae* liver abscess：a new invasive syndrome. *Lancet Infect Dis* 2012；12：881-7.

1.4 異物

　眼表面は外界と接しているため,様々な異物(foreign body)が飛入しやすい.また,医原性の異物もある.眼異物を疑ったときの診察手順のフローチャートを図1に示す.

　症状として,異物感,疼痛,流涙,羞明,視力低下などがあげられる.穿孔し前房水漏出をきたすと,「熱い涙がこぼれる」と訴えることもある.

　異物が入った自覚があることがほとんどであるため,いつ,どのような状況で入ったかを詳しく問診し,異物の種類を推察する.観察のポイントとして異物の種類,刺入部位の深さと穿孔の有無,感染の有無があげられる[1].フルオレセイン染色を行うと異物刺入部や前房水漏出の有無などの有用な情報が得られる.異物は1個とは限らず,他の部位にもないか観察し,眼瞼を翻転して結膜異物の合併がないかも確認する.異物の深達度はスリット光をできるだけ細くして観察したり,対象物からわずかに離れた位置に照射光を当てて,散乱光に異物を浮かび上がらせて観察する近傍照明法[2]を用いたり,前眼部光干渉断層計[3]を用いたりして評価する.穿孔性の場合は,角膜だけでなく水晶体まで異物が達し,外傷性白内障を生じることもあるので,虹彩,水晶体の状態もよく観察する.眼異物の合併が疑われる際には,角膜異物除去前に眼底検査や眼窩X線撮影,CT検査を施行し,異物の有無や位置を確認する[4].金属性の異物が疑われる際にはMRIは禁忌である.

文献3

症例1　角膜鉄粉異物(47歳,男性)(図2)
　数日前に眼に何かが飛入し,異物感が続くため受診した.

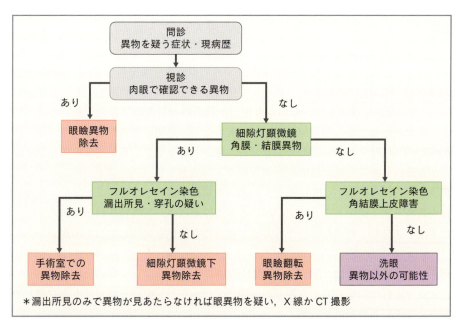

図1　眼異物を疑う患者来院時のフローチャート
最初に問診を行い,視診後,細隙灯顕微鏡検査を行う.フルオレセイン染色は必ず行ったほうがよい.穿孔の有無の確認も重要である.

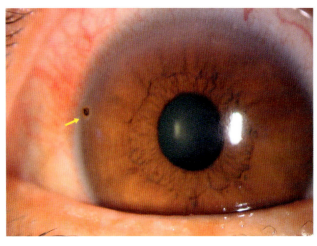

図2 角膜鉄粉異物
10時角膜輪部に表在性の鉄粉異物を認める．rust ring を伴う（矢印）．

【背景】　患者は建設現場勤務である．

【原因】　鉄粉が角膜に付着して発症した．

【対応策】　異物の深さが実質浅層までの場合は，細隙灯顕微鏡下に除去が可能である．十分な点眼麻酔を行い，異物針やマイクロ鑷子，27 G注射針，ハンドドリルなどを用いて除去する．異物針を用いる場合は，まず針のサイドの部分で異物本体をすくい取るように除去する．針の先端を角膜に突き立てないように注意して扱う．鉄粉異物は涙と反応して，角膜組織の融解と「rust ring」と呼ばれる鉄錆輪の沈着が生じる（図2）．鉄錆を残すと実質組織の融解と浸潤を起こすため，できるだけ取り除く必要がある．ハンドドリルを用い，錆輪を周辺の実質ごと削り取るのも効果的であるが，周辺組織の融解が強いと処置中に角膜穿孔をきたすこともあるので，注意が必要である．72時間を過ぎると錆輪の周囲が溶解してフィブリン膜で包まれ，健常角膜から隔離される[5]．このため，錆輪は数日おいてからのほうが除去しやすく，何回かに分けて除去するのもよい．

【予防策】　角膜異物のほとんどは異物飛入リスクのある作業中に生じる．Heierらは，角膜異物の患者で保護ゴーグルをしていたのはわずか3％であったと報告しており[6]，適切な眼球保護を行わないことが，角膜異物の最大のリスクであると述べている．再発予防のためにも今後のゴーグル着用など，適切な眼球保護を指導する．

【フォローアップ】　きれいに除去できても，後から感染を生じると高度の視力低下が残存する恐れもあり，処置後は抗菌薬点眼のみの処方とし，ステロイド点眼の安易な使用は避けたほうがよい．瞳孔領近くに強い鉄錆輪を形成した症例などでは，混濁の残存や角膜不正乱視から視力低下が起こる可能性が高い．異物の位置と種類によって視力予後を予想し，初診の時点で視力低下残存の可能性を説明しておくのがよい．

文献6

症例2　穿孔性角膜異物（26歳，男性）（図3）

バイクで走行中に小石のようなものが眼にぶつかった．眼痛と視力低下を自覚して受診したところ，角膜裂傷を指摘された．

【原因】　勢いよく異物が角膜に当たったことで角膜穿孔を生じ，創内に異物片（図3a）が残存した．前房水漏出を伴っている（図3b）．

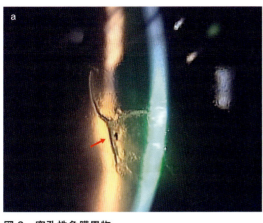 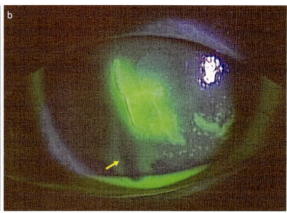

図3 穿孔性角膜異物
a：角膜実質の切創内に異物（矢印）が存在している．
b：フルオレセイン染色写真　角膜上皮欠損を認め，前房水漏出所見がある（矢印）．
手術場で異物を除去後，治療用SCLを装用して創の自己閉鎖が得られた．

【対応策】　異物の完全除去を目的に処置を行う．本症例のように深層異物や穿孔を生じている場合は，手術室で対応したほうが安全である．虹彩，水晶体に損傷がないかも併せて観察する．角膜穿孔を認めた場合，異物除去後は感染に注意しながらソフトコンタクトレンズ（soft contact lens：SCL）装用により前房を保ち，自然経過での組織修復を待つ．穿孔創を10-0ナイロン糸で縫合する．穿孔創に羊膜を充填し縫着する，などの方法がある[2]．

【予防策】　バイク走行時はフルフェイスのヘルメットを着用するよう指導する．

【フォローアップ】　抗菌薬点眼を処方し，数週間はSCLを交換しながら装用を継続する．感染性ではない炎症がある場合は，低濃度ステロイド点眼を感染徴候に注意しながら追加する．前房水漏出がなくなったのが確認できればSCL装用を中止して，再燃がないかを経過観察する．

症例3　異物溝の結膜異物（48歳，男性）（図4）

受診の前日，植木の剪定中に何かが眼に入った．洗眼したが眼痛と開瞼困難が続くので受診した．

【原因】　異物溝近くに結膜異物（図4a）があり，対面の角膜に上皮障害が生じている（図4b）．

【対応策】　角膜上皮障害の位置と形状に着目する．角膜上方に上下に擦れたような擦過傷を認めた場合，異物は上眼瞼裏に存在することがほとんどなので，くまなく探し，すべて除去する．異物ではなく結膜結石が原因であることもある．

【予防策】　作業時はゴーグルを着用するように指導する．

【フォローアップ】　上皮障害が感染を起こさず治癒するかを経過観察する．特に植物異物の場合は真菌感染に注意が必要である．

症例4　眼瞼手術縫合糸異物（76歳，女性）（図5）

1か月前から眼の異物感が続くので受診した．

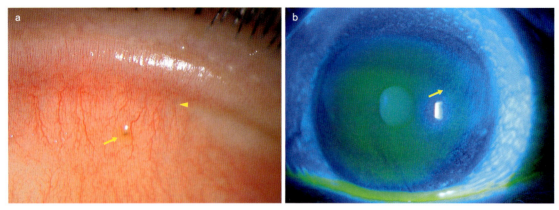

図4 異物溝の結膜異物
a：上眼瞼結膜異物溝（矢頭）近くに植物片と思われる異物（矢印）を認める．
b：フルオレセイン染色写真 異物に対面する角膜に擦過傷（矢印）を認める．

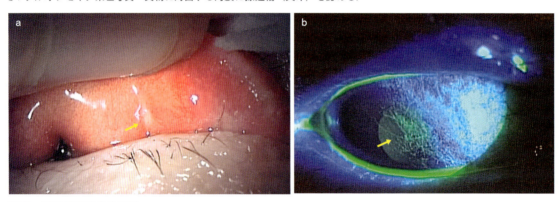

図5 眼瞼手術縫合糸異物
a：上眼瞼結膜にわずかに陥凹と発赤を認める（矢印）が，突出している縫合糸先端は確認できない．
b：同部位に対面する角結膜に擦過傷（矢印）を認める．

【背景】 60歳代に美容クリニックで眼瞼手術を受けた．
【原因】 眼瞼結膜にわずかに陥凹と発赤を認め（図5a），この部位の対面角膜が擦過されて上皮障害が生じている（図5b）．突出している縫合糸先端は確認できない．
【対応策】 眼瞼の手術歴はこちらから具体的に問わないと申し出ない患者も多いので，疑った場合は追加で問診する．
　上眼瞼を翻転すると突出した糸の位置が変化し内部に潜り込んでしまうことや，縫合糸が透明なナイロン糸であることが多いことから，発見が困難で除去に苦労する症例が多い．手術場で眼瞼結膜に変化がある部位を切開して探り，糸を除去する．
【フォローアップ】 上皮障害が感染を起こさず治癒するかを経過観察する．二重瞼手術後の場合，縫合糸の除去で外見が変化する可能性を事前に説明しておく．

症例5 ソフトコンタクトレンズ（SCL）異物（52歳，女性）（図6）
　SCLを外すときにCLがちぎれ，違和感が続くので受診した．
【原因】 残存SCL片が耳側上方球結膜に固着している．
【対応策】 点眼麻酔後，鑷子で把持して除去する．CLがわかりにくいときはフルオレ

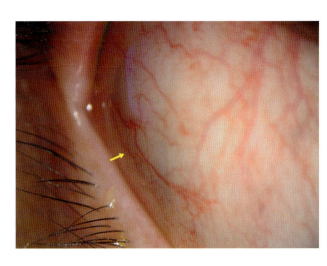

図 6　SCL 異物
残存 SCL 片（矢印）が耳側上方球結膜に固着している．

セイン染色を行うと見つけやすい．上眼瞼結膜嚢に折りたたまれて入り込んでいることもあり，眼瞼上から指で擦り下ろすようにマッサージすると出てくることがある．

【予防策】　患者の爪が短く切り揃えられているか，CL 脱着動作が正しいかを確認し，指導する．

【フォローアップ】　上皮障害がなければ投薬はせず経過観察のみでよく，当日は CL を使用せず眼を休ませるように指導する．

（細谷友雅）

文献

1 ）細谷友雅．［眼科救急疾患 2020］角結膜 角膜異物．眼科 2020；62（臨増）：1079-84．
2 ）平野耕治．角膜異物除去の注意点．眼科グラフィック 2013；2：510-14．
3 ）Celebi AR et al. The role of anterior segment optical coherence tomography in the management of an intra-corneal foreign body. *Springerplus* 2016；5：1559.
4 ）崎元　暢．角膜異物．眼科 2009；51（臨増）：1235-8．
5 ）松原　稔．角膜錆輪に起こる化学反応とその生成物・角膜の生体防御機構と鉄の細菌感染阻止機序．あたらしい眼科 2008；25：389-98．
6 ）Heier JS et al. Ocular injuries and diseases at a combat support hospital in support of Operations Desert Shield and Desert Storm. *Arch Ophthalmol* 1993；111：795-8.

1.5 外傷

■ 穿孔性外傷

救急外来で異物飛入による穿孔性外傷（perforating trauma）に遭遇するケースは多い．眼球穿孔に至っている場合には緊急で角膜や強膜の縫合が必要になり，さらに眼内に異物が残存している場合はその除去も必要となる．問診で受傷状況，眼内異物の可能性について聴取し，診察にて穿孔の有無，外傷の程度を把握した後，画像検査で眼球形態や眼内異物の有無について確認が必要である．

症例 1　41 歳，男性

木材を機械で切断中に，木片が右眼に飛入し受傷したため救急外来を受診した．右眼は光覚弁．耳側上方角膜に穿孔創を認め，前房出血が著明で眼内は透見不能であった（図 1a）．

【対応策】　異物飛入による角膜穿孔は，細隙灯顕微鏡による観察でのザイデル（Seidel）現象の有無で比較的容易に診断できる．穿孔創があっても虹彩が創に嵌頓することでザイデル現象が陰性となっている場合もある．穿孔創の形状をよく観察し，創の形状が直線的かつ周辺部の小さい裂傷の場合は治療用コンタクトレンズ（CL）で創の閉鎖が得られることもあるが，創の形状が不整な場合は自然閉鎖は望めないため縫合が必要となる．前房が消失している場合や創からの虹彩脱出，水晶体損傷，眼内異物残存が認められた場合は速やかな手術加療が必要となる．

【経過】　耳側上方角膜受傷部のザイデル現象が陽性で角膜穿孔を確認した．前房出血で眼内の詳細な観察はできなかったが，受傷状況から木片の眼内飛入が疑われたため頭部 CT を施行した．眼内に明らかな異物の所見は指摘できなかったが，硝子体腔に出血と思われる高吸収域がみられ（図 1b），眼内への木片の飛入が疑われたため緊急手術を行った．角膜穿孔部を縫合した後，前房出血を除去すると虹彩と水晶体の損傷がみられた．眼内には硝子体出血があり，眼底は耳側上方に網膜・脈絡膜が断裂している部位を認め，同部位に木片と思われる異物が埋まっていた（図 2a）．鑷子で異物を

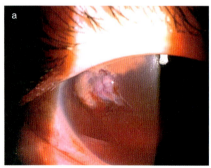 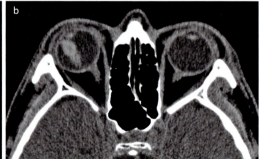

図 1　症例 1―初診時所見
a：右眼耳側上方角膜に穿孔創を認める．前房出血が著明である．
b：頭部 CT　右眼硝子体腔に高吸収域を認める．

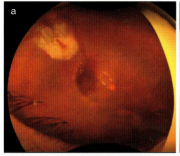
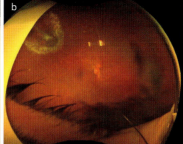
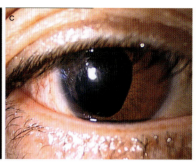
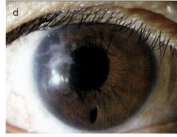

図2　症例1―術後所見
a：術直後　眼底耳側上方に網膜・脈絡膜断裂部位を認め，同部位に異物が埋まっていた．
b：術後1か月の眼底所見
c：術後虹彩の損傷と偏位を認める．
d：瞳孔形成術後

眼外へ摘出した後，網膜・脈絡膜断裂部の周囲に光凝固を施行し，シリコンオイルで眼内を置換し手術を終了した．術後1か月でシリコンオイル抜去（図2b）と眼内レンズの二次挿入を行い，幸い視力は（1.5）まで回復したものの受傷による虹彩の損傷と偏位（図2c）で羞明の訴えが強かったため，瞳孔形成術も施行した（図2d）．

症例2　14歳，男性

釣りをしていて投げたルアーが木に引っ掛かったため，外そうと強く引っ張ったところ，ルアーが顔面に飛んできて釣り針が右眼に刺さり受傷し救急外来を受診した．釣り針が角膜に刺さったままルアーごと保持した状態で来院した．釣り針は3本針でいずれも「返し[†]」がついており，そのうち1本が中央鼻側角膜から眼内に刺入し，もう1本が上眼瞼に返しごと深く刺入していた（図3a）．

[†]返し：針先の方向とは逆方向に尖った部分

【対応策】　穿孔性外傷の中には稀ではあるが釣り針によるものがあり，遭遇した際には適切な治療が必要になる．釣り針には餌や魚の口が針先から外れるのを防ぐため返しがあるため，釣り針による穿孔の場合，そのまま引き抜くと穿孔創を拡大してしまう．返しがついた釣り針の摘出には以下のような方法がある[1,2]．

① back-out法：穿孔創から釣り針をそのまま引き抜く方法．特に大きな返しがついた釣り針では穿孔創をさらに拡大，挫滅損傷させてしまう．
② cut-out法：穿孔創を意図的に切開拡大し，返しごと引き抜く．創は拡大するものの返しによる挫滅損傷を軽減できる．
③ advance-and-cut法：穿孔創とは別の場所に創を作製し，針先と返しを眼外へ出した後，針先と返しを切断し，後方の残存した釣り針はback-out法により引き抜く．
④ needle-cover法：穿孔創から大口径の注射針を挿入し，返しに注射針の先端を覆い被せ釣り針と注射針を同時に引き抜く．

【経過】　本症例では，緊急に全身麻酔下でcut-out法による釣り針の摘出と角膜縫合術

文献1

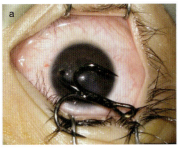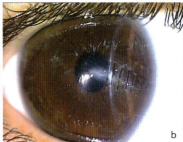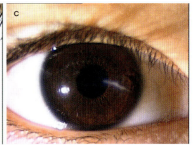

図3　症例2—前眼部所見
a：受傷時　右眼鼻側角膜に釣り針が刺入している（術者視点）．
b：術直後　釣り針抜去後，角膜穿孔部と意図的切開創を10-0ナイロン糸にて縫合した．
c：術後4か月

を行った．幸い角膜から眼内に刺入した針の先端は前房内にとどまっており，虹彩や水晶体には達していなかった．釣り針の角膜穿孔部位から刺入方向の角膜中央に向かって角膜全層切開を加えて創を拡大し，返しを含めて先端部を引き抜き摘出した．上眼瞼に刺入した釣り針も皮膚切開をした後，摘出した．角膜創を10-0ナイロン糸で縫合し，前房内を洗浄し手術を終了した（図3b）．術後創部の角膜は瘢痕化し混濁は残ったものの，視力は（1.2）まで回復した（図3c）．

■眼化学外傷

眼化学外傷は救急外来で遭遇することが多く，眼表面に化学薬品が飛入することで受傷し，工場，建築現場や家庭など様々な場所で発生する．突発的に発生するものの受傷早期の対応が視力予後を大きく左右するため，迅速で適切な対応が重要である．

症例3　67歳，男性

仕事作業中に塩酸貯留タンクに落下し，頭部も含めた全身化学熱傷を受傷し救急外来を受診した．両眼手動弁．両眼ともに角膜上皮欠損と結膜充血を認めたため（図4a），生理食塩水で持続洗浄を行った．

【対応策】　眼化学外傷は原因薬品によって大きく酸外傷とアルカリ外傷に分けられる．酸性物質は組織浸透性が低く，凝固壊死させた組織蛋白がバリアとなるため傷害が比較的表層にとどまり一般的に予後は良いとされる．一方，アルカリ性物質は脂溶性であるため眼内への組織浸透性が高く，組織を融解壊死させるため予後が悪い．重症度と予後の判定には木下分類[3]が有用で，角結膜上皮欠損の範囲や角膜上皮幹細胞の損傷程度によって評価し（表1），Grade Ⅲb以上の症例ではGrade Ⅲa以下の症例と比較し視力予後が不良であったと報告されている[4]．初期治療として原因物質を除去するため十分な眼表面の洗浄を行い，結膜囊内のpHを中性に近づける．その後ステロイド局所・全身投与による消炎を開始するが，特に受傷後数日間の消炎が重要と言われる[5]．角膜上皮欠損を伴っている症例では感染にも注意が必要となる．保存的な加療で角膜上皮欠損の改善が得られない場合は，羊膜被覆術や角膜上皮移植などの観血的な治療を行う．羊膜には角膜上皮分化・増殖の促進，線維組織増生の抑制，抗炎症作用があるとされる．羊膜被覆術は羊膜の上皮細胞側を角膜の上皮側にして角膜を被

文献4

文献5

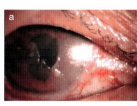 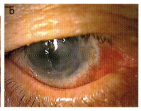 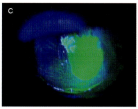 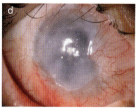

図4　症例3―前眼部所見
a：受傷時　角膜上皮欠損，結膜充血を認める．
b，c：受傷後6か月　角膜上皮欠損が遷延している．c：フルオレセイン染色
d：受傷後1年半後　結膜から増殖組織が侵入している．

表1　急性期の重症度分類（木下分類）

Grade	結膜	角膜上皮
Ⅰ	結膜充血	角膜上皮欠損なし
Ⅱ	結膜充血	角膜上皮部分欠損
Ⅲa	結膜充血あるいは部分壊死	全角膜上皮欠損，POV 部分的消失
Ⅲb	結膜充血あるいは部分壊死	全角膜上皮欠損，POV 完全消失
Ⅳ	50％以上の輪部結膜壊死	全角膜上皮欠損，POV 完全消失

（文献3より）

覆し，できるだけ皺を伸ばした状態で強膜に縫合していく．羊膜の上皮細胞側の判別には手術用スポンジが有用で，上皮細胞側はスポンジに付着せず絨毛膜側はスポンジに付着することで見分けられる．術後1週間程度で羊膜を外して上皮化を確認する．

【経過】　本症例はフォークトの角膜輪部柵（palisades of Vogt：POV）が完全に消失しており，広範囲に角膜上皮欠損がみられ木下分類 Grade Ⅲb 相当であった．消炎治療と治療用 CL を装着したが，角膜上皮欠損が遷延した（図4b，c）．両眼とも消炎，上皮化促進目的に羊膜被覆術を施行し上皮化は得られたものの，その後，結膜側から徐々に増殖組織が広範囲に角膜側へ侵入してしまった（図4d）．

（長谷川英一）

文献

1）Nakatsuka AS et al. Fishhook Injury of the Anterior Chamber Angle of the Eye. *Hawaii J Med Public Health* 2019；78：200-1.
2）大塚貴瑛ほか．ルアー釣り針による眼外傷の1例．臨床眼科 2023；77：844-8.
3）木下　茂．熱傷．木下　茂ほか（編）．角膜疾患への外科的アプローチ．メジカルビュー社；1992．pp.46-9.
4）千森瑛子ほか．熱・化学外傷による角膜輪部障害の程度と予後に関する検討．日本眼科学会雑誌 2021；125：725-31.
5）Baradaran-Rafii A et al. Current and Upcoming Therapies for Ocular Surface Chemical Injuries. *Ocul Surf* 2016；15：48-64.

Chapter 1 救急外来での急性期トラブルシューティング

1.6 ぶどう膜炎

症例1 急性前部ぶどう膜炎（45歳，女性）
①既往歴：両眼虹彩炎，右眼白内障手術
②現病歴：右眼の急な充血，眼痛，霧視を訴えて救急外来を受診した．10年ほど前から同様の症状を繰り返し（右眼のことが多かったが，左眼のこともある），そのつど眼科で点眼治療を受けてきた．
③眼所見：右眼に毛様充血，前房内炎症細胞4+，フィブリン析出，上に凸の前房蓄膿，虹彩後癒着を認めた（図1）．右眼の眼底は透見できる範囲では特記すべき所見はみられなかった．左眼は前眼部，眼底に異常所見は認めなかった．急性前部ぶどう膜炎（acute anterior uveitis）が疑われた．

【背景】 片眼性の充血・眼痛・霧視などの症状をきたす疾患である．初発の場合もあれば，再発の場合もある†．比較的若年者に多い．急性発症で自覚症状も強いため，救急外来でしばしば遭遇する疾患である．眼所見としては，片眼性に毛様充血，前房内炎症細胞，フレア，前房蓄膿†，フィブリン析出，虹彩後癒着などを認める．前眼部炎症の波及の結果，軽度の硝子体混濁や視神経乳頭の発赤，黄斑浮腫を伴う場合もある．

【原因】 急性前部ぶどう膜炎タイプの眼炎症をきたす疾患を表1に示す．2016年の本邦の統計では，急性前部ぶどう膜炎5.5％，炎症性腸疾患に伴うぶどう膜炎0.7％，乾癬に伴うぶどう膜炎0.2％であった[1]．強直性脊椎炎，乾癬，炎症性腸疾患はHLA-B27が陽性の場合もあれば陰性の場合もある．鑑別疾患は，ベーチェット（Behçet）病ぶどう膜炎，糖尿病虹彩炎，術後眼内炎，内因性眼内炎などである．救急外来においては，年齢，眼科既往歴・手術歴，全身疾患・全身状態，血液検査結果，Bモードエコー所見などから総合的に判断する．

【対応策】 消炎と虹彩後癒着の解除・予防（瞳孔管理）を行う（表2）．
【予防策】 原因となる全身疾患の有無を確認することが重要である．全身疾患について

†再発の場合は前回とは反対眼の場合もある．

†前房蓄膿：粘稠性が高く上に凸の形状をとることが多い．

文献1

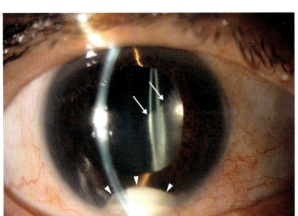

表1 急性前部ぶどう膜炎タイプの眼炎症をきたす疾患

- HLA-B27関連ぶどう膜炎
- 強直性脊椎炎
- 炎症性腸疾患（潰瘍性大腸炎，クローン病など）
- 乾癬

図1 急性前部ぶどう膜炎―症例1
上に凸の形状の前房蓄膿（矢頭），眼内レンズ表面にフィブリン塊（矢印）を認める．

1.6 ぶどう膜炎

表2 急性前部ぶどう膜炎の治療

消炎	・ベタメタゾン 0.1％点眼（リンデロン 0.1®）頻回点眼（起きている間 1～2時間おき） 〈炎症が高度な場合は下記の施行も検討〉 ・デキサメタゾン（デカドロン®）結膜下注射（複数回施行する場合もある） ・プレドニゾロン（プレドニゾロン）短期内服
虹彩後癒着の解除・予防（瞳孔管理）	・トロピカミド・フェニレフリン塩酸塩点眼液（ミドリン®P）とフェニレフリン塩酸塩点眼液（ネオシネジン）を 1日3回

の問診，全身検査（HLA 検査含む），適宜他科にコンサルトする．

【フォローアップ】 眼炎症の程度をみながらステロイド点眼・散瞳薬点眼をゆっくり減量・中止する．膨隆虹彩（iris bombe）の発生に注意する．眼炎症を繰り返す場合があることを伝える．全身疾患に伴う急性前部ぶどう膜炎では，原因疾患を治療することで眼炎症の再発予防が期待できる．

症例2 膨隆虹彩（55歳, 女性）

①既往歴：特記すべきものなし．
②現病歴：両眼ぶどう膜炎と診断され，2か月前から加療を受けていた．左眼の急激な霧視，充血，眼痛，頭痛をきたし，救急外来を受診した．
③眼所見：左眼圧が 57 mmHg，角膜浮腫，全周性の虹彩後癒着，膨隆虹彩，浅前房を認めた（図2）．

【背景・原因】 前眼部炎症の消炎，虹彩後癒着の解除・増悪予防が不十分で，360°虹彩後癒着が成立した場合に発症する．虹彩後癒着により毛様体で産生された房水が瞳孔から前房に移動できなくなり，虹彩が角膜側へ膨隆して隅角が閉塞することで眼圧上昇をきたす．前述の急性前部ぶどう膜炎に合併しやすいが，それ以外のぶどう膜

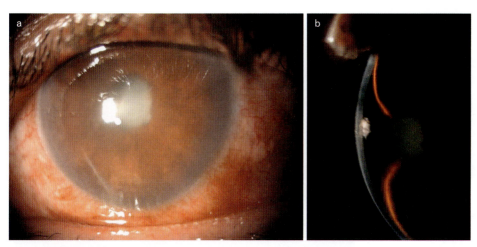

図2 膨隆虹彩―症例2
a：全周性に虹彩後癒着をきたし，角膜浮腫，充血を伴っている．
b：虹彩は前房側に大きく膨隆し，浅前房を呈している．

表3 膨隆虹彩への対応

周辺虹彩切除術 レーザー虹彩切開術	● レーザー虹彩切開術後に切開部が閉塞した場合・眼炎症が高度な場合 → 周辺虹彩切除術を選択
消炎治療	● ステロイド局所・全身投与

でも起こる．

【対応策（表3）】 眼炎症が強い場合はレーザー虹彩切開術を行っても切開部の閉塞をきたしやすいので周辺虹彩切除術を考慮する．術後も十分な消炎治療が必要である．

【予防策】 膨隆虹彩は予防が重要であり，前眼部炎症が強い場合や虹彩後癒着が生じている場合は，消炎治療に加え，散瞳薬点眼による虹彩後癒着の解除・増悪予防が必要である．

【フォローアップ】 もともとのぶどう膜炎の消炎治療が不十分である可能性が高く，治療を強化する．虹彩切開部の再閉塞に注意する．

症例3 急性網膜壊死（ARN）（49歳，男性）

①現病歴：生来健康な患者．4日前からの日増しに増悪する左眼充血と視力低下で近医を受診した．左眼前眼部炎症と眼底病変を認め，救急外来を紹介受診した．

②眼所見：左眼に前房内炎症細胞3+，フレア2+，豚脂様角膜後面沈着物，デスメ（Descemet）膜皺襞（図3a）を認めた．また，硝子体混濁2+，眼底周辺部網膜に黄白色の顆粒状・斑状病変，網膜血管炎（図3b）を認めた．右眼は前眼部・眼底に特記すべき所見はなかった．眼所見から急性網膜壊死（acute retinal necrosis：ARN）が疑われた．

†急性網膜壊死：90％程度が片眼性

【背景】 ARNは主に片眼性†に発症する肉芽腫性汎ぶどう膜炎である．初期には網膜周辺部から顆粒状黄白色病変が出現し，急速に病変が円周方向に拡大・癒合し地図状

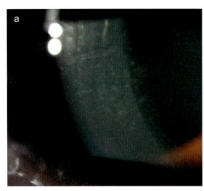
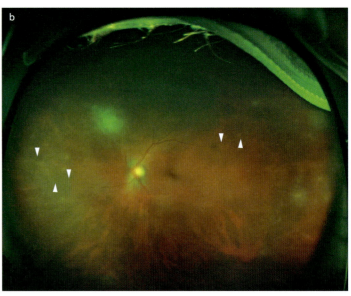

図3 急性網膜壊死（ARN）―症例3
a：前眼部所見　デスメ膜皺襞，豚脂様角膜後面沈着物を認める．
b：眼底所見　黄白色の顆粒状・斑状病変が網膜周辺部に多発している．網膜血管炎も認める（矢頭）．

表 4　急性網膜壊死の治療

抗ウイルス治療	アシクロビル（アシクロビル）10 mg/kg 体重を 6 時間ごとに 3 回/日点滴
抗炎症療法	ステロイド全身投与，ベタメタゾン 0.1（リンデロン®0.1）点眼
抗血栓療法	アスピリン（アスピリン）100 mg 内服（閉塞性血管炎に対して）
必要時に硝子体手術	網膜剥離発生時など

病変となる．網膜動脈炎を伴う．若年者から高齢者まで幅広い年齢層にみられ，免疫健常者にも発症しうる点が，免疫不全患者に発症するサイトメガロウイルス網膜炎との大きな違いである．

【原因】　単純ヘルペスウイルス（HSV）1・2，水痘帯状疱疹ウイルス（VZV）が主な原因である．診断基準としては，American Uveitis Society の臨床所見による診断基準[2]が長らく用いられてきたが，本邦からも眼内液のウイルス検査を加えた診断基準が提唱されている[3]．

【対応策】　急激に増悪する疾患であり，早急な対応が必要である．自施設で対応困難な場合は，加療できる施設に速やかに紹介する．眼内液を採取し，ウイルス PCR 検査に提出する．蛍光眼底造影検査で閉塞性血管炎などの眼底炎症の程度を確認する．眼内液ウイルス PCR 検査の結果を待たずに，眼所見から診断し治療（表 4）を開始してよい．

【予防策】　ウイルス性虹彩炎に引き続いて眼底病変が明らかになる場合があり，ウイルス性虹彩炎を疑う症例では眼底検査をしっかり行うことが重要である．

【フォローアップ】　網膜剥離の発症に注意する．治療終了後も網膜炎の再発や反対眼の発症が起こる可能性があるので注意して経過観察を行う．

（田中理恵）

文献 2

文献 3

文献

1) Sonoda KH et al. Epidemiology of uveitis in Japan：a 2016 retrospective nationwide survey. *Jpn J Ophthalmol* 2021；65：184-90.
2) Holland GN. Standard diagnostic criteria for the acute retinal necrosis syndrome. Executive Committee of the American Uveitis Society. *Am J Ophthalmol* 1994；117：663-7.
3) Takase H et al. Development and validation of new diagnostic criteria for acute retinal necrosis. *Jpn J Ophthalmol* 2015；59：14-20.

1.7 急性眼球運動障害

■ 成人の単独動眼神経麻痺

【背景・原因】 原因としてまず脳動脈瘤を考えるべきである．動眼神経麻痺（oculomotor paralysis）で発症する脳動脈瘤は，無治療では平均21日で破裂し[1]，くも膜下出血を起こすと66％の致死率[2,3]で，神経障害が残るが，未破裂のうちに治療可能である．すなわち，放置すれば生命の危機状態であることを認識すべきである．

【経過】 まず発症初期は不完全麻痺として発症する．そこから1～2週のうちに完全型へ変化していく（図1）．

【対応策・予防策】 初期から完全な，典型的な動眼神経麻痺を呈することは少ないことを知っておくべきである．眼科医としては，眼位検査で動眼神経麻痺パターンを検出することが大切である（図2）[4]．救急外来へ来た動眼神経麻痺はその日のうちに磁気共鳴画像（magnetic resonance imaging：MRI）・磁気共鳴血管造影（MR angiography：MRA）を撮影するか，脳神経外科医へ紹介すべきである．

予防策としてまずは，単独動眼神経麻痺を診断する．図3[4]のフローチャートでみていけばよい．

【フォローアップ】 動脈瘤がMRI・MRAで除外されたら，虚血性†を考えて，改善するまで定期的に経過観察する．また，完全改善前に外転神経麻痺などが合併したら，海綿静脈洞をねらってもう一度MRIを撮像する．

† 虚血性も，一旦悪化してから改善していくことを知っておくように．

■ 小児・若年者の単独外転神経麻痺

【背景・原因】 原因としてまず腫瘍を考えるべきである[5,6]．小児・若年者の外転神経

図1 動眼神経麻痺の経過を表す図
最初は瞳孔に異常なく，外眼筋麻痺（眼瞼下垂含む）も不完全麻痺から始まり，次第に矢印のどれかに移行する．この中で，瞳孔にまったく異常なく，完全外眼筋麻痺（ピクリとも動かない，眼瞼下垂もまったく上がらない）のみが虚血性を示唆する（100％ではない）．他はすべて動脈瘤を鑑別すべきである．

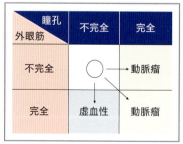

図2 軽度の左動眼神経麻痺の眼位検査
正面視時に右上斜視，上方視時に右上斜視，下方視時に左上斜視となり，左眼の上転・下転制限を意味している．また，右方視時に外斜視になっており，内転制限があることを意味している．
（文献4より）

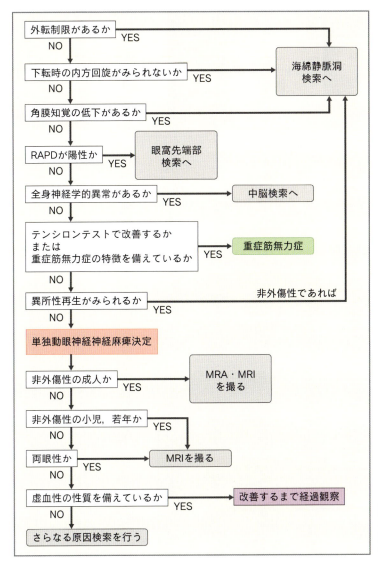

図3 動眼神経麻痺のフローチャート
（文献4より改変）
RAPD：relative afferent pupillary defect
（相対的瞳孔求心路障害）

麻痺（abducens paralysis）は，外傷を除けば腫瘍が原因の最多であることを認識する．

【経過】 発症初期は不完全麻痺として発症する（図4a）[4]．また，眼底検査で軽度のうっ血乳頭を見逃さないようにする．

【対応策・予防策】 眼科医としては，軽度な麻痺に対して眼位検査で外転神経麻痺パターンを検出することが大切である（図4b）[4]．救急外来へ来た外転神経麻痺はその日のうちに，できれば造影MRIを撮影すべきである．

予防策としてまずは，単独外転神経麻痺を診断する．図5[4]のフローチャートでみていけばよい．

【フォローアップ】 脳腫瘍がMRIで除外されたら，炎症性などを考えて原因検索し，改善するまで定期的に経過観察する．後から乳頭腫脹などが合併したらもう一度造影MRIを撮像する．

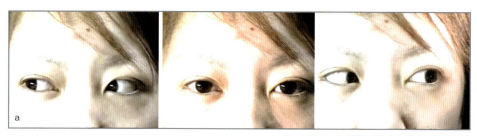

図4 軽度の外転神経麻痺（a）と眼位検査（b）
a：外転制限は軽度で，正常範囲に見える．
b：左方視時に内斜視が増強しており，左眼の外転制限があることを示している．
（文献4より）

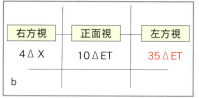

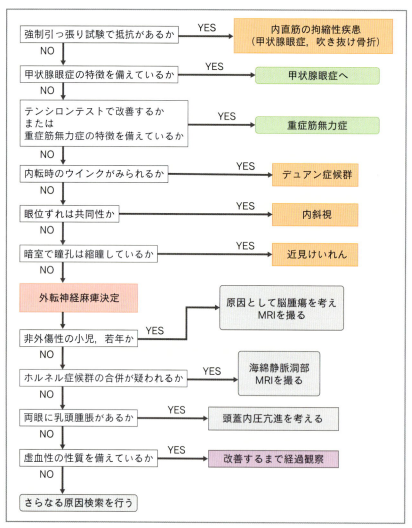

図5 外転神経麻痺のフローチャート
（文献4より改変）

1.7 急性眼球運動障害

■ フラフラとして歩けない眼球運動障害

【背景・原因】 フィッシャー（Fisher）症候群，ウェルニッケ（Wernicke）脳症を考えるべきである．頻度はフィッシャー症候群が多い．ウェルニッケ脳症は，無治療では約20％の致死率[7]で，放置すれば生命の危機状態で，早急なビタミン B_1 投与により，数時間で劇的に改善するため，早期診断，治療が重要であることを認識すべきである．

原因としてまずは，この疾患の存在を知るべきである．

【対応策・予防策】 共に臨床所見は似ており，フィッシャー症候群[†]（図6）は外眼筋麻痺，失調，腱反射消失を三徴候とし，ウェルニッケ脳症[†]（図7）は外眼筋麻痺，失調，精神障害を三徴候とする．初期の症状は複視で，続いて失調性歩行になり，その時期に眼科を受診することが多い．

救急外来へ来た場合，その日のうちに脳神経内科医へ紹介すべきである．

予防策としては，みたことのない（稀な）眼球運動障害の中から診断する．図8のフローチャートでみていけばよい．

【フォローアップ】 眼球運動異常が改善するまで定期的に経過観察する．

（中馬秀樹）

文献7

[†]フィッシャー症候群：胃腸炎などの前駆感染徴候をもつ．この感染は，*Campylobacter jejuni* によるものが大多数を占める．神経ガングリオシドに特異的な自己抗体，特に GQ1b 抗体が 90％の症例で陽性となる．

[†]ウェルニッケ脳症：ビタミン B_1 欠乏が原因で，アルコール依存症に多いが，胃切除後，栄養不良，飢餓，食思不振症，経静脈栄養，嘔吐，悪阻，吸収不良症候群でも起こる．

文献

1) Okawara SH. Warning signs prior to rupture of an intracranial aneurysm. *J Neurosurg* 1973；38：575-80.
2) The International Study of Unruptured Intracranial Aneurysms Investigators. Unruptured Intracranial Aneurysms—Risk of Rupture and Risks of Surgical Intervention. *N Engl J Med* 1998；339：

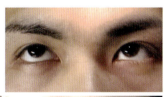
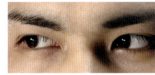
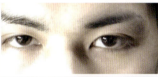
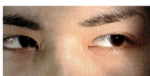
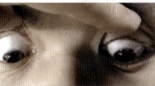
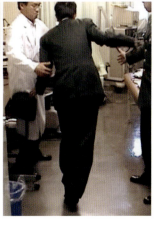

図6 フィッシャー症候群の眼球運動，失調性歩行
（文献4より）

Chapter 1 救急外来での急性期トラブルシューティング

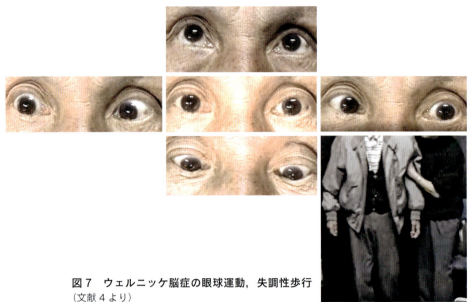

図7 ウェルニッケ脳症の眼球運動，失調性歩行
（文献4より）

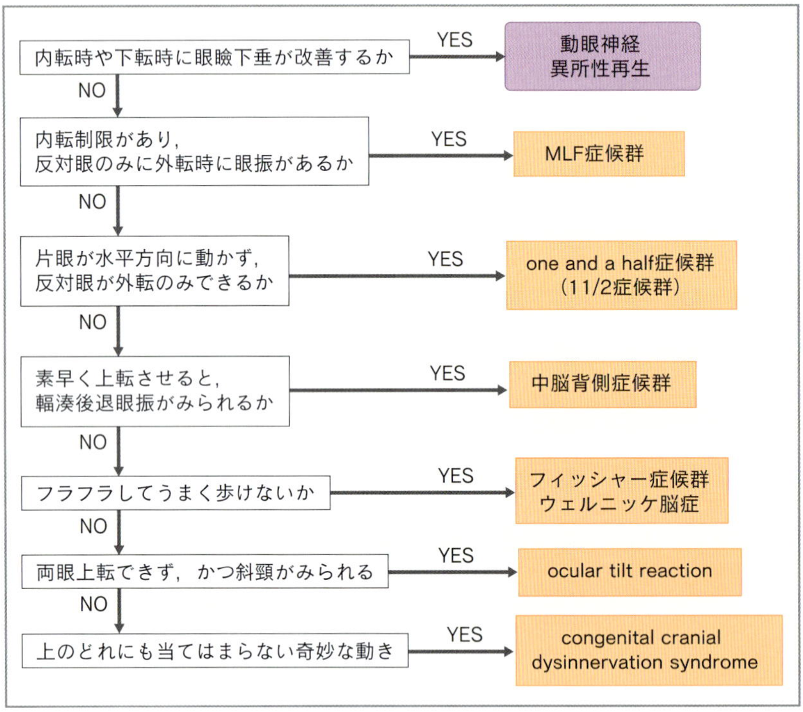

図8 みたことのない（稀な）眼球運動障害のフローチャート
（文献4より改変）
MLF：medial longitudinal fasciculus

1725-33.
3) Molyneux A et al. International Subarachnoid Aneurysm Trial（ISAT）of neurosurgical clipping versus endovascular coiling in 2143 patients with ruptured intracranial aneurysms：a randomized trial. *Lancet* 2002；360：1267-74.
4) 中馬秀樹. フローチャートでみる神経眼科診断. 中山書店；2021. pp.30-43, 50, 108-13.
5) Robertson DM et al. Acquired six-nerve paresis in children. *Arch Ophthalmol* 1970；83：574-9.
6) Akagi T et al. Cause and prognosis of neurologically isolated third, fourth, or sixth cranial nerve dysfunction in cases of oculomotor palsy. *Jpn J Ophthalmol* 2008；52：32-5.
7) Manzo G et al. MR Imaging Findings in Alcoholic and Nonalcoholic Acute Wernicke's Encephalopathy：A Review. *Biomed Res Int* 2014；2014：503596.

1.8 虚血性視神経症，視神経炎，うっ血乳頭・偽性うっ血乳頭

　視神経乳頭腫脹は軸索流の停滞を起こす炎症性，虚血性，中毒性などの視神経疾患や頭蓋内圧亢進に伴ううっ血乳頭などにより生じる．先天的な小乳頭や乳頭ドルーゼンの合併により乳頭隆起となる偽性うっ血乳頭も検眼鏡的には乳頭腫脹しているように見えるため，その鑑別は重要となる．乳頭腫脹をみた際にはまず片眼性か両眼性かを評価し，それぞれを分けて考える．それは片眼性と両眼性で原因となる疾患の疫学が大きく異なるためである．片眼性では虚血性，炎症性，腫瘍性，偽性うっ血乳頭，圧迫性，浸潤性の順で頻度が高いとされる[1]．急性片眼性乳頭腫脹の2大疾患は虚血性視神経症と前部視神経炎である．両眼性ではうっ血乳頭，偽性うっ血乳頭，ぶどう膜炎，高血圧性の順で頻度が高く，約6割の症例はうっ血乳頭である[2]．本節では頻度の高い虚血性視神経症，視神経炎，うっ血乳頭，偽性うっ血乳頭についてまとめる．

文献 1

文献 2

1.8.1 虚血性視神経症[3-5]

■ 疾患概念

　視神経乳頭腫脹を生じる虚血性視神経症（ischemic optic neuropathy：ION）は短後毛様動脈分枝の一過性低灌流もしくは閉塞による血流障害が生じる前部虚血性視神経症（anterior ischemic optic neuropathy：AION）であり，IONのほとんどがAIONである．IONは病因により巨細胞性動脈炎による動脈炎性（arteritic anterior ischemic optic neuropathy：A-AION〈aAION〉）と血管性リスクや小乳頭などの構造的リスクにより生じる非動脈炎性（non-arteritic anterior ischemic optic neuropathy：NAION）に分けられる．

■ 検査所見

　AIONの急性期では循環障害による軸索流の停滞や間質浮腫が起こり乳頭腫脹となる．発症は無痛性に卒中型パターンで発症するのが特徴で，起床時に自覚することが多い．小乳頭で乳頭陥凹が消失もしくは小さい場合（small cupless disc）は"disc at risk"と呼ばれ発症リスクと考えられており，僚眼の乳頭形状を確認することも診断の手掛かりとなる．血流障害は短後毛様動脈の分枝における分水嶺の位置に関連することが知られており，乳頭血流が区域性に障害を受けることから下方水平半盲に代表される区画性視野障害が生じることが多い．フルオレセイン蛍光眼底造影（fluorescein angiography：FA）検査で乳頭充盈時間の遅延，区域性の早期低蛍光，後期過蛍光を認め，レーザースペックルフローグラフィー（laser speckle flowgraphy：LSFG）では組織血流量（mean blur rate：MBR）が低下する．乳頭腫脹眼での区域性の血流低下はAIONに特徴的な所見となる．NAIONでの血管性リスクでは糖尿病，脂質異常症，高血圧症，睡眠時無呼吸症候群，片頭痛，内頸動脈狭窄，大量失血などがわかっている．A-AIONは巨細胞性動脈炎を背景とする血管炎によるもので無治療では僚眼にも約半数例でAIONを発症する．A-AIONを疑う具体的な所見としては持続する発熱，体重

減少，頭痛，側頭部痛，顎跛行や採血検査での血沈亢進，CRP 上昇であり，異常があれば膠原病内科や脳神経外科と早急に連携し，浅側頭動脈生検を検討する．

■ 治療

A-AION では，患眼治療と僚眼の発症予防目的で可及的速やかにメチルプレドニゾロン 1 g パルス治療を 3 日間施行する．その後，プレドニゾロン（プレドニン®）1 mg/kg から内服を漸減し，同時にアスピリン内服を併用する．減量は赤血球沈降速度（ESR）の値をモニターしながら行い，また巨細胞性動脈炎やリウマチ性多発筋痛症による他の全身症状と治療強度は関連するため，投与量は膠原病内科と連携しながら調整する必要がある．患者は高齢女性が多いことから，ステロイド副作用のため減量もしくは休薬が必要となることが多く，免疫抑制薬や生物学的製剤の併用も検討される．痛みや全身倦怠感などの症状はステロイド投与で早期より改善が得られるが，患眼の視機能予後は極めて不良であり，治療後も 13％程度はさらに障害の進行が生じる．これはステロイド投与を行っても血管炎による血管閉塞性障害が進行するためと考えられている．

NAION では急性期の機能改善または再発や僚眼の発症予防に明らかに有効な治療法は確立されていない．血管性リスクである背景疾患がある場合は主科に積極的な治療介入を依頼する．

症例 1　非動脈炎性虚血性視神経症（NAION，50 代，男性　高血圧症，喫煙歴あり）（図 1）

4 日前の起床時に左眼の見えにくさを自覚した．進行性はなく，無痛性であった．

全身症状はなく，採血（CRP，ESR）は陰性であり，A-AION は否定的で，NAION と診断した．血圧コントロールが不良であったため，かかりつけ医に治療を依頼した．その後，機能障害に変化なく 6 週程度で乳頭腫脹は消失し，萎縮性蒼白を認めた．

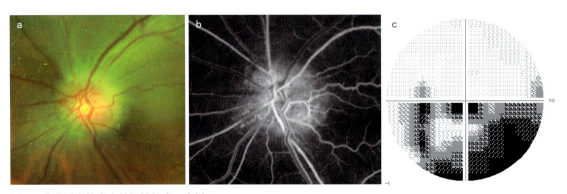

図 1　非動脈炎性虚血性視神経症―症例 1
a：眼底写真　乳頭腫脹を認め，乳頭出血を伴う．
b：FA　上耳側を中心に早期低蛍光を認める．
c：ハンフリー静的視野　下方視野障害を認める．

1.8.2 視神経炎

■ 疾患概念

視神経炎（optic neuritis）は視神経における炎症性疾患であり，その主体は髄鞘抗原を標的とする自己免疫性障害と考えられ，脱髄性視神経症と考えられる．診断は症状，検査所見，経時的経過などから総合的に行う臨床的診断である．障害の部位により乳頭腫脹を伴う前部視神経炎と急性期には乳頭変化を生じない球後部における炎症である球後視神経炎に分類される．

臨床的特徴により典型的視神経炎と非典型的視神経炎に分けて考えると理解がしやすい．Toosy らは，典型的視神経炎を特発性視神経症と多発性硬化症に関連した視神経炎に，非典型的視神経炎を視神経脊髄炎に関連した視神経炎や慢性再発性炎症性視神経症（chronic relapsing inflammatory optic neuropathy：CRION），サルコイドーシスや膠原病などの全身疾患に関連した視神経炎に分類している[6]．2022 年に診断基準が提唱され，検査所見での光干渉断層計（optical coherence tomograph：OCT），磁気共鳴画像（MRI），バイオマーカーの重要性が示された[7]．バイオマーカーでは特にアクアポリン 4（aquaporin 4：AQP4）抗体，ミエリンオリゴデンドロサイト糖蛋白（myelin oligodendrocyte glycoprotein：MOG）抗体が重要であり，抗体陽性の視神経炎では典型的視神経炎とは臨床徴候，重症度や再発率などが大きく異なるため，治療方針を区別して考える必要がある．AQP4 抗体陽性患者では視神経炎の他にも脳炎，脊髄炎をきたし，これら一連の中枢神経性炎症性脱髄性疾患を視神経脊髄炎スペクトラム障害（neuromyelitis optica spectrum disorder：NMOSD）と呼ぶ．また MOG 抗体陽性患者も同様に MOG 抗体関連疾患（MOG antibody associated disease：MOGAD）としてまとめられる．

■ 疫学

本邦の視神経炎患者における抗体陽性率の報告では AQP4 抗体陽性 12 %，MOG 抗体陽性 10 % であった．多発性硬化症（MS）は全体の 4 % であり，それ以外の抗体陰性群のほとんどは特発性視神経炎と考えられた．性差は特発性では女性が 64 %，AQP4 抗体陽性では 84 %，MOG 抗体陽性では 51 % と視神経炎は女性に多く，特に AQP4 抗体陽性は中高年の女性に多い．乳頭腫脹を伴う割合は特発性 46 %，AQP4 抗体陽性 34 %，MOG 抗体陽性 76 % と報告されている[8]．

■ 典型的視神経炎の特徴[9,10]

年齢は 15 〜 50 歳で女性に多く，単眼性の急性または亜急性視神経症で発症する．数日から 2 〜 3 週程度まで視機能障害が進行し，5 週以内に回復傾向を示す．眼球運動痛を伴うことが多く，相対的入力瞳孔反射異常（相対的瞳孔求心路障害，relative afferent pupillary defect：RAPD）陽性を示し，コントラスト視力障害，色覚障害を認めるが程度は様々である．自然改善例があり，ステロイド治療の有効率も高く，視機能予後が良い．

検査所見

　検眼鏡的に乳頭腫脹を認める前部視神経炎では障害部位の同定が容易であるが，球後視神経炎の場合は早期には乳頭異常を認めず，4〜6週後から萎縮性変化のため乳頭蒼白が生じる．眼科一般検査では視力低下，視野障害，限界フリッカ値（critical flicker fusion frequency：CFF）低下，色覚障害を認める．検査所見の中でOCTでの発症3か月後でのmGCIPL（macular ganglion cell-inner plexiform layer；黄斑部神経節細胞-内網状層）の菲薄化（>4％もしくは>4μm），pRNFL（peripapillary retinal nerve fiber layer；乳頭周囲網膜神経線維層）の菲薄化（>5％もしくは>5μm）．MRIでは発症3か月以内での視神経に沿った造影増強と視神経鞘のhigh intensity，バイオマーカーではAQP4，MOG，CRMP（collapsin response mediator protein）抗体陽性もしくはオリゴクローナルバンド陽性が重要とされる[7]．バイオマーカーの重要性が示されているが保険収載されているのはAQP4抗体におけるELISA法のみであり，AQP4抗体やMOG抗体におけるCBA（cell-based assay）法は保険適用外である．そのため，筆者は初診時にはAQP4抗体（ELASA法）のみを提出し，ステロイドパルスの反応性を確認後に治療方針決定に関与する場合のみ追加検査を行っている．画像検査は眼窩部MRI撮影では冠状断脂肪抑制（short T1 invention recovery：STIR法），造影T1強調画像が有用であり，視神経の腫大や同部位のhigh intensityを認めることで診断する．また，FLAIR法での全脳軸位断において脱髄病変がないかを評価することは中枢性炎症性脱髄疾患の評価，今後のMS発症リスクを判定する上で重要となる．

治療

　特発性視神経炎の治療を検討する上で自然経過を理解しておく必要がある．視神経炎の視機能障害は数日〜2週間まで増悪するが，3週間以内に79％，5週間以内には93％で改善が始まる．発症1年後の視力は0.5以上に95％が改善し，10年後には1.0以上であったものが74％であったと報告されている[11,12]．視力の点においてステロイドパルス療法，内服における優位性を示すエビデンスはない[9-15]．このことから特発性視神経炎に限ってのステロイドパルス療法は視機能改善を早めるのには有効であるが，長期視機能予後には有意差を認めないため相対的適応治療になる．両眼発症である，高度の視機能障害を示す，唯一機能眼である，再発例である，患者が強く早期改善を望む，などの場合は適応と考える．ただし，ステロイド治療の副作用である易感染性，精神症状，耐糖能異常などを考慮し，患者背景，既往歴などを確認し投与決定に際して十分注意しなければならない．しかし，非典型的視神経炎，特にNMOSDではステロイドパルスは早ければ早いほど視力予後が良いとされる．初診時に両者を確実に鑑別することは難しく，近年はより積極的にステロイドパルス治療を行う症例が増えている．

　NMOSDではステロイドパルスを導入し，反応が良好であればプレドニゾロンを0.5 mg/kgから内服し，緩徐に漸減していく．目標は5 mg以下の内服量となるがそのために免疫抑制薬のアザチオプリンなどを併用することも多い．治療方針は脳神経内科と連携すべきである．ステロイド無効例も多く，その場合は血液浄化療法もしくは大量免疫ガンマグロブリン（IVIg）治療を検討する．血液浄化療法は即効性があり，腎臓内科などと連携し施行する．亜急性〜慢性期における再発抑制を目的として分子標的薬であるエクリズマブ（C5モノクローナル），ラブリズマブ（C5），サトラリズマブ

文献11

文献12

文献13

文献14

文献15

（IL-6 レセプター），イネビリズマブ（CD19），リツキシマブ（CD20）の保険収載がされている．生物学的製剤は高額でもあり，患者の病勢，それぞれの薬剤における副反応などの面を考慮し，製剤の選択・導入タイミングなど十分な検討，患者との相談が必要となる．

　MOGAD では NMOSD と比較するとステロイド反応性は良好であり，視力予後は良好であるが一部の無効例では IVIg や血液浄化療法を検討する．再発率の高さが問題となりステロイドパルス後のステロイド内服を半年以上かけて減量する[16]．再発を繰り返す症例においては免疫抑制薬を併用する．再発は半年以内に多く，5 年以上経過すると再発率が低下する[17]．

文献 17

症例 2　特発性視神経炎（30 代，女性）（図2）

　1 週間程度前から左眼の違和感を自覚し，徐々に見えにくくなった．眼球運動痛あり．左眼矯正視力（0.1），RAPD 陽性を認めた．

　AQP4 抗体（ELISA 法），各種自己抗体，感染検査は陰性であり，一般生化・血算，HbA1c などに異常は認めなかった．眼窩部 MRI にて眼球後方球後視神経にも high intensity を認めたが限局しており，全脳 MRI では脱髄病変は認めなかった．視機能障害の進行を認め，患者との相談の上でステロイドパルスを 1 クール施行し，視機能は改善した．その後，再発は認めないことから特発性視神経炎と診断した．

症例 3　MOG 抗体陽性視神経炎（50 代，女性）（図3）

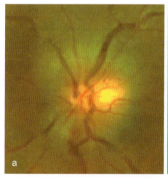
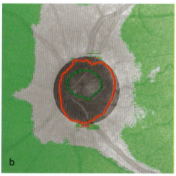

図2　特発性視神経炎―症例 2
a：眼底写真　左乳頭腫脹を認める．
b：OCT　pRNFL のカラーマッピングで全周性の腫脹を認める．

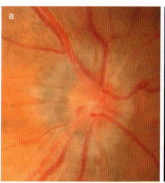
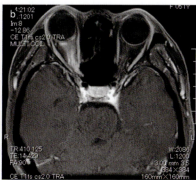
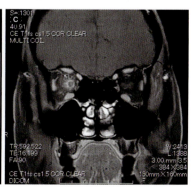

図3　MOG 抗体陽性視神経炎―症例 3
a：眼底写真　右乳頭腫脹を認める．
b：MRI 造影 T1 強調画像 水平断　右視神経全長に対し 1/2 以上の long lesion で造影増強，腫大，蛇行を認める．
c：MRI 造影 T1 強調画像 冠状断　右視神経鞘の high intensity とその周囲脂肪織への軽度炎症波及を認める．

3年前に左眼視神経炎を発症．AQP4抗体陰性でありステロイドパルス治療後に視機能は改善した．5日前から右眼眼痛，眼球運動痛を自覚し，2日前から視力低下が生じ受診した．

対光反応：右眼遅鈍，不完全，RAPD：右眼陽性，矯正視力：右（0.04）

再発性であることからMOG抗体（Live CBA）を提出したところ陽性を認め，MOGADと診断した．一般生化・血算，HbA1cなどにも異常は認めず，ステロイドパルスを2クール施行し視力，視野障害は改善した．その後，再発予防目的にてプレドニゾロン0.5 mg/kgから内服を開始し，半年以上かけ漸減し終了とした．

1.8.3 うっ血乳頭，偽性うっ血乳頭

■ うっ血乳頭[3,4,18,19]

文献18

文献19

1．疾患概念

うっ血乳頭（papilledema）とは頭蓋内圧亢進に伴う視神経乳頭腫脹であり，急性期では多くの症例で視機能は正常もしくはマリオット（Mariotte）盲点の拡大程度の軽微な障害にとどまる．頭蓋内圧亢進より軸索流の停滞が生じ，乳頭腫脹が生じる．球後部くも膜下腔での圧上昇により後部篩状板レベルでの圧上昇が生じた結果の生理的圧迫であると考えられているが，微小血管性の血流障害のメカニズムも考えられている．

2．検査所見

一般的には篩状板レベルでの軸索流の停滞であり，神経伝達の妨げは軽度であることから早期での機能障害は軽いものと考えられている．両眼性の変化として観察されるうっ血乳頭であるが，解剖学的バリエーションから脳脊髄液の動態に左右差がある場合もあり，左右眼での腫脹の程度の差や片眼性の乳頭腫脹となる症例もある（4〜10％）．視機能障害以外に脳圧亢進を示唆する症状は頭痛であり，咳や息こらえで悪化する．嘔気，拍動性耳鳴り，複視（外転神経麻痺）なども，その症状となるため確認を行う．画像的所見としては視神経周囲くも膜下腔の拡大，眼球後部の平坦化，球後視神経蛇行を認める．

脳圧亢進の原因には特発性頭蓋内圧亢進症，脳占拠性病変，脳浮腫，脳脊髄液流出阻害（水頭症），静脈うっ滞，頭蓋骨サイズが小さいこと，などがあげられ，診断は脳神経内科，脳神経外科と連携し行っていく．頭部造影MRIと共にMRV（MR venography；MR静脈造影）も静脈洞血栓症の除外を行う上で重要となる．

頭部画像検査にて占拠性や血管性病変を認めない場合には特発性頭蓋内圧亢進症を考える．若年〜中年の女性に多く，肥満（BMI）との関連が示唆されている．また薬剤性（ビタミンA，テトラサイクリン，リチウム，経口避妊薬など）に生じる症例もあることから内服薬，既往歴を確認する．

3．治療

原因疾患に対する治療が中心となり，不可逆性の視神経障害になる前に適切な対応が必要となる．特発性頭蓋内圧亢進症に対しては，原因となりうる薬物の内服中止を行う．改善が認められない場合もしくは重度の場合ではアセタゾラミド（炭酸脱水酵素阻害薬）が第一選択となり，それでも改善がない場合ではイソソルビド，D-マンニトール点滴静注を行う．薬物治療での改善が難しく，不可逆的な視機能障害の恐れがある場

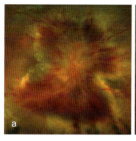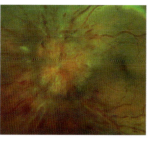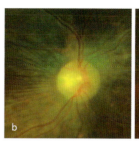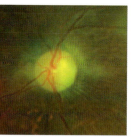

図4　うっ血乳頭―症例4
a：眼底写真（治療前）　旺盛な乳頭腫脹と出血，周囲への滲出性変化も伴う．
b：眼底写真（治療後）　視神経萎縮，網膜萎縮，血管狭小化を認める．

合には脳神経外科と連携をとり，シャント手術の検討を行う．また，高度の肥満を伴っている場合には減量を行う．

症例4　うっ血乳頭（頭蓋咽頭腫，10代，女児　精神発達遅滞）（図4）

見えにくそうにしていると家人に連れられ，初診となった．
視力：右光覚弁，左（0.3），対光反応：遅鈍，不完全
頭部画像検査にて頭蓋咽頭腫を認め，早急に手術治療が行われた．
不可逆性障害となっており，機能改善は得られなかった．
頭蓋咽頭腫では急速な悪化を生じる症例や重症例が多く，小児症例でのうっ血乳頭は迅速な対応が必要となる．

■偽性うっ血乳頭[3]

1. 疾患概念

偽性うっ血乳頭は先天異型と考えられ，その症例の中には乳頭ドルーゼン（optic disc drusen：ODD）を合併する症例も含まれる．小乳頭で乳頭陥凹が小さいもしくは消失している乳頭構造であることが多い．神経線維の混濁は伴わず，機能障害も軽微である．ODDはカルシウムを主成分とする視神経乳頭部に生じる沈着物であり，しばしば乳頭隆起となるため，うっ血乳頭や視神経炎，AIONなどの視神経症との鑑別が必要となる．

2. 検査結果

ODDは表在型，深在型に分けられ，診断は超音波検査Bモード，自発蛍光眼底造影，高深達OCT，眼窩部CTなどを行う．超音波検査では解像度の問題から深在型では詳細な情報が得られない場合や経時的な量的評価が難しいという問題がある．その中で高深達OCTは深部の評価に優れることから高い診断能をもつ．超音波検査での高エコー，自発蛍光眼底検査での乳頭部に認める高輝度，視神経乳頭部OCT line scanでの内部低反射と辺縁の一部高反射を示す所見はODDを疑う所見となる．そして，障害の進行性を認めないことも重要な所見であり，経時的な観察を行う．しかし診断に苦慮する症例もあり，乳頭腫脹が両眼性でうっ血乳頭が否定できない場合には頭部画像検査を行う．

（前久保知行）

Chapter 1　救急外来での急性期トラブルシューティング

文献

1) Hata M et al. Causes and Prognosis of Unilateral and Bilateral Optic Disc Swelling. *Neuroophthalmology* 2017；41：187-91.
2) Iijima K et al. A study of the causes of bilateral optic disc swelling in Japanese patients. *Clin Ophthalmol* 2014；8：1269-74.
3) Miller NR et al (ed). Walsh Hoyt's Clinical Neuro-ophthalmology：The Essentials, 2nd ed. Lippincott Williams & Wilkins；2008. pp.91-7, 122-45, 162-75.
4) Liu GT et al. Neuro-Ophthalmology：Diagnosis and Management, 2nd ed. Elsevier；2010. pp.150-63, 199-236.
5) Hayreh SS. Ischemic Optic Neuropathies. Springer；2011. pp.199-226, 265-316.
6) Toosy AT et al. Optic neuritis. *Lancet Neurol* 2014；13：83-99.
7) Petzold A et al. Diagnosis and classification of optic neuritis. *Lancet Neurol* 2022；21：1120-34.
8) Ishikawa H et al. Epidemiologic and Clinical Characteristics of Optic Neuritis in Japan. *Ophthalmology* 2019；126：1385-98.
9) Beck RW et al. Optic neuritis treatment trial. One-year follow-up results. *Arch Ophthalmol* 1993；111：773-5.
10) Shams PN et al. Optic neuritis：a review. *Int MS J* 2009；16：82-9.
11) Beck RW et al. Visual function more than 10 years after optic neuritis：experience of the optic neuritis treatment trial. *Am J Ophthalmol* 2004；137：77-83.
12) Beck RW et al. Treatment of Acute Optic Neuritis：A Summary of Findings From the Optic Neuritis Treatment Trial. *Arch Ophthalmol* 2008；126：994-5.
13) Keltner JL et al. Visual Field Profile of Optic Neuritis：A Final Follow-up Report From the Optic Neuritis Treatment Trial From Baseline Through 15 Years. *Arch Ophthalmol* 2010；128：330-7.
14) Wakakura M et al. Multicenter clinical trial for evaluating methylprednisolone pulse treatment of idiopathic optic neuritis in Japan. Optic Neuritis Treatment Trial Multicenter Cooperative Research Group (ONMRG). *Jpn J Ophthalmol* 1999；43：133-8.
15) Gal RL et al. Corticosteroids for treating optic neuritis. *Cochrane Database Syst Rev* 2015；2015：CD001430.
16) 高井康行ほか．Myelin-oligodendrocyte glycoprotein 抗体陽性視神経炎の副腎皮質ステロイド単独による維持療法の有用性．日本眼科学会雑誌 2023；127：1103-9.
17) Akaishi T et al. Relapse activity in the chronic phase of anti-myelin-oligodendrocyte glycoprotein antibody-associated disease. *J Neurol* 2021；269：3136-46.
18) Friedman DI et al. Idiopathic intracranial hypertension. *J Neuroophthalmol* 2004；24：138-45.
19) Xie JS et al. Papilledema：A review of etiology, pathophysiology, diagnosis, and management. *Surv Ophthalmol* 2022；67：1135-59.

1.9 眼窩蜂巣炎

　眼窩蜂巣炎（orbital cellulitis）は，眼球周囲軟部組織の急性化膿性炎症である．炎症が眼窩隔膜の後方に及んでいるか否かによって眼窩隔膜前蜂巣炎（眼瞼蜂巣炎）と眼窩隔膜後蜂巣炎（狭義の眼窩蜂巣炎）に分けられる[1]．眼瞼腫脹，充血，結膜浮腫などの一般的な症状に加え，後者では眼球運動障害，眼球突出，視力障害がみられ，網膜の循環障害や視神経の圧迫により視機能が失われるリスクがあるため，特に緊急性が高い[2]．また，ごく稀に頭蓋内への進展や敗血症により死亡するリスクがある．

■ 診断

　本症をみた場合，麦粒腫，結膜炎，副鼻腔炎，涙嚢炎，歯性感染症，眼内異物など原因となりうる既往症がなかったか，また易感染性を示す基礎疾患がなかったかを確認する．診断にはCTまたはMRIによる画像診断が必須である．特に炎症が眼窩隔膜の後方に及んでいるか否か，眼窩内に膿瘍や腫瘤がないか，眼球の圧排や偏位がないか，外傷の既往がある場合は眼内異物がないかを確認する．必ずしもMRIである必要はなく，治療方針の決定にはCTで十分なことが多い．膿が採取できる場合は鏡検および培養検査をする．

　鑑別疾患として，特発性眼窩炎症，甲状腺眼症，眼窩腫瘍，眼瞼腫瘍，涙腺炎，IgG4関連疾患，眼窩アスペルギルス症，鼻脳型ムーコル症，眼部帯状疱疹などがあげられる．画像・血液検査を行い，必要に応じて他診療科との連携を行う．

■ 治療

　原則として入院が必要である．黄色ブドウ球菌およびA群レンサ球菌を標的に早急な抗菌薬の点滴を行う．筆者の施設では，黄色ブドウ球菌とレンサ球菌のほか嫌気性菌もカバーできるアンピシリン・スルバクタム最大量を第一選択としている．ただし，麦粒腫の増悪による眼瞼蜂巣炎など黄色ブドウ球菌が原因と推定できる症例では，黄色ブドウ球菌に対する抗菌力を考え第一世代セファロスポリンであるセファゾリンを用いる．感染症科など専門部署がある場合は抗菌薬選択に関してコンサルトすべきである．また，アプローチ可能な部位に膿瘍が形成されている場合は，検体採取もかねて積極的に排膿を試みる．

■ ピットフォールとトラブルシューティング

症例1　眼窩膿瘍による高度な眼球の圧排

【背景】　時に眼窩内に膿瘍腔が形成され，眼窩膿瘍となっている場合がある．もともと狭い眼窩内に膿瘍が形成されるため眼球が高度に圧排され，網膜の循環障害や視神経障害などにより高度な視機能障害を起こしやすい．

【原因】　急性涙嚢炎が増悪すると皮膚側に自壊排膿することが多いが，稀に眼窩内に炎症が波及し，限局性の膿瘍となることがある（図1）．またトリアムシノロンアセトニドのテノン嚢下注射の合併症として眼窩膿瘍を伴う眼窩蜂巣炎を生じることがあ

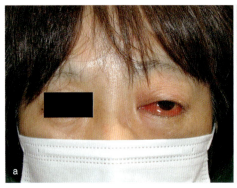
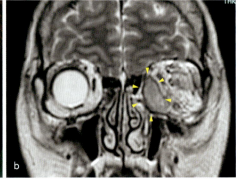

図1　左眼窩膿瘍（55歳，女性）
左眼の眼瞼腫脹，充血，結膜浮腫および全方向の眼球運動障害を認め，眼球は耳側へ偏位していた（a）．MRI（T2強調画像）にて不均一な高信号を示す囊胞様病変（矢頭）を認めた（b）．左涙囊炎があり，上涙点から吸引した膿を培養へ提出した．アンピシリン・スルバクタム9gを1週間投与したが改善せず眼窩膿瘍の切開を計画したが，培養で黄色ブドウ球菌が発育したことから抗菌薬点滴をセファゾリン3gへ変更したところ改善し治癒した．

る[3]．

【対応策】　眼窩膿瘍は失明など高度な視機能障害を起こしやすいため，特に慎重な経過観察が必要である．黄色ブドウ球菌は膿性の滲出液や膿瘍腔を形成しやすく，眼窩膿瘍の原因は黄色ブドウ球菌であることが多い．抗菌薬投与に反応しない場合，切開排膿を検討する．

【予防策】　眼窩膿瘍を検出・診断するには画像診断を行うしかない．

【フォローアップ】　原因が涙囊炎で涙道閉塞を伴っている場合，再発を防ぐために涙道閉塞の治療が必要である．また，副鼻腔炎や歯性感染症についても根治のため他科へコンサルトする．

症例2　抗菌薬投与で改善しない眼窩蜂巣炎

【背景】　適切な抗菌薬を十分な量で投与すれば，早ければ24時間，遅くても48時間程度で何らかの症状改善がみられることが多い（図2〜4）[1]．改善がみられない場合，①眼窩蜂巣炎だが，投与中の抗菌薬が効いていない可能性，②眼窩蜂巣炎ではない可能性を考える．

【原因・対応策】

①眼窩蜂巣炎だが，投与中の抗菌薬が効いていない

a. 抗菌薬の選択は間違っていないが，有効濃度の薬剤が病巣へ移行していない．
　⇒膿瘍腔には抗菌薬が移行しにくいため，膿瘍形成に対しては切開排膿を行う．
b. 抗菌薬の投与方法が不適当である．
　⇒第三世代セファロスポリンの内服は腸管からの吸収率が悪いため，有効な血中濃度および組織内濃度が得られない．眼窩蜂巣炎では入院のうえ点滴静注が原則である．
c. 起炎菌が投与中の抗菌薬に感受性がない，または耐性である．
　⇒アンピシリン・スルバクタムでカバーできない薬剤耐性菌にメチシリン耐性黄色ブドウ球菌（MRSA）とβラクタマーゼ非産生アンピシリン耐性インフルエンザ菌

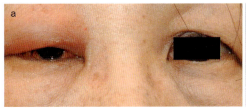
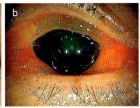
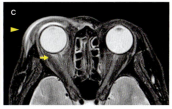

図2 右眼窩蜂巣炎（57歳，女性）
右眼の上眼瞼腫脹（a）および結膜浮腫（b）があり，MRI（T2強調画像）では眼瞼皮下組織（矢頭）および眼球後方の眼窩脂肪織（矢印）の高信号を認めた（c）．βラクタム系抗菌薬過敏症の既往があることから，バンコマイシンの点滴を行った．治療開始24時間後には症状の改善がみられた．
（文献1より許可を得て転載）

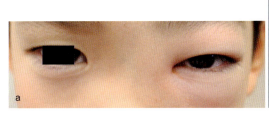
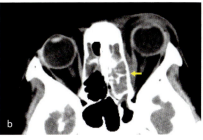

図3 左眼窩蜂巣炎（8歳，男児）
左視力は1.5 左眼瞼腫脹および眼球上転障害による複視を認めた（a）．白血球数の上昇があり，C反応性蛋白も5.6と上昇していた．CTにて篩骨洞および眼窩内壁の高吸収域（矢印）を認めた（b）．耳鼻科医にコンサルトし，アンピシリン・スルバクタムおよびクリンダマイシンの点滴を行った．治療開始から約48時間で著明な症状改善がみられた．
（文献1より許可を得て転載）

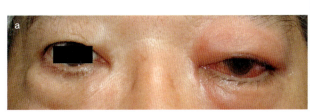
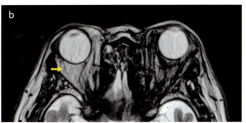

図4 左眼窩蜂巣炎（67歳，男性）
コントロール不良な糖尿病があり，左眼瞼腫脹および充血を認めた（a）．左眼の矯正視力は0.6 眼圧22 mmHg 相対的瞳孔求心路障害（RAPD）を認めた．C反応性蛋白は0.9と軽度上昇していた．MRI（T2強調画像）にて筋円錐内にびまん性の高信号を認めた（b）．アンピシリン・スルバクタム12 gの投与を行い，治療開始から約48時間で眼瞼腫脹の改善がみられた．抗菌薬の投与は1週間行い，眼球運動障害の改善には約2週間を要した．
（文献1より許可を得て転載）

（BLNAR）がある．MRSAに対してはバンコマイシン，BLNARに対してはキノロン系抗菌薬が推奨される．

②眼窩蜂巣炎ではない：眼窩蜂巣炎と鑑別が必要な疾患（特発性眼窩炎症，甲状腺眼症，眼窩腫瘍，眼瞼腫瘍，涙腺炎，IgG4関連疾患，眼窩アスペルギルス症，鼻脳型ムーコル症，眼部帯状疱疹など）の可能性を再検討する

【予防策】
①眼窩蜂巣炎だが，投与中の抗菌薬が効いていない：眼脂や膿を認める場合は必ず採取し鏡検と培養へ提出しておく．初期から十分な投与量の抗菌薬を点滴投与する．膿瘍が形成されている場合は，検体採取もかねて積極的に排膿を試みる．

②**眼窩蜂巣炎ではない**：上記疾患との鑑別のため，画像診断および血液検査を行う．特発性眼窩炎症との区別は時に困難で，抗菌薬に反応しないことを根拠にステロイド投与をするしかないこともある．特発性眼窩炎症は眼窩蜂巣炎と比べて発熱や白血球数の上昇がないことが多い．

眼窩腫瘍，眼瞼腫瘍，副鼻腔悪性腫瘍，脳腫瘍，眼部帯状疱疹でも眼窩蜂巣炎と類似した外観を呈することがある．他診療科と連携し，造影MRIや生検を考慮する．眼窩アスペルギルス症，鼻脳型ムーコル症などの真菌感染症の診断には生検が必要なため，耳鼻科または脳神経外科へコンサルトする．

【フォローアップ】 眼窩蜂巣炎は起炎菌が判明しにくく，鑑別を要する疾患が多いことから，確実な診断が難しい疾患である．眼瞼腫脹という見た目だけで即断せず，他の疾患を除外したうえで診断する必要がある．

（戸所大輔，松井 遼）

文献

1) 戸所大輔. 眼窩蜂巣炎. 眼科 2020；62（臨増）：1287-91.
2) 德倉美智子ほか. 眼窩蜂巣炎にて失明に至った2症例. 眼科 2007；49：985-90.
3) 天内 清ほか. トリアムシノロンアセトニドテノン囊下注射後に発症したノカルジアによる眼窩蜂巣炎の1例. 臨床眼科 2022；76：819-26.

Chapter 2
一般外来でのトラブルシューティング（1）検査

2.1 屈折・調節検査

■ 不同視に対する屈折矯正

【背景】 不同視（anisometropia）とは左右眼の屈折異常の程度が異なるものを言い、一般に屈折度数差が2.00 D以上のものを言う[1]．不同視の矯正に伴う不等像視は，小児期では中枢神経系の適応能力が高いことや軸性不同視が多いことからKnappの法則（図1）により起こりにくく，3.00～4.00 Dの不同視であっても完全矯正眼鏡を装用できることが多い[1]．しかし，屈折（遠視，近視，乱視）性不同視が起因である不同視の場合では，両眼に完全矯正眼鏡を装用させると不等像視が起こると共に，側方視の際に左右眼でプリズム作用が異なるため（図2），眼精疲労や複視の原因となる[1]．

【原因】 不同視は一般に先天的かまたは先天素因の上に発生するが，後天的には，角膜混濁，水晶体脱臼，核性近視や白内障術後の片眼無水晶体眼や眼内レンズ挿入眼などにみられる[1]．

症例1 右眼網膜剥離手術に伴う眼内レンズ挿入眼の眼鏡矯正（50代，男性，会社員）

非手術眼も将来的に白内障手術を行うことを考慮して目標屈折値は－4.00 Dとしたため，不同視となった．術前から眼鏡を装用していたため術後も眼鏡での屈折矯正，累進屈折力レンズを希望した．

①術前屈折値　R：－8.00 D　L：－8.00 D
②術前眼鏡度数　R：－7.50 D add＋2.00 D　L：－7.50 D add＋2.00 D
③術後屈折値
　遠見：RV＝0.1（1.0×－4.00 D ◯ C－0.5 D Ax 180°）
　　　　LV＝0.03（1.0×－8.00 D）
　近見：RV＝0.1（1.0×－1.50 D ◯ C－0.5 D Ax 180°）
　　　　LV＝0.1（1.0×－5.50 D）

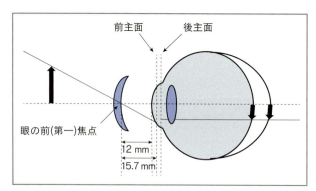

図1　Knappの法則
軸性屈折異常のときに眼鏡レンズを眼の前焦点の位置（角膜前主面より15.7 mm）に装用させると，網膜像の拡大・縮小は起こらないという法則

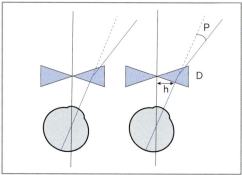

図2　側方視でのプリズム効果
プリズム効果はPrenticeの公式 $P = hD/10$ で計算できる．
P（Δ）：プリズム効果　h（mm）：レンズ光心からの偏位　D（D）：レンズ度数

④優位眼：ホールインカード法で右眼
⑤眼鏡度数調整経過
a. R：S－4.00 D，両眼開放視力（1.0）　L：S－6.00 D
　⇒×　眼鏡をかけるとクラクラする．
b. R：S－4.00 D，両眼開放視力（1.0）　L：S－5.50 D
　⇒△　1回目よりはバランスが良いが少しクラクラする．
c. R：S－4.00 D，両眼開放視力（1.0）　L：S－5.00 D
　⇒○　クラクラしない．かけやすい．

　遠見度数はcで決定．近見加入度数は累進屈折力検眼レンズにて右眼 ＋2.50 D，左眼 ＋2.00 D，装用感良好

⑥ New Aniseikonia Tests® 　左眼：－2％
⑦処方度数　R：S－4.00 D add ＋2.50 D　L：S－5.00 D add ＋2.00 D

【対応策】　両眼融像できる不等像視量の限界は5％とされている[2]．しかし，1.00 Dあたりに生じる不等像視量は個人差が大きく[3]，許容される不等像視量も見ている対象の大小によって異なる[4]．装用可能度数は個人差が大きいため，様々なレンズの組み合わせで装用テストを施行する必要がある．

　眼鏡，コンタクトレンズ（contact lens：CL）での満足感が得られない症例では一時的な措置として遮閉材も選択肢にあげる．

　遮閉材を用いる場合は，色調の変化，両眼視機能の低下，視野狭窄が生じる説明が必要である（表1）[5]．

【予防策】　将来の最良な状態を目指すために術後に不同視が生じる可能性があること，特に強度近視などがあり不同視が強く出る可能性がある場合は，比較的早い段階での他眼の白内障手術の提案をするなど，術前に十分な話し合いと説明が必要である．

【フォローアップ】　屈折性不同視を眼鏡矯正した場合，頂点間距離があるため網膜像では凸レンズでは拡大し，凹レンズでは縮小するが，CLでは網膜像の拡大・縮小効果は少ない[1]．症例1・2（後述）ともにCL装用の希望はなく眼鏡装用希望であったが，症例に応じてはCLを積極的に検討する．

表1　遮閉法の種類・利点と欠点

遮閉材	利点	欠点
オクルア®	●左右眼がバランスよく見え，見た目が良い ●カラーバリエーションが豊富	●高価 ●取り外しができない
遮閉膜	●遮閉の強さが選べる ●取り外しが簡単である ●眼鏡の一部分に貼付可能である	●見た目が良くない ●長持ちしない
等価球面値などのレンズ	●眼鏡レンズのみで対応可能である	●度数によっては適応しない
眼帯	●最も手軽である ●眼鏡を使用していなくても行える	●見た目が悪い

（文献5より）

症例2　マルファン（Marfan）症候群に伴う水晶体偏位の眼鏡矯正（10代，男性）

3歳児健康診査時に異常を指摘され，眼科受診をきっかけに水晶体偏位が発覚した．以降，他院にて眼鏡装用で経過観察をしていた．転居を機に当院を受診した．「最近眼鏡が見えにくくなってきたため調整したい，いずれはCLも検討したいが受験を控えており，まずは慣れた眼鏡で対応したい」との希望であった．

① 前眼部所見：無散瞳下ではレンズの偏位は観察できないが，散瞳下では両眼の水晶体とも内上方に偏位し，眼球運動に伴う水晶体振盪がみられる．

② 眼底所見：特記すべき異常なし．

③ 自鏡度数・視力
R：（0.2× －3.75 D ◯ C－2.00 D Ax 180°）　L：（0.5× －5.00 D ◯ C－2.00 D Ax 180°）

④ 他覚的屈折検査値（代表値）
R：－6.25 D ◯ C－8.25 D Ax 3°　　角膜乱視 代表値 －0.50 D Ax 137°
L：－8.25 D ◯ C－3.75 D Ax 172°　　角膜乱視 代表値 －1.00 D Ax 16°

⑤ 自覚的屈折検査
RV：0.04（1.0× －4.00 D ◯ C－5.00 D Ax 180°）
LV：0.03（1.0× －6.25 D ◯ C－3.00 D Ax 180°）

⑥ 処方眼鏡度数
R：（0.8× －5.00 D ◯ C－3.00 D Ax 180°）R>L　両眼開放視力（1.0）
L：（1.0× －6.25 D ◯ C－3.00 D Ax 180°）R>L

【対応策】　右眼の乱視性不同視については自覚的屈折検査結果から等価球面置換法[†]にて調整を行った．あくまでも患者の自覚的応答が優先ではあるが，屈折性不同視の眼鏡調整に有用である．

乱視軸が水平や垂直方向から10°以内の場合は眼鏡処方では軸を水平（180°）または垂直（90°）方向にしたほうが装用感が良い場合がある．軸の回転修正による乱視矯正効果の低下は5°あたり約17%であり，10°で30%，15°で50%，30°では100%であることに注意が必要である[1,6]．

マルファン症候群ではオートレフケラトメータで測定した全乱視と角膜乱視軸が乖離することが多い[5]．他覚的屈折値に頼らず，裸眼視力と患者の自覚をもとに，眼鏡処方度数の微調整を行う．

【予防策】　本症例は10代と成長段階にあるので，定期的な屈折検査，眼鏡度数チェックを行い，必要に応じて眼鏡度数の調整を行う．

【フォローアップ】　本症候群では，水晶体偏位の程度により，矯正視力が不良な症例も多い．低年齢の症例では弱視に注意し，視力が不良な症例には水晶体摘出術を検討する．本症例でも矯正視力が不良になった際には水晶体摘出術を検討予定である．

■ 学童期の調節障害

【背景】　調節（accommodation）とは，眼前有限距離にある物体からの光線の焦点を網膜上に結ばせるために毛様体筋が収縮し，毛様体小帯が弛緩して水晶体の厚みを変化させる一連の仕組みである．一般的に調節力は20代までは10 D以上あるのが正常であるが，学童期に調節の異常により矯正視力が不良なケースをしばしば経験する[1,5]．

【原因】　毛様体のけいれん状態により調節緊張[†]や，調節けいれん[†]に分けられる[1]．

[†]等価球面置換法：円柱レンズを装用に耐えられるまで弱め，弱めた円柱レンズの1/2に当たる度数を球面レンズに加える方法．乱視度数を弱めても最小錯乱円を網膜上にもってくることが可能である[1]．

[†]調節緊張（accommodative constriction）：近業を続けた毛様体の緊張（収縮）が持続し近視化を呈した状態．遠方から近方への調節力は正常であるが，近方から遠方への調節緊張が弛緩されず，屈折値として近視を呈する[7]．

[†]調節けいれん（accommodative spasm）：毛様体筋の不随意な持続的収縮による過剰な近視化を呈する．自覚的屈折検査と他覚的屈折検査に差がみられ，自覚的検査時のみに痙縮を認め，視力・屈折値の動揺がみられる．そのため，近視でないのにもかかわらず近視眼鏡を装用していることがある．また，近点の接近や調節に伴う過度な縮瞳，輻湊過多による内斜視など症状は様々である[1,5,7]．

小児の調節障害を起こす原因はストレスや心因性のものが多いが，器質的な異常（頭蓋内疾患や薬剤性）の関与やウイルス感染の影響も考えられるため，原因疾患の除外が重要である[7]．

症例3　10代，女性

1か月前から遠くが見えにくく，物が2つに見える．「眼が内に寄っている」と指摘され，近医を受診した．

①眼所見・画像検査結果：前眼部・中間透光体・眼底に異常なし．頭部MRI（magnetic resonance imaging；磁気共鳴画像）異常なし

②他覚的屈折検査結果（図3）：測定時に縮瞳がみられ測定値がばらつく．

③自覚的屈折検査
RV：(0.7×S−6.00 D ⌒ C−0.75 D Ax 165°)　LV：(0.8×S−5.00 D ⌒ C−0.75 D Ax 160°)
⇒1％アトロピン硫酸塩点眼後
R：S−0.50 D ⌒ C−0.75 D Ax 165°　L：S−1.50 D ⌒ C−0.50 D Ax 170°

④自覚的屈折検査（散瞳下）
RV：(0.9×S−0.75 D ⌒ C−0.75 D Ax 165°)
LV：(0.8×S−1.75 D ⌒ C−0.50 D Ax 170°)

⑤瞳孔径　R：2.0 mm　L：1.5 mm

⑥眼位検査（交代プリズム遮閉試験〈cc〉）　F：25ΔET　N：25ΔET'　同側性複視（＋）

⑦輻湊検査：to nose

⑧処方眼鏡度数　R：S−0.75 D ⌒ C−0.75 D Ax 170°　add＋3.00 D
L：S−1.75 D ⌒ C−0.50 D Ax 180°　add＋3.00 D

⑨治療：近見視を補助するため累進屈折力レンズ眼鏡処方．眼鏡装用にて改善がなければ0.5％アトロピン硫酸塩を1日1回点眼

〈R〉 S	C	A	〈L〉 S	C	A
−4.75	−0.50	159	−3.75	−0.50	159
−1.75	−0.75	163	−8.00	−0.50	5
−7.50	−0.50	160	−4.75	−0.75	166
−3.25	−0.50	165	−5.50	−0.75	175
−6.25	−0.50	160	−2.25	−0.50	158
〈−4.50	−0.75	167 〉	〈−4.75	−0.75	160 〉

1％アトロピン硫酸塩点眼後 ↓

〈R〉 S	C	A	〈L〉 S	C	A
−0.50	−0.50	160	−1.50	−0.50	165
−0.50	−0.75	163	−1.50	−0.50	170
−0.50	−0.75	160	−1.75	−0.75	166
−0.25	−0.50	165	−1.50	−0.50	170
−0.25	−0.50	160	−1.25	−0.50	173
〈−0.50	−0.75	165 〉	〈−1.50	−0.50	170 〉

図3　他覚的屈折検査結果

表2 調節麻痺薬の作用と副作用

一般名 （商品名）	剤形規格	作用機序	副作用	点眼	屈折度測定可能な時間	回復までの時間
アトロピン硫酸塩 （日点アトロピン®）	点眼液1％ ※小児では全身の副作用が起こりやすいので0.25％（0～2歳まで），0.5％（3～6歳まで）に希釈する場合もある	副交感神経遮断剤 毛様体筋および瞳孔括約筋のアセチルコリン受容体を競合的に占拠することにより副交感神経の作用を遮断する pH 5.0～6.5	眼圧上昇（狭隅角眼，閉塞隅角緑内障には禁忌），アレルギー性結膜炎，眼瞼結膜炎，顔面潮紅，発熱，口渇，悪心，嘔吐，便秘，幻覚，けいれん，興奮，心悸亢進，血圧上昇	1日3回（朝昼夜）1回1滴，点眼後は鼻根部を約1分間圧迫し涙嚢への薬剤流出を防止する	3～7日間 小児では通常5日間点眼し，6日目に検査を行う	2～3週間
シクロペントラート塩酸塩 （サイプレジン®）	点眼液1％	副交感神経遮断剤 毛様体筋および瞳孔括約筋のアセチルコリン受容体を競合的に占拠することにより副交感神経の作用を遮断する pH 3.0～4.5	眼圧上昇（狭隅角眼，閉塞隅角緑内障には禁忌），一過性の結膜充血，点眼直後の熱感，頻脈，一過性の幻覚，運動失調，情動錯乱	5～10分おきに2回測定	最終点眼後45～60分	1～2日

（文献8より）

【対応策・予防策】 調節が介入しやすい小児期の屈折検査では，調節麻痺薬を用いて屈折度数を確認する．特に本症例のように調節異常を伴う症例に対しては，1％シクロペントラート塩酸塩による調節麻痺効果では不十分であり，1％アトロピン硫酸塩の点眼による精密な屈折検査が望ましく，年齢や症例に合わせて使い分ける（表2）[8]．

調節の介入をできる限り防ぐ方法として，自覚的屈折検査における両眼雲霧法が有用である．この方法は自覚的屈折検査で得られた屈折度に，2.00～3.00Dの凸レンズを加えて，調節しにくい状態を作り，調節を寛解させる方法である．ある程度の集中力が必要とされるため，小学生以上が対象になる（表3）[6]．

治療法としては本症例のように累進屈折力眼鏡を装用させる方法や希釈アトロピン塩酸塩による点眼治療がある[5]．

【フォローアップ】 症状の改善がみられた場合は，眼鏡の近見加入度数や点眼の濃度・回数を変更しながら経過観察する．

成人の遠視の未矯正による代償不全

【背景】 調節力が年齢に相当した値よりも低いものを調節不全という[7]．成人においても調節・輻湊のバランスの保持において重要な役割を果たすが，日常臨床で遠視の未矯正による不定愁訴はしばしばみられる．こうした患者の中には近用眼鏡は持っているが普段は裸眼で生活しており，遠見の視力障害のみを訴えて受診する場合も少なくない．特徴としては日中に比べ夕方から夜間にかけて症状が悪化†する[9]．

†瞳孔径が拡大して焦点深度が浅くなるため

【原因】 遠視が軽度ならば，小児期には豊富な調節力により代償され，裸眼視力は良好であるが（潜伏遠視），調節力は加齢と共に低下するため（図4）[1]，代償不全と共に遠視が顕性化する．症状としては近業での視力低下，眼精疲労，複視などがある．遠視度数によって代償不全症状が出現する場合，近業に必要な調節力を+3.00D（視距離30cm）と仮定すれば，20代では調節力+10.00Dのため遠視+7.00Dから，30代

表3 両眼雲霧法

検査手順	両眼視力度数	経過・矯正度数
①他覚的屈折検査値を元に片眼ずつ自覚的屈折検査を実施		自覚的屈折検査値 RV：(0.8×S−4.75 D◯C−1.75 D Ax 165°) LV：(0.8×S−4.25 D◯C−1.25 D Ax 170°)
②自覚的屈折測定で求めた球面度数に＋3.00 Dを加えた度数と円柱レンズおよび軸度を採用し，検眼枠に装用，30分間装用させる	0.1	add＋3.00 D R：S−1.75 D◯C−1.75 D Ax 165° L：S−1.25 D◯C−1.25 D Ax 170°
③レンズ装用30分後両眼開放下で視力を確認しながら両眼同時に0.50 Dずつマイナスレンズを加える	0.4	R：S−2.25 D◯C−1.75 D Ax 165° L：S−1.75 D◯C−1.25 D Ax 170°
④両眼同時に−0.50 Dを加える ⇒矯正視力値が0.5〜0.7 D程度に達したところで左右の見え方のバランスを調整する 　片眼ずつ遮閉板などで隠し左右眼の見え方の差を問う ex. 右眼のほうが見えやすい 1回目は見やすいと答えたほうのレンズを−0.25 D減じる 2回目も同じ眼が見えやすいと答える場合には見づらいほうのレンズを−0.25 D強める	0.6 ⇓ 左右眼のバランス調整後 0.8	R：S−2.75 D◯C−1.75 D Ax 165° L：S−2.25 D◯C−1.25 D Ax 170° 1回目　右眼のほうが見えやすい R：S−2.50 D◯C−1.75 D Ax 165° L：S−2.25 D◯C−1.25 D Ax 170° 2回目　右眼のほうが見えやすい R：S−2.50 D◯C−1.75 D Ax 165° L：S−2.50 D◯C−1.25 D Ax 170° ⇒上記度数で左右眼見え方同じ
⑤左右眼のバランス調整がすんだら，両眼同時に−0.25 Dを加える	1.0	R：S−2.75 D◯C−1.75 D Ax 165° L：S−2.75 D◯C−1.25 D Ax 170°
⑥両眼同時に−0.25 Dを加える	1.2	R：S−3.00 D◯C−1.75 D Ax 165° L：S−3.00 D◯C−1.25 D Ax 170°
⑦両眼同時に−0.25 Dを加える 両眼視で最良矯正視力が得られる最弱屈折値を決定値とする（赤枠）	1.2	R：S−3.25 D◯C−1.75 D Ax 165° L：S−3.25 D◯C−1.25 D Ax 170°

（文献6より作成）

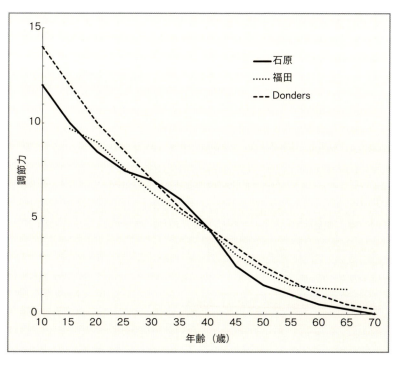

図4　年齢と調節力との関係
（文献1より作成）

では調節力＋8.00 D のため遠視＋5.00 D から，35 歳では調節力＋6.00 D に対して遠視＋3.00 D から眼鏡矯正が必要になり，40 代半ばからは調節力が＋3.00 D 以下のため代償不全を生じる．さらに調節力が低下すると代償不全症状の距離範囲は近見から中間，さらには遠見へと移行する[9]．

症例 4　40 代，女性

1 か月前から夕方になると遠くが見えにくくなる．職業は事務職で，パソコン作業をすることが多い．視力は元来良好．眼鏡装用歴なし．

①自覚的屈折検査

　RV：0.7（1.5×＋1.25 D ◯ C−0.75 D Ax 85°）
　LV：0.8（1.5×S＋1.75 D ◯ C−0.50 D Ax 90°）

②眼鏡調整経過

a. R：＋1.25 D ◯ C−0.75 D Ax 85°　　L：＋1.75 D ◯ C−0.50 D Ax 90°
　⇒×　眼鏡をかけると余計見えにくい．
b. R：＋1.00 D ◯ C−0.75 D Ax 85°　　L：＋1.50 D ◯ C−0.50 D Ax 90°
　⇒◯　これなら，かけられる．

③処方眼鏡度数

　R：＋1.00 D ◯ C−0.75 D Ax 85°　　L：＋1.50 D ◯ C−0.50 D Ax 90°

【対応策・予防策】　若いころから眼鏡をかけない生活スタイルに慣れており，常用眼鏡を装用することに対して心理的抵抗を感じる場合が多い．眼鏡矯正の必要性を説明することが必要である[9]．

　減弱している調節力で潜伏している遠視をカバーしようとすると，調節緊張や調節けいれんをきたすことがある．このような場合では潜伏している遠視を自覚的屈折検査で引き出せないことがあるため，必要に応じて調節麻痺薬を使用する．眼鏡処方に加えて必要に応じて調節麻痺薬の点眼（トロピカミド〈ミドリン®M〉点眼液　就寝時 1 回 / 日など）を処方する[6]．

【フォローアップ】　必要に応じて近用眼鏡についても検討する．

(久保真衣，瀬戸寛子)

文献

1) 所　敬．屈折異常とその矯正，改訂第 7 版．金原出版；2019．pp.199-202, 224-31, 234-6, 250-4, 267-84．
2) Duke-Elder S. The Practice of Refraction, 8th ed. J & A Churchill；1969．pp.102-6．
3) 山口　恵ほか．シングルディスクスコープを用いた不同視における不当像の検討．日本視能訓練士協会誌 1997；25：101-6．
4) 磯村悠宇子ほか．Aniseikonia の両眼融像に関する研究．日本眼科学会雑誌 1980；84：1619-28．
5) 松本富美子ほか（編）．視能学エキスパート 光学・眼鏡．第 2 版．医学書院；2023．pp.300-2, 344-9, 375-9．
6) 所　敬ほか（編著）．すぐに役立つ臨床で学ぶ 眼鏡処方の実際．金原出版；2021．pp.32-42, 117-20．
7) 南雲　幹．調節の異常・心因性視覚障害を伴う近視．あたらしい眼科 2022；39：301-6．
8) 臼井千恵．調節麻痺薬．所　敬（監），松本富美子ほか（編）．理解を深めよう 視力検査 屈折検査．第 2 版．金原出版；2009．pp.70-4．
9) 長谷部聡．成人の眼鏡．あたらしい眼科 2024；41：615-9．

2.2 眼位・眼球運動検査

2.2.1 眼位検査

症例1　不定愁訴として扱われやすい回旋複視

【背景】　屈折異常を矯正した状態で，「片眼ずつ見れば問題ないが，両眼で見るとだぶってすっきりしない」という患者の訴えに遭遇する機会は少なくない．両眼複視を疑い，遮閉試験で眼位を評価するが複視の原因となる眼位ずれはみられない．このような場合に，患者の訴えを不定愁訴，すなわち漠然とした不調を訴えるが原因となる異常が見つからず，医学的に説明が困難な症状として扱ったことはないだろうか．また，両眼複視に対してプリズム眼鏡を処方する際に，上下偏位や水平偏位をプリズムで矯正しているにもかかわらず，患者の満足を得られず対応に苦慮する事例に遭遇した経験はないだろうか．

【原因】　このような症例では，回旋複視（rotational diplopia）が原因となっている場合がある．回旋斜視は，単眼または両眼の上直筋，下直筋，上斜筋，下斜筋のいずれか，もしくは複数の筋の麻痺や過動などで生じる．正常者における回旋融像域は10°前後であり[1]，融像域を超える回旋偏位があると回旋複視を自覚する．このとき，眼球が外方回旋している場合を「外方回旋斜視」，内方回旋している場合を「内方回旋斜視」と呼ぶ（図1）．日常診療で遭遇する機会の多い回旋斜視の原因疾患としては上斜筋麻痺が代表的である．外傷後に生じることの多い両側性滑車神経麻痺では，水平・垂直の偏位は小さいが，15°を超える大きな回旋偏位がみられ，下方視時に回旋複視が増悪するため，日常生活での不自由が大きい[2]．回旋斜視が見逃される原因は，通常の眼位検査で用いられる角膜反射法（ヒルシュベルク〈Hirschberg〉試験，クリムスキー〈Krimsky〉プリズム試験）や遮閉試験では回旋偏位の検出ができないためである．

【対応策】　回旋偏位の主な測定方法を表1にまとめる．他覚的検査と自覚的検査に大別され，両者を併用して評価することが望ましい[3]．両眼複視を疑う患者の訴えを不定愁訴として扱う前に必ず確認すべきである．自覚的検査では，いずれも両眼を分離し，融像をできる限り除去した状態で検査が行われる．そのため，日常視での見え方とは異なる条件下での測定であることを念頭において評価を行う．また，斜視と斜位の区別はできず，得られる結果は両眼の回旋偏位の和[†]である点に注意する．

【予防策】　以下のケースでは，回旋複視を疑って回旋偏位の測定を行う．
- ものが傾いて見えると訴える場合
- 両眼での見え方に違和感を訴える場合
- 上下偏位を伴う斜視がある場合
- プリズム眼鏡で眼位の中和後も満足が得られにくい場合

【フォローアップ】　回旋偏位の矯正には斜視手術が必要となる．一方，プリズムによる回旋偏位の矯正は不可能であるが，回旋複視を伴うすべての症例でプリズム眼鏡が不

文献2

[†] 一眼に内方回旋偏位，他眼に外方回旋偏位が同程度あれば，回旋偏位は検出されない．

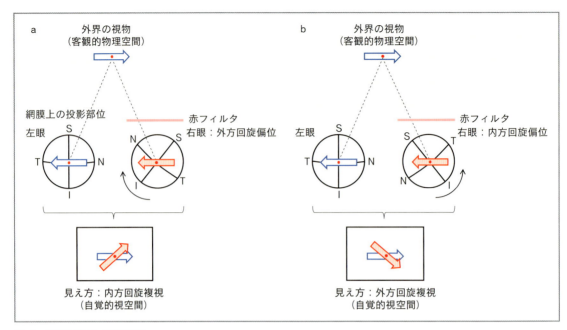

図1 回旋斜視と回旋複視
上直筋や上斜筋の麻痺では外方回旋斜視が，下直筋や下斜筋の麻痺では内方回旋斜視が生じる．
S：上方　T：耳側　I：下方　N：鼻側
a：外方回旋斜視　網膜部位と視方向の関係から，右眼の鼻下側網膜に投影された像は耳上側に，耳上側網膜に投影された像は鼻下側にあると感覚されるため，内方回旋複視を生じる．
b：内方回旋斜視　右眼の鼻上側網膜に投影された像は耳下側に，耳下側に投影された像は鼻上側にあると感覚されるため，外方回旋複視を生じる．

文献4

適応となるわけではない．後天性滑車神経麻痺に対するプリズム眼鏡処方を検討した報告[4]では，上下偏位を矯正することで，回旋融像が働き複視を改善できるプリズム眼鏡適応例が存在することが示されている．一方で，上下偏位が10Δ以上，回旋偏位が10°以上ある場合にはプリズム眼鏡不適応となることが多い．斜視手術やプリズム眼鏡が難しい場合は，オクルーダーレンズや弱視治療用眼鏡箔（Bangerter遮閉膜）などによる片眼遮閉も選択肢となる．

2.2.2 眼球運動検査

症例2　重症筋無力症を見逃さないためのテクニック

【背景】 眼球運動障害をきたす原因疾患は多岐にわたる．しかし，異常責任部位に応じて特徴的な眼球運動障害のパターンを示すため，臨床所見からある程度の責任病巣の推定が可能である．眼球運動検査では，脳幹の眼球運動神経核から外眼筋に至るまでの経路と外眼筋の走行および作用を意識しながら検査を進め，障害部位を考える．このとき，外眼筋麻痺の局在が眼運動神経の支配部位と一致すれば，その支配神経の麻痺と診断されがちであるが，鑑別診断として重症筋無力症（myasthenia gravis：MG）を考慮する必要がある．MG患者の多くが眼所見のみを呈する眼筋型MGとして発症し，眼科を初診するため，見逃しのないようにしなければならない[5]．

【原因】 MGは神経筋接合部の刺激伝達が障害されて生じる自己免疫疾患である．初発症状として，眼瞼下垂や眼球運動障害による複視といった眼症状の頻度が最も高

表1 回旋偏位の測定方法

	他覚的検査	自覚的検査		
	眼底写真撮影法	大型弱視鏡	マドックスダブルロッドテスト	New Cyclo Tests
検査法				
測定条件と特徴	特徴：視神経乳頭と中心窩の位置関係から判定する 臨床的には，視神経乳頭中心と視神経乳頭下縁を通る2本の水平線の間に中心窩があれば回旋偏位なし，中心窩が下方にあれば外方回旋偏位，上方にあれば内方回旋偏位と判定する 上図は外方回旋偏位を示している	両眼分離：左右の鏡筒 定量：1°刻み 測定上限：20° 検査距離：遠見 特徴：9方向むき眼位で水平偏位，垂直偏位，回旋偏位を同時に定量できる	両眼分離：赤色と無色のマドックス杆 定量：5°刻み 測定上限：なし 検査距離：任意 特徴：マドックス杆を垂直方向に装用すると横方向に伸びる線条光が観察される2本の線条光の傾きから回旋偏位を定量する	両眼分離：赤緑眼鏡 定量：1°刻み 測定上限：15° 検査距離：近見 特徴：左右眼に呈示した半月図形が平行に見える角度から回旋偏位を定量する 検査表を前額面に平行に保つように注意する

	Cyclophorometer	COメジャー
	両眼分離：赤色のバゴリーニ線条レンズと緑色のマドックス杆 定量：1°刻み 測定上限：25° 検査距離：任意 特徴：測定原理はマドックスダブルロッドテストと同様である バゴリーニ線条レンズを用いることで固視点となる輝点が観察できる 体位を問わず，むき眼位における定量も可能	両眼分離：赤色のバゴリーニ線条レンズと緑色のマドックス杆 定量：1°刻み 測定上限：15° 検査距離：任意 特徴：Cyclophorometerの簡易版で，瞳孔間距離計，遮眼子，バゴリーニ線条ガラス試験の機能も有する

い[6]．MGの眼球運動障害は，片眼性にも両眼性にも出現し，典型的には麻痺筋の局在が神経支配で説明できないパターンを示す．しかし一方で，眼瞼下垂がはっきりせず，麻痺筋の局在が神経支配と一致した場合（**表2**）には，眼運動神経麻痺と誤診されやすい．高齢者では，眼瞼皮層が緩んで瞼裂が狭小化するため眼瞼下垂が見逃されやすい点にも注意が必要である．MGは，動眼神経麻痺，滑車神経麻痺，外転神経麻痺のいずれにも類似した臨床所見を示すことがあり[7-9]，神経原性麻痺の診断で斜視

† MLF症候群：medial longitudinal fasciculus syndrome

手術に至った症例も報告されている．内転障害のみを呈する場合は偽MLF症候群†と呼ばれる．

【対応策】 眼球運動障害がある症例をみたら，常にMGの可能性を念頭において検査を進めることが大切であり，十分な問診（易疲労性や日内変動・日差変動の有無）に加えて，神経筋接合部障害の評価が鑑別診断に重要な所見となる．「重症筋無力症／ランバート・イートン筋無力症候群診療ガイドライン2022」[6]では，神経筋接合部障害を検出する検査として，①眼瞼の易疲労性試験，②アイスパック試験，③塩酸エドロホニウム試験，④反復刺激試験，⑤単線維筋電図をあげている．このうち，①，②は眼位・眼球運動検査時に簡便に確認できるため，MGの可能性を疑った場合は積極的に実施すべきである．

①易疲労性試験：眼瞼の易疲労性試験は，患者に上方視を最大約1分程度まで続けさせる（上方注視負荷試験†）．これにより眼瞼下垂が出現または増悪すれば陽性である（図2）．非侵襲的であり，3歳以下の小児のMGにも有用である[10]．水平方向の複視を訴える場合は，側方視を継続させることで内直筋や外直筋の易疲労性が観察されることがある．眼瞼下垂がはっきりせず，麻痺筋の局在が神経支配と一致した場合でも，易疲労性の有無を観察しておくことでMG鑑別の一助となる．

† 上方注視負荷試験：上眼瞼挙筋の他に上直筋の易疲労性も観察でき，眼球の下転や上下複視の増悪をみれば陽性と判定する．

文献11

②アイスパック試験：眼瞼下垂を伴う症例では，MGの鑑別に有用である[11]．眼瞼の冷却がアセチルコリンを分解するコリンエステラーゼの活性を阻害することにより，神経筋接合部の伝達物質（アセチルコリン）が増加し，筋力が回復する現象を捉える検査である．上眼瞼に冷凍したアイスパックを2分間押し当て，上眼瞼が2mm以上挙上すれば陽性と判定する（図3）．MGに対して高い感度と特異度を示すが，眼瞼下垂が軽度の場合（アジア人に多いとされる）には感度が低いとの報告もある．この場

表2　外眼筋の神経支配

眼運動神経	支配する外眼筋	眼球運動障害（核下性麻痺の場合）
動眼神経	上枝：上直筋 下枝：内直筋，下直筋，下斜筋	患側の上転・下転・内転障害
滑車神経	上斜筋	患側の下転障害
外転神経	外直筋	患側の外転障害

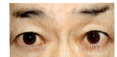
正面視

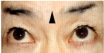
上方注視直後

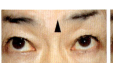
10秒後

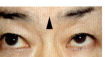
30秒後

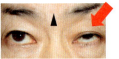
60秒後

図2　上方注視負荷試験による易疲労性の評価—眼筋型重症筋無力症（50歳，男性）
負荷前は明らかな眼瞼下垂はみられなかったが，上方注視60秒後には左眼瞼下垂が出現した．

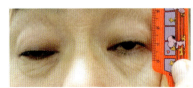
冷却前

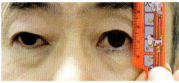
冷却後

図3　アイスパック試験—眼筋型重症筋無力症（50歳，男性）（図2と同一症例）
2分間の上眼瞼冷却後に眼瞼下垂の改善がみられる．試行前後の写真を記録しておくと客観的に評価しやすい．

合には上方注視負荷試験後にアイスパック試験を実施すると変化を捉えやすい[12].

なお，眼球運動障害に対しても，冷却による改善をみることができるが，外眼筋は上眼瞼挙筋に比して深部にあるため冷却には時間を要し，5分後の所見を評価する[13]．しかし，疼痛のため5分間の冷却に耐えることは難しく，あまり推奨されていない[14]．

文献12

文献13

【予防策】　以下のケースでは，MGの可能性を念頭において，神経筋接合部障害の評価を行う．
- 原因のはっきりしない眼球運動障害がある場合
- 症状が変動する眼瞼下垂や複視がある場合
- 全身症状（構音障害，嚥下障害，咀嚼障害，四肢筋力低下など）を伴う眼瞼下垂や複視がある場合

【フォローアップ】　診断後は脳神経内科などと連携しながら，QOLの向上と維持を目指した治療を行う．小児MGでは，眼瞼下垂や斜視による視機能発達の障害に注意したフォローを行う．なお，MGのコントロールが良好で，眼瞼下垂や斜視の症状が固定している場合は手術の適応となる．

（荒木俊介，三木淳司）

文献

1) 牧野伸二ほか. 回旋融像域と上斜筋麻痺. 神経眼科 2013；30：364-72.
2) Kraft SP et al. Cyclotorsion in unilateral and bilateral superior oblique paresis. *J Pediatr Ophthalmol Strabismus* 1993；30：361-7.
3) 佐々木翔. 回旋複視を疑う場合とその検査. あたらしい眼科 2023；40：1395-401.
4) 稲垣理佐子. プリズム眼鏡の基礎と選定の実際. 日本視能訓練士協会誌 2018；47：29-37.
5) 三村　治. 眼筋型重症筋無力症は眼科医こそが診療に当たるべきである！ 臨床眼科 2013；67：262-8.
6) 日本神経学会（監）. 重症筋無力症/ランバート・イートン筋無力症候群診療ガイドライン2022. 南江堂；2022.
7) 星川徳行ほか. 単一外眼筋麻痺の形態を呈した眼筋型重症筋無力症の2例. 日本眼科紀要 1998；49：803-6.
8) 野中文貴ほか. 滑車神経麻痺様症状を呈した遅発型重症筋無力症の2例. 臨床眼科 2000；54：255-9.
9) 荒木俊介ほか. 片眼性下直筋麻痺で初発した全身型重症筋無力症の1例. 神経眼科 2016；33：259-65.
10) 鈴木　聡ほか. 小児の眼筋無力症について―上方注視負荷試験―. 眼科臨床医報 1994；88：458-60.
11) Fakiri MO et al. Accuracy of the ice test in the diagnosis of myasthenia gravis in patients with ptosis. *Muscle Nerve* 2013；48：902-4.
12) Kee HJ et al. Evaluation and validation of sustained upgaze combined with the ice-pack test for ocular myasthenia gravis in Asians. *Neuromuscul Disord* 2019；29：296-301.
13) Ellis FD et al. Extraocular muscle responses to orbital cooling (ice test) for ocular myasthenia gravis diagnosis. *J AAPOS* 2000；4：271-81.
14) 石川裕人ほか. 眼筋型重症筋無力症. 眼科 2021；63：1349-55.

2.3 瞳孔検査

■ 瞳孔の解剖・生理と瞳孔検査の意義

瞳孔（pupil）は虹彩によって形成される黒い孔であるが，その特性や働きを理解することで臨床では非常に役立つ生体構造物となる．瞳孔は虹彩の中央ではなくやや下鼻側に位置し，ほぼ正円で左右同大である．虹彩には放射状に配列する瞳孔散大筋と，輪状に配列する瞳孔括約筋が存在する．瞳孔の機能的役割として，光量の調整と近方視に対する縮瞳がある．瞳孔径は明るさによって変動し，明所では縮瞳し，暗所では散瞳する．近方視時の縮瞳は，焦点深度を深め，球面収差や色収差を減少させる働きがある．瞳孔の神経支配は，①副交感神経による瞳孔括約筋の収縮と瞳孔散大筋の弛緩，②交感神経による瞳孔括約筋の弛緩と瞳孔散大筋の収縮，による二重相反神経支配となっている[1]．瞳孔は自律神経支配のため患者の意思を反映することなく，脳全般の活動性が反映される．そのため，瞳孔を観察することは他覚的な視機能評価，全身疾患や生命の評価においても有益な情報をもたらしてくれる．

■ 瞳孔検査の方法

瞳孔の「径」と「反応」を観察する．「径」は瞳孔の大きさ，形，左右差，「反応」は光刺激に対する対光反射と近見刺激に対する輻湊反応である．瞳孔の観察方法は，肉眼，細隙灯顕微鏡，赤外線瞳孔計，などがある（図1）．肉眼的観察では2m以上の遠方視をさせた状態で患者の視線を遮ることがないように下方から観察し，三田式瞳孔計（ユニバーサル瞳光計〈三田式〉）を眼前に置いて瞳孔と同じ大きさを求める．瞳孔径は縦径ではなく，横径での計測が一般的である．近方視では近見反応により瞳孔が縮瞳してしまうため注意が必要である．瞳孔の形態異常の有無は，肉眼的観察では困難であるため細隙灯顕微鏡による観察を行う．

ペンライトを用いた対光反射は半暗室（暗室）を条件とし，光刺激を一眼に照射し，照射眼の直接対光反射と非照射眼の間接対光反射による縮瞳が「迅速 prompt」または「遅鈍 sluggish」，「完全 complete」または「不完全 incomplete」であるかを観察する．交互点滅対光反射試験[†]で片眼の求心路障害がある場合，健眼から患眼に光を移すと健眼の間接対光反射よりも患眼の直接対光反射のほうが小さいため患眼が散瞳する．この現象を「相対的瞳孔求心路障害（relative afferent pupillary defect：RAPD）」と呼び，

[†] 交互点滅対光反射試験（swinging flashlight test）：約2秒間ずつ左右交互に一定のリズムで素早く光を照射し，視入力の左右差の有無を観察する．

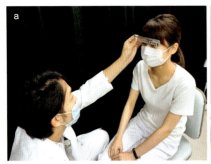 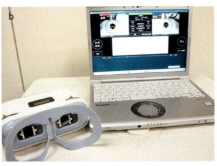

図1　瞳孔の観察方法
三田式瞳孔計による肉眼的観察（a），電子瞳孔計 HITOMIRU®（ウラタニ・ラボ）による観察（b）．

視路前部の入力障害を示唆する所見である．片眼性あるいは左右差のある視神経障害では患眼の直接対光反射における縮瞳の遅鈍・不完全がみられ，RAPD陽性となる．視力低下の有無にかかわらずRAPDの存在は視神経疾患を疑う重要な徴候となる．左右同程度の視神経障害ではRAPDは陰性になるが，入力障害があると光刺激を継続しても縮瞳が保持できず，瞳孔が散大していく瞳孔疲労現象がみられる．片眼性視神経疾患では瞳孔不同は起こらないため，瞳孔不同があれば対光反射の遠心路障害の合併を考える．赤外線瞳孔計を用いたRAPDの定量評価は，視神経障害の検出や治療評価，経過観察にも有用である[2,3]．

文献2

文献3

症例1　動眼神経麻痺

【背景】　日常臨床において「眼瞼が下がる・重い」，「物が2つに見える」といった症状を主訴とする患者に遭遇することは少なくない．このような患者をみた場合，動眼神経麻痺や重症筋無力症（MG），フィッシャー（Fisher）症候群，慢性進行性外眼筋麻痺，外眼筋炎，ホルネル（Horner）症候群，加齢やコンタクトレンズ（CL）装用による眼瞼下垂などの疾患を鑑別する必要がある．その中でも動眼神経麻痺は生命を脅かす緊急疾患として扱わなければならない場合があり，その徴候を見落としてしまうと患者やその家族との訴訟問題にもなりかねない．

【原因】　動眼神経は外眼筋（内直筋，上直筋，下直筋，下斜筋）と内眼筋（瞳孔括約筋），上眼瞼挙筋を支配している．動眼神経が障害されると患側の眼瞼下垂，内転・上転・下転の眼球運動障害，瞳孔散大や調節障害を呈するが，すべての所見を伴わない不完全型もみられる（図2）．日本人における脳神経麻痺による動眼神経麻痺の割合は28.5％で，病因としては血管性が34.9％と最も多く，次いで動脈瘤15.9％，頭部外傷15.9％，腫瘍7.9％と報告されている[4]．50歳以上では血管性と動脈瘤の割合が71.8％を占める．

動眼神経麻痺を呈する動脈瘤の好発部位は内頚動脈-後交通動脈分岐部（internal carotid-posterior communicating artery：IC-PC）[5]で，動脈瘤の破裂は平均21日[6]，

文献4

文献5

文献6

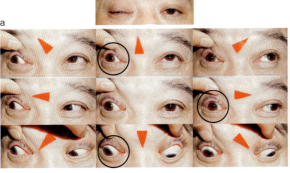
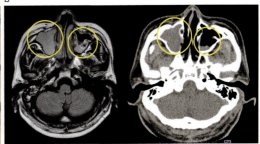

図2　動眼神経麻痺（68歳，男性）
a：9方向眼位写真　b：MRI画像（FLAIR）およびCT画像
1週間前からの複視と右眼瞼下垂，日ごとに増悪する球後痛と頭痛があった．視力は右0.8，左1.5，眼圧（mmHg）は右16，左17，瞼裂幅（mm）は右1.0，左8.0，瞳孔径（mm）は右3.0，左3.0（明室）であった．眼位検査では70 PDの外斜視および10 PDの右上斜視，眼球運動検査では右眼の内転・上転・下転障害がみられた（a，黒丸内）．脳動脈瘤の可能性を考慮して緊急で頭部画像検査を施行し，両側の上顎洞，篩骨洞，前頭洞内に軟部影があり（b，黄丸内），慢性副鼻腔炎（右＞左）と診断された．以上の結果から，副鼻腔炎による動眼神経麻痺と診断された．

文献 7

文献 8

文献 9

致死率は 66％[7]と報告されている．動脈瘤による瞳孔不同の割合は 90％で，血管性（31.8％）よりも高頻度でみられ，動脈瘤患者は瞳孔不同が 2 mm 以上と大きい[4]．瞳孔線維はくも膜下腔を通る動眼神経の表層，上内側に位置し[8]，IC-PC 動脈瘤による圧迫を受けやすいことが動脈瘤で瞳孔散大を伴う要因である．眼瞼下垂の割合は動脈瘤で 90％と高いが，血管性（81.8％）も同等である[4]．また，頭痛や眼窩深部痛などが初発症状の割合は，血管性（40％）よりも動脈瘤（92％）が高頻度である[9]（表 1）[4,9]．以上の報告をまとめると，動眼神経麻痺に 2 mm 以上の瞳孔不同や痛みを伴っている場合は動脈瘤破裂の徴候となる．そのため，眼瞼下垂を伴う眼球運動障害の患者や動眼神経麻痺疑いの患者において，瞳孔径を観察しないことは重要な徴候の見落としにつながる．

【対応策】　動眼神経麻痺を疑う患者，あるいは複数方向での眼球運動障害や眼瞼下垂，複視を伴う患者をみた場合，瞳孔径を明所と暗所で必ず観察する．瞳孔不同が明室で顕著となり，散瞳眼の対光反射が不良であれば動脈瘤による動眼神経麻痺の可能性を考慮する．脳動脈瘤破裂は生命予後に関わる救急疾患であるため，緊急で頭部 MRI や頭部磁気共鳴血管造影（MR angiography：MRA），造影コンピュータ断層撮影（computed tomography：CT）の実施，または脳神経外科への紹介を行わなければならない．しかし，脳動脈瘤が原因の患者の 10％は瞳孔不同がみられないため，瞳孔不同の有無だけで脳動脈瘤を否定できない[4]ことに留意する．また，初診時に瞳孔

文献 10

散大がない患者では数日以内に散瞳を呈することがある[10]ため，密に経過をみる必要がある．そのため，瞳孔不同がない症例であってもできるだけ速やかに頭部画像検査を行うことが望ましい．また，瞳孔不同のない動眼神経麻痺疑いでは，眼底検査のために安易に散瞳せずに瞳孔の観察に注意を払うべきである．

【予防策】　以下のケースでは動眼神経麻痺を疑い瞳孔の「径」と「反応」を必ず観察する．また，糖尿病や頭部外傷，副鼻腔炎などの既往歴，頭痛や眼窩深部痛の有無を問診で聴取する．
- 眼瞼下垂や羞明を訴える場合
- 複視を訴える場合
- 複数の眼筋麻痺が疑われる場合
- 激しい頭部や眼窩深部痛を伴う場合
- 瞳孔不同が「明室」で顕著となり，散瞳眼の対光反射が不良な場合

【フォローアップ】　血管性では発症後 3 か月以内で 81.8％，12 か月で 90.9％の割合で自然回復がみられるが，外傷や腫瘍では 40％，動脈瘤では 0％である[4]．脳動脈瘤に対しては開頭クリッピング術や血管内治療が行われる[11]．血管性では発症後半年以内はビタミン B_{12} 製剤の内服，プリズム眼鏡などの非観血的療法で経過観察を行う．半

表 1　動眼神経麻痺の随伴所見

所見	血管性	動脈瘤
瞳孔不同	32％ （1 mm 以内）	90％ （2 mm 以上）
眼瞼下垂	82％	90％
頭痛や眼窩深部痛	40％	92％

（文献 4, 9 より作成）

年以上の経過で残存し，固定した斜視は斜視手術の適応となる．

症例2　ホルネル症候群

【背景】　本症候群の患者は「眼瞼が下がる」，「瞳孔の大きさが左右で異なる」，「顔面の半分が赤くなる・汗が出ない」といった症状で受診することが多い．しかし，本症候群の瞳孔不同や瞼裂狭小は軽度であるため，注意深く観察しないと見落としてしまうことがある．さらに，その病因には緊急性が高いものもあるため，その徴候を見逃してはならない．

【原因】　本症候群は交感神経の障害により患眼の瞳孔散大筋麻痺による縮瞳，上下瞼板筋麻痺による瞼裂狭小（軽度の上眼瞼下垂＋下眼瞼挙上）を呈し，瞳孔不同は明所よりも暗所で顕著となる（図3）．その他に，顔面または前頭部に血管拡張による患側顔面の紅潮や発汗低下，結膜充血を伴うこともある．発作後は脱神経後の過敏獲得により血管収縮による顔面蒼白と発汗増大をきたし，発汗障害は中枢性および節前性で顔面全体に，節後性では前頭部顔面に起こる[12]．海外の既報では，19歳未満の小児ホルネル症候群の有病率は10万人あたり1.42人で，先天性は55％，後天性45％であった[13]．また，先天性や2歳までの発症例では患眼の虹彩色素が健眼と異なる虹彩異色症が高い頻度（77％）でみられる[14]．

交感神経経路は交感神経の高次中枢である視床下部〜Budge毛様脊髄中枢（中枢），Budge毛様脊髄中枢〜上頸部交感神経節（節前線維），上頸部交感神経節〜瞳孔散大筋や上瞼板筋（節後線維）に至るまで，の3つのニューロンで構成される．この経路は非常に長いため，頭頸部や脳幹，肺尖部の疾患など様々な原因で生じる．海外の既報では本症候群の原因として医原性が21％と多く，頸動脈解離9％，脳卒中4％，と生命に関わる疾患も潜んでいる[15]．通常，本症候群をみた場合は原因検索を行うために低濃度フェニレフリン塩酸塩（ネオシネジン）などを用いた点眼試験を行い，脱神経過敏獲得の有無（瞳孔散大と瞼裂狭小の軽減または消失）を観察して障害部位を判定する．しかし，激しい頭痛や頸部痛を伴う場合では生命予後に関わる内頸動脈解離の可能性があることに留意する．

【対応策】　片眼の軽度の瞼裂狭小を疑う患者や瞳孔不同を伴う患者をみた場合，瞳孔径を明所と暗所で必ず観察する．瞳孔不同が暗室で顕著となり，両眼の対光反射が良好であれば本症候群の可能性を考慮する．有痛性の内頸動脈解離の場合は脳塞栓のリスクが高いため，緊急疾患として直ちにMRAや造影CTの実施，脳神経外科への紹介を行う必要がある．

文献13

文献14

文献15
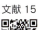

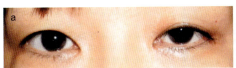 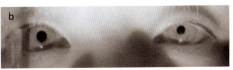

図3　ホルネル症候群（44歳，女性）
a：明室下　b：暗室下
左胸壁腫瘍切除術の術後から左眼瞼下垂と左顔面発汗低下が出現した．瞼裂幅（mm）は右8.0，左6.0，上眼瞼縁-角膜反射距離（margin reflex distance：MRD）（mm）は右2.0，左0.5で左眼の瞼裂狭小がみられた．瞳孔径（mm）は右4.0，左3.0（明室），右5.0，左3.5（暗室）で，瞳孔不同が明室よりも暗室でより顕著であった．

【予防策】 以下のケースでは本症候群を疑い，瞳孔の「径」と「反応」を必ず観察し，激しい頭痛や頸部痛の有無を問診で聴取しておく．
- 眼瞼下垂を訴える場合
- 顔面発汗低下や顔面紅潮を訴える場合
- 激しい頭痛または頸部痛を訴える場合
- 瞳孔不同が「暗室」で顕著となり，両眼の対光反射が良好な場合

【フォローアップ】 治療は原因疾患に対するものが主体となるため原因検索を行い，原疾患に対する治療を各科へ依頼する．

症例3 外傷性視神経症（TON）（図4）

【背景】 眼外傷や頭部外傷による眼疾患は多岐にわたるため，あらゆる疾患の可能性を考慮し，診断に必要な検査を行う必要がある．いずれの疾患でも外傷の既往と視機能障害を伴っているため，細隙灯顕微鏡や眼底検査，光干渉断層計（optical coherence tomograph：OCT）で器質的変化を捉えるのは比較的容易で，診断に苦慮することは少ない．しかし，外傷性視神経症（traumatic optic neuropathy：TON）では対光反射をみることが極めて重要であり，瞳孔反応（対光反射）の観察を疎かにすると誤診や見落としにつながる場合がある．

【原因】 TONは頭部および眼窩への外傷により視神経が障害され視力低下をきたした状態で，直達性と介達性に分類される．直達性TONは開放性損傷に基づいて視神経断裂や視神経乳頭離断が生じるもので，介達性は眉毛部外側の鈍的打撲により同側の視神経が障害される．臨床で遭遇する頻度が高いのは介達性で，その病態は眉毛部外側の衝撃が眼窩上壁の骨を経由して視神経管に介達し，視神経管内で浮腫や出血が生じる結果，視神経が圧迫・虚血するためと考えられている．視神経管骨折はみられないことが多い．原因としては，交通外傷やスポーツ外傷，転倒や転落，暴行傷害が多い．眉毛部外側に切創や打撲痕があれば診断は容易だが，ない場合は外傷の既往を聴取することが重要である．TONの臨床的特徴を表2に示す．受傷直後から急激な片眼性視力低下や視野障害を自覚し，直接対光反射は遅鈍・不完全でRAPD陽性となる．受傷後2〜4週間程度で視神経萎縮がみられ，OCTで網膜内層菲薄化を検出で

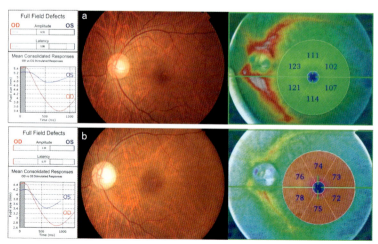

図4 外傷性視神経症（51歳，男性）
a：受傷直後 b：受傷後6週
転倒して左顔面を打撲し，その後から視力低下を自覚した．
a：左眼視力は手動弁，CFFは16 Hz，瞳孔記録計RAPDx® によるRAPD振幅は6.51 log unitsで左RAPD陽性，眼底および黄斑部GCC（網膜神経細胞複合体）解析で異常所見はみられなかった．
b：ステロイドパルス療法が行われ，左眼視力は1.0，CFFは31 Hz，RAPD振幅は3.39 log unitsで左RAPD陽性は残存するも視機能は改善した．眼底では視神経乳頭が蒼白化（視神経萎縮）し，GCC菲薄化（赤色：$p<1\%$）がみられた．

きる[16,17]．鑑別疾患としては，外傷を契機とした機能性視覚障害およびレーベル (Leber) 遺伝性視神経症，詐病が重要である．

文献16

【対応策】　受傷直後は眼底に視機能障害と一致する異常がみられないため，交互点滅対光反射試験や視覚誘発電位（visual evoked potential：VEP）の他覚的検査が診断に有用となる（表2）．瞳孔記録計 RAPDx® (Konan Medical社) による検討では，TON の RAPD 振幅は急性期が最も高値で，その後減少するが慢性期でも RAPD は残存する．一方，OCT による網膜内層は急性期には正常で経過と共に菲薄化するため，RAPD 振幅と OCT の経過には乖離がみられる[18]．受傷直後は眼瞼腫脹で視機能検査の実施や正確な検査が困難であることも多く，検査ができない場合は RAPD の有無だけでも観察してカルテに記載しておく．特に，自覚的応答が曖昧な幼小児において RAPD 陽性は診断的価値が高い．外傷性散瞳を伴っている場合は，散瞳眼から非散瞳眼に光を当てた際に非散瞳眼が縮瞳すれば散瞳眼の RAPD 陽性と判定できる．視力・視野・限界フリッカ値（critical flicker fusion frequency：CFF）などの自覚的検査と交互点滅対光反射試験・VEP の他覚的検査の結果，検査結果と患者の行動，などが解離する場合は，機能性視覚障害や詐病の可能性も考慮する[19,20]．機能性視覚障害や詐病の患者では，RAPD は陰性，受傷後2～4週以降においても網膜内層菲薄化はみられないことが鑑別のポイントとなる．また，両眼視機能検査や立体視検査が鑑別に有用となるケースもある[19,20]．

【予防策】　以下のケースでは TON や外傷に起因する機能性視覚障害，詐病を疑い瞳孔反応（対光反射）を必ず観察する．また，幼小児では視機能障害の自覚や外傷の既往が不明瞭な場合があるため，丁寧な問診と対光反射の確認が必要である．

- 眉毛部外側の打撲の既往がある場合
- 外傷後に眼底正常で視機能障害がみられる場合
- TON を疑った場合
- 各検査所見が矛盾，検査結果と患者の行動が解離する場合
- 外傷性機能性視覚障害や詐病を疑った場合

表2　外傷性視神経症の臨床的特徴

診察・検査		所見
問診		外傷の既往
視診		眉毛部外側の打撲痕・挫滅創
前眼部所見		角膜・強膜裂傷，虹彩離断，前房出血，外傷性散瞳などを合併することもある
視機能検査	視力検査	視力低下（軽度～重度）
	限界フリッカ値（CFF）	低下
	交互点滅対光反射試験	受傷直後から RAPD 陽性
	視野検査	中心暗点，水平半盲，求心性視野狭窄など
眼底・OCT 検査		受傷直後：異常所見なし
		受傷後2～4週：視神経萎縮，網膜内層菲薄化
電気生理学的検査	視覚誘発電位（VEP）	受傷直後から潜時延長・著明な振幅低下
	網膜電図（ERG）	1か月で photopic negative response（PhNR）の振幅低下
頭部画像検査（CT）		視神経管骨折を伴うこともある

【フォローアップ】 自然経過観察でも半数で改善がみられる．確立された治療はないが，視神経管内での浮腫軽減の目的でステロイドパルス療法，減圧目的で視神経管開放術が施行される場合がある．ステロイド治療開始前に頭部外傷の有無を確認しておく．また，急性期にTONを疑った症例では，経過に伴う視神経萎縮の出現を眼底写真とOCTで記録しておくことが本疾患の証明にもなる．

（後藤克聡，三木淳司）

文献

1) 吉富健志．瞳孔．日本眼科学会雑誌 2011；115：413-20.
2) Takizawa G et al. Association between a relative afferent pupillary defect using pupillography and inner retinal atrophy in optic nerve disease. *Clin Ophthalmol* 2015；9：1895-903.
3) Satou T et al. Evaluation of a Relative Afferent Pupillary Defect using the RAPDx® Device Before and After Treatment in Patients with Optic Nerve Disease. *Neuroophthalmology* 2017；42：146-9.
4) Akagi T et al. Cause and prognosis of neurologically isolated third, fourth, or sixth cranial nerve dysfunction in cases of oculomotor palsy. *Jpn J Ophthalmol* 2008；52：32-5.
5) Fujiwara S et al. Oculomotor nerve palsy in patients with cerebral aneurysms. *Neurosurg Rev* 1989；12：123-32.
6) Okawara SH. Warning signs prior to rupture of an intracranial aneurysm. *J Neurosurg* 1973；38：575-80.
7) International Study of Unruptured Intracranial Aneurysms Investigators. Unruptured Intracranial Aneurysms--Risk of Rupture and Risks of Surgical Intervention. *N Engl J Med* 1998；339：1725-33.
8) Ksiazek SM et al. Fascicular arrangement in partial oculomotor paresis. *Am J Ophthalmol* 1994；118：97-103.
9) Green WR et al. NEURO-OPHTHALMOLOGIC EVALUATION OF OCULOMOTOR NERVE PARALYSIS. *Arch Ophthalmol* 1964；72：154-67.
10) Kissel JT et al. Pupil-sparing oculomotor palsies with internal carotid-posterior communicating artery aneurysms. *Ann Neurol* 1983；13：149-54.
11) 山上明子．眼瞼下垂と脳動脈瘤．眼科グラフィック 2022；11：167-70.
12) 内海　隆．Horner症候群．木村亜紀子ほか（編）．新篇眼科プラクティス 10 神経眼科はじめの一歩．文光堂；2023．pp.87-8.
13) Smith SJ et al. Incidence of Pediatric Horner Syndrome and the Risk of Neuroblastoma：A Population-Based Study. *Arch Ophthalmol* 2010；128：324-9.
14) Maloney WF et al. Evaluation of the causes and accuracy of pharmacologic localization in Horner's syndrome. *Am J Ophthalmol* 1980；90：394-402.
15) Sabbagh MA et al. CAUSES OF HORNER SYNDROME：A STUDY OF 318 PATIENTS. *J Neuroophthalmol* 2020；40：362-9.
16) Kanamori A et al. Longitudinal study of retinal nerve fiber layer thickness and ganglion cell complex in traumatic optic neuropathy. *Arch Ophthalmol* 2012；130：1067-9.
17) 荒木俊介ほか．光干渉断層計を用いて神経節細胞複合体厚および乳頭周囲網膜神経線維層厚の経時的変化を観察できた小児外傷性視神経症の1例．あたらしい眼科 2014；31：763-8.
18) 後藤克聡ほか．網膜内層厚とRAPDx®による対光反射の長期経過を観察できた外傷性視神経症の2例．神経眼科 2021；38：30-6.
19) 富田匡彦ほか．外傷性視神経症の病態に合致しない視機能障害を来した1例．神経眼科 2020；3：58-63.
20) 後藤克聡ほか．視神経炎の経過中に心因性視覚障害を合併し，その鑑別に立体視検査が有用であった1例．神経眼科 2017；34：183-9.

2.4 色覚検査

色覚検査で困る事例をとりあげ，背景，対応策などについて解説する．

■ 学校での色覚検査

事例 1　『学校の検査で色覚異常を指摘された．色について日常生活で困ったことはない．色覚検査を受けたから色覚異常と診断された．色覚検査を受けなければよかった』

【背景】　学校での色覚検査は，平成 15（2003）年度から健康診断の必須項目から除外されたが，平成 26（2014）年文部科学省から「学校保健安全法施行規則の一部改正等について（通知）」が発出され，色覚検査については，児童生徒や保護者の事前の同意を得て個別に検査，指導を行うなど，児童生徒等が自身の色覚の特性を知らないまま不利益を受けることのないよう，周知を図る必要があることとされ，日本学校保健会からも周知が図られた[1]．

【原因】　先天色覚異常は，遺伝子異常による錐体視物質の異常によって起こり，両眼性で，異常の程度に経時的な変化はなく，1 色覚を除き他の眼障害を伴わない．自覚症状はない場合が多く，色覚検査を受けて初めて色覚異常があるとわかるケースも多い．

【フォローアップ】　本人も保護者も色の誤りに気づいていなかった場合，色の間違いが色覚異常によると思っていなかった場合など，異常を指摘されてショックを受けることがある．自身の色覚について認識することは，今後色の判断を注意深く行い，色誤認の防止につながることを話して，検査結果を前向きに捉えられるように指導する．

文献 1

■ 色覚異常の診断

事例 2　一般の眼科で色覚異常の診断は可能か

【背景】　一般の眼科で施行可能な色覚検査は限られている．

【対応策】　先天色覚異常の有無・程度判定は，「石原色覚検査表 II」（図 1）[2]，「SPP 標

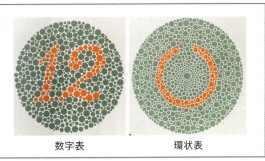

- 数字表（第 1～19 表），曲線表（第 20～31 表），環状表（第 32～38 表）からなる
- 通常は数字表および環状表を用いる
- 数字が読めない被検者の場合は曲線表を参考として使用し環状表を検査・判定に用いる
- 第 1 表から第 15 表および第 38 表から第 32 表の計 22 表のうち
  「誤読」表数が 4 表以下であれば正常色覚
  「誤読」表数が 8 表またはそれ以上であれば先天色覚異常と判定する

数字表　　環状表

図 1　石原色覚検査表 II
（文献 2 より）
実際の検査表と色が異なるため，本図で検査はできない．

- デモンストレーション表 No.1〜4：数字の形と配置を被検者に理解させるための表
- 検出表 No.5〜14：1型・2型色覚者を検出するための表
  正常者にしか読めない表と正常者と異常者とで読み方の違う表
- 分類表 No.15〜19：1型色覚と2型色覚とを分類するためのもの
- 検出表10表のうち正常の答が8表以上ならば色覚正常

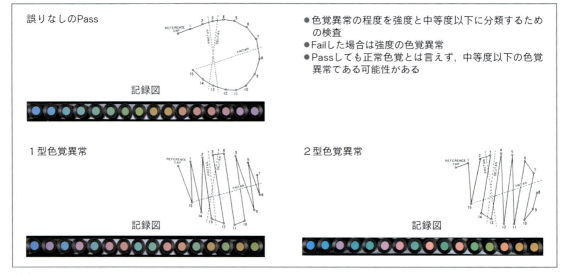

図2　SPP 標準色覚検査表　第1部　先天異常用　Standard Pseudoisochromatic Plates
（文献3より）
実際の検査表と色が異なるため，本図で検査はできない．

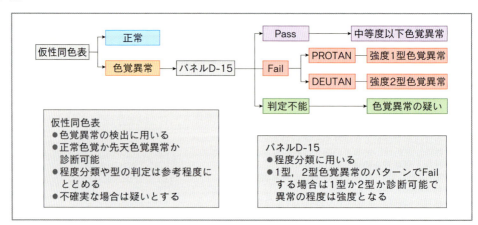

図3　パネル D-15

図4　仮性同色表とパネル D-15 による診断のフローチャート

準色覚検査表　第1部　先天異常用」（図2）[3]などの仮性同色表，パネル D-15[4-6]（図3）によって，大部分は診断可能である．診断のフローチャートを図4に示す．

先天色覚異常の型の正確な診断には，アノマロスコープを要する．

■先天赤緑色覚異常の色感覚と混同色
事例3　先天色覚異常の人には色がどのように見えているのか

【背景】　先天色覚異常は生来のものである．その色感覚は正常色覚と異なり，見分けがつきにくい色（混同色）がある場合がある．先天赤緑色覚異常の色感覚は，正常の円形が一定の方向に圧縮された楕円で表すことができる（図 5a）[7]．この円の直径の両端にある2色，例えば赤と緑は「反対色」と呼ばれ，色の違いが著明であるが，色覚異常のモデルの楕円では，赤と緑の隔たりが正常に比べて少ない．これはこの2色が正常の感覚で見るほどには違って見えないことを示す．強度異常ほど赤と緑の位置が近づき，非常に似た色と感じられる．先天赤緑色覚異常は，ふつうには著しい違いのある色がよく似て見えて識別しにくいことがある．色覚異常のモデルである楕円の短径の方向で向かい合うこのような色を「混同色」という．赤と緑，オレンジと黄緑，緑と茶，青と紫などは，1型・2型色覚で混同しやすい．さらに1型色覚では，L-錐体の異常により赤の感度が低下し暗く見えるため，赤を見分けにくい場合がある．先天赤緑色覚異常の混同色を図 5b[8]に示す．

【対応策】　色感覚のモデルを示しながら，混同しやすい色について説明する．また，パネル D-15 を Fail した場合は，本人が並べた Cap の結果を示し，隣り合う色が似て見えることを説明するとわかりやすい．色覚異常がある場合，正常色覚者にとっては見分けやすい色でも，混同色は似て見えることがあり，見分けが困難な場合や，色を見落とす場合，色の名前を間違える場合があることを説明する．

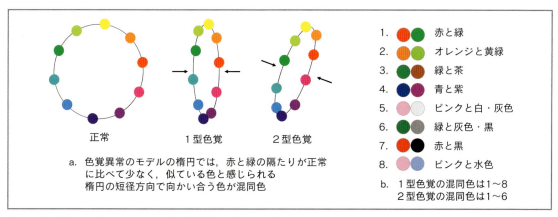

図5　色感覚のモデル（a）と先天色覚異常の混同色（b）
（a：文献7より，b：文献8より）

■先天色覚異常に対する指導
事例4　先天色覚異常に対してどのように指導したらよいか

【対応策】　先天色覚異常の治療法はない．先天異常の程度は一生変わらず，年齢と共に悪化することはない．視力には影響しない．色の見分けが困難な場合があるが，白黒しかわからないのではない．同じ色でも条件によって見分けが困難な場合，可能な場

合がある．明るいところで見るとき，視標が大きいとき，色が鮮やかな場合，集中してじっくり見るときは見分けやすいが，薄暗いところで，淡い色，小さな視標を，一瞬で見分けるのは難しい場合がある．

自身の色覚異常について頭の片隅におき，色のみで判断しないようにする習慣をつける．自分の色感覚だけで行動すると，失敗することがあるからである．色の判断をする際には，色名など文字で書かれている情報があれば確認するようにする．色の判断に迷うときは，周囲の人に尋ねることができるとよい．

保護者は子どもに対し，色について問い詰めない．色の間違いがある場合は，色名を教えるなど穏やかに接する．子どもは，周囲の人が使う色名と物とを結び付けて色について学習していくため，成長と共に色の間違いは減ることが多い．色の見え方が他人と違っても，個性の一つと捉えられることが望ましい．

参考資料として，日本眼科医会ホームページに「目についての健康情報〈色覚異常といわれたら〉」[9]などがある．

文献 9

■ 職業選択

事例 5　色覚異常と診断されたが，希望する職種に就職が可能か

【背景】　平成 13（2001）年に「労働安全衛生規則等の一部を改正する省令」が施行され，雇入時健康診断の健診項目としての色覚検査が廃止された．以後就職に際し，ほとんどの職種で制限は緩和された．

【フォローアップ】　進路選択については，色覚検査の結果によって職種をむやみに制限することなく，自分の希望する職種に就けることが望ましいが，受験資格に色覚で制限がある職種（表 1）については，確認しておく必要がある．どのような職種でも色識別に関連して困難を生じる可能性がある[10]ため，色覚異常がある場合，自分が色誤認を起こす可能性があると認識しておくことは，就労上重要と思われる．

■ 先天色覚異常以外の疾患

症例　7 歳，女児

視力不良と色覚異常を指摘された．初診時視力は右 0.2（0.2×＋1.0 D）左 0.2（0.2×＋1.0 D），矯正視力不良，石原色覚検査表Ⅱは誤読し，誤読の中に先天異常の読み方はなかった．SPP 標準色覚検査表　第 1 部　先天異常用は全表正読．パネル D-15 は，IR-REGULAR パターンを認めた（図 6）．再検時，視力は右 0.7（1.2×Plane レンズ）左 0.8（1.2×Plane レンズ）で，裸眼視力と Plane レンズ矯正時の視力に乖離がみられた．石原色覚検査表Ⅱは全表正読し，色覚は正常と考えられ，年齢，視力検査結果を合わせて検討し，「心因性視覚障害」と診断した．

【背景】　先天色覚異常と紛らわしい疾患として，心因性視覚障害，遺伝性網膜疾患および遺伝性視神経疾患などがある．非定型的な色覚検査結果や視力・視野などに異常がある場合，先天色覚異常以外の疾患を考える必要がある．

【対応策】　心因性視覚障害は，小学校中学年以上の女児に多くみられるが，成人でも，身体的・社会的要因，家庭環境の変化などを契機に，心因性色覚障害を起こす場合がある．先天色覚異常と異なる色覚検査結果や，視力・視野などに異常がみられると，心因性視覚障害と診断できる場合が多い．

2.4 色覚検査

表1 色覚で制約がある資格試験，色覚が関連する職種の例

自動車	運転免許　適性試験の合格基準 色彩識別能力の合格基準 赤色，青色及び黄色の識別ができること	警視庁ホームページより引用
鉄道	別表二（第六条，第八条の二関係） 視機能　四　色覚が正常であること	動力車操縦者運転免許に関する省令
航空	身体検査基準　第一種，第二種 十，視機能 第一種（定期運送用操縦士，事業用操縦士，准定期運送用操縦士） （七）色覚が正常であること 第二種（自家用操縦士，一等航空士，二等航空士，航空機関士，航空通信士） （五）色覚が正常であること	航空法施行規則　別表第4（航空法施行規則第61条の2関係）
海技士	身体適性基準 海技士（航海） 船舶職員としての職務に支障をきたすおそれのある色覚異常がないこと ①石原色覚検査表国際版38表（以下「石原表」という）により正常か否かを判定 ②石原表により正常でないと判定された場合は，パネルD-15により合否を判定	国土交通省　海事　海技資格
警察官	警視庁 身体基準 色覚　警察官としての職務執行に支障がないこと	令和6年度警視庁採用サイトより引用
消防官	東京消防庁 試験方法 第2次試験 身体・体力検査　内容 色覚　消防官として職務執行に重大な支障がないこと	東京消防庁　職員募集採用情報より引用
自衛官	身体検査等の基準について 自衛官候補生 検査項目 色覚　色盲又は強度の色弱でないもの	自衛官募集ホームページ　防衛省・自衛隊より引用

色を扱う職業の例：塗装業，染色業，印刷業，繊維業，デザイン系，美容関係，映像関係，青果市場

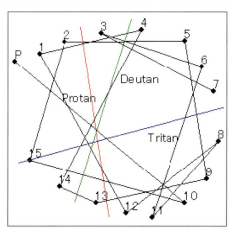

図6　症例1のパネルD-15の記録図
IRREGULARパターンを認めた．

低年齢の場合，検査に対する理解が難しく，診断できない場合がある．保護者が幼小児の色の誤りに気づいて受診した場合は，確定診断は低年齢のため困難であるが，色覚異常の可能性があることを伝え，小学校高学年以上での再検査を勧める．

〔杢野久美子〕

文献

1）柏井真理子．学校での色覚検査の進め方．学校保健 No.317：8-9，平成 27 年 3 月．
2）一新会．石原色覚検査表Ⅱ 国際版 38 表．半田屋商店；2014．
3）市川　宏ほか（編著）．SPP 標準色覚検査表 第 1 部 先天異常用．医学書院；1978．
4）Farnsworth D. The Farnsworth Dichotomous Test for Color Blindness Panel D-15, The Psychological Corporation；1947．
5）深見嘉一郎ほか．色覚異常に対するファーンズワースのダイコトマス・テスト―パネル D-15 使用説明書．中央産業貿易；1970．
6）馬嶋昭生．Farnsworth Dichotomous Test Panel D-15．市川　宏（編）．眼科 Mook 16 色覚異常．金原出版；1982．pp.139-47．
7）市川一夫ほか．先天色覚異常の検査と指導．金原出版；1996．
8）岡島　修ほか．色覚異常者の色誤認と職業適性．臨床眼科 1997；51：7-12．
9）日本眼科医会．色覚異常といわれたら．
10）中村かおる．先天色覚異常の職業上の問題点．東京女子医科大学雑誌 2012；82：E59-65．

2.5 視野検査

■アイモによる両眼視下での検査が実施できない症例

【背景】 視野検査は通常，片眼測定（遮閉下）で実施するが，アイモ視野計の登場により両眼視下での測定が可能となった[1,2]．両眼視下での測定は片眼測定（遮閉下）での課題であったblank out現象[3]がみられず，遮閉しないことで患者の負担軽減につながる．その反面，両眼視下での視野測定ができない症例があることに注意しなければならない．両眼視下で感度の測定が正しく実施できなかった症例を紹介する．

文献1

文献3

症例1　開放隅角緑内障（80歳，女性）
①屈折値
　RV＝0.4(1.0×S＋1.00 D ◯ C-2.75 D Ax 75°)　LV＝1.2(1.2×S＋1.75 D ◯ C-1.25 D Ax 85°)
②眼圧　R：26 mmHg　L：26 mmHg

本症例ではアイモによる視野検査は両眼ランダム測定を実施し，左眼はまばらな感度低下を認めた（図1a）．

【原因】 本症例は間欠性外斜視があり，光学的に両眼が分離されるアイモの装置では，検査中に融像が破綻し左眼が外斜視になったことで不安定な感度低下を認めた．片眼測定（遮閉下）の条件で検査を実施すると，感度低下は認めなかった（図1b）．本症例では両眼視下の検査中に左眼の外斜視が出現したことが，左眼のまばらな感度低下となった原因である．

【対応策】 両眼視下での検査を実施するときは，眼位異常がないか，遮閉試験を実施する必要がある．間欠性または顕性斜視を認めた場合は両眼視下での実施はできないため，片眼遮閉下で検査を実施する（図2）．また斜位であっても，斜視角が大きい場合や融像機能が低下している症例では検査中に融像が破綻し眼位が顕性化する場合があるため，片眼遮閉下での検査を実施する．両眼視下では検査中に眼位の状態が変化する場合があり，検査中も融像しているか確認する必要があり，ディスプレイに呈示されている固視標が2つに見えていないか患者に複視の有無を確認する必要がある．しかし，斜視時に抑制を認める症例では複視を自覚しないため，自覚的な見え方だけに頼らず，モニターの眼位に注意しなければならない．

■アイモによる両眼視下での検査が有用であった症例

【背景】 アイモ視野計では他の視野計ではできない両眼視下での測定が可能であり，両眼視下で左右眼の測定点にランダムに視標を提示することができる．このため被検者はどちらの眼を測定しているかわからない状態で両眼視下での各眼の感度を測定することができる．両眼視下での測定が診断に有用であった症例を紹介する．

症例2　右眼の原因不明の視力低下—心因性視覚障害（20歳，女性）
1日前のソフトボールの練習中に急に右眼が見えなくなったということで来院した．ボールが当たるなどの外傷はなかった．

Chapter 2 一般外来でのトラブルシューティング（1）検査

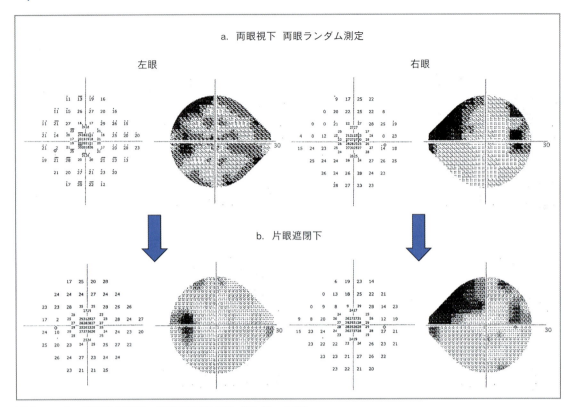

図1 アイモ視野計の結果―開放隅角緑内障（80歳，女性）

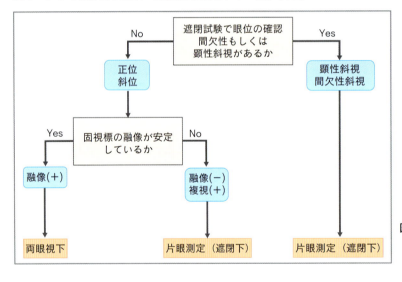

図2 測定条件（両眼視下か片眼遮閉下か）を決定するためのフローチャート

①屈折値

　RV = sl(−)　　LV = 0.08(1.5×S-4.75 D ⌒ C-0.75 D Ax 170°)

②中間透光体，眼底，視神経：異常なし

【経過】　アイモ視野計による両眼視下および片眼遮閉下での結果を示す（図3）．片眼遮閉下では右眼の中心30°内はすべての点で0 dB，左眼に異常は認めなかった（図3a）．次に両眼視下で両眼ランダム測定を実施し，右眼は左眼遮閉下で0 dBで

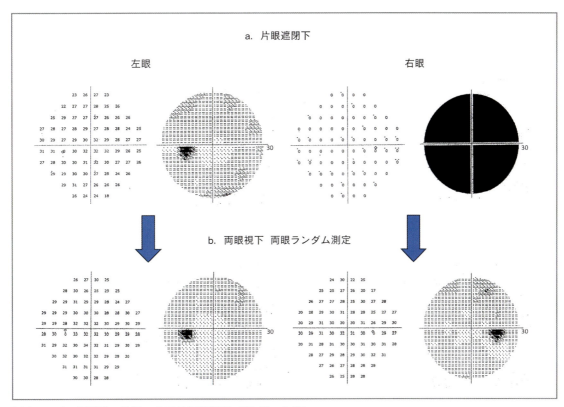

図3　アイモ視野計の結果—心因性視覚障害（20歳，女性）

あったすべての測定点で感度低下を認めなかった（図3b）．本症例は，アイモによる視野検査の結果と大学の寮生活に悩んでいたという背景から「心因性視覚障害」と診断された．1か月後，右眼視力は（1.5）に改善した．

【対応策】　心因性視覚障害が疑われる症例（片眼性）では，片眼遮閉下による視野検査は，患者が「見えない」と思い込んでいることから視野異常を呈することが多い．心因性視覚障害が疑われる症例ではアイモ視野計による両眼視下での両眼ランダム測定が診断に有効である[4,5]．また測定には，患者に「両眼を開けて検査するので片眼のときよりも見えやすいと思いますよ」など声掛けをして実施することも重要である．

文献 4

■ゴールドマン視野計で中心2°の固視監視筒が測定に影響した症例

【背景】　動的視野検査で用いるゴールドマン（Goldmann）視野計は，検者が固視監視筒から被検者の固視状態を確認しながら検査を実施することができる．しかしながら，固視観察のために設置された固視監視筒によって中心2°内の感度を測定することができない．中心2°の固視監視筒が測定に影響した症例を紹介する．

症例3　網膜色素変性症（40歳，男性）

25歳時に網膜色素変性症と診断され，経過観察中である．

屈折値　RV = 0.9 (1.5 × S + 2.00 D)　　LV = 1.0 (1.5 × S + 1.50 D)

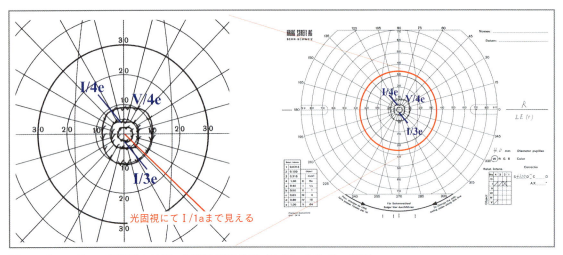

図4 ゴールドマン視野計の結果—網膜色素変性症（右眼）（40歳，男性）
求心性視野狭窄の結果（右）と中心30°内の拡大図（左） 視標を固視させて視認できた最小視標は結果として記載する．

【経過】 ゴールドマン視野計による右眼の結果を示す（図4）．周辺視野は認めず，中心10°内にのみ視野が残存する求心性視野狭窄を認めた．右眼の矯正視力は（1.5）と良好であるが，測定できる中心視野の最小イソプタはⅠ/3eまでであった．

【原因】 ゴールドマン視野計は固視監視筒（2°）がついているため，中心2°内のイソプタを測定することができないことが原因である[6]．

【対応策】 中心2°内の正確な感度は自動視野計による静的視野検査が適している．ゴールドマン視野計による中心2°内の感度を測定する場合には，固視点投影器を用いて測定する．ただし，臨床的には視認できる視標を固視監視筒より下方5°付近に提示し，その視標を直接固視させ，視標を固視したまま，視標輝度を変化させていき，中心感度を測定する方法が実施しやすく有用である．本症例では，視標を固視させ測定することでⅠ/1aまで見えることが確認できた（図4）．

（歌村圭介，白石ゆかり）

文献

1）Matsumoto C et al. Visual Field Testing with Head-Mounted Perimeter 'imo'. *PLoS One* 2016；11：e0161974.
2）野本裕貴ほか．imo（アイモ）®．眼科グラフィック 2022；11：280-7.
3）Fuhr PS et al. Ganzfeld blankout occurs in bowl perimetry and is eliminated by translucent occlusion. *Arch Ophthalmol* 1990；108：983-8.
4）Goseki T et al. Bilateral Concurrent Eye Examination with a Head-Mounted Perimeter for Diagnosing Functional Visual Loss. *Neuroophthalmology* 2016；40：281-5.
5）長谷川岳史ほか．ヘッドマウント型視野計が診断に有用であった心因性視覚障害が疑われた1例．眼科 2022；64：567-73.
6）石井祐子．動的視野検査．松本長太（監），若山曉美ほか（編）．理解を深めよう視野検査．金原出版；2009．pp.23-30.

2.6 涙道検査

■ **涙管通水検査**

すべての涙道検査で基本となる検査である．簡単な検査に思えるが，施行にはコツがある．通水なしと判断されたが，その後の涙道専門医の検査では問題なく通水できる，といった事案が少なくない．

事例1　通水検査で通水できない，または結果が不安定

涙道閉塞はないはずなのに，検査してみると通水できない．または通水検査を施行し「通水なし」と判断したが，後に「通水あり」と判断された．

【背景】　通水検査は，以前は白内障の術前の必須といってよい検査であった．しかしながら，近年では通水検査を行わないケースも増えている．それに伴い，研修医が通水検査を経験する機会が減り，また指導できる医師も減っているため，検査のコツがわからなくなっている．

【原因】
① 涙点が小さい．
② 涙点〜涙小管，涙嚢の特徴，位置的関係を把握できていない．

　涙点は挿入後，垂直部が2 mmあり，その垂直部を超えてから水平部が約10 mm程度ある．その後，総涙小管，涙嚢へと通じるが，涙小管は径が0.3〜0.6 mm，1.0 mmを超えて拡張することもあるが総じて非常に狭い[1]．通水を行うときは，涙洗針[†]先端が涙小管内で壁に当たらないよう"フリー"であることを意識する必要がある（図1）．なお，涙小管閉塞がある場合，この時点で先端が進まないので，それ以上無理はしない．

[†] 涙洗（涙道洗浄）針：基本的に直針，曲針，弱弯曲針がある．

【対応策】　拡張針で涙点を拡張することである．4％キシロカイン点眼，もしくはオキシブプロカイン塩酸塩点眼麻酔や通水麻酔下では，強く拡張すると痛みがある．よって無理に大きくする必要はなく，一段針が入る程度に広げる．また初心者〜中級者は，確実に施行するために，患者を座位ではなく仰臥位にし，顕微鏡下で行うことを勧める．その際，助手がいれば，拡張針で最低限拡張した後，拡張針を助手に渡し，抜去して間をおかずに一段針を挿入するようにする．

　重要なのは，特に曲針の場合，挿入後，涙小管の水平方向に涙洗針を進め，涙洗針先端を動かすのではなく，全体を平行移動させるようにして先端を総涙小管〜涙嚢内腔に入るようなイメージを持つことである（図2）．

　通水検査は基本であり，非常に重要な検査であるので是非マスターしたい．

【アドバイス】　涙点が小さくても，最低限の涙点拡張を行い，可能な限り一段針で通水検査を施行するべきである．

【予防策（まとめ）】
● 通水検査は，可能な限り二段針ではなく一段針を使用する（表1）．
● 拡張は最小限とし，拡張後は速やかに涙洗針を挿入する．
● 挿入後は先端を涙小管水平部と平行にし，壁に当たらないようにする．さらに先端を

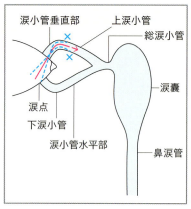

図1 涙洗針の進め方
青点線のように進めると涙小管壁に当たり通水できなくなるため、先端がぶれないようにする（赤実線）.

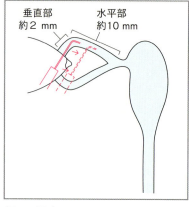

図2 通水のコツ
涙洗針先端が垂直部を越え水平部に入ったら，すぐに通水せず，少し先端を水平部に平行に進めてから通水する．

表1 一段針と二段針の特徴

一段針
●径が細く涙点に入りやすい
●水圧がかかりづらく，ぶれやすい
●涙小管壁に当たると通水がすぐできなくなる

二段針
●径が太く涙点に入りにくい
●水圧がかかりやすく，通水が容易である

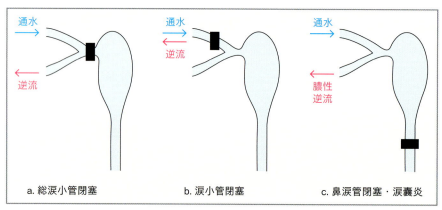

図3 涙道閉塞の種類

　　少し進めて通水する．
- 初心者ほどやりやすい環境，ベッドでの仰臥位，また顕微鏡下で行う．

【フォローアップ】 鼻涙管閉塞があった場合，ある程度，閉塞部位の予想が成り立つ．通水で，上下の交通，逆流があれば，総涙小管以降の閉塞，交通がなければ，涙小管の閉塞，膿性の逆流があれば涙囊炎もしくは鼻涙管閉塞となる（図3）．また，通水があっても涙点の炎症性の腫脹があり，ずっと眼脂が出ている場合は涙小管炎の可能性がある．

■涙道内視鏡検査

　　前述のように通水検査で閉塞部位の予測はある程度は可能である．しかし実際，涙道内視鏡の治療を行うと，閉塞部位が通水検査で予測された部位と一致する割合は約70％であり，決して高くはない[2]．その点，涙道内視鏡検査は，実際の治療と同様の所見を得ることができる．涙道治療を行う前に，外来で簡便に検査ができ，実際に涙道の状態を確認できる．しかしながら，外来であること，また麻酔も検査であることを考えると，可能であれば，点眼や通水麻酔で行うことが推奨されるため，内視鏡検査の難易度はある意味で内視鏡治療より上がる場合がある．

事例2　涙道内視鏡検査が痛みで施行できない

点眼および通水麻酔を施し，内視鏡検査を行おうとしたが，痛みで施行できない．

【背景】 涙道内視鏡検査は基本的に外来で簡便に行うべきであるが，痛みがあれば施行は難しくなる．麻酔を点眼，通水麻酔などから，ミダゾラム静注による鎮静を行えば施行しやすくなるが，施設的，人員的に不可能な場合もある．

【原因】

①医師側：技術的に未熟

②患者側：性格（怖がり，神経質），以前ブジー歴ありなど

③その他：施設環境・人員不足などで鎮静，笑気麻酔が使用できず，点眼薬や通水麻酔での施行

【対応策】 前述のように涙道内視鏡検査は外来で比較的簡便に行うことが理想であり，可能であれば点眼薬や通水麻酔で行うようにするのがよい．しかし，特に初心者〜中級者では，その難易度は高く，患者が痛みを少しでも訴える場合，検査施行が困難となることから，迷わず滑車下神経麻酔を追加し施行すべきである．

ただし，患者が麻酔できない環境，例えば車で来院している，などの場合の対処法について述べる．

まず，痛みを訴える部位を考慮する．涙点拡張を行う（前述）．次に内視鏡を挿入するが，涙囊壁に内視鏡先端が当たると痛みを引き起こす．涙囊内腔に内視鏡が入ると，涙囊壁に特有の血管が見える．血管が見えたら，それ以降は慎重に操作する．内視鏡先端を涙囊壁に当てないように，鼻涙管方向にゆっくりと立てていく．その際，内視鏡先端を支点として立てると，涙小管方向に先端が抜ける場合があるので，わずかに先端を涙囊内腔にこころもち残すようにするとよい．鼻涙管内では，閉塞があれば検査としてはそこで終了となる．狭窄があれば，丁寧にゆっくりとした操作で検査を行う．

鼻涙管の鼻内開口部も痛みを引き起こす可能性が高い．鼻内への開口部は個人差があるが，内視鏡をむやみに直線的に進めていると，開口部を越えて粘膜下に入る場合が多い．よって開口部が近づいたら，内視鏡を内側にゆっくりと回転させる[†]．

また，鼻涙管に入り，いわゆる「slit sign」[†]と言われる縦長の所見がみられたら，そこから先には閉塞がないため，検査は終了してよい．

【予防策】

①**閉塞がある場合**：内視鏡の灌流圧による疼痛が生じる場合があるので，涙囊炎を起こしている症例や，明らかに閉塞がありそうな症例では，最初はあまり圧をかけずに灌流する必要がある．

②**内視鏡を径0.9 mmのものから0.7 mmのものに変更して施行**：内視鏡は現在，径の違うタイプが使用でき，0.7 mmのタイプは径が細いため涙点に挿入しやすく，涙道内腔でも検査しやすい．しかしながら，画素数が0.9 mm径のものに劣るため[†]，所見がとりにくいことがある．

③**その他**：最初から滑車下神経麻酔で検査を施行することを考慮する場合を**表2**にまとめる．

【フォローアップ】 滑車下神経麻酔で行っても痛みを訴える場合は無理をせず中止とする．後日，手術室で笑気麻酔やミダゾラムによる鎮静などを行い，再施行することを

[†]検査として考えると，無理に鼻内に入れる必要はない．

[†]slit sign：閉塞がないため，灌流による圧がかからず，内腔が広がらないため，縦長の鼻涙管となる．

[†]0.9 mm径のタイプだと1万画素であるのに対して0.7 mm径のタイプでは3,000画素．

表2　内視鏡検査施行の際に最初から滑車下神経麻酔が推奨される症例

- 涙点が極めて小さい，または膜状に閉塞している
- 涙小管閉塞が疑われる（S1内服症例など）
- 涙嚢炎など炎症の存在がある
- 施行前から患者が検査や痛みへの恐怖を訴える
- 検査前に血圧上昇，脈拍増加がみられる

S1：テガフール・ギメラシル・オテラシルカリウム

考える．

【アドバイス】　内視鏡画面ばかりに集中していると，いつの間にか内視鏡を持つ手に余計な力が入っていることが多い．結果的に内視鏡が涙道の走行とは違う方向に進み，患者の痛みや仮道を起こす原因となる．時々意識的に肩や内視鏡を持つ指の力を抜き，ゆっくりと優しい操作を心掛ける．

事例3　内視鏡検査で仮道を形成してしまった

【背景】　医師の技術が未熟である可能性．涙小管・総涙小管・鼻涙管の狭窄・閉塞があり，内視鏡を無理に進めようとした場合に起こることが多い．

【原因】　閉塞部位の問題．総涙小管閉塞や涙嚢から鼻涙管へ移行する部位の鼻涙管の位置がまったくわからないことによる．

【対応策】　とにかく無理をしないようにする．まずは一旦内視鏡を引き，灌流を止めて確認を行う．特に涙小管の場合，もともと径が細いため，一旦仮道を形成すると，その後，涙小管閉塞を起こす可能性があるためである．1か月後に再度施行する．

【予防策】　仮道を形成するのは，高度の狭窄がある場合や閉塞がある場合が多い．涙小管狭窄では，外側に瞼縁を引っ張ることで涙小管にテンションをかけ内視鏡が進みやすくする．閉塞がある場合は検査であることを考え，初心者〜中級者は無理しないことが重要である．

文献3

【フォローアップ】　約1か月後に再施行をすることは可能である．しかし，涙道内視鏡検査より治療を優先する場合，涙道造影検査[3]を行うことが可能であれば，代替評価する．

【アドバイス】　涙小管，鼻涙管ともに仮道形成しても再建できる可能性は十分ある．方法としては，一旦仮道を形成した部位から内視鏡を数ミリ手前に引き，正道を探す．この場合，灌流を止めて，さらに正道を探す際にだけ，最小限に灌流することを繰り返す．持続灌流で検査を行うと，創部の水腫を引き起こしてしまい，検査続行が困難となる．

（鶴丸修士）

文献

1) 柿崎裕彦．涙液，涙道の解剖生理．大鹿哲郎（監），佐藤美保ほか（編）．眼手術学3 眼筋・涙器．文光堂；2014．pp.232-45．
2) 鎌尾知行．涙道．眼科手術　2020；33：177-82．
3) Tschopp M et al. Dacryocystography using cone beam CT in patients with lacrimal drainage system obstruction. *Ophtalmic Plast Reconsctr Surg* 2014；30：489-91．

2.7 隅角検査，UBM検査

2.7.1 隅角検査

症例 1　瞼裂が狭くて隅角鏡が入れにくい―フランジ付き四面鏡など

【背景】　隅角検査のゴールドスタンダードは隅角鏡検査（gonioscopy）である．隅角鏡検査は接触式検査であり，熟練を要する．使用する間接型隅角鏡によっては初心者には見えづらいこともある．

【原因】　高齢のアジア人は瞼裂が狭く，隅角鏡を入れることが難しいことがあり，無理に入れようとすると眼球を圧迫し，迷走神経反射をきたすこともある．プロスタグランジン関連薬（特に，F2α受容体作動薬）を長期に点眼している場合では，上眼瞼深溝が生じやすく，眼瞼も硬くなり，隅角鏡を装着できないこともある．Sussman型四面鏡（サッスマンフォーミラー診断用ゴニオレンズ，図1b，e）は角膜に接する面積が少なく，メチルセルロースを使用しなくてもよいので，瞼裂が狭い場合でも行えるが，角膜の圧迫加減によって見え方が異なり，慣れが必要である．

【対応策】　フランジ付きの四面鏡（フランジ付フォーミラーミニゴニオレンズ，図1a，d）は瞼裂の狭いアジア人用に開発されており，比較的装着がしやすい．Sussman型四面鏡は装着しやすいが，角膜を圧迫することで視認性が低下するため，観察には慣れが必要である．迷走神経反射をきたさないようにするには，眼球を必要以上に圧迫しないことと，できるだけ短時間で検査を終了するように心掛けることが重要である．額や顎が細隙灯顕微鏡から離れてしまうことも多く，介助者に後頭部を軽く固定してもらうのもよい．

　フランジ付きの四面鏡で隅角がうまく見えるようになれば，ゴールドマン型隅角二面鏡（図1c，f），Sussman型四面鏡を使えるようにしていくとよい．

　隅角鏡検査は接触式検査であり，常にウイルス感染に注意が必要であり，常日ごろから隅角鏡の消毒を徹底することが重要である．コロナウイルスやインフルエンザウイルスはアルコール消毒でも死滅するが，様々なウイルスを除菌するには次亜塩素酸での消毒が推奨されている．当院では0.1％次亜塩素酸ナトリウム液†に5〜10分間

†6％ビューラックス®（オーヤラックス）2.5 mLを水道水150 mLに溶かす（60倍希釈）．

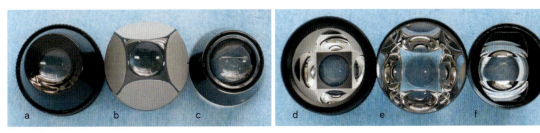

図1　間接型隅角鏡
左からフランジ付フォーミラーミニゴニオレンズ（a・d），Zeiss型四面鏡（Sussmanレンズ，b・e），ゴールドマン型隅角二面鏡（c・f）．角膜の接触面（a〜c）はSussmanレンズが最も小さく，観察レンズ（d〜f）は二面鏡が最も大きい．

レンズを浸漬した後に、冷水で1分間3回洗浄し、水分を拭き取り清潔に保管している。

症例2　周辺虹彩前癒着（PAS）—圧迫隅角鏡検査のコツ

【背景】　隅角鏡検査で機能的閉塞と器質的閉塞の違いをみるには、圧迫隅角鏡検査が必須であるが、習熟するまでに多少の慣れが必要となる。

【原因】　原発閉塞隅角病（primary angle closure disease：PACD）のうち、原発閉塞隅角症疑い（primary angle closure suspect：PACS）と原発閉塞隅角症（primary angle closure：PAC）の違いは周辺虹彩前癒着（peripheral anterior synechiae：PAS）の有無が診断の決め手となる（表1）。PACSからPACに進行するのは、5年で4〜9.4％程度と報告されている[1-3]。

文献1

文献2

文献3

【対応策】　第1眼位で半周の線維柱帯を含む隅角底が見えない場合は閉塞隅角眼と考えてよい（静的隅角鏡検査）。機能的閉塞があるかどうかについては、1mmのスリット光を瞳孔に当てないようにして隅角底が見えるかどうかをみることが基本である。PASの有無をみるためには、眼球の向きを変えたり、角膜を圧迫することで房水を隅角底に送り込む必要がある（動的隅角鏡検査）。圧迫隅角鏡検査でPASがあるかないかを確認する簡単な方法として、検者が見たい方向のミラーを見てもらうようにすると、隅角底を観察しやすくなる（図2）。

非接触で隅角を評価する方法での閉塞隅角眼の診断力（感度、特異度）は、van Herick法（83％、88％）、oblique flashlight test（51％、92％）、走査式周辺前房深度計（83％、78％）、シャインプルーク（Scheimpflug）カメラ（92％、86％）、前眼部

表1　原発閉塞隅角病（PACD）の分類

	周辺虹彩前癒着	緑内障性視神経症	眼圧上昇	備考
PACS：原発閉塞隅角症疑い	−	−	−	第1眼位で半周以上で線維柱帯が確認できない
PAC：原発閉塞隅角症	+	−	−/+	PACSからPACになる頻度は、5年で4〜9.4％
PACG：原発閉塞隅角緑内障	+	+	+	

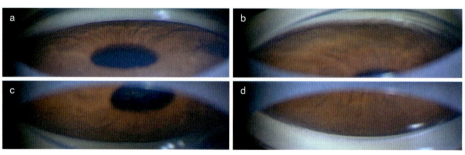

図2　圧迫隅角鏡検査のコツ
第1眼位では、下方（a）および上方（c）の隅角底は見えない。下方隅角底を見るにはミラーのある上方を見てもらうと線維柱帯が見えてくる（b）。上方隅角底を見るにはミラーのある下方を見てもらうとよい。上方隅角は周辺虹彩前癒着が生じている（d）。フランジ付フォーミラーミニゴニオレンズ使用。

OCT（85％，71％）と報告されている[4]．前眼部 OCT については，人工知能を用いると感度 94％，特異度 93.4％ まで診断力が向上している[5]．

2.7.2 UBM 検査

症例 3　毛様体の異常―撮像のコツ

【背景】 超音波生体顕微鏡（ultrasound biomicroscopy：UBM）は，暗室下，仰臥位で行われ，光刺激を受けないために機能的閉塞の有無を診断するのに有用で，かつ毛様体の異常を検出できる唯一の検査法である．しかしながら，点眼麻酔，アイカップの装着[†]，メチルセルロースの使用が通常必要であり，侵襲的検査である．また，超音波プローブの当て方によって得られる画像が変化するため，検査には熟練を要する．

【原因】 暗室での検査となり，被検者に眼球をうまく動かしてもらわないと隅角を描出できない．超音波装置は，一般的に周波数が高いと解像度の高い画像が得られるが，深達度が低い．すなわち，60 MHz の機種（UD-8060，TOMEY）では高解像度の画像が得られるが，観察できる深さは限られ（図 3c, d），40 MHz の機種（UD-6010，TOMEY）では少し解像度は劣るものの，より深部の組織を観察することが可能である．UBM として最初に普及したのは 50 MHz の機種（model 840，Humphrey）で，その画像は毛様体の観察に優れていた（図 3a, b）．

【対応策】 UBM をうまく撮像するコツとして，角膜に垂直に超音波プローブを当てることがあげられる．まず明室で被検者に上下左右に眼球を動かしてもらって隅角画像がうまく撮れるかをみてみる．うまく眼球を動かせるかどうかを確かめた上で，暗室

[†]アイカップを使用せず，眼瞼の上から検査できる機種もある．

図 3　超音波生体顕微鏡（UBM）の周波数別の画像の違い―機能的閉塞
Model 840（50 MHz）の画像（同一症例）：明室（a），暗室（b）
UD-8060（60 MHz）の画像（同一症例）：明室（c），暗室（d）．
明室時には隅角は開いている（a, b）．瞳孔ブロック優位の隅角閉塞（虹彩が前弯，a）では，暗室時には隅角底は閉塞していないが，虹彩と線維柱帯が接触している（b）．
プラトー虹彩優位の隅角閉塞（虹彩が平坦，c）では，暗室時には虹彩が分厚くなり，虹彩根部が隅角底まで閉塞している（d）．
解像度は 60 MHz（c, d）のほうがよいが，毛様体の描出は 50 MHz（a, b）のほうがよい．

下で同様に眼球を動かしてもらって撮像を行う．最も画像がきれいに撮像できるポイントが機種によって異なるので，超音波プローブの押し加減を微妙に工夫することが大事である．一方で，押しすぎると隅角の評価がうまくできないことがあり，注意を要する．撮像後にどの部分を撮ったかがわからなくなることがあるので，筆者は撮像部位の順番を決めている．

　検査時間が長くなると，メチルセルロースが少なくなってしまうこともあり，角膜に超音波プローブが直接接触しないように常に注意する．

　Sakuma らは，暗室下での UBM による機能的閉塞には Schwalbe（シュワルベ）線から閉塞する S 型（図 3b）と隅角底から閉塞する B 型（図 3d）があり，2/3 は S 型であったと報告している[6]．Kunimatsu らは，日本人の PACS 80 眼での UBM での検討で，Schaffer 分類 1 度（隅角角度 10°）より狭い順は，上方＞＞下方＞鼻側＞耳側の順であり，少なくとも 1 象限で機能的閉塞をきたしたのは，明室では 46 眼（57.5 %），暗室では 68 眼（85 %）であると報告している[7]．UBM で機能的閉塞があるかどうかをみる場合には，特に上方の隅角閉塞がないかを意識しながら検査を行うことが大事である．

（大鳥安正）

文献 6

文献 7

文献

1) He M et al. Laser peripheral iridotomy for the prevention of angle closure：a single-centre, randomised controlled trial. *Lancet* 2019；393：1609-18.
2) Baskaran M et al. The Singapore Asymptomatic Narrow Angles Laser Iridotomy Study：Five-Year Results of a Randomized Controlled Trial. *Ophthalmology* 2022；129：147-58.
3) Zhang Y et al. Progression of Primary Angle Closure Suspect to Primary Angle Closure and Associated Risk Factors：The Handan Eye Study. *Invest Ophthalmol Vis Sci* 2021；62：2.
4) Jindal A et al. Non-contact tests for identifying people at risk of primary angle closure glaucoma. *Cochrane Database Syst Rev* 2020；CD012947.
5) Olyntho MAC Jr et al. Artificial Intelligence in Anterior Chamber Evaluation：A Systematic Review and Meta-Analysis. *J Glaucoma* 2024；33：658-64.
6) Sakuma T et al. Appositional angle closure in eyes with narrow angles：an ultrasound biomicroscopic study. *J Glaucoma* 1997；6：165-9.
7) Kunimatsu S et al. Prevalence of appositional angle closure determined by ultrasonic biomicroscopy in eyes with shallow anterior chambers. *Ophthalmology* 2005；112：407-12.

2.8 OCT（前眼部・後眼部）検査

　光干渉断層計（optical coherence tomograph：OCT）は，前眼部および後眼部の組織構造を非侵襲的かつ詳細に観察でき，眼科診療において不可欠な画像診断（技術）である．その高い解像度と精度により，多くの疾患の早期発見および治療効果の評価に大きく貢献してきた．しかし，実際の撮影にはいくつかの注意点がある．撮影環境や患者の状態によっては，鮮明な画像を取得することが困難な場合もあり，適切な工夫や技術的対応が求められる．本節では，OCT撮影が困難な症例における原因と，それに対する効果的な対応策について，実際の症例をもとに解説する．

症例　86歳，女性
　両眼の視力低下を主訴に来院した．RV＝(0.2)，LV＝(0.3)であった．患者は自立歩行が困難で，移動の際には車椅子を使用していた．前眼部の診察では両眼に白内障が認められ，その後，診察医の指示により黄斑部のOCT撮影を実施することとなった．
　撮影を開始したものの，OCTスキャンがなかなか始まらず，時間が経過するにつれて患者も疲労の色が見え始めた．最終的には，患者から「検査を中止してほしい」という申し出があり，検査の続行は困難となった．何とか取得できたBスキャン画像をもとに網膜の二次元マップを作製したが，その質は評価に用いるには十分ではなかった．

【原因と対応】　本症例においてはOCT撮影に時間がかかってしまい，患者からの検査中止の要望が出てしまった．どうして撮影が困難となったのか，いくつか原因をあげながら対応策について述べる．

①**姿勢保持困難**：高齢者など，撮影中に適切な姿勢を維持することが難しい場合，OCT撮影に時間を要することがある．撮影前には，椅子の高さやOCT機器との距離，顎台の高さなどを適切に調整し，患者がなるべく無理のない姿勢を保持できるようにセッティングする必要がある．セッティング後は，患者に現在の姿勢に無理がないか，痛みがないかを確認し，必要に応じてバンドで頭部を固定したり，介助者にサポートを依頼することで，姿勢をさらに安定させるように配慮する．

②**固視不良**：視力低下や視野狭窄，眼振などがある症例では，固視が不良となりOCTの撮影が困難となることが多い．この場合，適切な指示により良好な固視状態を誘導する．僚眼の視力が良好であれば，外部固視灯を使用して固視を誘導する．外部固視灯が搭載されていない機器を使用する場合は，ペンライトなどの代替手段を用いることも有効である．また，OCT機器の加算枚数を調整し，撮影時間を短縮することで，固視不良による影響を最小限に抑えることが可能である．

③**中間透光体混濁**：中間透光体混濁がある場合，OCT撮影が困難となることが多い．白内障や硝子体混濁がある症例では，可能な限り混濁を避けて撮影することが求められるが，成熟白内障や重度の硝子体混濁，術後の空気・ガス下ではさらに難易度が高くなる．例えば，黄斑円孔の術後，円孔の閉鎖確認の目的でのOCT撮影は技術的に難しい．これは，スペクトラルドメインOCT（spectral-domain OCT）で使用される波長840 nm前後の光がガス境界面で反射しやすく，組織への深達性が制限されるためであ

Chapter 2 一般外来でのトラブルシューティング（1）検査

文献 1

文献 2

文献 3

る[1]．対策として，マイナス前置レンズを用いてピントを調節するか，ガス容量が 50 %前後になった時点で眼球を上転させ，ガスを移動させて撮影する方法が考えられる．

　一方，swept source OCT（SS-OCT，波長掃引型 OCT）（図 1）は 1,050 nm の長波長光を使用するため，ガス下でも網膜への深達性が高く，術後翌日に黄斑円孔の評価が可能である[2,3]．この技術は他の硝子体混濁症例にも有効である．

④アーチファクト，セグメンテーションエラー（図 2，3）：OCT 技術の進歩により，高速かつ高精細な画像が得られるようになり，アーチファクトやセグメンテーションエラーは減少している．しかし，取得された画像やデータをそのまま信頼するのでは

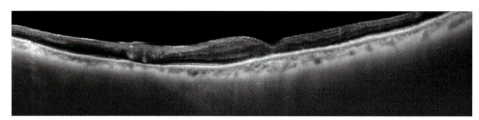

図 1　SS-OCT（DRI，TOPCON）
硝子体手術および六フッ化硫黄（SF_6）ガス注入を行った黄斑円孔術後翌日の SS-OCT 画像　円孔の閉鎖を認めている．

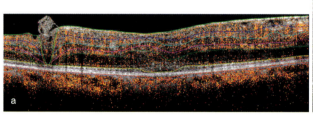 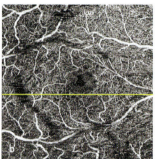

図 2　黄斑前膜患者の OCTA 画像（OCT-A1，Canon）
a：OCTA B スキャン画像　黄斑前膜一部のシャドーによる網膜構造の不明瞭化に伴い，自動解析ソフトによるセグメンテーションのエラーを認める．
b：OCTA 浅層 slab 画像　セグメンテーションエラーに一致して黒く抜けていることがわかる．また，ところどころにモーションアーチファクトによるノイズを認める．

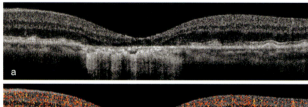
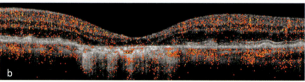 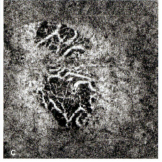

図 3　黄斑部萎縮の OCT および OCTA 画像（OCT-A1，Canon）
a：OCT B スキャン画像　網膜外層，網膜色素上皮（RPE）の萎縮に一致して脈絡膜からの高信号を認める（choroidal hypertransmission）．
b：OCTA B スキャン画像　搭載ソフトウェアにてプロジェクションアーチファクトの軽減を行っている．
c：OCTA ブルッフ膜± 20 μm での slab　網膜萎縮部に一致して脈絡膜血管が高信号として描出されている．MNV（macular neovascularization；黄斑新生血管）との鑑別に注意．

2.8 OCT（前眼部・後眼部）検査

表1 OCT，OCTA にて起こりうるアーチファクト

起こりうるアーチファクト	原因・注意
シャドー	高反射物質や網膜血管により測定光が減弱し，後方組織の信号が低下する
ミラーアーチファクト	近視眼などでよくみられる折れ曲がり現象．折り曲がった箇所はセグメンテーションエラーが必発である
choroidal hypertransmission	網膜外層や RPE の萎縮により脈絡膜信号が増強する
モーションアーチファクト	OCTA でよくみられる．瞬目や眼球運動によって起こる．血管や組織のだぶりとして映り込んでしまう
プロジェクションアーチファクト	OCTA でみられる．血流によるシグナル変化が後方組織に影として映り込み，信号として捉えてしまう

なく，どのようなエラーが生じうるかを常に意識することが重要である．代表的なアーチファクトについては**表1**にまとめる[4,5]．

光干渉断層血管撮影（OCT angiography：OCTA）や OCT のマップ画像を読む際は，もととなる B スキャン画像も確認し，重大なセグメンテーションエラーが生じていないかを確認することが必要である．

【まとめ】 技術の進歩により短時間で精細な画像が得られるようになっているが，これらの工夫を施してもなお撮影が困難な症例は存在する．その場合，診察医と連携し，検査目的や必要とされる画質を確認し合うことが重要である．

（濵　佑樹，村岡勇貴）

文献4
文献5

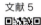

文献

1）Ehlers JP et al. Trans-tamponade optical coherence tomography：postoperative imaging in gas-filled eyes. *Retina* 2013；33：1172-8.
2）Li DQ et al. Swept-Source OCT Visualization of Macular Hole Closure in Gas-Filled Eyes. *Ophthalmic Surg Lasers Imaging Retina* 2017；48：392-8.
3）Laíns I et al. Retinal applications of swept source optical coherence tomography（OCT）and optical coherence tomography angiography（OCTA）. *Prog Retin Eye Res* 2021；84：100951.
4）Bazvand F et al. Artifacts in Macular Optical Coherence Tomography. *J Curr Ophthalmol* 2020；32：123-31.
5）Spaide RF et al. Image Artifacts in Optical Coherence Tomography Angiography. *Retina* 2015；35：2163-80.

2.9 眼底検査，眼底撮影

■ 強度近視眼における眼底検査の落とし穴

【背景】 近視（myopia）の進行に伴い，眼軸が延長されることで眼底，特に後極部では脈絡膜血管が透けて見える豹紋様眼底（図1b）が出現する．さらに進行するとびまん性網脈絡膜萎縮（図1c），最終的には斑状網脈絡膜萎縮（図1d）に至る．これにより，網膜の反射は通常よりも弱くなり，眼底の色調はオレンジ～黒色がかった様子を呈する．びまん性網脈絡膜萎縮以上に進行した場合，網膜の色調は萎縮の程度に応じて黄白色に変化し，これが病変の認識を困難にする要因となる．

1．単純型黄斑部出血と近視性脈絡膜新生血管

強度近視眼では，若年者にも黄斑部出血が生じることがある．近視性脈絡膜新生血管（macular neovascularization：MNV）では，抗VEGF（vascular endothelial growth factor；血管内皮増殖因子）治療の普及により視力予後は改善しているものの，発症前の視機能を完全に回復させることは依然として困難である．これに対し，単純性黄斑出血は自然消退することが多く，予後は良好とされているが，出血の消退後に網膜層構造の乱れが残り，軽度の視力低下を引き起こすことがある．近視性MNVの治療においては，早期発見および早期治療が視力予後を左右する重要な要素である．患者は「視野の中心が暗い」「物が歪んで見える」といった自覚症状を訴え受診するが，眼底検査で病変が見逃されることがある．これは，近視性MNVが網膜色素上皮下にとどまるタイプ1新生血管（1型MNV）であることが多く，また，加齢黄斑変性に比べて小型であり，さらに強度近視眼の眼底色調が病変の認識を困難にしているためである．1型MNVは網膜色素上皮下にとどまり，眼底検査では灰色から黒色を呈することが多く，網膜の暗い色調に埋もれてしまうため，発見が難しい（図2a）．一方，黄斑単純出血は，黄斑近傍のラッカークラック病変を母体として生じる網膜出血であり，出血量は多くないが，検眼鏡的に薄いしみ状の出血として認識される．びまん性網脈絡膜萎縮の場合は発見しやすいが，豹紋様眼底では網膜色調に埋もれ，認識が難しいことがある（図2b）．

2．眼底検査時のトラブルシューティング

患者が自覚している異常部位の位置を把握することが重要である．視野の中心か傍黄斑部である場合，異常部位が耳側か鼻側か，上方か下方かを問診で確認し，アムスラー

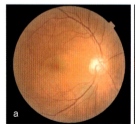 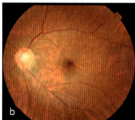 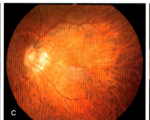 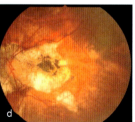

図1　眼底写真―近視の進行に伴う眼底変化
a：正常眼底　b：豹紋様眼底　c：びまん性網脈絡膜萎縮　d：斑状網脈絡膜萎縮

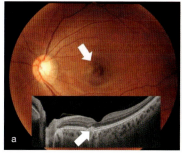
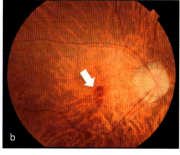

図2 近視性MNV（矢印）症例の眼底写真とOCT（a），単純型黄斑部出血（矢印）症例の眼底写真（b）

（Amsler）チャートを用いると効果的である．異常部位の位置や大きさを把握した後，眼底検査を行う．通常の倒像鏡検査も有効だが，前置レンズを用いた細隙灯顕微鏡検査は立体的に観察でき，拡大率や鮮明さの点で有用である．近視性MNVは小型で出血を伴わないことが多く，通常の倒像鏡検査では認識が困難な場合がある．この場合でも，前置レンズを用いた細隙灯顕微鏡検査では小さな黒色の近視性MNV隆起病変を観察することで認識しやすくなる．単純型黄斑部出血についても，問診により異常部位を推測した上で，前置レンズを用いた細隙灯顕微鏡検査が有用であり，淡いしみ状の出血を確認することができる．近年では，OCTの進歩により，これらの病変は比較的容易に検出可能になっているが，色調や病変の平面的な大きさなど，OCTでは得られない情報を眼底検査から得ることが重要である．また，眼科医としてOCTに依存せず，視診で病変を認識できる能力を養うことが求められる．

通常の眼底撮影における落とし穴

【背景】 眼底検査のカルテ記載と共に，眼底カメラによる眼底撮影は病態の経過観察において欠かせない手段である．撮影された画像が高精細，鮮明であることは非常に重要であり，画角全体がぼやけずに撮影されることが求められる．しかしながら，画像周辺部が白や黒っぽく円形にぼやけたり，画像左右に三日月型の明るい影が現れたり，観察すべき病変部位がぼやけてしまっていることがある．

【対応】 眼底撮影においては，アライメント†，ワーキングディスタンス，ピントが重要な要素である．撮影にあたり，まずカメラを大まかに前後左右に合わせた後，ファインダーまたはモニターで画面中央に瞳孔が位置していることを確認し，角膜反射が画面中央にある位置を維持しながらカメラを患者の角膜方向に移動させると眼底が見えてくる．その際，右に三日月型の明るい影（フレア）が見えれば左にカメラを動かし，左にフレアが見えれば右に動かし，左右の影が均一になる位置を見つける（アライメントの調整）（図3）．その後，カメラをさらに患者の角膜側に移動させて適切な位置（ワーキングディスタンス）を調整する．カメラが検査眼から遠すぎると眼底画像の周辺が黒っぽく（図4a），近すぎると白っぽく影となって写る（図4c）ため，その中間の位置が適切なワーキングディスタンスとなる（図4b）．この時点でオートフォーカス機能を持つ機器であれば自動で眼底にピントを合わせることが可能であるが，うまく合わない場合は，マニュアルでピントを調整して良好な眼底写真を撮影する．

†アライメント：眼底とカメラの位置関係を指す．

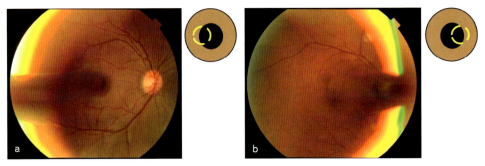

図3 フレアの発生と光軸位置の関係
a：光軸が耳側に寄り過ぎている．b：光軸が鼻側により過ぎている（右眼の場合）．

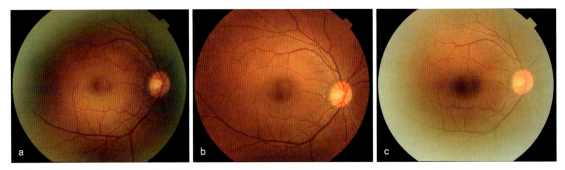

図4 ワーキングディスタンスの調整
角膜とカメラの距離が遠すぎると眼底画像周辺部が暗いフレアを生じ（a），近すぎると白っぽいフレアを生じる（c）．

小瞳孔や中間透光体に混濁がある場合の眼底撮影の落とし穴

【背景】　近年ではデジタル化が進むと共に器械の自動化が進み，オートフォーカスや無散瞳状態で撮影できるものも登場している．しかしながら，眼科疾患では角膜混濁や白内障，硝子体混濁など透光体に問題がある症例や，虹彩後癒着や加齢により小瞳孔もしくは散瞳不良の症例など，眼底撮影がうまくできずに苦戦することが多々ある．

小瞳孔，散瞳不良症例の眼底撮影

従来の散瞳型眼底カメラは瞳孔径8mmに対して設計されているものが多く，少なくとも5～6mmの瞳孔径を必要とする．小瞳孔対応型では瞳孔径2～3mmで撮影可能となっている．しかしながら，症例によっては2mm以下の瞳孔径であったり，散瞳薬の効果が期待できない症例もあり，このような症例の眼底撮影を行うと眼底全体が暗く撮影されたり，一部に影ができたりしてしまう．散瞳不良が原因の小瞳孔の場合はマニュアルでフラッシュ光を1～2段階上げたり，小瞳孔用の機能がない場合はカメラの位置を左右どちらかに少し動かすことによって影の位置も左右にずれるので何枚かに分けて撮影しておくのがよい．

また，眼底カメラ機器の撮影システムの違いで眼底画像に差が出る場合がある．眼底カメラの撮影方式は一般の光学系方式の他に走査レーザー検眼鏡（scanning laser ophthalmoscope：SLO）の方式があり，前者が広くクリニックで現在普及している撮影方式である．光学系方式では白色照明光を用いて撮影する網膜全体を照らす方式であり，瞳孔を通って網膜に到達した照明光の反射光が撮影センサーに届く．そのため，瞳孔の大きさや形状の影響を受けやすく，小瞳孔や虹彩後癒着などの瞳孔形状が不正な場合は

表 1 従来の光学系眼底カメラと SLO 眼底カメラの比較

	従来の光学系眼底カメラ	SLO 眼底カメラ
光源	白色光	3 色のレーザー光
撮影原理	広い範囲の眼底を一度に照明し撮影	網膜の一点に集光し走査点を連続的に集めて画像構築
画像解像度	高い	非常に高い
中間透光体の影響	中間透光体の混濁の影響を受けやすい	中間透光体の混濁による影響が少ない
小瞳孔の影響	無散瞳モードを持つ機器あり	撮影可能

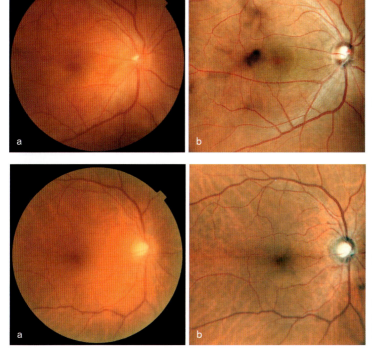

図 5 従来の光学計眼底カメラ (a) と SLO 眼底カメラ (b) で撮影した中間透光体に混濁のない症例の眼底写真

図 6 従来の光学計眼底カメラ (a) と SLO 眼底カメラ (b) で撮影した白内障症例の眼底写真
従来の光学計眼底カメラでは白内障のために中央がぼやけて写るが (a), SLO 眼底カメラでは影響を受けず鮮明に写っている (b).

眼底画像が不鮮明になりやすい.また,照明光は角膜全体を広く照らすため,角膜や水晶体などでの散乱光や反射光が生じやすく,角膜混濁や白内障,硝子体混濁で鮮明な画像が得られにくい特徴がある.一方,SLO 方式は光束を細く絞ることができる赤,青,緑の 3 つのレーザー光を網膜一点に集中させ,走査装置を使って高速で網膜全体の像を構築する.この方式では照明光と観察光は同じ経路を通る共焦点光学系を使用していることもあり,小瞳孔に強く,かつ角膜や水晶体,硝子体の混濁による反射光や散乱光を生じにくくクリアな眼底画像が得られるメリットがある(表 1).しかしながら,SLO 方式の眼底画像は通常の光学系の眼底画像と比べて網膜や視神経乳頭の色調が若干異なり眼底画像の理解に慣れが必要となる(図 5,6).

(吉田武史)

2.10 蛍光眼底造影検査

　眼科で日常的に行われる血管造影検査はフルオレセイン蛍光眼底造影（fluorescein angiography：FA）とインドシアニングリーン蛍光眼底造影（indocyanine green angiography：IA）の2種類である．主に網膜，脈絡膜の血流を評価する目的（糖尿病網膜症や網膜動静脈閉塞症，加齢黄斑変性など）と血管からの漏出による炎症を評価する目的（ぶどう膜炎，血管炎など）のために行われる．現在は光干渉断層血管撮影（OCTA）により非侵襲的に網脈絡膜循環を評価することが可能になってきている．そのため，臨床的に蛍光眼底造影検査を必要とする機会は以前よりも減少しつつあるが，OCTAと造影剤を使ったFA，IAはその撮影原理が異なるため完全に代替できるわけではなく，血管からの漏出の評価といった点においてはいまだ蛍光眼底造影検査を要する場面が多い．

　蛍光眼底造影検査における副作用発症頻度は3.1％と報告され，その中でも症状として嘔気が77.8％と最多であり，検査開始後1〜2分未満に副作用発症を最も多く認める[1]．最大のトラブルはやはり薬剤によるアナフィラキシーショック（anaphylactic shock）である．また薬剤投与のためには血管確保が必要であり，眼科領域の中では侵襲を伴う検査であるため患者にも検査の必要性に納得してもらい同意書の取得が求められる検査である．

症例1　アナフィラキシーショック（50歳，男性）

　未治療の2型糖尿病があり糖尿病網膜症の精査目的にFAを施行した．これまでにアレルギー歴はなし．フルオレセイン投与後，検査は10分で終了し抜針した．しかしながら，検査終了後ほどなくしてから背中のかゆみを訴え，次第に腹部や上下肢にも皮疹が広がり，眼瞼の浮腫と咽頭の違和感が出現したためストレッチャーでベッド上安静とした．バイタルサインは安定していたため再度静脈ルートを確保し補液の上で，H_1受容体拮抗薬とステロイドの投与を行った．幸い，症状は徐々に改善し1時間ほどで消失した．

【背景】　フルオレセインによるアナフィラキシー・アナフィラキシー様ショックは0.08〜1.48％，インドシアニングリーンでは0.10％とある程度の頻度で生じる[2]．薬剤投与後，通常5〜30分以内に蕁麻疹などの皮膚症状や嘔吐などの消化器症状，呼吸困難などの呼吸器症状，意識障害などの神経症状がみられる[3]（図1[4]，表1[3]）．

【原因】　発症機序は主に即時型（I型）アレルギーであり，これまでに食物や薬剤によるアレルギーの既往があれば，他の薬剤に対しても過敏性が高くなっている可能性がある．また気管支喘息やアトピー性皮膚炎などのアレルギー疾患の既往にも留意する必要がある[5]．

【対応策】　アナフィラキシーショックの場合，状態は刻一刻と悪化することがある．薬剤投与中であれば即刻中止し，まずは人手を集めることが非常に重要である．造影検査中は座位であるため，転倒防止のため仰臥位にして血圧測定や酸素飽和度でバイタルサインの確認を行う．その際，嘔吐による窒息を防ぐため顔は横向きにし，下肢の

2.10 蛍光眼底造影検査

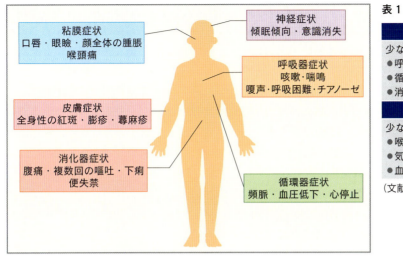

図1 アナフィラキシーの臨床所見
(文献4より作成)

表1 アナフィラキシー診断基準

皮膚症状　あり
少なくとも以下の1つの症状を伴う ● 呼吸器症状 ● 循環器症状 ● 消化器症状
皮膚症状　なし
少なくとも以下の1つの症状を伴う ● 喉頭症状 ● 気管支攣縮 ● 血圧低下

(文献3より作成)

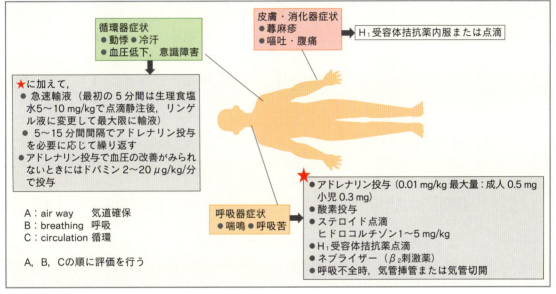

図2 アナフィラキシーの治療手順
(文献3, 4より作成)

挙上を行い必要に応じた治療を行う(図2)[3,4]. 以前はアドレナリンの筋肉注射は重症度に応じるとされていたが, 2022年に改訂されたガイドラインによりアナフィラキシーと診断した場合には重症度にかかわらずアドレナリン筋肉注射 (0.01 mg/kg, 最大量　成人 0.5 mg, 小児 0.3 mg を大腿中央の前外側に注射) が適応となり, 絶対的禁忌はないため疑われた際には素早い投与が勧められる[3].

【予防策】　確実に予防する方法はないが, これまでにフルオレセインやインドシアニングリーンによる薬剤で軽症であっても皮疹などのアレルギー反応がみられた患者にはできるだけ再度の造影検査を控えるべきである. また喘息の患者ではアナフィラキシー症状が重症化しやすいため, 特に喘息のコントロールが不良な患者に対しても検

査の適応を慎重に考えるべきである．また，患者からの訴えがない場合もあるため抜針時には必ず皮膚の掻痒感や倦怠感がないかを医療者側から声掛けし確認することが望ましい．薬剤の投与速度については，ショック例において静注速度による有意差は認められていないと報告されている[6]．しかしながら，事前に全身の循環が不良であることが予想される場合には注入速度を緩やかにするのも工夫の一つと考える．

【フォローアップ】 皮膚症状のみでH_1受容体拮抗薬を投与後，1時間程度で改善がみられ症状が消失すればその後2〜3日分のH_1受容体拮抗薬を処方した上で帰宅は可能である．ただし，状態には十分に注意してもらい，自覚的な症状がある場合には夜間であっても医療機関を受診するよう指示することが望ましい．ショックに対して早期治療後に状態が改善し抗原が投与されていないにもかかわらず，二相性アナフィラキシーが起こることもあるため，アドレナリンを要するような例には入院の上で少なくとも24時間は経過を観察する必要がある[2,3]．

症例2　迷走神経反射（35歳，男性）

中心性漿液性網脈絡膜症の疑いにてFA・IAを施行した．左手背から点滴静脈内注射のため留置針を挿入するも逆血を認めず抜針となった．再度，右手背からの静脈路を確保し，造影検査を開始した．閉瞼が強く撮影のため検者が手指にて開瞼させ撮影していたところ，本人から気分不良の訴えがあり，その後声掛けに反応がなくなり意識レベルの低下がみられた．上半身に冷汗，橈骨動脈が触知できず即座にストレッチャー搬入し仰臥位の上で，下肢挙上した．本人から「気分がましになった」と反応あり，バイタルサインを確認したところ血圧は100 mmHgと正常で，数分で症状は消失した．

【背景】 迷走神経反射は疼痛刺激や恐怖心，緊張や不安感など精神的および身体的ストレスなどを誘因として生じる神経反射により，一般的には徐脈と末梢血管抵抗による低血圧が生じる[7]．

【原因】 交感神経抑制による血管拡張と迷走神経緊張による徐脈により，低血圧，蒼白，発汗，脱力感，悪心・嘔吐，失神が引き起こされる．蛍光眼底造影検査の場合，まず検査のために静脈路確保が必須であり，検査に対する不安感や緊張などの精神的ストレスを抱えた状態で痛みが与えられることで，血管迷走神経反射を起こしやすい．また，その後検査を開始すると，撮影のために眩しさに耐えしっかりとカメラを見てもらう必要があるが，眩しさゆえにどうしても閉瞼が強くなることがある．その場合は検者が開瞼を維持する必要があるが，眼球を圧迫してしまうことも迷走神経反射の誘因となる．

【対応策】 採血時の血管迷走神経反射の発現に関しては，年齢と性別の関連が指摘されている．若年者，女性に多いとされるが[8]，性別に関しては有意な関連はないとする報告もあり，いずれもどのような生理的機序が関連して迷走神経反射が起こるかは不明である．前述のアナフィラキシーショックと迷走神経反射は時に鑑別が難しいことがあるが，まずは失神による転倒を防ぎ，血圧上昇のためにすぐに仰臥位をとり下肢挙上させることである．両者の鑑別には時間的経過と症状の違いが有用だが，迷走神経反射ではほとんどの場合で安静臥位と下肢挙上で症状はすぐに改善し悪化していくことは少ない（表2）．

【予防策】 われわれがとれる予防策としては，これまでに採血や局所麻酔などの疼痛を

文献8

表2 アナフィラキシー症状と迷走神経反射の違い

	アナフィラキシー症状	迷走神経反射
時間的経過	薬剤投与30分以内が多い	針刺入直後が多い
皮膚症状	蕁麻疹，紅斑	なし
脈拍	頻脈	徐脈
呼吸	喘鳴，呼吸苦	なし
消化器症状	腹痛，嘔吐，下痢	悪心・嘔吐

伴う医療行為で気分不良や失神などの既往がないか，先端恐怖症や不安障害などがないかの問診を行った上で既往があったり，過度の緊張が見てとれる場合には先にベッド上に寝かせた上で静脈路確保を行うことであろう．また検査開始後の羞明に対してはオキシブプロカイン（ベノキシール®）点眼による表面麻酔を行うことで眩しさを軽減することができる．またどうしても閉瞼が強い場合には開瞼させるときに眼球自体を圧迫してしまわないようにする工夫も必要である．

【フォローアップ】 迷走神経反射は予後良好であり，症状改善がみられたら帰宅は可能である．そのため，転倒による外傷などには十分に注意し，適切な対応が必要である．

症例3 撮影困難（86歳，女性）

加齢黄斑変性の疑いでFA・IAを予定していたが，散瞳不良と白内障のため眼底カメラでのカラー写真はぼんやりと写る程度であった．そのまま造影検査を開始したが，やはり写真の写りが悪く診断に十分な画像は取得できなかったため，途中でHRA（Heidelberg Retina Angiograph）に撮影機械を変更し造影検査を継続した．

【背景】 造影検査を行っても写真が写らなければ検査の意味を成さないため，造影検査開始前に写真の写りを確かめておくことが重要である．通常，造影検査には眼底カメラ型の機械が用いられることが多い．しかしながら，散瞳不良例や浅前房のため散瞳禁忌の場合，また白内障などの中間透光体の問題で眼底カラーの撮影が困難な例に遭遇することがある．

【原因】 眼底カメラではフラッシュ光を用いて撮影するため，光の反射・散乱の影響を受けやすい．その点，HRAに代表されるような走査レーザー型ではレーザー光を用いて，加算平均により画像を合成するため散乱光を除去することができる[9]．そのため，白内障の混濁が強いような症例でも画像が撮影できる場合がある．

【対応策】 HRAではFA・IAを同時に撮影することができ，カメラヘッドを動かすことで周辺部まで撮影することもできる．また，散瞳不良や非散瞳状態にOptos®（Nikon社）の超広角走査型レーザー検眼も有用である．200°の画角で撮影することができ撮影時の羞明もないため，その点でも使用しやすい[10]．以前はFAのみ可能であったが，Optos® Californiaの登場によりIAも可能になった[11]．国内で販売されている共焦点走査型レーザー検眼鏡は他にもあり，今後技術の進歩と共に造影検査が可能な機種も増えていくものと思われる．

【予防策】 造影検査自体は眼科の中でも侵襲を伴う検査であり，撮影するからには万全の準備で十分診断に役に立つ画像を取得する必要がある．まずは診察時に撮影自体が

可能かどうか，どの装置を使用して撮影するのがよいか，あらかじめ考えて予定する必要があると思われる．

（平山公美子）

文献

1) 相庭伸哉ほか．フルオレセイン蛍光眼底造影検査における副作用の検討．臨床眼科 2015；69：837-40.
2) 日本眼科学会眼底血管造影実施基準委員会．眼底血管造影実施基準（改訂版）．日本眼科学会雑誌 2011；115：67-75.
3) Anaphylaxis 対策委員会（編）．アナフィラキシーガイドライン 2022．日本アレルギー学会；2022.
4) 柳田紀之ほか．携帯用患者家族向けアレルギー症状の重症度評価と対応マニュアルの作成および評価．日本小児アレルギー学会誌 2014；28：201-10.
5) Iribarren C et al. Asthma and the prospective risk of anaphylactic shock and other allergy diagnoses in a large integrated health care delivery system. *Ann Allergy Asthma Immunol* 2010；104：371-7.
6) 宇山昌延ほか；日本眼科学会フルオレセイン副作用委員会．フルオレセインの副作用と安全性．日本眼科学会雑誌 1983；87：300-5.
7) 住吉正孝．新しい「失神の診断・治療ガイドライン（2012年改訂版）」に基づいた失神の診断と治療へのアプローチ．Therapeutic Research 2013；34：1067-72.
8) Centers for Disease Control and Prevention (CDC). Syncope After Vaccination--United States, January 2005-July 2007. *MMWR Morb Mortal Wkly Rep* 2008；57：457-60.
9) 森隆三郎ほか．Heidelberg Retina Angiograph (HRA)．あたらしい眼科 2006；23：483-4.
10) 上野圭貴．超広角眼底カメラによるフルオレセイン蛍光眼底造影．眼科グラフィック 2018；7：699-703.
11) 黒部　亮．超広角眼底カメラによるインドシアニングリーン蛍光眼底造影．眼科グラフィック 2018；7：704-10.

2.11 網膜電図（ERG）

　網膜電図（electroretinogram：ERG）は，光刺激に対する網膜の電気的反応を測定し，網膜の機能を客観的に評価する非侵襲的な診断ツールとして重要な役割を果たしている．ERG の測定は国際臨床視覚電気生理学会（ISCEV）によって標準化されているが，ERG の実施には適切な環境・条件が必要であり，すべての症例で容易に行えるわけではない．

　そこで，本節では実際の症例を通じて ERG 測定における注意点を紹介すると共に，ERG の臨床的有用性について概説する．

症例 1　角膜混濁（55 歳，女性）

　左眼の視力低下に対する精査加療と翼状片（図 1）の手術目的で受診した．骨小体様色素沈着を伴っており，光干渉断層計（OCT）で中心窩における ellipsoid zone（EZ）の消失を認めたため，両網膜色素変性を疑い ERG を施行した．両眼とも振幅が消失しており（図 2），両網膜色素変性の確定診断に至った．

【背景・原因】　ISCEV は ERG 測定時の光刺激の要素として，閃光時間や光の波長，強さなどを詳しく定めている[1]．一般的に，ERG は光刺激装置内蔵のコンタクト電極を用いて測定するが，角膜疾患がある場合は定められた光刺激が十分得られない可能性がある．

文献 1

【対応策】　皮膚電極を用いる．本症例では，シール状シート型皮膚電極で測定を行う HE-2000（トーメーコーポレーション，愛知）を用いた（図 3）．

【解説】　角結膜疾患がある場合はより侵襲性の低い皮膚電極の使用が望ましい．しかし，従来皮膚電極で得られる振幅は不安定でコンタクト電極の振幅より小さく，1/5 程度であったという報告もある[2]．また，眼の動きなどによるノイズが混入しやすいことも問題であった．

文献 2

　HE-2000 は，通常の ERG 測定結果から網膜応答を含まないバックグラウンドノイズを差し引くサブトラクション法を採用している[3]．これにより，信号対ノイズ比を向上させるほか，小さな振幅応答も検出しやすくなっている．小型軽量なポータブル装置であることは，ノイズ対策を施された環境以外での測定を可能にするだけでなく，交流電源との有線接続がないためハムノイズの影響を受けにくくしている．また，両眼同時に記録でき，簡便かつ短時間で測定が可能であるほか，全視野刺激（ganzfeld stimulation）を用いて ISCEV 基準に準拠した様々な ERG 測定を行うことができる．さらに，記録の精度に関わる検査中の開眼や固視・瞬目の状態をモニターで確認することができることも重要なポイントである．

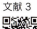

文献 3

　初期の網膜色素変性の場合，網膜血管の狭細化を呈するだけで眼底所見では診断が困難なことがあり，そうした症例にも ERG は有用である[4]．

文献 4

Chapter 2 一般外来でのトラブルシューティング（1）検査

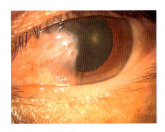

図1 翼状片
患眼に1/3角膜径を超える翼状片を認めた．

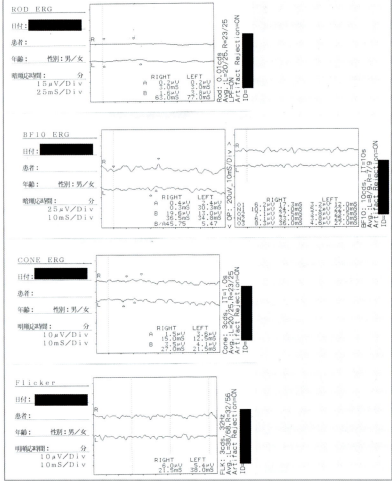

図3 HE-2000を用いた測定の様子
（トーメーコーポレーションより）

図2 HE-2000でのERG結果—症例1（55歳，女性）
一般的にコンタクト電極と比較してHE-2000で記録される振幅のほうが小さいことが知られているが，本症例ではいずれの応答でも有意な波形が確認できず，すべての波形の振幅が著しく低下していた．

症例2 小児（3歳，男児）

　3歳児健診で視力低下を指摘され，精査目的で当院を受診した．以前から暗いところを嫌がる傾向があり，母方の叔父も夜盲症と診断されているという家族歴を踏まえてERGを施行したところ，両眼の振幅が消失していた（図4）．OCTでは不連続なEZが確認され，これらの臨床所見から遺伝性網膜ジストロフィ（inherited retinal dystrophy：IRD）が疑われたため，PrismGuide™ IRDパネルシステムを用いた疾患原因遺伝子検査を行うことになった．

【背景・原因】 小児は年齢的に注意力が散漫になりやすいだけでなく，体動によりコンタクト電極が外れてしまう可能性がある．

【対応策】 声掛けにより固視を促した．本症例でも，皮膚電極を装着中でも両眼を同時に検査できるHE-2000を用いた．

【解説】 小児は注意力が散漫になり固視が不良となる傾向があるため，適切な声掛けに

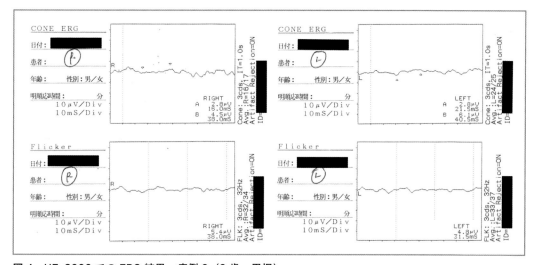

図4　HE-2000でのERG結果—症例2（3歳，男児）
暗所での検査が実施できなかったため，明順応の後錐体応答（上）とフリッカ応答（下）のみ測定した．いずれの振幅も消失していた．

よる固視誘導が重要である．明順応中であれば，動画を見せてリラックスさせるのもよい．また，固視の維持という観点からも，両眼同時測定による検査時間の短縮は有効である．さらに，非侵襲的な皮膚電極は小児にも比較的容易に適用でき，予期せぬ体動による角膜損傷などのリスクを軽減できる利点がある．

　HE-2000は各検査の記録終了時にすべての波形を確認し選択的に除去できる機能を有している．小児では眼球運動や瞬目により波形の基線が上がってしまうことがあるが[5]，検者がモニターで観察した前眼部の状態から，ノイズの混入が疑われる波形を加算から除外することで，測定精度を向上させることが可能である．

文献5

　本症例では，暗所を恐れた患児が抵抗したためERGを中断せねばならなかったが，少なくとも錐体機能の障害が確認され，ERGによってIRDの精査へと進展させることができた．

　IRDは網膜機能が障害される遺伝性の網膜疾患の総称である．若年期から夜盲や視野狭窄といった症状が出現し，重症例では失明に至ることもある．長らく根本的な治療法がないとされてきたが，原因遺伝子の同定[6]と共に遺伝子治療薬の開発が国内外で進展している．本邦では*RPE65*遺伝子変異を持つIRDに対する遺伝子補充療法「ルクスターナ®注（ボレチゲン　ネパルボベク）」が2023年に承認された．このように疾患の原因遺伝子の特定は，個別化された遺伝カウンセリング，治療計画，およびロービジョンケア計画のための情報提供に直結する．したがって，診断確定に必須の検査であるERGは極めて重要な位置づけにある．

文献6

症例3　発達障害（5歳，男児）

　両眼の視力低下を訴え近隣の眼科を受診したが，発達障害のため詳細な検査が困難であり，精査加療目的で当院を受診した．初診時の視力検査では，右眼は光覚弁，左眼は測定不能であった．対光反射は認められず，検影法も実施できなかった．眼振は観察されなかったが，不随意的な眼球運動は認められた．眼底検査では明らかな異常は確認さ

れず，頭部 MRI でも異常所見は認められなかった．レーベル遺伝性視神経症を疑いミトコンドリア遺伝子検査を実施したが，変異は確認できなかった．ERG の混合応答ではa 波の振幅が著しく低下しており，杆体機能の低下が示唆された．角膜上皮障害を伴っていることから，ビタミン A 欠乏症を疑い再度詳細な問診を行ったところ，顕著な偏食が明らかとなり，採血検査の結果ビタミン A 欠乏症の確定診断に至った．なお，小児科での精査ではビタミン吸収に関わる代謝性疾患は指摘されなかった．ビタミン A 投与開始から 11 週後に ERG を再検したところ，a 波の振幅は大幅に改善した（図 5）．

【背景・原因】 発達障害がある場合，自覚検査である視力検査がうまく実施できないことがある．

【対応策】 視覚誘発電位（visual evoked potentials：VEP）[†]，ERG といった他覚的評価を行う．患者との意思疎通が困難な場合や，眼球運動により検査精度が低下する可能性がある場合は，複数回施行する．十分なサンプルサイズを持つ，基準となるデータセットと比較する．

【解説】 本症例では，検査時の体動や眼球運動が著しく，VEP 検査の精度低下が懸念されたため，複数回実施した．しかし，いずれの検査でも臨床的に有意な波形は検出されなかった．頭蓋内疾患の可能性は完全には否定できないものの，ERG の結果，身体所見，および採血結果を総合的に評価することで確定診断に至った．また，ERG の波形にも眼球運動に起因すると考えられるノイズの混入が認められたが，検査を複数回実施することで，一貫した傾向を把握することが可能となった．

　ERG の振幅には年齢が影響することが知られているため，十分なサンプルサイズを持つ，基準となるデータセットと比較することも有用である[8]．

　ビタミン A 欠乏症は，夜盲を呈する後天性疾患の一つであるが，その原因は偏食，腸疾患，肝不全など多岐にわたる．網膜の光受容蛋白であるロドプシンの合成に必要不可欠なビタミン A の不足は夜盲をもたらす[9]．また，ビタミン A は角膜上皮細胞のアポトーシスの減少に寄与し，角膜の創傷治癒を促進する作用を持つため，ビタミ

[†] 視覚誘発電位（VEP）：乳幼児，発達障害を有する患者，あるいは詐病が疑われる症例において，視力を客観的に評価するための有用な代替手法である[7]．VEP は画像検査では検出が困難な視神経の脱髄病変も検出可能である一方で，ERG のような国際的に標準化されたプロトコルは確立されていない．

文献 7

文献 8

文献 9

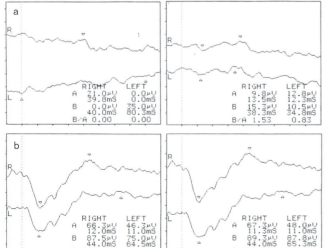

図 5　ビタミン A 投与前後の ERG―症例 3
　　　（5 歳，男児）
a：初診時
b：ビタミン A 投与開始 11 か月後
　共に左は 1 回目，右は 2 回目
a 波，b 波いずれの振幅もビタミン A 欠乏により減少している．ビタミン A 投与が杆体機能を正常化させ，a 波と b 波の振幅が著しく増大した．初診時，治療開始後いずれも各 2 回施行した検査に再現性がみられた．

ンA欠乏により角膜上皮障害が生じる[10]．ERGでは，ビタミンA欠乏により低下した杆体機能を反映して，a波の振幅低下が特徴的である．さらにb波も減少して，陰性型を示すことがある．ビタミンA投与によりこれらの振幅は正常化するが，ビタミンA欠乏状態が長時間持続すると，不可逆的な視力障害を引き起こす可能性がある．このように，ERGは診断のみならず治療効果を判定する上でも非常に有用である．

ERGは網膜機能評価に不可欠だが，その実施には課題も多い．本節で紹介したERG測定の注意点と臨床的有用性が，より精度の高い診断と効果的な治療につながることを願う．

（鈴村文那）

文献10

文献

1) Robson AG et al. ISCEV Standard for full-field clinical electroretinography (2022 update). *Doc Ophthalmol* 2022；144：165-77.
2) 貝田智子ほか．サブトラクション法を用いた皮膚電極による網膜電図とLED内蔵コンタクトレンズ電極を用いた網膜電図の比較．日本眼科学会雑誌 2013；117：5-11.
3) Yamashita T et al. A novel method to reduce noise in electroretinography using skin electrodes：a study of noise level, inter-session variability, and reproducibility. *Int Ophthalmol* 2016；37：317-24.
4) 厚生労働科学研究費補助金難治性疾患政策研究事業網膜脈絡膜・視神経萎縮症に関する調査研究班網膜色素変性診療ガイドライン作成ワーキンググループ．網膜色素変性診療ガイドライン．日本眼科学会雑誌 2016；120：846-61.
5) 長屋佑依ほか．先天眼振のある小児を対象としたHE-2000の使用経験．日本視能訓練士協会誌 2023；53：125-30.
6) Kao HJ et al. Highly efficient capture approach for the identification of diverse inherited retinal disorders. *NPJ Genom Med* 2024；9：4.
7) Zheng X et al. Assessment of Human Visual Acuity Using Visual Evoked Potential：A Review. *Sensors (Basel)* 2020；20：5542.
8) Chan SSH et al. Paediatric norms for photopic electroretinogram testing based on a large cohort of Chinese preschool children. *BMJ Open Ophthalmol* 2024；9：e001393.
9) Carazo A et al. Vitamin A Update：Forms, Sources, Kinetics, Detection, Function, Deficiency, Therapeutic Use and Toxicity. *Nutrients* 2021；13：1703.
10) Yamada F et al. Case of persistent corneal epithelial damage after cataract surgery leading to diagnosis of vitamin A deficiency. *Doc Ophthalmol* 2024；148：121-8.

2.12 小児の検査

症例 1　発達障害児

【背景】　小児，特に乳幼児の診察は自覚症状を訴えられないことや診察の協力が得られにくいことが検査に苦労する主な要因になる．

年齢を問わず診療に苦慮するのが発達障害児であろう．発達障害は「自閉症，アスペルガー症候群そのほかの広汎性発達障害，学習障害，注意欠陥多動性障害その他これに類する脳機能の障害であってその症状が通常低年齢において発現するもの」と定義されている[1]．その中でも知的障害を合併するダウン（Down）症候群の児は白内障や屈折異常，斜視，睫毛内反症などの合併率が高く，眼科管理の必要性が高い．

文献1

【原因】　診察の協力が得られないことはもちろん，発達障害の種類に応じて適した対応が必要になることが診察を困難にする原因と言えるだろう．

特別支援学校に在学する児童の内訳は知的障害が最も多く，次いで肢体不自由，病弱，聴覚障害となっている[2]．肢体不自由児では，自覚的な検査や座位を保持して行う検査が難しいことが多く，聴覚障害との重複障害児はコミュニケーションも難しく検査が困難になる原因となる．

文献2

【対応策】　小児において成人と同等のランドルト環による視力検査が行えるようになるのは6歳ごろと言われている．それ以前の低年齢や知的発達が遅れている場合には視力検査にも工夫が必要となる．小児が回答しやすい視力検査の順序を図1に示す．

発達障害の程度は様々で，一概にいうことは難しいが家族の協力やこだわりなどの情報を共有することで診察が可能になる場合もある．例えば，触覚過敏がある児は身体に触られることを嫌がる．家族への問診中に児の様子も観察しておけば，眼位や眼球運動，追視，斜頸などの情報は得られる．その後も身体に触らなくてもできる検査を中心に行ったり（眼底写真などの活用），触れる必要がある場合にも広い面で触れて圧覚になるようにしたりなどの工夫で必要な情報を得る．

光過敏の児もいるため，診察室の明るさやスリット光の光量を本人や家族と相談しながら行い，短時間で検査を行うようにする．診察室にも工夫をするとよく，発達障害児では様々なものがあると検査に集中できないことが多いため，可能な限り検査指標のみに注目しやすい環境を整える．これらの工夫を行っても必要な検査ができない場合はもちろん多く，その場合には鎮静による検査を行う．外来での鎮静はトリクロホスナトリウム（トリクロリール®シロップ）や抱水クロラール（エスクレ®坐剤）を使用する．静脈注射薬と比較すると頻度は少ないが，呼吸抑制をきたすことがあるため，保護者への十分な説明と，投与後の注意深い観察が必要である[3]．

当院で使用している鎮静方法を表1に示す．

【予防策】　小児，発達障害児であっても本人への説明をしっかり行うことで検査の協力が得られやすいことがある．簡便な短い言葉で，わかりやすく検査内容や手順，検査のゴールを示しておくことで受け入れやすくなる．体調や本人の気分によっては嫌がる検査を後日に回し，自宅などで検査の必要性を再度説明して納得した上で検査を受けてもらうなど柔軟な対応を行う[4]．

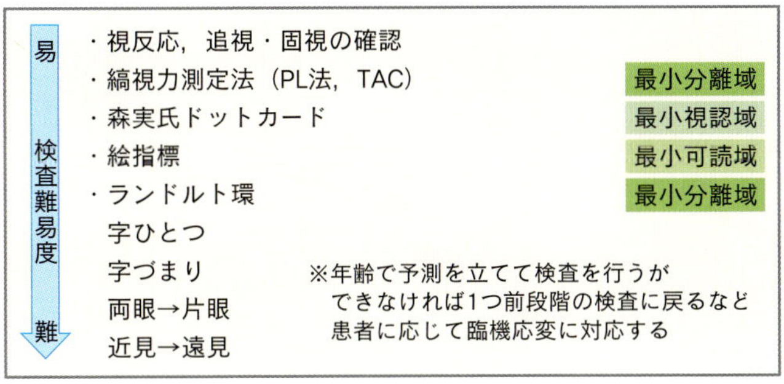

図1 小児が回答しやすい視力検査の順序

検査難易度 易→難
- 視反応，追視・固視の確認
- 縞視力測定法（PL法，TAC） … 最小分離域
- 森実氏ドットカード … 最小視認域
- 絵指標 … 最小可読域
- ランドルト環 … 最小分離域
- 字ひとつ
- 字づまり
- 両眼→片眼
- 近見→遠見

※年齢で予測を立てて検査を行うができなければ1つ前段階の検査に戻るなど患者に応じて臨機応変に対応する

PL法：preferential looking（選択視法），TAC：Teller Acuity Cards®（テラーアキュイティカード）

表1 小児の鎮静方法

トリクロリール® シロップ
0.7～1.0 mL/kg → 20 mL を超えない！
エスクレ® 坐剤
30～50 mg/kg → 1.5 g を超えない！
静脈注射
ミダゾラム 0.1 mL/kg 初回 （追加 0.05 mL/kg 基本的に追加はしないが30分以上あけて）
イソゾール 0.1 mL/kg 初回 （追加 0.05 mL/kg 10分以上あけて，ミダゾラム併用のときは減量）

【フォローアップ】 眼科だけでなく療育・教育機関との連携を図ることが重要となる．
- 地域の療育機関での発達支援を受けてもらう．
- 就学前から学校選びや視覚特別支援学校の教育相談に早期につなげる．
- 就学後も学校への診療情報提供を通して連携を図る．

症例2 小児緑内障

【背景】 小児の検査の中でも診断や治療に苦慮するのが緑内障ではないだろうか．小児の発達緑内障の症例は多くはないが，定期的に検査が必要で検査の正確性も求められる．成人では問題にならないことが多い眼圧測定が，小児の検査としてはハードルが高くなる．そして，視野検査がある程度の信頼性をもってできるようになるのは，小学校高学年ごろと言われており，それ以前は眼圧と眼底検査，その他の検査所見から進行を予測して治療介入の判断を行っていかなくてはならない．小児緑内障の診断基準も参考にしていただきたい（表2）[5]．

文献5

【原因】 一般的に眼圧測定検査といえばノンコンタクト・トノメーターが一般的であるが基本的に座位での測定が必要であり，自己開瞼しておかなければならず空気の噴射に耐える必要もあり，小児の検査としては困難であることが多い．また，乳幼児の検査では抑制をして診察をすることも多いが，眼圧は啼泣や体動などで正確に測ることができないことも多いことが原因である．

眼底検査やOCTでの評価に関しても協力が得られるようになるのは早くとも3歳ごろである．手持ちのSD-OCTが開発されているが導入している施設が多くはないのが現実であろう．

【対応策】 ノンコンタクト・トノメーター以外に現在，主に使用されているのはTono-pen® 眼圧計，iCarePRO眼圧計がある（図2）．

以前用いられていた手持ち眼圧計のパーキンス氏手持眼圧計，シェッツ眼圧計[†]は睡眠下や全身麻酔下での測定が必要であった．Tono-pen® 眼圧計（図2a）は座位でも仰臥位でも測定できるが点眼麻酔が必要となるため，その際に覚醒して啼泣や体動で測定できないことがある．現在，最も使われていると考えられるのがiCarePRO眼圧計であり，プローブが小さく痛みを感じにくいため点眼麻酔不要で測定ができ，わずかな開瞼でも検査できるため小児の眼圧測定に適している．前身のiCare眼圧計は仰臥位測定ができなかったがiCarePRO眼圧計はそれが可能となった[4]．

[†] 現在は販売されていない．

表2 World Glaucoma Association（WGA）における小児緑内障の診断基準

緑内障の診断基準（2項目以上）
- 眼圧が 21 mmHg より高い（全身麻酔下であればあらゆる眼圧測定方法で）
- 陥凹乳頭径比（cup-to-disc ratio：C/D 比）増大の進行，C/D 比の左右非対称の増大，リムの菲薄化
- 角膜所見（Haab 線または新生児では角膜径 11 mm 以上，1 歳未満では 12 mm 以上，すべての年齢で 13 mm 以上）
- 眼軸長の正常発達を超えた伸長による近視の進行，近視化
- 緑内障性視神経乳頭と再現性のある視野欠損を有し，視野欠損の原因となる他の異常がない

緑内障疑いの診断基準（1項目以上）
- 2 回以上の眼圧測定で眼圧が 21 mmHg より大きい
- C/D 比増大などの緑内障を疑わせる視神経乳頭所見がある
- 緑内障による視野障害が疑われる
- 角膜径の拡大，眼軸長の伸長がある

（文献 5 より）

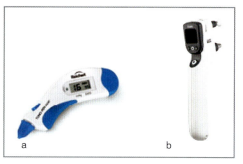

図2 ノンコンタクト・トノメーター以外で主に使用される眼圧計
a：トノペン AVIA
（RE メディカル　製品カタログより）
b：アイケア IC200 手持眼圧計
（M.E.Technica　公式 HP より）

　また，外来での覚醒下や鎮静下でも再現性のある検査結果が得られない場合や病状悪化などの懸念がある場合には手術室での全身麻酔下での検査を検討することも必要である．手術室で行える検査には，眼圧検査の他，前眼部検査，隅角検査，屈折検査，眼底検査，超音波検査（超音波生体顕微鏡〈UBM〉含む），RetCam® による眼底撮影，手持ち OCT などがある．全身麻酔後の全身状態の観察が必要なため，通常入院管理で行い，小児科，麻酔科との密な連携が必要である．また全身麻酔で用いられる吸入麻酔薬セボフルレンは眼圧を下げるため，その麻酔下では 15 mmHg あるいは 12 mmHg を正常上限とするという意見もあり注意が必要である．

【予防策】　下記の場合には全身麻酔下検査を検討する．
- 高眼圧が続く（鎮静下，複数の眼圧検査でも）．
- 充血や流涙の症状が続く（眼圧が高い可能性）．
- 鎮静が効きづらく検査が困難．

【フォローアップ】　前述した通り，検査に慣れてくる児は早い時点で眼圧検査や眼底検査ができるようになる児もいるため，機嫌がいいときなどを見計らって適宜検査に慣れてもらい覚醒下でもできる検査を増やしておくことも必要である．緑内障の場合はアプラネーショントノメーターでの眼圧測定も可能になるとよく，検査が上手にできる児では 6～7 歳でも行うことができる場合があり，試してみる価値があることを念頭においていただきたい．

（畦間美里）

文献

1) 文部科学省．5．発達障害について．
2) 文部科学省．2．特別支援教育の現状．
3) 佐藤美保ほか（編）．眼科診療エクレール 4 最新 弱視・斜視診療エキスパートガイド―解剖生理・検査法から手術治療まで．中山書店；2024．p.47．
4) 東　範行（編）．小児眼科学．三輪書店；2015．pp.234-5（眼圧），502-6（発達障害）．
5) 日本緑内障学会緑内障診療ガイドライン改訂委員会．緑内障診療ガイドライン（第 5 版）．日本眼科学会雑誌 2022；126：85-177．

Chapter 3
一般外来でのトラブルシューティング（2）疾患対応

3.1 ドライアイ

症例1　ドライアイとして扱われやすい「神経障害性眼痛」

【背景】　視力低下の訴えがあったため，白内障手術を施行した．視力は回復したが，眼の痛みや異物感を訴え続けている．当初は「様子をみていればそのうち治るでしょう」と回答していたが一向に改善の気配がない．術後ドライアイ（dry eye）と診断し，試せる点眼薬はすべて使ってみたが，症状の改善はみられない．点眼薬をしっかり使っているとのことで，涙液層は安定している．眼表面所見が改善していることを告げて，治療がうまくいっていると説明したところ，「こんなに通って治療もしているのに全然良くならない．手術が失敗したのではないか？」と問いただされて対応に苦慮した経験はないだろうか．

【原因】　鑑別として「神経障害性眼痛（neuropathic ocular pain）」を考える必要がある．疼痛には，通常の侵害刺激に対して痛みを感じる侵害受容性疼痛以外にも，神経が障害されることによって神経そのものが痛みを発してしまう「神経障害性疼痛」と呼ばれる状態がある[1]．したがって，角膜知覚神経をはじめとする眼表面の知覚神経が何らかの障害を受けた際に神経障害性眼痛が生じると考えられる．白内障手術後やLASIK後，眼部帯状疱疹後などが多いが，必ずしも原因がはっきりしない場合もある．神経障害性眼痛がトラブルになりやすい原因は，通常の細隙灯顕微鏡検査では角膜神経の異常を検出できないためである．

文献1

【対応策】　眼表面の他覚所見に比して不釣り合いに強い自覚症状を訴える症例をみたら，神経障害性眼痛の可能性を念頭において対応することが重要である．神経障害性疼痛では，末梢の角膜神経以降の中枢側にも感作を生じることがあり，「中枢感作」と呼ばれる．眼痛が慢性化することで中枢感作に至りやすく，問診に加えて点眼麻酔試験を行うことで状態がわかる[2]．生体共焦点顕微鏡を用いて角膜神経に解剖学的異常がないかを検出することは診断上，理にかなっているが，国内の限られた施設にしか普及していないのが現状である．

文献2

①症状の問診：神経障害性眼痛および中枢感作に特徴的な症状を問診する．眼の灼熱感，羞明，風への過敏性，温度変化への過敏性は，特徴的な症状とされる．

②点眼麻酔試験：点眼麻酔で症状が治まるかどうかをみる．症状が治まれば末梢性，治まらなければ中枢性，中間ならば混合性と診断する（図1）[3]．

　トラブルが生じている場合は，このような検査を通して通常のドライアイ症状にはとどまらない状態を呈していることを医師，患者双方が確認し，症状に共感を示すことで一気に事態が好転することをよく経験する．大抵の場合，既に何件も病院を回って，医師からもドクターショッピングであるとレッテルを張られていることもあり，患者は最初から不満を抱えてやってくることも少なくない．このような検査を通して患者からの信頼感が得られると治療にも良い影響があることを実感することになるだろう．

【予防策】　既に複数の病院を回っている患者や，他覚所見に不釣り合いな強い自覚症状を訴えている場合は，神経障害性眼痛の場合があり，要注意である．

【フォローアップ】　診断後に必ずしも治療がうまくいくわけではない．眼痛も慢性化す

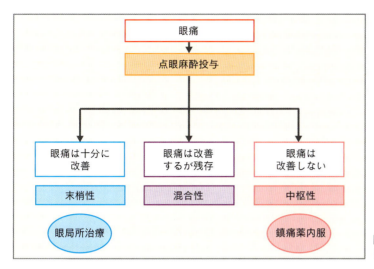

図1 点眼麻酔試験
(文献3より)

ればするほど治療が困難となる．しかしながら，血清点眼や神経障害性疼痛治療薬，鎮痛薬などが奏効する症例もあり一度は試みるべきである[2]．それでもうまくいかない場合は，漢方薬や針治療，麻酔科と連携して神経ブロックなどが奏効するケースも散見されるが，まだ症例報告レベルである．

症例2　ドライアイとして扱われやすい「眼瞼けいれん」

【背景】　ドライアイと診断したが，点眼薬を処方しても改善しないので，涙点プラグも行った．それでもまだ「まぶしい，眼が乾く」などの症状を訴えている．涙液メニスカスは十分で，角結膜上皮障害もそれほどみられない．涙液層も涙点プラグ後には安定しているようにみえる．そのような患者に出くわすことは日常診療の中でも決して珍しいことではない．眼表面所見には問題がないことを説明すると，「結局，まぶしさや眼の乾きなど何も改善していません．家では辛くてほとんど目を閉じているので，何もできません．私はどうすればよいのでしょうか？」と質問され，医師も患者も途方に暮れて診療がストップしてしまった．

【原因】　鑑別として「眼瞼けいれん（blepharospasm）」を考える必要がある．眼瞼けいれんは，瞬目の制御異常であり，眼瞼の不随意運動によって定義される．しかしながら，眼瞼の運動症状のみならず，眼部の感覚過敏や精神症状を伴うとされる．眼瞼けいれん患者は眼が開けづらい，瞼が勝手に閉じてしまうなどの訴えで来院する場合ばかりではなく，羞明や乾燥感，眼痛などの感覚過敏症状で受診する場合が多い．そのためドライアイと誤診されることが多い[4]．

【対応策】　眼瞼けいれん患者の主訴とその頻度を**表1**[3]にまとめる．運動症状よりも感覚過敏症状を訴える場合があることがわかる．ドライアイの治療が奏効しない場合には眼瞼けいれんを疑うことが重要である．眼瞼けいれんを疑った場合，瞬目負荷試験（**表2**）[3]を施行し積極的な診断を行う．一度の検査では必ずしも診断に至らないこともあり，診断がつくまでに複数回の来院を必要とする場合もある．診断のフローチャートを**図2**[3]に示した．なお，ベンゾジアゼピン系睡眠薬を原因とする薬剤性眼

文献4

表1 眼瞼けいれん患者の主訴

主訴	割合（％）
光がまぶしい	95
眼をつぶっていたほうが楽	92
眼が乾く	51
眼を自然に閉じてしまう	49
眼がごろごろする うっとうしい	41
瞼が垂れる	29
まばたきが多い	26
片目つぶりになってしまう	26
手指を使わないと開瞼できない	16
眉間に皺が寄る	12
眼の周囲が動く	8

（文献3より）

表2 瞬目負荷試験（瞬目テスト）

軽瞬（眉毛を動かさないで歯切れのよいまばたきをゆっくりしてみる）
- 0点 できた
- 1点 眉毛が動く，強いまばたきしかできない
- 2点 ゆっくりしたまばたきができず細かく速くなってしまう
- 3点 まばたきそのものができず，目をつぶってしまう

速瞬（できるだけ速く軽いまばたきを10秒間してみる）
- 0点 できた
- 1点 途中でつかえたりして30回はできないが，大体できた
- 2点 リズムが乱れたり，強いまばたきが混入した
- 3点 速く軽いまばたきそのものができない

強瞬（強く眼を閉じ，すばやく眼をあける動作を10回してみる）
- 0点 できた
- 1点 すばやく開けられないことが1, 2回あった
- 2点 開ける動作がゆっくりしかできなかった，またはできたが後ですぐ閉瞼してしまった
- 3点 開けること自体が著しく困難であるか，10回連続でできなかった

0点：正常　1〜2点：軽症眼瞼けいれん
3〜5点：中等度眼瞼けいれん　6〜8点：重症眼瞼けいれん

（文献3より）

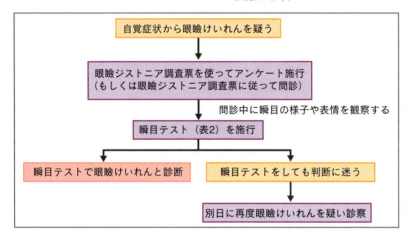

図2 眼瞼けいれんの診断方法
（文献3より）

瞼けいれんに遭遇することも多く，服薬歴を十分に確認する必要がある．

【予防策】　ドライアイと訴えは似ているが，羞明を訴えることが多く，特徴的な症状を訴えるので，ドライアイ治療に十分に反応しない場合は，詳細な問診を取り直すことで誤診を防げる．

【フォローアップ】　治療はA型ボツリヌス毒素注射が第一選択である．しかしながら，睡眠薬服用が関与している場合も多く，ボツリヌス毒素には反応せず睡眠薬の時間をかけた漸減中止で初めて症状が改善するケースも散見される．また，薬剤性でなくてもボツリヌス毒素では十分な効果を得られず，手術治療などが考慮される場合もある．診断もさることながら，治療方法も満足できるレベルに至らないことも多く，診断治療ともに難しいことがある．詳細は「眼瞼けいれん診療ガイドライン第2版(2022)」[3]を参照されたい．

症例3　ドライアイだが注意が必要な「眼類天疱瘡」

【背景】　ドライアイの原因は多岐にわたり，日本では涙液分泌減少型，涙液蒸発亢進型，上皮水濡れ性低下型に分類されることが多い[5]．著明な涙液減少と眼表面の全面にわたる角結膜上皮障害が観察されると，涙液分泌減少型ドライアイと考え，シェーグレン（Sjögren）症候群と診断されることが多い．根本的な解決は難しいため，乾燥感に対して長期にわたり点眼処方がされている症例も少なからずいる．しかしながら，長期経過の中でいつの間にか瞼球癒着を呈してしまった症例はいないだろうか（図3）．稀ではあるがトラブルに発展する可能性があり注意が必要である．

文献5

【原因】　このような事例では，「眼類天疱瘡（ocular cicatricial pemphigoid）」が原因となっている場合がある．スティーブンス・ジョンソン（Stevens-Johnson）症候群や移植片対宿主病（GVHD）も瞼球癒着を伴う眼表面炎症性疾患である．しかしながら，全身の皮疹や血液疾患に伴う末梢血幹細胞移植後など発症時期がはっきりしており診断に困ることは少ない．一方で，眼類天疱瘡ははっきりした発症時期がわからず，いつの間にか眼球運動制限が出るほどの瞼球癒着を形成していたとして，他院から紹介されることもある．このように，気づかない間に既に癒着が進行していることがあり，トラブルとなることがある．

【対応策】　まだ手術治療が必要なほど進行していなければ，乾燥緩和を目的としたドライアイ治療を行いつつも，瞼球癒着防止を目的とした抗炎症治療へと重点を移すべきである．ステロイドや免疫抑制点眼薬，免疫抑制薬の全身投与などで炎症を制御する必要がある．乾燥緩和のためのドライアイ治療としては，ジクアホソルナトリウム点眼薬，レバミピド点眼薬などがあげられる．涙液減少が著明な場合は，涙液貯留を目的として，涙点プラグや涙点閉鎖術による涙点閉塞が行われる．眼球表面を広く覆う強膜レンズは，レンズ下に人工涙液を貯留することが可能で，有効なデバイスとなるが，現在のところは国内未承認（保険適用外）であり，今後の国内での展開が期待される．

【予防策】　涙液分泌減少型ドライアイをみたときに安易にシェーグレン症候群と決めつけないことである．特に血液検査でSS-A・SS-B抗体の上昇がなく，自己免疫疾患の既往もない，よくみると結膜嚢が浅いなどの所見がある場合は要注意である．時に緑内障点眼薬や糖尿病治療薬のDPP-4（ジペプチジルペプチダーゼ4）阻害薬[6]で類似した症状が稀ではあるが出ることもあり，頭に入れておきたい内容である．長期フォローで落ち着いたシェーグレン症候群と決めつけず，眼表面の観察はしっかりと

文献6

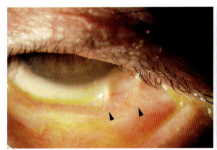 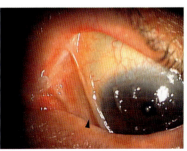

図3　眼類天疱瘡
下眼瞼と球結膜に瞼球癒着（黒矢頭）がみられる．

行いたい．

【フォローアップ】 抗炎症治療が基本だが，手術による瞼球癒着解除が必要な場合もある．専門施設へ紹介し，羊膜移植や上皮幹細胞移植なども視野に入れて外科的治療を行わなければならない場合もある．皮膚・粘膜疾患を合併することがあるので，皮膚科への併診も行いたい．

(田川義晃)

文献

1) Jensen TS et al. A new definition of neuropathic pain. *Pain* 2011；152：2204-5.
2) Dieckmann G et al. NEUROPATHIC CORNEAL PAIN：APPROACHES FOR MANAGEMENT. *Ophthalmology* 2017；124：S34-47.
3) 日本神経眼科学会眼瞼けいれん診療ガイドライン改定委員会. 眼瞼けいれん診療ガイドライン第2版 (2022). 日本神経眼科学会；2022.
4) Wakakura M et al. Blepharospasm in Japan：A Clinical Observational Study From a Large Referral Hospital in Tokyo. *Neuroophthalmology* 2018；42：275-83.
5) Tsubota K et al. New Perspectives on Dry Eye Definition and Diagnosis：A Consensus Report by the Asia Dry Eye Society. *Ocul Surf* 2017；15：65-76.
6) Matsumoto A et al. Ocular cicatricial pemphigoid following Dipeptidyl Peptidase-4 inhibitor use：A case report. *Am J Ophthalmol Case Rep* 2023；32：101957.

3.2 ウイルス性結膜炎

■外来での感染拡大防止策

【背景】 ウイルス性結膜炎（viral conjunctivitis）は，強い感染力を持ち感染拡大に留意が必要である流行性角結膜炎（epidemic keratoconjunctivitis：EKC）と咽頭結膜熱（pharyngoconjunctival fever：PCF），急性出血性結膜炎（acute hemorrhagic conjunctivitis：AHC）の3つと，単純ヘルペスウイルス（herpes simplex virus：HSV）結膜炎，水痘・帯状疱疹ウイルス（varicella zoster virus：VZV）結膜炎が代表的である．

EKCとPCFはアデノウイルスが原因ウイルスであり，EKCでは主に結膜に強い炎症を生じ，PCFでは主に上気道に炎症を生じる．近年は新型アデノウイルス（53・54・56型）によるEKCが多数報告されている．いずれも，感染性が高く，感染対策が求められる．

AHCはエンテロウイルス70型（EV70）もしくはコクサッキーウイルスA24変異株（CA24v）によって引き起こされる，結膜下出血を特徴とするウイルス性結膜炎の一つである．EKC同様に感染力が高く，感染対策に留意が必要である．

【対応策】 外来における結膜炎患者トリアージの第一ステップとして受付などに「充血や目やになどの結膜炎症状のある方は申し出てください」といった掲示を行い，自己申告を促すことが肝要である．可能であれば結膜炎が疑われる患者は通常の外来患者とは別スペースにて診察までの間待機をし，感染症患者専用のブースで診療を行うことが理想である．

診療後，EKC，AHCともに医療従事者の手指，医療器具が感染拡大の原因となりうる．具体的には眼圧測定接眼チップなどの直接眼に触れるものや細隙灯顕微鏡が原因となることもある．アデノウイルスやエンテロウイルスはエンベロープを持たず，消毒薬に対しては比較的抵抗性が強い．有効な消毒薬は0.1％次亜塩素酸ナトリウムとされているが，皮膚障害や金属腐食性があり，手指消毒などに対しては使用が困難である[1]．筆者は環境や非金属に対して単回使用できる次亜塩素酸ナトリウムを使用している（図1）．手指は流水でウイルスを除去し，消毒用エタノールを使用する．繰り返すことでより効果が増す．診療器具は流水で水洗いをした後に80％以上のエ

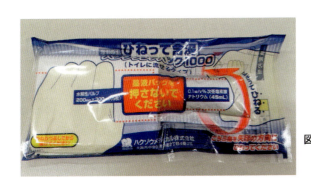

図1 あらかじめ濃度調整されており単回使用できる次亜塩素酸ナトリウム

タノールに10分以上，80％未満の濃度では30分以上浸水する[2]．

100人規模の外来患者を有する眼科施設において，1週間に5人以上のEKCが発生している場合，病棟内において2人以上にEKCがみられた場合は，院内感染が発生したと判断し，感染状況の把握，感染拡大防止に注力をする[3]．

文献3

【フォローアップ】　院内感染，外来での感染拡大を防ぐために感染症対策を念頭においた日ごろからの標準予防策の遵守，スタッフ一人一人の感染症に対する自覚を促していくことで，ウイルス性結膜炎に限らず，様々な感染症に対応可能な診療環境を構築することができると考える．

■ 診断時のトラブル

【背景】　臨床的にEKCと診断された症例のうち，5％程度はHSV結膜炎やクラミジア結膜炎が占めているとされる[1]．どのウイルス性結膜炎においても眼瞼結膜に濾胞を認め，眼脂，充血が出現するといった特徴を示すため，鑑別が困難となる場合が多い．また近年では，EKCと診断された患者に尿道炎を併発する症例も散見される．

【原因】　HSV結膜炎，クラミジア結膜炎ともにEKCと同様に濾胞性結膜炎を呈するため，EKCとして加療されるも改善せず，数週後に確定診断に至る症例がある．クラミジア結膜炎は片眼性で2週間以上続く，亜急性濾胞性結膜炎を呈し，尿道炎，子宮頸管炎などのいわゆる性感染症（sexually-transmitted infections：STI）の病歴の聴取も重要である．HSV結膜炎に関しては臨床的な鑑別は困難であるとされている．

【対応策】　クラミジア結膜炎にみられる眼脂は粘液膿性眼脂の場合が多く，EKCでは水様性眼脂がみられる点で臨床的に異なる．またEKCの場合，約2週間で軽快するが，クラミジア結膜炎は数週間経過しても軽快せず，濾胞が癒合し特徴的な堤防上の濾胞が形成されていく点も鑑別の一つとなる[4]．

HSV結膜炎の場合，眼瞼ヘルペスを伴った結膜炎の形でみられることが多く，眼瞼皮膚に臍窩を伴う水疱を確認することが鑑別につながる．VZV結膜炎の場合は三叉神経第一枝領域に沿った皮疹が出現することが特徴である[5]．両者とも皮疹が出現していない場合には臨床的な鑑別は困難である．

EKCが疑われる場合には積極的に迅速診断キットを活用し，鑑別を行う．現在，特異度はほぼ100％，感度が60〜80％となっており，正確かつ迅速にEKCの診断をすることができる．しかし，時期によっては陽性になりにくいことに留意しておく．

【予防策】　急性濾胞性結膜炎の患者を診察した場合，EKC以外の鑑別診断も重要である．
- クラミジア結膜炎は亜急性の片眼性の結膜炎であり，STIの病歴聴取も重要である．
- HSV結膜炎，VZV結膜炎は眼瞼の特徴的な皮疹を確認する必要がある．皮疹が出現していない場合には臨床的に鑑別が困難である．
- EKCを疑った場合には迅速診断キットを活用し，迅速にEKCの確定を行う．

【フォローアップ】　クラミジア結膜炎患者は尿道炎といったSTIも併発している場合が多い．STIを疑う所見があれば泌尿器科，産婦人科の受診を勧める．パートナーの感染の有無についても検索し，治療を行うことが感染拡大防止に不可欠である．

■治療後のトラブル

【背景】 EKC は発症後 1～2 週間後に多発性角膜上皮下浸潤（multiple subepithelial corneal infiltrates：MSI）を生じる場合がある（図 2）．特に近年流行している「新型アデノウイルス」と呼ばれる型は MSI 発症のリスクが高いと言われている[6]．MSI は個々により数や大きさが異なり視力低下や羞明をきたし日常生活に影響を及ぼす可能性がある．

文献 6

【原因】 MSI 発症の原因は現在まで明確にはされていないが，局所ステロイド点眼による治療の有効性から何らかの免疫反応であると考えられている．

【対応策】 MSI に対する加療としてステロイド点眼と，保険適応外ではあるが免疫抑制点眼薬が使用される．どちらも有効性，忍容性に有意差はないと報告されており[7]，筆者は MSI が生じた際にはまずは 0.1 % フルオロメトロン点眼（フルメトロン®点眼液 0.1 %）などのステロイド点眼で加療を開始する．ステロイド点眼による加療を行うも，改善がみられない場合には，タクロリムス点眼液（タリムス®点眼液 0.1 %）やシクロスポリン点眼液（パピロック®ミニ点眼液 0.1 %）といった免疫抑制点眼薬を使用する．免疫抑制点眼薬の使用により MSI の改善がみられる場合もある．MSI 発症から期間が経過してしまった場合には上記加療を行っても改善なく混濁が残存する場合も多く，可能な限り早期の介入が望ましい．

文献 7

また，眼表面の殺菌消毒用点眼薬としてヨウ素・ポリビニルアルコール点眼液（サンヨード®点眼薬）がスイッチ OTC 医薬品[†]として発売された．*in vitro* では 10 秒作用させることで様々なアデノウイルスに 99.99 % 以上の抗ウイルス効果を持つことが報告されている[8]．加えて，MSI の発症頻度を低下させる可能性も示唆されており[9]，MSI 発症予防に期待がかかる．しかし，遊離ヨウ素は細胞内に侵入しているアデノウイルスには効果がない可能性が高いため，注意が必要である．

[†]スイッチ OTC 医薬品：有効性・安全性が確立された医療用医薬品を，市販薬に転用した医薬品

【予防策】 近年，EKC 後に MSI 発症のリスクが高く，下記を念頭においた加療を行う必要がある．
- MSI 発症早期からのステロイド点眼による加療を行う．
- ステロイド無効例に対しては免疫抑制点眼薬を追加する．

文献 8

文献 9

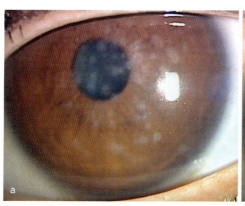
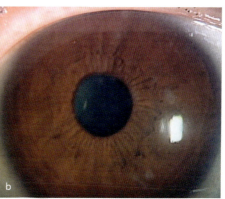

図 2　流行性角結膜炎症例の治療前後の所見
a：治療前　MSI がみられる．
b：ステロイド点眼薬，免疫抑制点眼薬による加療 2 か月後　MSI は改善傾向にある．

●スイッチOTC薬であるヨウ素・ポリビニルアルコール殺菌消毒用点眼薬を活用する．

【フォローアップ】 MSIの加療には数か月を要する場合もあり，ステロイド点眼薬使用によるステロイド緑内障に注意する．また，MSIが改善し，ステロイド点眼薬を急に中止するとMSIが再発する場合があり，ステロイド点眼薬は漸減しながら再発の有無を確認する必要がある．

（原田一宏）

文献

1) 北市伸義．ウイルス性結膜炎．臨床眼科 2016；70：164-9.
2) 庄司 純．ウイルス性結膜炎．臨床眼科 2013；67：52-6.
3) 薄井紀夫．ウイルス性結膜炎ガイドライン 第6章 院内感染対策．日本眼科学会雑誌 2002；107：27-32.
4) 高岡紀子ほか．クラミジア結膜炎6例の検討．臨床眼科 2005；59：869-73.
5) 山添克弥ほか．ウイルス性結膜炎．臨床眼科 2019；73：68-72.
6) Uemura T et al. Clinical and virological analysis of epidemic keratoconjunctivitis caused by adenovirus type 54 in a regional ophthalmic clinic in Kyushu, Japan. *Clin Ophthalmol* 2018；12：511-7.
7) Gouider D et al. Corticosteroids Versus Cyclosporine for Subepithelial Infiltrates Secondary to Epidemic Keratoconjunctivitis：A Prospective Randomized Double-Blind Study. *Cornea* 2021；40：726-32.
8) Tsukahara-Kawamura T et al. Evaluation of anti-adenoviral effects of the polyvinyl alcohol iodine ophthalmic solution. *Jpn J Ophthalmol* 2024；68：64-9.
9) Matsuura K et al. Comparative study of topical regimen for adenoviral keratoconjunctivitis by 0.1 % fluorometholone with and without polyvinyl alcohol iodine. *Jpn J Ophthalmol* 2021；65：107-14.

3.3 アレルギー性結膜疾患

■疾患の考え方

アレルギー性結膜疾患（allergic conjunctival disease）には，アレルギー性結膜炎，春季カタル，アトピー性角結膜炎，巨大乳頭結膜炎の4疾患が含まれる[1]．有病率が45％を超えるアレルギー性結膜炎は，IgEを介したⅠ型アレルギー反応でマスト細胞が脱顆粒することにより生じる即時相が主たる病態であり，治療はマスト細胞および放出されるヒスタミンを標的とした抗アレルギー点眼薬で行う．一方，アトピー性角結膜炎や春季カタルは有病率は低いが，結膜に増殖性病変を形成し，角膜にも病変を生じるため，視機能に影響する重篤な疾患である．これらの疾患の病態には，Ⅰ型アレルギー反応のみならずIgEを介さない2型自然リンパ球や上皮由来のサイトカインなどによる自然型アレルギーも関与している．したがって，治療にはT細胞を抑制する免疫抑制点眼薬を中心に用いる．アレルギー性結膜炎と春季カタルは同じⅠ型アレルギーが関与するが，重症のアレルギー性結膜炎が春季カタルに移行するのではなく，まったく病態が異なる疾患であることの理解が重要である．

文献1

日常診療で遭遇する機会の多い結膜炎患者の診断では，まず感染性か非感染性（アレルギー性結膜疾患）かを鑑別し[2]，その後アレルギー性結膜疾患の中で4疾患の病型分類をする，2段階の鑑別が必要である[3]．アレルギー性結膜疾患と診断した場合は，重症型の春季カタル・アトピー性角結膜炎を見逃さないことが重要である．

■診断のピットフォールとトラブルシューティング

症例1　見逃されやすい「眼球型春季カタル」

【背景】　春季カタル（vernal keratoconjunctivitis：VKC）は年少者の男児に多い疾患である．増殖性病変の生じる部位により，眼瞼型，眼球型（輪部型），混合型に病型分類される．重症度は眼瞼型＞混合型・眼球型である．眼球型は角膜病変を伴うことが少なく，特に輪部病変が小さい軽症例では見逃されやすい傾向にある．

【原因】　眼球型VKCが見逃され，「アレルギー性結膜炎」と診断されている小児症例に遭遇することが少なくない．このような症例では抗アレルギー点眼薬のみでは，眼掻痒感などの症状が改善しないためステロイド点眼薬も処方されていることが多い．見逃される原因は，輪部病変の見逃しである[4]．特に軽症例ではディフューザー光で観察しただけでは気づかず見逃されやすい（図1a）．

【対応策】　輪部病変があれば眼球型VKCと診断できる．ステロイド点眼薬を追加するのではなく，免疫抑制点眼薬を追加して治療を行う．

【予防策】　眼掻痒感を訴えるアレルギー性結膜炎が疑われる症例など，結膜炎診療においても，フルオレセイン染色による観察を行い（図1b），角膜病変や小さな輪部病変を伴っていないかの確認を習慣づけることが見逃し・誤診の予防に重要である．

【フォローアップ】　VKCはステロイドレスポンダーの多い小児に好発する疾患であり，安易なステロイド点眼薬の処方は眼圧上昇を引き起こす可能性がある．VKCに対してはステロイド点眼薬の追加の前に，実質的な第一選択薬であるシクロスポリン

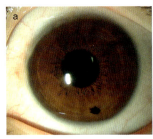 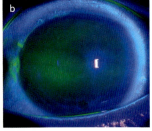

図1 眼球型春季カタル（小学生，男児）
両眼の眼のかゆみで近医を受診し，アレルギー性結膜炎の診断で抗アレルギー点眼薬が処方されるも改善しないため受診した．両上眼瞼結膜には巨大乳頭はみられなかった．角膜上皮障害はみられなかったが輪部に小さな白色病変がみられた（a）．軽症の輪部病変はフルオレセイン染色で初めて気がつくこともある（b）．

やタクロリムスなどの免疫抑制点眼薬を用いて治療を行う[5]．眼球型であればシクロスポリン点眼でも十分に消炎が可能である．免疫抑制点眼薬は比較的高価であること，点眼時の刺激感・灼熱感があることを患者および保護者にあらかじめ伝えておく．

症例2 春季カタル（VKC）と間違われやすい角膜病変を伴う感染性結膜炎

【背景】 VKCやアトピー性角結膜炎などの重症型のアレルギー性結膜疾患では，落屑状の点状表層角膜炎やシールド潰瘍，角膜プラークなどの特有な角膜病変をきたす．一方，アデノウイルスなどによる感染性結膜炎でも角膜上皮病変をきたすことがある．

【原因】 アデノウイルスなどの結膜炎で上眼瞼結膜に偽膜が生じると，しばしば角膜上皮障害をきたす．ウイルス性結膜炎の角膜病変がVKCの落屑状の点状表層角膜炎（図2）や類円形のシールド潰瘍（図3）に類似することがあり，春季カタルとして紹介されることを経験する．

われわれは日常診療において，眼所見を以前の経験則および知識と無意識に統合して，パターン認識により診断を下すことも多いと思われる．しかしながらパターン認識では，無意識的なエラー（認知エラー，認知バイアス）を引き起こすことがあり，注意が必要である．本症例では，認知エラーである「アンカリング（錨降ろし）バイアス」と「早期打ち切り（premature closure）」が関与したと推察される．「アンカ

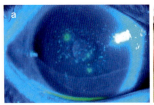 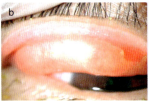

図2 アデノウイルス結膜炎による落屑状点状表層角膜炎に類似した角膜病変（スギ花粉症，30代，女性）
抗ヒスタミン薬を内服していたが眼のかゆみに加え眼痛，眼瞼腫脹を自覚し近医を受診した．角膜に上皮障害びらんを認めたためVKC疑いの診断のもと紹介された．結膜充血と不整形の角膜上皮びらんが多数みられた（a）が，上眼瞼結膜の巨大乳頭や，輪部病変はみられず，偽膜がみられた（b）．アトピー性皮膚炎の既往はなく，咽頭痛・発熱・リンパ節腫脹がみられた．

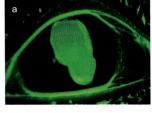 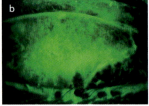

図3 アデノウイルス結膜炎によるシールド潰瘍に類似した角膜病変（40代，男性）
VKCのシールド潰瘍に類似した類円形の角膜上皮びらんを認める（a）が，上眼瞼結膜には巨大乳頭はなく，偽膜がみられた（b）．アトピー性皮膚炎の既往はなく，リンパ節腫脹がみられた．

リングバイアス」とは，最初に提示された対象の特徴の印象が強く頭に残り，その後の意思決定に影響を及ぼす心理現象のことで，診断においては相反するデータや矛盾するデータが蓄積しても，臨床医が第一印象に固執し続けることである．また「早期打ち切り」は，パターン認識に基づいて迅速に診断を行うと，他の診断の可能性を考慮せずに早期にデータの収集をやめてしまうことである．本症例では，アレルギー性結膜炎患者で類円形の角膜障害が生じたことから，VKC と直観的に診断し（アンカリングバイアス），それ以外の詳細な問診やリンパ節の触診および眼瞼を翻転しての眼瞼結膜の観察がされなかったこと（早期打ち切り）が原因として推察される．

【対応策】　図2，3の症例は，いずれも 30 ～ 40 歳代でアトピー性皮膚炎の既往はなかった．この年齢でアトピー性皮膚炎を合併しない VKC は非常に稀である．また問診すると咽頭痛と発熱があり，触診で耳前リンパ節が腫脹しており，感染性（ウイルス性）結膜炎が疑われた．さらに上眼瞼結膜を翻転すると偽膜がみられ，「偽膜性結膜炎による角膜障害」と診断した．

【予防策】　上述のように，診断エラーにつながりやすい「アンカリングバイアス」「早期打ち切り」に陥らないように注意して診察を行う．シールド潰瘍は VKC に特徴的な所見ではあるが，特異的な所見ではなく，類円形の角膜上皮欠損を伴った結膜炎を短絡的に VKC と診断してはならない．特徴的な所見のみに固執せずに，問診（アトピー性皮膚炎の有無，咽頭痛などの症状の有無），眼外病変の確認（リンパ節の触診，顔面皮膚の視診），VKC の診断に矛盾する所見がないか，感染性結膜炎ではないかを確認することを習慣づける．

【フォローアップ】　ウイルス性結膜炎であれば免疫抑制点眼薬は処方せず，偽膜除去とステロイド点眼薬により加療する．

■ 治療のピットフォールとトラブルシューティング
症例3　角膜感染症を合併した春季カタル（VKC）・アトピー性角結膜炎（AKC）

【背景】　アトピー性皮膚炎患者は，皮膚や結膜嚢にメチシリン耐性黄色ブドウ球菌（MRSA）を保有している割合が高いことが知られている[6]．また角膜ヘルペスや眼瞼のカポジ水痘様発疹，伝染性膿痂疹などの感染症を併発し増悪することも少なくない．アトピー性角結膜炎（atopic keratoconjunctivitis：AKC）はもちろんであるが，VKC においても半数以上の症例でアトピー性皮膚炎を合併しており，ブドウ球菌やヘルペスウイルスなどの微生物の感染を生じることがある．また稀に角膜プラークの下に細菌や真菌の感染を生じることがある[7]．

文献 6

【原因】　VKC や AKC では，シールド潰瘍などの角膜上皮病変を伴うことが多い．また免疫抑制点眼薬やステロイド点眼薬などの使用も微生物感染のリスクとなる．

【対応策】　角膜びらんやシールド潰瘍に細菌・真菌感染を併発した場合には，角膜実質の浸潤・混濁などで気づきやすいが，角膜プラーク下に感染が生じた症例ではプラークの下の角膜実質は観察が困難でわかりづらい（図4）．眼痛の出現，角膜実質への血管侵入の増加やプラーク周囲の角膜実質の混濁などの所見が観察されれば，細菌感染を疑い速やかにプラークを剝離して，プラーク下の実質の状態を確認し（図4c），培養や鏡検などの微生物感染の検査を行う．

【予防策】　VKC や AKC では，長期間の免疫抑制点眼薬やステロイド点眼薬を使用し

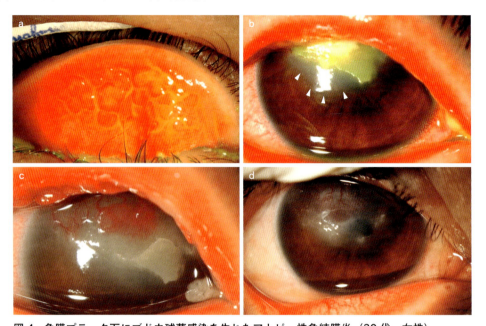

図4 角膜プラーク下にブドウ球菌感染を生じたアトピー性角結膜炎（30代，女性）
近医で1年前よりVKCの診断で点眼加療されるも角膜プラークが遷延していた．3日前から視力低下と眼痛，多量の眼脂を自覚し受診した．アトピー性皮膚炎を併発していた．抗アレルギー点眼薬，免疫抑制点眼薬，ステロイド点眼薬で加療されていた．上眼瞼には巨大乳頭を（a），角膜には大きな角膜プラークの堆積を認める．プラークの範囲を超えた角膜実質に浸潤（矢頭）を認め（b），上方からの血管侵入も強いことから感染を疑い，プラークを除去すると，角膜実質に強い浸潤病巣を認め（c），多数の好中球とブドウ球菌が検出された．抗菌薬による加療後，感染は沈静化した（d）．
（文献7より）

ている症例が多く，ヘルペスウイルス角膜炎の発症には常に注意し，フルオレセイン染色による角膜の観察が必要である．またステロイド点眼薬を処方しているときには細菌・真菌感染にも注意する．局所的な充血や眼痛を自覚した場合には，速やかに受診することを伝えておく．

【フォローアップ】 微生物感染が確認されれば，免疫抑制点眼薬やステロイド点眼薬を中止して，感染症の治療を優先して行う．感染症の活動性が高い時期は，点眼薬を中止してもアレルギー炎症は増悪しないことが多い．

　また，眼周囲の皮膚にヘルペスウイルスやブドウ球菌などによるカポジ水痘様発疹，伝染性膿痂疹が非常に重篤化することがあり，その場合は皮膚科や小児科と連携して治療を行える施設へ紹介するのがよい．

（福田　憲）

文献

1) 日本眼科アレルギー学会診療ガイドライン作成委員会．アレルギー性結膜疾患診療ガイドライン（第3版）．日本眼科学会雑誌 2021；125：741-85．
2) 杉浦佳代ほか．結膜炎：感染とアレルギーの見分け方．あたらしい眼科 2016；33：383-9．
3) 福田　憲．診断と鑑別診断．MB OCULISTA 2015；24：17-23．
4) 福田　憲ほか．アレルギー性結膜疾患．MB OCULISTA 2018；65：8-14．
5) 福田　憲．春季カタルの薬物治療．アレルギー 2022；71：359-64．
6) Fukuda M et al. Methicillin-resistant Staphylococcus aureus and methicillin-resistant coagulase-negative Staphylococcus ocular surface infection efficacy of chloramphenicol eye drops. *Cornea* 2002；21：S86-9．
7) 福田　憲．アレルギー性結膜疾患．MB OCULISTA 2013；7：49-57．

3.4 ぶどう膜炎

症例1　ベーチェット病

【背景】　ベーチェット（Behçet）病は，非肉芽腫性ぶどう膜炎，口内炎，陰部潰瘍，皮膚病変を主症状とする全身疾患で，他にも関節炎や精巣上体炎，消化器病変，血管病変，中枢神経症状といった副症状がある[1]．毛様充血，前房蓄膿を伴った強い前眼部炎症や硝子体混濁，眼底には滲出斑や出血を認める（図1）．突然の眼炎症発作を生じる疾患で「急に見えづらくなった」と訴え受診することが多い．治療による炎症のコントロールができず，眼炎症発作を繰り返す場合や適切な診断がつくまでに時間を要した場合は，重度の視機能障害に至る症例もある．

【原因】　口内炎や陰部潰瘍など眼外症状を自分から訴えない患者もいるため，しっかりした問診がない場合は診断にたどり着けないこともある．またベーチェット病は，増悪寛解を繰り返すため，眼科受診時に前眼部主体の眼炎症発作があり，眼底に明らかな滲出性病変や出血がない場合は急性前部ぶどう膜炎や虹彩炎として治療され，後眼部の炎症コントロールが不十分になることがある．

【対応策】　まずは，ぶどう膜炎症例を診察した場合は十分な問診をすることが重要である．実際にベーチェット病が疑われた場合は，膠原病内科や皮膚科など適切な科へコンサルトし，眼外病変の評価を行ってもらう．治療は，眼炎症発作が出現している場合は早期の消炎が必要となるため，ステロイドの点眼や局所注射，瞳孔管理として散瞳薬を用いる．また眼炎症発作を繰り返す場合はまず，コルヒチンの内服開始を検討する．コルヒチン内服でも炎症発作を認める場合は，視機能低下リスクが低い場合はシクロスポリンの内服を検討する．眼炎症発作を頻回に認める症例，後極部に眼炎症発作を生じる症例，視機能障害が著しく失明の危機にある症例といった視機能低下リスクの高い症例には，抗TNFα製剤の導入を行う[1]（図2，3）．

【予防策】
- ぶどう膜炎では眼外症状の確認を行う．

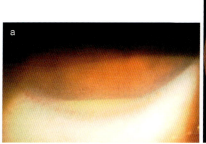 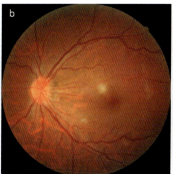 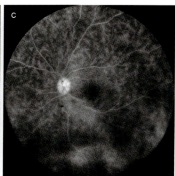

図1　ベーチェット病眼所見
a：前眼部写真　前房蓄膿を認める．
b：眼底写真　滲出斑を認める．
c：蛍光眼底造影検査　羊歯状の蛍光漏出を認める．

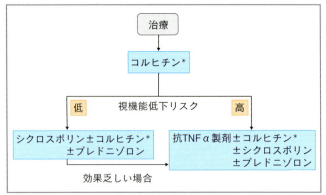

図2 ベーチェット病眼発作予防の治療アルゴリズム
＊保険適応外治療
（文献1より作成）

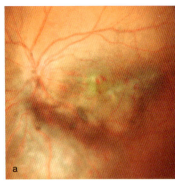
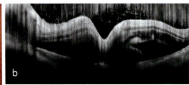
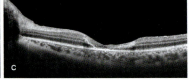

図3 ベーチェット病発作時，発作後の眼所見
a：眼底写真　黄斑部に滲出斑，網膜出血を認める．
b：OCT　網膜浮腫，網膜剥離を認める．
c：OCT　網膜の菲薄化を認める．

- ぶどう膜炎を診察した際は，眼底もしっかり確認する．
- 蛍光眼底造影検査や精査のための採血などができない場合は，適切な病院へ紹介する．

【フォローアップ】　眼炎症発作期では治療後の炎症が軽快しているか適宜外来にて経過観察する必要がある．また全身加療開始後も眼炎症発作の出現の可能性はあるため，受診間隔をあけたとしても自覚症状が悪い場合にはすぐ受診するように説明しておく．

症例2　フォークト・小柳・原田病

文献2

文献3

文献4

【背景】　フォークト・小柳・原田病（Vogt-Koyanagi-Harada disease：VKH病）はメラノサイトあるいはメラニン色素に対する自己免疫疾患で，肉芽腫性ぶどう膜炎を認める．他に頭痛や耳鳴り，めまいなどの全身症状を認めることがある．特徴的な眼所見としては，漿液性網膜剥離や脈絡膜皺襞，脈絡膜肥厚がある（図4）．HLA-DRB1＊0405の割合が多い[2]．治療としてステロイド全身投与を施行しても炎症の再燃を繰り返す症例が少なくない．約2〜3割の症例で炎症が遷延化すると言われており[3,4]，炎症の再燃を繰り返すような症例ではステロイド点眼や炎症に伴う続発緑内障，網脈絡膜萎縮を生じ，視力が不良になる例もみられる（図5）．また，ステロイド長期投与による全身の副作用の出現も問題となる．

【原因】　遷延化する原因として，発症から治療開始までの時間が長い場合，十分な初期治療ができていない場合，ステロイドの漸減が早すぎる場合，発症年齢が高い場合などでは炎症が遷延化しやすい．また特に視神経乳頭浮腫型VKH病では発症年齢が高

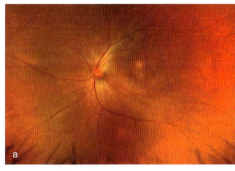
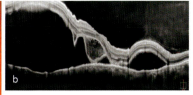

図 4 VKH 病―治療前の所見
a：眼底写真　漿液性網膜剥離を認める.
b：OCT　隔壁を伴う漿液性網膜剥離，脈絡膜肥厚を認める.

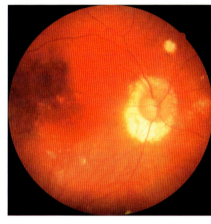

図 5　遷延型 VKH 病の眼底写真
夕焼け状眼底，網脈絡膜萎縮，視神経乳頭陥凹の拡大を認める.

く慢性化しやすい傾向にあると報告されている[5]．

【対応策】　極力炎症が遷延化しないことが重要であるため，治療を早期かつ適切に行う必要がある．治療は一般的にステロイドパルス療法が用いられている．しかし，ステロイドパルス療法後の漸減のスピードには注意を要する．特に炎症の遷延化のリスクが高い症例においては，比較的ゆっくりと漸減することがよいと考えられる．また再燃を繰り返すためにステロイド漸減が困難な症例では，シクロスポリンや抗 TNFα 製剤であるアダリムマブの併用を検討する必要がある．

　また近年では，ステロイドパルス療法ではなく，ステロイド内服とシクロスポリン内服併用による治療がステロイドパルス療法による結果と比較し非劣性で，夕焼け状眼底の発症頻度が低かったと報告があり，糖尿病などの全身疾患によりステロイド量を極力減らしたい症例にはシクロスポリン併用も検討してもよいかもしれない[6]．

【予防策】
- 視神経乳頭発赤・腫脹がある場合は，VKH も鑑別にあげる．
- ステロイドの減量は光干渉断層計（optical coherence tomograph：OCT），フルオレセイン蛍光眼底造影（fluorescein angiography：FA），インドシアニングリーン蛍光眼底造影（indocyanine green angiography：IA）などを用いて注意しながら行う．

【フォローアップ】　ステロイドの長期使用になるため，緑内障や白内障といった眼合併症や，感染，高血糖，高血圧，骨粗鬆症，併用薬による腎障害や肝障害などに注意して経過観察を行う．

文献 5

文献 6

症例3　サルコイドーシス

【背景】　サルコイドーシス（sarcoidosis）は，全身性の肉芽腫性疾患で眼や肺，心臓，皮膚の他にも多くの臓器に影響し多彩な症状を呈する．眼所見は，豚脂様角膜後面沈着物やケッペ（Koeppe）結節，ブサッカ（Busacca）結節，隅角結節，テント状周辺虹彩前癒着，雪玉状硝子体混濁，網膜血管周囲炎，白色の網脈絡膜滲出斑などがみられる（図6）．肉芽腫性ぶどう膜炎を診察した際は，まず診断や全身状態把握のため全身精査に加え，内科へのコンサルトを検討する必要がある．また全身精査をする前にステロイド全身投与を行うと診断がつかなくなることがあるため，精査を速やかに行うか精査のできる適切な病院へ紹介する．病院に受診した時点で，眼炎症が軽度の症例も多いが，炎症が強い症例もしばしば経験する．このような症例では緑内障や白内障，硝子体混濁（図7），硝子体出血，黄斑浮腫を伴っていることもある．

【原因】　眼炎症が強く出現している患者はある程度見えづらくなってから眼科を受診している可能性がある．またステロイド治療への反応性が良い場合も多く，一旦症状が治ったと思い受診を中断し，再度悪くなってから受診をするといったこともあり，炎

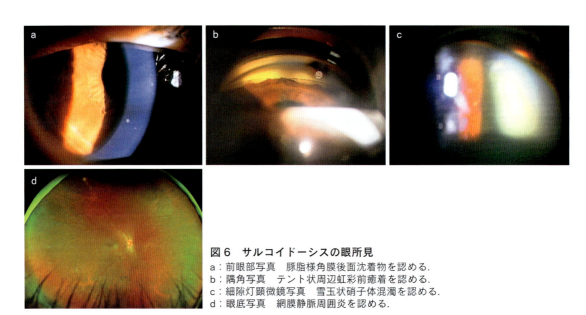

図6　サルコイドーシスの眼所見
a：前眼部写真　豚脂様角膜後面沈着物を認める．
b：隅角写真　テント状周辺虹彩前癒着を認める．
c：細隙灯顕微鏡写真　雪玉状硝子体混濁を認める．
d：眼底写真　網膜静脈周囲炎を認める．

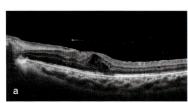
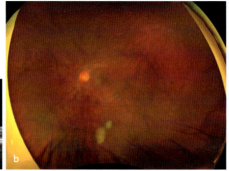
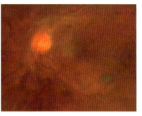

bの拡大写真

図7　サルコイドーシスの手術症例
a：OCT　黄斑上膜を認める．
b：眼底写真　硝子体混濁（雪玉状混濁も認める），乳頭周囲に増殖膜を認める．

症が遷延している可能性がある．このように患者自身の病気に対する理解が乏しい場合は，病状をしっかりと説明し受診してもらうことが大事になる．

【対応策】 前眼部炎症が強い場合は，まずはステロイドの点眼による消炎や散瞳薬による瞳孔管理をしっかりと行う．また病初期には眼圧上昇を認めることもあり，線維柱帯の炎症，隅角結節による圧迫や肉芽腫によるシュレム（Schlemm）管の閉塞などで生じると考えられている[7]．ステロイドの開始にて眼圧は下がることも多いが，眼圧降下の乏しい症例もあるため，その際は緑内障治療薬の点眼開始を検討する．また眼底の状態をしっかり把握することも大事である．後眼部炎症が強い場合や囊胞様黄斑浮腫の際は，ステロイドのテノン囊下注射を行う．局所ステロイド治療で効果が乏しい場合は，ステロイドや免疫抑制薬の内服を検討する．また続発緑内障や白内障，残存した硝子体混濁，遷延化した黄斑浮腫，黄斑前膜，増殖膜がある症例に対しては手術も検討する[8]．

文献 8

【予防策】
- 全身加療する場合は治療開始前に精査を行う．
- 定期的な診察を行う．

【フォローアップ】 治療開始後に炎症が軽快しても，定期診察を必ず勧める．炎症だけをみるのではなく，緑内障の進行などがないかも評価しておく必要がある．

（山名智志）

文献

1) 日本ベーチェット病学会（監）．ベーチェット病診療ガイドライン2020．診断と治療社；2020．
2) Shindo Y et al. A significant association of HLA-DRB1*0501 with Vogt-Koyanagi-Harada's disease results from a linkage disequilibrium with the primarily associated allele, DRB1*0405. *Tissue Antigens* 1996；47：344-5.
3) Nakayama M et al. Clinical features and visual outcomes of 111 patients with new-onset acute Vogt-Koyanagi-Harada disease treated with pulse intravenous corticosteroids. *Br J Ophthalmol* 2019；103：274-8.
4) Nishioka Y et al. Recurrence risk factors in patients with the Vogt-Koyanagi-Harada syndrome in Japan. *Ocul Immunol Inflamm* 1995；3：73-80.
5) Okunuki Y et al. Differences in the clinical features of two types of Vogt-Koyanagi-Harada disease：serous retinal detachment and optic disc swelling. *Jpn J Ophthalmol* 2015；59：103-8.
6) Ono T et al. Comparison of combination therapy of prednisolone and cyclosporine with corticosteroid pulse therapy in Vogt-Koyanagi-Harada disease. *Jpn J Ophthalmol* 2022；66：119-29.
7) 園田康平ほか（編）．所見から考えるぶどう膜炎．第2版．医学書院；2022．p.130．
8) Takase H. Characteristics and management of ocular sarcoidosis. *Immunol Med* 2022；45：12-21.

3.5 ロービジョンケア

　眼科医療では予防・治療と共にリハビリテーション（low vision care〈ロービジョンケア〉）の実践が必要であり，すべての眼科医が取り組めるミニマムなロービジョンケア「クイック・ロービジョンケア」が進められている[1]．ここでは，ロービジョンケアの一般的なトラブルと対応策を紹介する．

症例 1　ロービジョンケア未実施に対し不満のあるケース

【背景】　定期受診の 50 代の網膜色素変性患者から「見えづらくなってきたのに，何もしてもらえない」と医療機関の口コミサイトに書き込みがあった．SNS の普及により，誰もが自由に医療機関の口コミサイトに投稿できる時代になってきた．その結果，ポジティブな口コミは医療機関の信頼を高める一方，ネガティブな口コミは医療機関の評判に大きく影響を及ぼすことがある．

【原因】　網膜色素変性などの進行が緩徐な慢性疾患では，毎回「お変わりありません」で診療が終わることが多い．ロービジョンケアの重要性は認識しているが，患者対応や診療時間に追われ，所見変化もないのでそのまま診察終了となる．治療法が確立していない疾患では，患者は常に不安をかかえ，「見えづらくなってきたのに，何もしてもらえない」と，医師には直接言えない不満が残る．それが口コミサイトの投稿動機になったと推測される．

【対応策】　ロービジョンケア紹介リーフレット（スマートサイト）を渡す（図 1）．

【予防策】　「クイック・ロービジョンケア」を参考に，できることから始めていく．

① ロービジョン患者の診療後には必ず「今，何か困ったことはありませんか」と，一声掛けるようにする．
② 地域の福祉施設や教育機関などの社会資源情報を入手しておく．
③ 日本網膜色素変性症協会（Japanese Retinitis Pigmentosa Society：JRPS）や当事者会を紹介し，患者の孤立や心の不安を軽減する．
④ 100 円ショップで買える便利グッズ（黒いしゃもじ，黒・白まな板，立体シールなど）やタイポスコープを待合室に展示し，患者が試用できるようにしておく（図 2）．
⑤ 治療法が確立していない疾患では，「現在のところ，治療法はありません」ではなく，「現在のところ，治療は難しいですが，今後の研究や治療法の開発が期待されています」など，少しでも希望を持たせるような言葉のニュアンスを選択する．

【フォローアップ】　スマートサイトは，視覚障害により生活に支障のある人が，各々の悩みに応じた適切な指導や訓練が受けられる相談先を紹介する，簡単なリーフレットや関連したウェブサイトである．1 枚のシンプルなリーフレットから，ロービジョン関連の情報を入手でき，患者が必要なサービスにアクセスできる．日本眼科医会のホームページ[2]から全国 47 都道府県のスマートサイトがダウンロード可能である．スマートサイトを渡すときは，「いろいろ相談できるところが掲載してありますので，参考のためにお渡ししますね」など，必ず一言を添える必要がある[3]．主治医やスタッフの思いやりを実感することで，患者は安心感を得ることができる．

文献 2

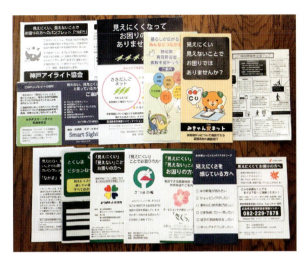 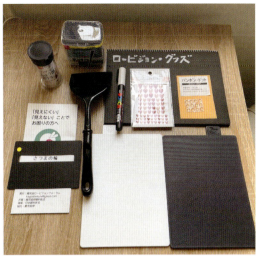

図1　各地域のロービジョンケア紹介リーフレット（スマートサイト）の例

図2　待合室のロービジョングッズコーナー
プッシュ式調味料入れ，黒色綿棒，立体シールなど

【アドバイス】　スマートサイトを渡す対象者の視機能の参考基準[†]を以下に示す．

- 良いほうの眼の矯正視力 0.5 未満
- 視野に暗点や欠損がある（特に下方）．
- 羞明や複視が強い．

[†] 各地域のスマートサイトの視機能基準を参照のこと

症例2　遮光眼鏡の処方後に羞明が継続するケース

【背景】　36歳，男性，両眼の無虹彩症．屋外にて強い羞明があり，症状が激しいときには頭痛もする．ロービジョン外来にて，遮光眼鏡のカラー（CCP400-FR，東海光学）を選定し，補装具として申請した．しかし，遮光眼鏡の装用後も羞明が持続し，晴天時は外出が難しく再来院となった．

【原因】　羞明は前方の入射光だけでなく，上下や側方の入射光が原因となる[4]．本症例は一般の眼鏡フレームで遮光眼鏡を作製していたため，前方以外の入射光を軽減できず羞明が持続していたと考えられる．

【対応策】　一般の眼鏡フレームを遮光眼鏡の専用フレームに変更したが，それでも顔とフレームの間に隙間ができ，晴天時の外出は難しかった．そのため，遮光眼鏡のオーバーグラスを最終処方とした．遮光眼鏡のオーバーグラスは顔に密着するデザインで隙間ができず，上下側方の光を軽減することが可能である．ただし，遮光眼鏡のオーバーグラスは非矯正レンズのため，屈折矯正が必要な場合は矯正眼鏡の上から装用する必要がある（図3）．

【予防策】　遮光眼鏡の選定ポイントは以下の通りである．

①遮光眼鏡は実際に羞明を感じる場面で，トライアルレンズにてカラー選定を実施する．

②遮光眼鏡のカラーは羞明を軽減するが，暗く見えない（コントラストが下がらない）ことが必須条件である．

③眼鏡フレームが前方以外の入射光を軽減できているかを確認する．

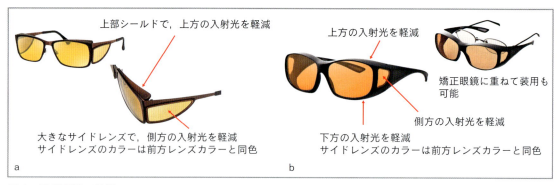

図3 遮光眼鏡の種類
a：専用フレーム　Lumiless by STG（東海光学）
b：オーバーグラス　Viewenal（東海光学）

　　④専用フレームがない場合はカタログなどを用意し，眼鏡店で実際に専用フレームを試着し，羞明の状態を本人に確認してもらう．
　　⑤つば広帽子，サンバイザー，日傘の併用を勧める．
【フォローアップ】　遮光眼鏡に限らず，処方補助具が適切に機能し，正しく使用されているかを継続して確認する必要がある．

症例3　多くの訴えがあるロービジョン高齢者のケース

【背景】　87歳，女性，両眼の加齢黄斑変性．抗VEGF治療を継続中で，遠見視力は右0.3（0.6p），左0.01（矯正不能），近見視力は右0.2（0.3），左0.01p（矯正不能），ハンフリー視野検査の結果を図4に示す．視機能は徐々に低下し，一人暮らしが難しくなったと悲観している．生活全般において多くの訴えがあり，何から支援すればよいのかわからない状況である．

【原因】　漠然と本人の訴えを聞いているだけで，ニーズの把握と整理ができていない．

【対応策】　ロービジョンケア・フローチャート（図5）を用いて，ニーズの把握と整理を行い，優先順位を決め基本のロービジョンケアから取り組んでいく．

【予防策】　ロービジョンケア・フローチャートに沿って，ロービジョンケアを進めていく．

①身体障害者手帳の認定基準に該当すれば取得を検討する．

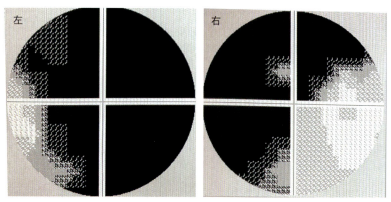

図4　症例3　ハンフリー視野検査（中心30-2プログラム）の結果
右眼は中心耳側下方のみ残存，左眼は中心暗点．

3.5 ロービジョンケア

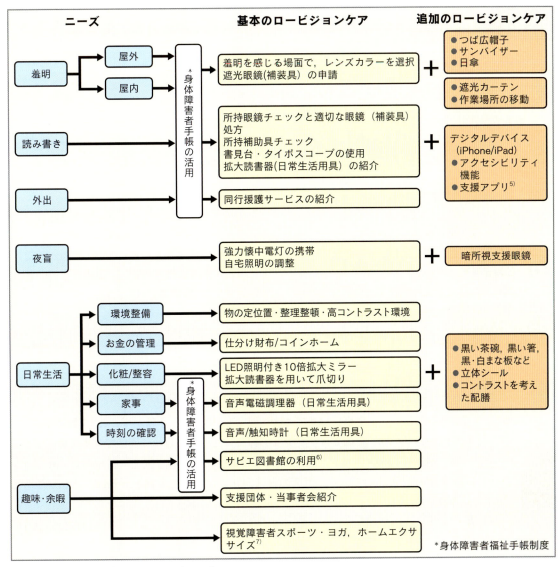

図5 ロービジョンケア・フローチャート

②羞明がある場合は，遮光眼鏡（補装具）を申請する．
③読み書きに困難がある場合は，所持眼鏡をチェックし，最初に適切な矯正眼鏡（補装具）を処方する．所持補助具は倍率・作業距離・持ち方などをチェックする．
④拡大読書器（日常生活用具）を紹介する（実機がなければカタログで説明する）．
⑤外出や移動に困難があれば，同行援護サービスを紹介する．
⑥夜盲に困っている場合は，強力懐中電灯の携帯や自宅の照明（明度・カラー）調整を行う．
⑦物の定位置を決め，整理整頓，高コントラスト環境を取り入れ生活しやすくする．
⑧お金の管理は仕分け財布やコインホームを活用する．
⑨音声補助具（音声電磁調理器，音声時計，音声体重計などの日常生活用具）を生活に取り入れる．

文献5

文献6

文献7

125

ADVICE

ロービジョンケアのトラブル回避のために

❶ ロービジョンケアを始める前に
患者や家族にロービジョンケアについて説明を行い，理解を得てスタートする．ロービジョンケアを特別な治療と誤解しているケースもある．

❷ ニーズに応じた段階的なアプローチ
一度に多くのロービジョンケアを導入するのではなく，優先順位を決め基本のロービジョンケアから取り組み，段階的に進めていく．

❸ 多職種連携
医療機関だけでかかえ込まず，必要な場合はロービジョン関連施設（教育・福祉・就労支援など）につなげていく．

❹ 視機能の再評価とフォローアップ
進行性疾患では病状の変化に応じて保有視機能を再評価し，適切なロービジョンケアを提供していく．

❺ 心理的サポート
主治医からの「今，何か困っていることはありませんか」という問いかけは，患者にとって最も重要な心理的サポートとなる．患者が不安や悩みを表明する機会となり，医師と患者の信頼関係がさらに深まる．

---

⑩孤立を防ぐために，地域の支援団体や当事者会を紹介する．
⑪余暇を充実させるために，サピエ図書館[6]の活用や身体を動かすこと[7]を勧める．

【フォローアップ】 高齢でロービジョンになった場合，現状に適応できず悲観的になる場合が多い[8]．眼科診療と共にロービジョンケアの存在を伝え，基本のロービジョンケアから取り組んでいく．生活の質（QOL）が少しでも向上すれば，それが生きる希望の糸口になる．

（斉之平　真弓）

文献8

文献

1) 清水朋美．クイックロービジョンケアを意識するべき視機能．日本の眼科 2021；92：2-3．
2) 日本眼科医会．スマートサイト関連情報．
3) 平塚義宗．スマートサイト整備への取り組み．日本の眼科 2023；94：1490-1．
4) 斉之平真弓ほか．遮光効果のあるサイドシールドを眼鏡に装着することにより，羞明が軽減した網膜色素変性の1例．眼科臨床紀要 2016；9：437-40．
5) 日本眼科学会LOW VISION CARE．ロービジョンの方におすすめのアプリ，サイト紹介．
6) サピエ視覚障害者情報総合ネットワーク．サピエへようこそ．
7) 国立障害者リハビリテーションセンター病院．眼科ロービジョンクリニック．ひとりでできる視覚障害者のためのホームエクササイズ．
8) Sainohira M et al. Quantitative analyses of factors related to anxiety and depression in patients with retinitis pigmentosa. *PLoS One* 2018；13：e0195983．

3.6 加齢黄斑変性

■ 診療一般のトラブル

【背景】 新生血管型加齢黄斑変性（neovascular age-related macular degeneration：nAMD）の診療は，新生血管の活動性の評価，病型の診断，病型や患者の背景にあった抗VEGF（vascular endothelial growth factor；血管内皮増殖因子）薬や光線力学的療法（photodynamic therapy：PDT）の選択，などが中心となる．nAMDの診療ガイドライン[1]によると，黄斑部新生血管（macular neovascularization：MNV）の位置や性状によって，図1のような分類になっており，この分類に基づいて診断を行い，治療を開始する．しかし，抗VEGF治療が高額であるがゆえに，なぜ治療を続けなければいけないのか，この治療は正しいのか，などの患者の不満に遭遇することが多い．また治療のタイミングを逃し，手遅れということもある．どのような場合にこれらの事態に対応することになるだろうか．

文献1

1．治療開始後の急な視力低下

抗VEGF治療を開始したにもかかわらず，急に視力が低下して患者が来院することがある．治療を開始した直後に視力が低下すると，患者は治療をしたこと自体が悪かったのではないかと不安になり，治療を勧めた医師に不信感を抱く．治療開始後の急速な視力低下には以下のような可能性がある．①網膜色素上皮裂孔（retinal pigment epithelium〈RPE〉tear）を起こしている，②出血や滲出の拡大，③抗VEGF薬投与に伴う眼内炎．③は「4.5 抗VEGF薬硝子体内注射」の項にゆだね，①②を中心に述べる．

文献2

症例1　網膜色素上皮裂孔（RPE tear）

【原因】 RPE tearはRPEが剥がれてしまう病態である．MNVの活動性が増し，網膜色素上皮剝離（pigment epithelial detachment：PED）が急拡大し，静水圧が上昇するときにRPEが裂けると言われている[2]．それ以外にも，注射によってMNVが急に収縮する過程で反対側のRPEを牽引し，発症すると言われており[3]，その場合は

文献3

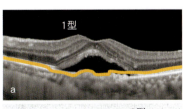
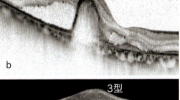
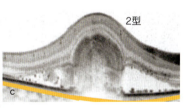
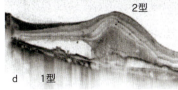
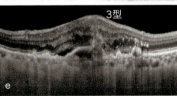

図1　「新生血管型加齢黄斑変性の診療ガイドライン」に基づく新生血管の分類
a：1型MNV（ポリープ状病変なし）　b：1型MNV（ポリープ状病変あり）　c：2型MNV
d：1＋2型MNV　e：3型MNV（RAP）　aとcのオレンジの線はRPEのラインを示す．

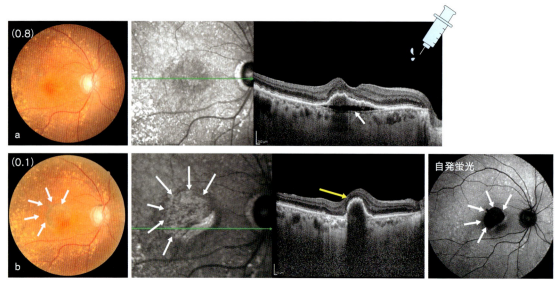

図2 網膜色素上皮裂孔

a：初診時　眼底写真で黄斑に黄色病変，OCT で癒着の強い表面が鋸歯状の線維血管性 PED とその下にダークスペース（cleft）がみられる（矢印）．視力 0.8 で治療を開始した．
b：抗 VEGF 薬投与 3 週間後　歪視と視力低下を主訴に再来した．黄斑を含んで RPE tear を生じ（矢印），OCT で剥がれて収縮した RPE が隆起している（黄矢印）．tear は自発蛍光で低蛍光領域として描出されている（矢印）．視力は矯正 0.1 に低下していた．

抗 VEGF 薬を投与後早期に発症する（図2）．黄斑を含んで発症すると，急速に歪視が増悪し視力低下するため，患者は驚いて再来することが多い．

【対応策・予防策】 RPE tear は一旦起こすと不可逆であり，裂孔が黄斑を含む場合は視力が急速に低下する．患者の不安に寄り添いながら，RPE tear を起こしやすい眼であったこと，RPE tear は不可逆であること，を伝える．筆者らは抗 VEGF 薬投与後早期の RPE tear 発症のリスク因子として，①線維血管性 PED，② PED の面積が大きいこと，③ PED の丈が高いこと，④ cleft，などを報告している[4]．このような症例では治療開始前にリスクについて十分言及し，それでも治療は必要であることを説明しておく．抗 VEGF 薬投与後早期に生じた RPE tear は患者の治療に対する不信感から治療を中止しがちであるが，治療を継続したほうが視力の維持ができると報告されている[5]．RPE が欠損した部位は，脈絡膜側からの滲出をブロックできない状態であるため，滲出が再燃する可能性が高い．再投与によって RPE tear を拡大してしまう懸念よりも，滲出によって長期的に視力を低下させてしまう懸念を重視し必要に応じて投与を継続する．

文献 4

文献 5

症例2　出血や滲出の拡大

【原因】 抗 VEGF 薬投与後の再来で，網膜下出血や RPE 下出血，滲出の拡大，中には硝子体出血を起こしていることもある．これらの原因として，抗 VEGF 薬がまったく効かず，MNV のコントロールができていないこともある．薬剤に対する無反応（non-responder）は 10％ 程度存在すると報告されている[6]．また，日常生活での急な血圧の変動や抗凝固薬の効果により抗 VEGF 治療開始後に硝子体出血を起こしてしまう場合もある．網膜下出血がある AMD 眼において，①網膜下出血の範囲が広

文献 6

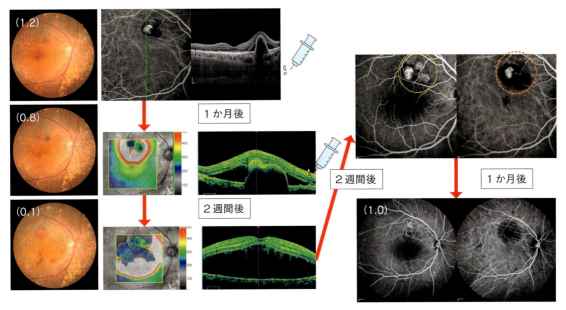

図3 ポリープ状病変からの滲出の下方移動
初診時視力1.2. 黄斑上方にポリープ状病変と周囲に漿液性網膜剝離を認め，抗VEGF治療を開始した．1か月後やや滲出が下方に移動した．滲出がさらに下方に落ちてくる可能性を説明し，再度抗VEGF薬を投与したところ2週間後，患者は視力低下を訴え再来した．視力0.1と低下しており，黄斑に丈の高い漿液性剝離が出ていたため，その2週間後に抗VEGF薬併用PDTを施行した．1か月後には滲出は消退し，視力1.0へと改善していた．

い，②ポリープ状脈絡膜血管症（polypoidal choroidal vasculopathy：PCV）である，③抗凝固薬の内服中である，などは抗VEGF薬投与開始後に硝子体出血を起こすリスクが高いと報告されている[7]．それ以外にも，黄斑上方に新生血管やポリープが存在する眼は注意が必要である．注射直後に滲出や出血が下方に移動して黄斑にかかることがあるためである（図3）．この場合，硝子体内への注射による圧などの状態の変化が引き金となる可能性もあるが，重力の関係で滲出が下方に移動した時期が注射後のタイミングであった，ということが多い．しかし，患者は今までなかった中心視野の症状が急に生じるため，注射のせいであると考えがちである．

【対応策・予防策】 硝子体出血・網膜下出血による急速な視力低下もRPE tear同様，患者の不安は大きい．注射のせいでこのような事態になったと考える．前述した広範な網膜下出血，抗凝固薬の内服，ポリープ状病変などのリスクを揃えている場合は，注射後の出血拡大について，特に強調して説明をしておく必要がある．既に抗VEGF薬投与を開始しているので，1か月以内に慌てて追加投与をする必要はないが，硝子体出血で視認性が悪い場合はエコーで眼底を確認する．網膜下出血が黄斑を広範に覆う場合は早期に硝子体手術，血腫移動術を検討する．自然消退する場合は，このような急な悪化の再発を防ぐためにも，しばらく毎月投与が必要であることを丁寧に説明する．non-responderと判断した場合は速やかに薬剤を変更する．また，黄斑にかかったのが出血ではなく，黄斑上方のMNVやポリープからの滲出による場合は，黄斑外の原因となる部分の活動性を早期に抑えるためにPDTを検討することもある（図3）．

文献7

Chapter 3 一般外来でのトラブルシューティング（2）疾患対応

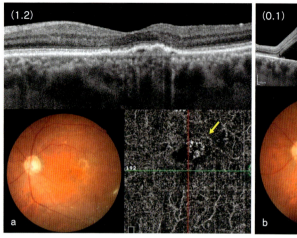
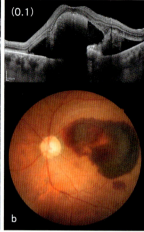

図4　quiescent 新生血管（MNV）からの急な出血
a：OCTA で新生血管を認める（矢印）が，数回の抗 VEGF 薬投与後，滲出がないため quiescent CNV として患者希望で治療も来院も中断となった．
b：10 か月後，視力低下で再来した．広範な網膜下出血を認めた．

2. 経過観察中の急な視力低下

症例3　quiescent 新生血管からの出血

【原因】 抗 VEGF 治療を開始するかどうかは，MNV＋滲出性変化，を目安とする．治療開始後の投与プランとして，導入期の3回投与後は，treat and extend（TAE）法を用いている施設が多い．しかし，初診時や，TAE 法が一旦終了し再燃なく経過観察に移行すると，光干渉断層血管撮影（OCT angiography：OCTA）の新生血管構造があっても滲出がなければ通常治療は行わない．そのような quiescent MNV の状態では，患者は「治療が必要ない，治療が終了した」と思い，通院中断しがちであるが，3割は2年以内に急に滲出が出てくる[8]ことがあり注意を要する（図4）．

文献8

【対応策・予防策】 quiescent 新生血管（MNV）から滲出が出ると，図4 の症例のように出血を伴うものであれば，3回導入期から治療を開始する．漿液性剝離などのわずかな変化であれば，導入期を設けなくてもよいが，できれば毎月経過観察をし，再燃の間隔を決定した後，それ以上の間隔をあけないよう投与を行っていく．quiescent 新生血管で滲出がなくても，経過観察を中止したり，再来間隔を急に延長したりせず，必ず2か月ごとなどで経過を観察しておく．

症例4　網膜内血管腫状増殖（RAP，3型 MNV）の僚眼

【原因】 網膜内血管腫状増殖（retinal angiomatous proliferation：RAP）は高齢・女性に多い病型である．ドルーゼンを伴う網膜内新生血管が徐々に網膜下へと進展する．3年間で100％僚眼にも発症するとされており[9]，必ず両眼ともに経過観察が必要である．ところが，片眼 RAP の治療に専念するあまり，僚眼の診察が疎かになり，発症を見逃してしまうことがある．TAE 法で治療中，投与間隔が徐々に延長して3か月ごとなどの来院になったときも，その間に優位眼である僚眼が拡大した RAP 病変に発達していることがある（図5）．

文献9

【対応策・予防策】 RAP は高齢者に多く，身体的にも精神的にも治療に積極的でないことが多い．しかし患者の希望を優先するあまり，急に間隔を延長したり，治療を中止したりしないよう気をつける．また，OCT は黄斑の B スキャンのみを見て治療や

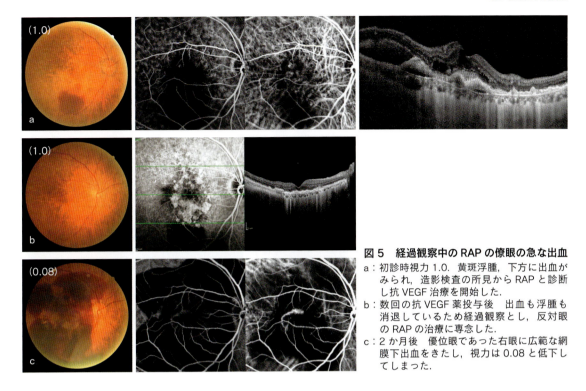

図5　経過観察中のRAPの僚眼の急な出血
a：初診時視力1.0. 黄斑浮腫，下方に出血がみられ，造影検査の所見からRAPと診断し抗VEGF治療を開始した．
b：数回の抗VEGF薬投与後　出血も浮腫も消退しているため経過観察とし，反対眼のRAPの治療に専念した．
c：2か月後　優位眼であった右眼に広範な網膜下出血をきたし，視力は0.08と低下してしまった．

来院間隔を決定するのではなく後極全体のマップスキャンも確認するようにする．ほんの小さな点状の出血を見逃さないようにし，毎回両眼の診察を行うようにする．

3. 治療開始後の急な視力低下や出血・滲出の拡大がないのに視力が低下している場合

何が原因かを十分検討する必要がある．治療経過中に視神経炎を合併した症例もあり，AMD患者だから視力低下のすべてがAMDの悪化によるものと判断しないようにする．十分な精査の上でやはりAMDによる視力低下と判断した場合は，速やかに治療を行う．

4. 治療開始を急ぐ病型

AMDは慢性疾患であると言われている．活動性のあるAMDと診断すれば抗VEGF薬を投与することになるのだが，この慢性疾患という意味は治療をゆっくり開始してもかまわない，という意味ではない．すべての病型が検査や治療の説得や他施設への紹介に時間をかけてよいわけではなく，中には病変を見つけたら速やかに治療を開始したほうがよい病型がある．

【原因】
①2型MNV：網膜下に新生血管が生じ，滲出・出血が直接網膜外層にある視細胞に接することになる．接している時間が長いほど，視細胞が傷害されるので，素早く治療を開始する．新生血管が拡大すると，治療後の萎縮・線維化の範囲が広くなるため，病変が小さい早期に治療を開始するほうがよい．

②3型MNV（RAP）の拡大：発症時は非常に小さな網膜内出血や網膜内浮腫であるが，油断すると1か月後に大きく病変が拡大していることがある（図6）．より小さ

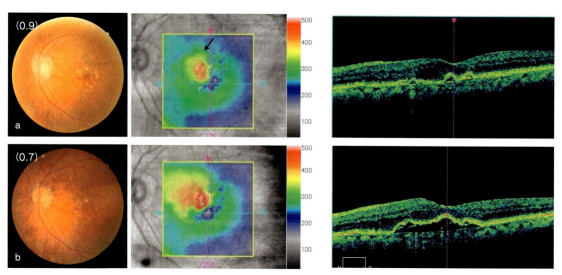

図6 3型MNV（RAP）の拡大
a：初診時 ドルーゼンを伴う高齢女性．視力0.9でわずかな黄斑浮腫であり，患者希望で治療を行わず様子をみることになった．
b：1か月後 浮腫は拡大し，新生血管が網膜色素上皮下まで進展している．

い病変のうちに見逃さず治療を開始していれば長期的に，萎縮の範囲も狭く，視力障害も軽度ですむことがある．またRAPのステージが進んで，stage 2+PED，stage 3などになると，RPEの下まで新生血管が進展してしまい，治療回数が増えることになる．できるだけ小さいstage 1の病変のうちに治療を開始しておきたい．

【対応策・予防策】このような患者の疾患に対する認識に誤解が生じないためにも，初診時に，入念に造影検査を含めた検査を行い，正確に病型を診断しておく．正確な診断を行い，病型ごとに細かい予後説明をしておくことが，トラブル回避に大切と考えている．

光線力学的療法（PDT）後の合併症

【背景】PDTは，抗VEGF薬の認可前，AMDに対する治療の中心であった．しかし，治療後の出血・萎縮の進行，線維化など，視力に関わる後遺症などのために，より安全に行える抗VEGF治療へと治療の中心は移っていったが，「パキコロイド」という概念が出てきてから，パキコロイドに関連する病態に対してはPDTが見直されるようになっている．PDTは光線遮断さえ守れば，痛みもなく，安全に行える治療である．しかし，稀ではあるが，PDT-induced acute exudative maculopathy（PAEM）という合併症を起こすことがあるので注意が必要である．

【原因】PAEMはPDT後の一過性の滲出の増悪で，通常，患者は急な視力低下を自覚する．PDT後にVEGFを含むサイトカインが増加し，局所の透過性を亢進し，それに伴う虚血，さらなる炎症によって発症すると言われている[10]．他にもPDTによるRPEのポンプ機能の障害で滲出が貯留するとも考えられている[11]．報告は稀であるため1〜30％と発症率にも幅があるが，中心性漿液性脈絡網膜症（central serous chorioretinopathy：CSC）に対するPDT[†]のほうが，AMDに対するPDTに比べ発症率が高いと考えられている[12]．

文献10

文献11

†CSCに対するPDT：現時点では保険適用外．

文献12

3.6 加齢黄斑変性

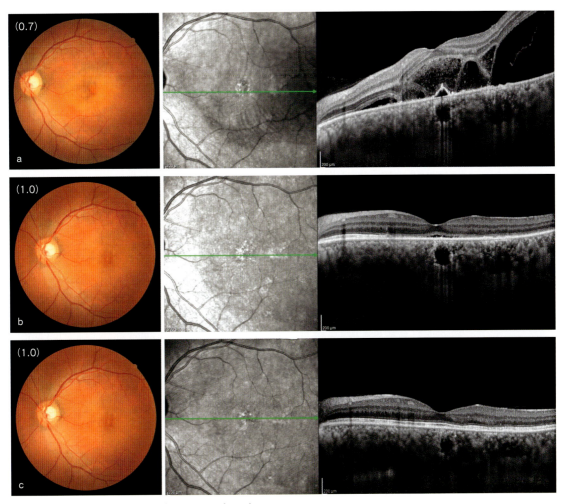

図 7 PDT-induced acute exudative maculopathy
a：CSC に対する半量 PDT（適応外）施行後 15 日目　患者は急な視力低下を訴え再来した．黄斑を含んで漿液性網膜剥離（SRF），フィブリンの析出を認める．1 週間後の来院を指示し，経過観察とした．
b：1 週間後　SRF は軽減し，黄斑にわずかに残存するのみとなった．自覚も改善し視力 1.0 に回復した．
c：さらに 2 週間後　SRF は完全に消退していた．

【対応策・予防策】　発症した場合，治療は高額であり，光線遮断を守るなど患者にとってはやや大がかりな治療を受けたにもかかわらず視力が低下するため，患者の不安が強い．OCT で PAEM と診断し，患者に一過性の炎症であることを伝える．海外ではステロイドの点眼・内服・静注，テノン嚢下注射などの治療が試みられているが，CSC に対して PDT を行った際，ステロイドは原疾患（CSC）のリスク因子であり病状を悪化させる可能性があるため，むやみに使用することは控える．経過観察でも滲出がおさまれば，視力は十分回復する[13]（図 7）．また，どのような症例で発症するかも，既報やデータが少なく予防は難しいが，PDT 治療前の説明で，一言，PAEM についても触れておくほうがよいかもしれない．

文献 13

これ以外の PDT を行う際のトラブルとしては，①調整したベルテポルフィンの取り違え，②治療眼が散瞳されていなかった，③器械の電源が入らない，など人的なトラブ

ルもありえる．一旦ベルテポルフィン投与を開始してしまうと，15分後に照射しなければいけないので，照射できなかったという事態があってはいけない．事前に，PDTの器械のセッティング（照射範囲，照射量），散瞳，左右，などをよく確認してから薬剤投与を開始することを心掛けたい．

（塩瀬聡美）

文献

1) 日本網膜硝子体学会新生血管型加齢黄斑変性診療ガイドライン作成ワーキンググループ．新生血管型加齢黄斑変性の診療ガイドライン．日本眼科学会雑誌 2024；128：680-98.
2) Gass JD. Pathogenesis of tears of the retinal pigment epithelium. *Br J Ophthalmol* 1984；68：513-9.
3) Nagiel A et al. Mechanism of retinal pigment epithelium tear formation following intravitreal anti-vascular endothelial growth factor therapy revealed by spectral-domain optical coherence tomography. *Am J Ophthalmol* 2013；156：981-8.e2.
4) Shiose S et al. The factors associated with retinal pigment epithelium tear development in the early phase after treatment initiation for age-related macular degeneration. *Graefes Arch Clin Exp Ophthalmol* 2024；262：3171-80.
5) Coco RM et al. Retinal pigment epithelium tears in age-related macular degeneration treated with antiangiogenic drugs：a controlled study with long follow-up. *Ophthalmologica* 2012；228：78-83.
6) Otsuji T et al. Initial non-responders to ranibizumab in the treatment of age-related macular degeneration（AMD）. *Clin Ophthalmol* 2013；7：1487-90.
7) Shin YI et al. Risk factors for breakthrough vitreous hemorrhage after intravitreal anti-VEGF injection in age-related macular degeneration with submacular hemorrhage. *Sci Rep* 2018；8：10560.
8) Fukushima A et al. Characteristics of treatment-naïve quiescent choroidal neovascularization detected by optical coherence tomography angiography in patients with age-related macular degeneration. *Graefes Arch Clin Exp Ophthalmol* 2021；259：2671-7.
9) Gross NE et al. Nature and risk of neovascularization in the fellow eye of patients with unilateral retinal angiomatous proliferation. *Retina* 2005；25：713-8.
10) Schmidt-Erfurth U et al. Histopathological changes following photodynamic therapy in human eyes. *Arch Ophthalmol* 2002；120：835-44.
11) Husain D et al. Intravenous infusion of liposomal benzoporphyrin derivative for photodynamic therapy of experimental choroidal neovascularization. *Arch Ophthalmol* 1996；114：978-85.
12) Sumnicht AJ et al. Photodynamic Therapy-Induced Acute Exudative Maculopathy（PAEM）：Prevalence, Impact and Management Strategies. *Clin Ophthalmol* 2022；16：3145-54.
13) Al-Awadi A et al. Atypical transient subretinal exudation following photodynamic therapy for chronic central serous retinopathy：a case report. *Can J Ophthalmol* 2017；52：e38-41.

3.7 糖尿病網膜症（DR），糖尿病黄斑浮腫（DME）

症例1　定期受診からのドロップアウト

【背景】 「糖尿病網膜症診療ガイドライン（第1版）」では糖尿病網膜症の診療における目標は，視機能障害を予防し，障害された視機能を可能なかぎり回復させることとある[1]．そのためには，検査結果に基づく早期の糖尿病網膜症（diabetic retinopathy：DR）の診断と，適切な時期における治療介入が不可欠となり，患者の眼科への定期受診が必須となる．DRでは病期が進行するまでは視力低下などの自覚症状がないため，受診の必要性が実感できず，ドロップアウトしてしまう患者も多い．

【原因】 前述のようにドロップアウトする他，コロナ禍では自身の感染や，医療機関での感染リスクへの不安から通院が途絶えた患者も多く，そのような患者での糖尿病黄斑浮腫（diabetic macular edema：DME）の悪化も報告されており，継続的な通院の重要性が再度注目されている[2]．

【対応策】 現在，DRを認めない症例でもその後に1・2型糖尿病ともに年率約3〜4％で網膜症を発症すると報告されている[3,4]．一方，治療機器・治療薬の進歩により適切な時期に適切な治療を行えばDRによる著明な視力低下を防げるようになりつつある．かつては本邦における視覚障害の原因の第1位であったDRが，最近の調査では第3位まで順位が下がっていることもこのことを裏づけている[5]．定期受診の重要性を説明し，糖尿病網膜症診療ガイドラインで推奨されている眼科診療間隔（**表1**）[1]を参考に診療を行う．その際，内科と連携しながら，患者の受診へのモチベーションをあげる意味で糖尿病眼手帳は一助となる．

症例2　汎網膜光凝固（PRP）に伴うトラブル―出血，黄斑浮腫

【背景】 増殖糖尿病網膜症とその前段階である重症非増殖糖尿病網膜症に対しては増殖性変化の抑制と進行予防を目的にして汎網膜光凝固術（panretinal photocoagulation：PRP）が行われる[6]．増殖糖尿病網膜症に対するPRPと抗VEGF治療（ラニビズマブ）の治療効果の前向き試験（Protocol S）では抗VEGF治療のほうが早期の視力改善が良好であったが，長期的には両群で有意差は認められなかった[7]．増殖性変化の抑制にも治療効果が期待される抗VEGF治療だが一部の症例では重症化するこ

文献1
文献3
文献4
文献5
文献6
文献7

表1　糖尿病患者で推奨される眼科診療間隔

Davis 分類（対応する国際重症度分類）	受診間隔
糖尿病（網膜症なし）	1回/1年
単純糖尿病網膜症 （軽症〜中等症非増殖糖尿病網膜症）	1回/6か月
増殖前糖尿病網膜症 （重症非増殖糖尿病網膜症）	1回/2か月
増殖糖尿病網膜症 （増殖糖尿病網膜症）	1回/1か月

（文献1より作成）

と，また，本邦では DR に対しては適応がないことから PRP は依然として重要な治療方法である．

【原因】 PRP 施行中に過剰凝固によって網膜組織の傷害やブルッフ（Bruch）膜の破綻により網膜・脈絡膜から出血を認めることがある．安全域[†]が狭いパターンスキャンレーザーによる光凝固は，特に網膜出血のリスクが高くなる[8]．また PRP の際には，DME にも注意が必要となる．PRP 前から DME が存在する際にはほぼ全例で浮腫が悪化し，PRP 前に存在しない場合でも，1～2割程度で PRP 後に DME が生じることが報告されている[9]．

[†]安全域：凝固斑が形成される強さから出血を起こす強さまでの範囲

文献 8

文献 9

【対応策】 出血が起こった際には，使用中の接触レンズで圧迫し眼圧を上昇させることで，多くの症例で止血できる（図1）．凝固を行う際には，低出力から開始し徐々に出力を上げて過凝固とならないように注意する．また，やや押し込んで網膜色素上皮側にピントを合わせて凝固を行うことで出血のリスクを軽減できる．

施行前に DME を伴う症例では抗 VEGF 治療やトリアムシノロンアセトニド局所投与を積極的に併用する．また，PRP 前に DME を認めない症例でも，中心窩近傍に毛細血管瘤を伴う症例では術後 DME を発症することが多いので，毛細血管瘤に対する直接光凝固やトリアムシノロンアセトニド局所投与の併用を検討する．DME が発症した際には速やかに抗 VEGF 治療を行う．図2に PRP 単独で治療後，DME が出現した症例を提示する．

症例 3 抗 VEGF 治療後の細菌性眼内炎

【背景】 DME の治療としてはレーザー治療，ステロイド療法，硝子体手術が行われてきたが，その良好な治療成績から中心窩を含む DME に対しては抗 VEGF 治療が第一選択とされることが多い[10]．本邦では DME に対して2014年からラニビズマブ，アフリベルセプトが認可されていたが，近年ここにファリシマブ，ブロルシズマブ，ラニビズマブバイオシミラー，高用量アフリベルセプトが加わり，2025年3月現在，計6種類の抗 VEGF 薬が使用できる．それぞれ異なった薬剤特性を持ち，今後も抗

文献 10

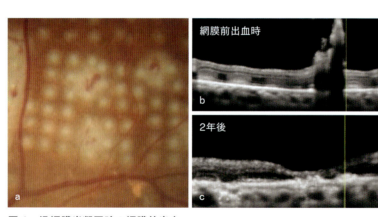

図1 汎網膜光凝固時の網膜前出血
重症非増殖糖尿病網膜症に対して凝固条件（前置レンズ：Mainster PRP165，波長：577 nm，凝固径：200 μm，凝固時間：0.02秒，凝固出力：400 mw，スペーシング：0.75，使用パターン：3×3 square pattern）にて PRP を施行した．施行時，網膜前出血を認めた（a）．OCT では網膜前出血を認めるが網膜裂孔は伴っていなかった（b）．前置レンズによる圧迫にて止血を確認した．2年後の OCT では出血部位の菲薄化認めるが他の合併症は認めない（c）．

3.7 糖尿病網膜症（DR），糖尿病黄斑浮腫（DME）

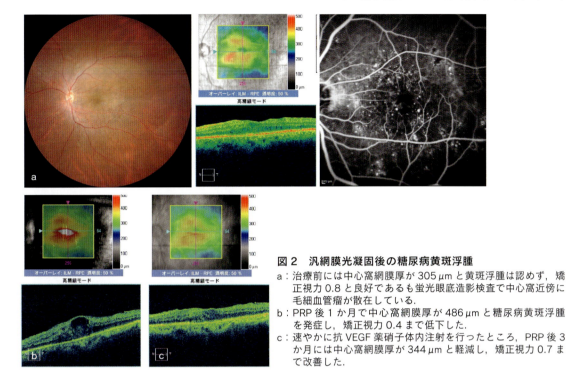

図2　汎網膜光凝固後の糖尿病黄斑浮腫
a：治療前には中心窩網膜厚が305 µmと黄斑浮腫は認めず，矯正視力0.8と良好であるも蛍光眼底造影検査で中心窩近傍に毛細血管瘤が散在している．
b：PRP後1か月で中心窩網膜厚が486 µmと糖尿病黄斑浮腫を発症し，矯正視力0.4まで低下した．
c：速やかに抗VEGF薬硝子体内注射を行ったところ，PRP後3か月には中心窩網膜厚が344 µmと軽減し，矯正視力0.7まで改善した．

VEGF薬硝子体内注射の件数は増加することが予想される．

【原因】　対照群や薬剤によって様々な報告があるが，本邦の18施設における2015年から2019年の検討では，抗VEGF治療後の細菌性眼内炎の発生率は全体で0.007 %（10/147,440），DMEで0.015 %（2/13,769）と報告されている[11]．決して高い割合ではないが，細菌性眼内炎は発症すると視機能の永続的な障害をきたす可能性があるため注意が必要である．

【対応策】　抗VEGF薬硝子体内注射後の細菌性眼内炎の起炎菌は硝子体手術後の眼内炎の起炎菌より口腔内細菌の割合が多いことから，施行時の会話は控える[12]．また，眼内手術に準じたヨード製剤による消毒も眼内炎のリスクを下げる[13]．ヨード製剤は使用30〜60秒後に殺菌力が最大になることに留意する．また，抗VEGF治療後に細菌性眼内炎が発生した際には，まずは患者が異常を感じて受診することが重要となる．抗VEGF治療を行う際は必ず，細菌性眼内炎を含めた合併症について説明をし，視力低下・結膜充血・眼痛などを認めたら医療機関へ相談するよう指示する．診断は前房水や硝子体液を採取し，塗抹・培養を行い，起炎菌を同定する．硝子体液のほうが陽性率は高くなるが，抗菌薬使用前に採取する必要がある．抗VEGF治療後の細菌性眼内炎は前眼部のみならず，後眼部へ感染が波及していることが多い．超音波検査などで硝子体への感染の波及が疑われた際は，速やかに抗菌薬の硝子体注射もしくは硝子体手術を行うべきである．硝子体注射には広域で耐性菌の少ないバンコマイシン，セフタジジンが一般的に用いられる．それぞれ1.0 mg/0.1 mL，2.0 mg/0.1 mLに調整し注射する．硝子体手術の際にはそれぞれ10 mg/mL，20 mg/1 mLを灌流液500 mLに混注し手術を行う．硝子体内注射前後の抗菌薬点眼の使用については議論が分かれるところである．「黄斑疾患に対する硝子体内注射ガイドライン」[14]では「患

文献 11

文献 12

文献 13

文献 14

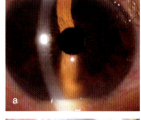
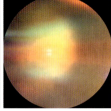
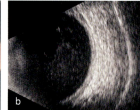
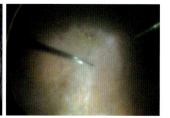
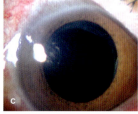
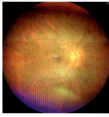

図3　抗VEGF治療後の細菌性眼内炎
糖尿病黄斑浮腫に対する2回目の抗VEGF治療3日後に視力低下で前医受診．視力は20 cm手動弁まで低下し，前房内細胞，前房蓄膿，硝子体混濁を認め細菌性眼内炎が疑われたため（a），硝子体手術が行える施設へ紹介．超音波検査にて硝子体への感染の波及が疑われたため，当日硝子体手術施行．術中，硝子体混濁を切除すると網膜表面に広範囲にフィブリンが付着（b）．網膜血管の白鞘化，網膜出血を認めた．硝子体手術後2週間で感染所見は消失し，黄斑浮腫が残存するも（c），矯正視力は0.5まで改善を認めた．

者への術後点眼（抗菌薬）の必要性については施設または施術者が個別に判断すべきである」とされているが，注射前後の抗菌薬点眼の有効性についてのエビデンスは乏しい[15]．近年，各抗VEGF薬の添付文書でも抗菌薬使用推奨の文言が不記載もしくは削除され，硝子体内注射前後の抗菌薬点眼は使用されない傾向にある．いずれにしろ，抗VEGF治療後に細菌性眼内炎が発生してしまった際は患者が速やかに眼科機関を受診し，医師は必要と判断すれば躊躇なく硝子体手術を行うことで，不可逆的な視力障害を防ぐ必要がある（図3）．

症例4　抗VEGF治療後の眼内炎症

【背景】　抗VEGF治療後の眼内炎症（intraocular inflammation：IOI）は加齢黄斑変性に対するブロルシズマブの第Ⅲ相試験（HAWK/HARRIER試験）で4.6％と発生率が高いことが報告された[16]．高齢であること・女性・糖尿病の合併がIOIのリスクファクターであるとの報告もあり[17]，DMEに対するブロルシズマブ投与後に高率にIOIが発症するのではないかと懸念された．しかし，DMEに対するブロルシズマブの第Ⅲ相試験（KESTREL/KITE試験）ではIOIの発生率はそれぞれ3.7％，1.7％と加齢黄斑変性よりもやや低い割合となった[18]．

【原因】　既存のラニビズマブ，アフリベルセプトでも硝子体注射後にIOIと同様の所見が起こることが知られており，新たに登場したファリシマブ，高用量アフリベルセプトでも同様の報告があることから，個々に発生率の違いがあるとはいえ，どの抗VEGF薬でもIOIは生じうると考えられる．

【対応策】　ステロイド点眼，テノン囊下注射にてIOIは改善を得られることが多い．IOIの程度が重症な場合はステロイドの全身投与も検討するが，ベースに糖尿病がありステロイド使用により血糖コントロールが悪化する可能性もあるため，その際は内科との連携が望ましい．IOIは早期に診断・加療することで速やかに改善することが多い（図4）．しかしながら網膜血管閉塞を併発した際は不可逆的な視力低下を生じることもあり[19]，患者には症状（霧視が多い）を感じたら速やかに受診するよう指示する．

（平野隆雄）

3.7 糖尿病網膜症（DR），糖尿病黄斑浮腫（DME）

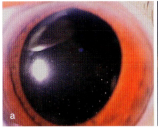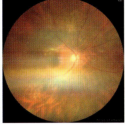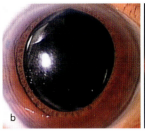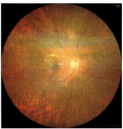

図4 抗VEGF治療後の眼内炎症
糖尿病黄斑浮腫に対する2回目の抗VEGF治療2か月後に霧視を自覚し予定外に受診した．IOI発症時，角膜後面沈着物，前房内炎症，前部硝子体混濁を認めたが，網膜血管炎・閉塞の所見は認めなかった（a）．IOIと診断しトリアムシノロンアセトニド（20 mg/0.5 mL）テノン囊下注射を施行し0.1％ベタメタゾン点眼を開始した．治療後2週間で炎症は消失し（b），矯正視力は0.4から0.5へ改善を認めた．

文献

1) 日本糖尿病眼学会診療ガイドライン委員会．糖尿病網膜症診療ガイドライン（第1版）．日本眼科学会雑誌 2020；124：955-81．
2) 土屋彩子ほか．新型コロナウイルス感染症（COVID-19）の流行が糖尿病網膜症定期診療へ及ぼす影響．あたらしい眼科 2022；39：345-9．
3) Nielsen NV. Diabetic retinopathy I. The course of retinopathy in insulin-treated diabetics. A one year epidemiological cohort study of diabetes mellitus. The Island of Falster, Denmark. *Acta Ophthalmol (Copenh)* 1984；62：256-65.
4) Kawasaki R et al；Japan Diabetes Complications Study Group. Incidence and progression of diabetic retinopathy in Japanese adults with type 2 diabetes：8 year follow-up study of the Japan Diabetes Complications Study (JDCS). *Diabetologia* 2011；54：2288-94.
5) Matoba R et al. A nationwide survey of newly certified visually impaired individuals in Japan for the fiscal year 2019：impact of the revision of criteria for visual impairment certification. *Jpn J Ophthalmol* 2023；67：346-52.
6) Early photocoagulation for diabetic retinopathy. ETDRS report number 9. Early Treatment Diabetic Retinopathy Study Research Group. *Ophthalmology* 1991；98：766-85.
7) Gross JG et al. Panretinal Photocoagulation vs Intravitreous Ranibizumab for Proliferative Diabetic Retinopathy：A Randomized Clinical Trial. *JAMA* 2015；314：2137-46.
8) Velez-Montoya R et al. Pattern scan laser photocoagulation：safety and complications, experience after 1301 consecutive cases. *Br J Ophthalmol* 2010；94：720-4.
9) McDonald HR et al. Visual loss following panretinal photocoagulation for proliferative diabetic retinopathy. *Ophthalmology* 1985；92：388-93.
10) Yoshida S et al. Review of clinical studies and recommendation for a therapeutic flow chart for diabetic macular edema. *Graefes Arch Clin Exp Ophthalmol* 2021；259：815-36.
11) Morioka M et al. Incidence of endophthalmitis after intravitreal injection of an anti-VEGF agent with or without topical antibiotics. *Sci Rep* 2020；10：22122.
12) Garg SJ et al. MICROBIAL SPECTRUM AND OUTCOMES OF ENDOPHTHALMITIS AFTER INTRAVITREAL INJECTION VERSUS PARS PLANA VITRECTOMY. *Retina* 2016；36：351-9.
13) Avery RL et al. Intravitreal injection technique and monitoring：updated guidelines of an expert panel. *Retina* 2014；34 Suppl 12：S1-18.
14) 小椋祐一郎ほか；日本網膜硝子体学会硝子注射ガイドライン作成委員会．黄斑疾患に対する硝子体内注射ガイドライン．日本眼科学会雑誌 2016；120：87-90．
15) Menchini F et al. Antibiotic prophylaxis for preventing endophthalmitis after intravitreal injection：a systematic review. *Eye (Lond)* 2018；32：1423-31.
16) Monés J et al. Risk of Inflammation, Retinal Vasculitis, and Retinal Occlusion-Related Events with Brolucizumab：Post Hoc Review of HAWK and HARRIER. *Ophthalmology* 2021；128：1050-9.
17) Mukai R et al. Risk factors for emerging intraocular inflammation after intravitreal brolucizumab injection for age-related macular degeneration. *PLoS One* 2021；16：e0259879.
18) Brown DM et al. KESTREL and KITE：52-Week Results From Two Phase Ⅲ Pivotal Trials of Brolucizumab for Diabetic Macular Edema. *Am J Ophthalmol* 2022；238：157-72.
19) Hirano T et al. Retinal arterial occlusive vasculitis after multiple intravitreal brolucizumab injections for diabetic macular edema. *Am J Ophthalmol Case Rep* 2022；29：101788.

Chapter 4
一般外来でのトラブルシューティング（3）処置

Chapter 4 一般外来でのトラブルシューティング（3）処置

4.1 角膜検体採取

　感染性角膜炎（細菌，真菌，アカントアメーバ）において，最も重要な検査は角膜病巣から採取した擦過物の塗抹検鏡と培養検査である．なぜならば，この検査の結果から，感染性角膜炎の診断，さらに治療方針を決定できるからである．「感染性角膜炎診療ガイドライン（第3版）」においても「細菌性角膜炎の診断には塗抹検鏡と培養検査を強く推奨する」としている[1]．塗抹検鏡と培養検査の施行に際して，少しでも検出率を上げるためには，いかに適切に検査を実施できるかかが重要である．今回は感染性角膜炎における塗抹検鏡と培養検査のトラブルシューティングとその対策について解説する．なお，以下はその症例が感染性角膜炎であることを前提としている．

文献 1

■ 検体採取時のトラブルシューティング

事例1　検体採取が難しい

【背景】　角膜感染病巣からの検体の採取には，ゴルフ刀（ゴルフメス）や角膜擦過用スパーテルや検体採取用スワブ，また綿棒などを使用して（図1）検体を採取する．塗抹検鏡と培養検査を施行するにはある程度の検体量が必要である．しかし，十分量の検体の採取が難しい場面に遭遇したことはないだろうか．

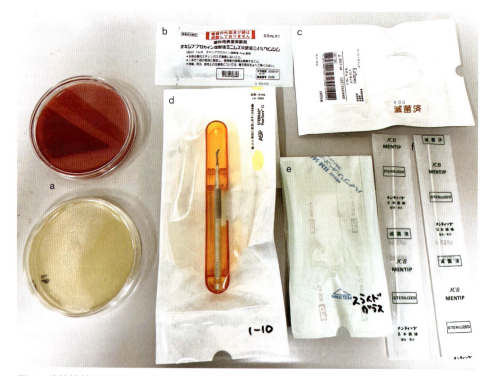

図1　塗抹検鏡と培養検査時の必要道具一式（当院）
a：血液寒天培地（上）とサブロー培地（下）　b：オキシブプロカイン塩酸塩ミニムス®点眼液0.4％センジュ®　c：滅菌ディスポーザブル開瞼器　d：滅菌ゴルフメス　e：滅菌スライドガラス　f：滅菌綿棒

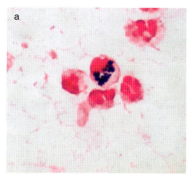
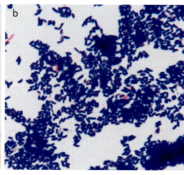

図2　塗抹検鏡
a：グラム陽性球菌の貪食像を認める．
b：多量のグラム陽性桿菌を認める．

【原因】　考えられるのは，角膜の感染病巣が小さい，または，病状が進行し角膜が融解し菲薄化しているときである．角膜病巣が小さいときは，病巣を擦過しても十分量の検体の確保が難しい．角膜が菲薄化しているときは，擦過をすることで角膜穿孔する可能性がある．

【対策】　検体量が少なく，塗抹検鏡と培養検査のどちらか一方を施行するとしたら，どちらの検査を優先すべきであろうか．既報では，塗抹検鏡の陽性率と培養検査の陽性率では，塗抹検鏡のほうが陽性率は高いとされているので，どちらか一方の検査なら塗抹検鏡を優先すべきである[2]．感染角膜が菲薄化しているときは，角膜擦過をしたことが原因の穿孔だけは避けたい．穿孔のリスクがあるときには，角膜をしっかり擦ることは避け，検体採取用スワブや綿棒で病巣を軽く擦過する程度にしておく．角膜擦過を行うこと自体が不可能なときは，結膜囊を綿棒で擦過し眼脂を採取して検体とする．しかし，角膜病巣をしっかり擦過せずに採取した検体から検出された菌が本当に感染性角膜炎の起炎菌であるかどうかの判断は慎重に行うべきである．塗抹検鏡で菌量が多い，血球による貪食像を認めるときには感染性角膜炎の起炎菌である可能性が高い（**図2**）．当院では，角膜の菲薄化が疑われる症例では検体採取前に前眼部光干渉断層計で撮影し，角膜の厚みを確認して擦過を行うようにしている．また，角膜検体の採取の際には，開瞼器をかけ，仰臥位で顕微鏡を使用して行うほうが確実である．

事例2　起炎微生物が同定されない

【背景】　感染性角膜炎が疑われ，病巣を擦過し検体を採取したものの，何も菌が同定されないことがある．

【原因】　まず，病巣の擦過を施行する前に必ず確認することは，事前の抗微生物薬の投与の有無である．検査前に既に抗微生物薬で点眼治療が開始されていると，起炎微生物の構造が変化し，塗抹検鏡や培養検査での検出率が低下する[3-5]．また，感染病巣の適切な部位を擦過できていない可能性もある．

【対策】　抗微生物薬の投与前に検体を採取することを意識して心掛けることになる．また，検査時の点眼麻酔に含まれている防腐剤も培養検査に影響する可能性がある．当院では，角膜病巣擦過を行う際の麻酔の点眼には，防腐剤が添付されていないオキシブプロカイン塩酸塩点眼液（オキシブプロカイン塩酸塩ミニムス®点眼液0.4％センジュ®）を使用している．感染性角膜炎では強い炎症のため，病巣擦過時に疼痛を訴

文献3

文献4

Chapter 4 一般外来でのトラブルシューティング (3) 処置

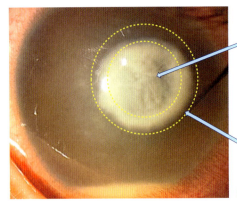

膿瘍で白血球の死骸が主

最も菌が多い病巣の辺縁部 ここから検体を採取することが大切！

図3 角膜擦過のポイント

えやすいので，5分間隔で3回は点眼麻酔を施行してから，擦過を行っている．

　角膜感染病巣の擦過をする部位については疑われる起炎微生物によって異なる．細菌が起炎菌として疑われるときには，浸潤病巣の辺縁を擦過する（図3）．病巣の中心は血球の死骸が主で菌が検出されないことも多い．真菌が疑われるときには，病巣の潰瘍底をしっかり擦過することが重要である．真菌では潰瘍底が硬くゴツゴツしていることもあるので，診断の参考になる．アカントアメーバが疑われるときには，病巣を中心に上皮を広範囲に剥離して採取する必要がある．上皮の接着が緩いところには感染が進行している可能性がある．いずれも，角膜上皮から実質浅層を擦過する．

■ スライドガラスや培地への検体の接種のトラブルシューティング
事例3　適切に検体を採取したのに，起炎微生物が同定されない
【背景】　角膜感染病巣から適切に検体採取を行っても，塗抹検鏡や培養で何も菌が検出されなかったという経験があるのではないだろうか．

【原因】　スライドガラスや寒天培地への検体の接種の仕方が起炎微生物の検出に影響をしてくる．

【対策】　前述したように，角膜病巣の塗抹検鏡と擦過培養は，抗微生物薬の投与開始前に行うべきである．

　採取した検体は検査部でスライドガラスに接種してもらってもよいのだが，その場で直接接種するのが理想的である．このときに検体量が少ない場合はスライドガラスに検体をスタンプして接種し，比較的多いときには検体の重なりをなくすことが重要である．重なっていると検鏡時に菌体の検出が困難になるので，できるだけスライドガラス上で検体を引きのばすのがよい（図4）．このときに，スライドガラスをオートクレーブしていると，スライドガラスに触れた器具を引き続き使用して角膜から検体を採取することが可能である．スライドガラスに検体を接種したら，自然乾燥させた後，固定の作業を忘れないようにしたい．方法としては，火炎固定とアルコール固定があるが，外来で簡単にできるのはライターを用いた火炎固定である．塗抹面を上にしてライターの火の上を3回通過させる．

　寒天培地への検体の接種もその場で直接行うのが理想的である．当院では，ゴルフメスで角膜を擦過し，綿棒で検体を採取し，各寒天培地に接種している．少しでも起

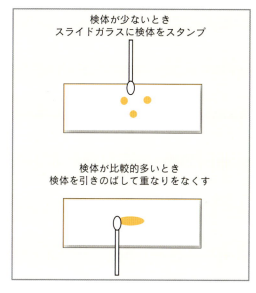

図4 スライドガラスへの検体塗布

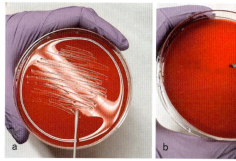

図5 角膜擦過物の寒天培地への接種
寒天培地に綿棒でジグザグに検体を接種し（a），最後に検体の採取に使用したゴルフメスを寒天培地の中央に穿刺する（b）．

炎菌の検出率を上げるために，最後に使用したゴルフメスの先端を寒天培地に刺して摂取している（図5）．その場で培地への接種が難しいときには，滅菌試験管に採取[†]して検査部に提出する．夜間などで，検査部にすぐに検体を提出できないときには，眼表面の常在菌や雑菌の増殖を防ぐために，検体を4℃で冷蔵保存する．寒天培地に検体を既に接種できているときは，常温保存で問題ない．

状況によっては，スワブ輸送培地を使用することもある．スワブ輸送培地の場合は，検体採取後すぐに検査部に提出ができないときは4℃で冷蔵保存する．

最後に，感染性角膜炎の検体を採取して，検査部に塗抹検鏡と培養検査を依頼するときには，患者の臨床経過と自分が疑っている起炎微生物をあらかじめ伝えておくことが検出率を上げるための重要なコツである．

（井上英紀）

[†] すぐに検査ができない場合は，検体の乾燥を防ぐために少量の生理食塩水に浸して提出する．

文献

1) 日本眼感染症学会感染性角膜炎診療ガイドライン第3版作成委員会．感染性角膜炎診療ガイドライン（第3版）．日本眼科学会雑誌 2023；127：859-95．
2) 工藤成樹ほか．角膜潰瘍における塗抹検査と培養検査の比較検討．日本眼科紀要 1995；46：1231-3．
3) Spalding C et al. Mathematical modelling of the antibiotic-induced morphological transition of *Pseudomonas aeruginosa*. PLoS Comput Biol 2018；14：e1006012.
4) Scheer CS et al. Impact of antibiotic administration on blood culture positivity at the beginning of sepsis：a prospective clinical cohort study. Clin Microbiol Infect 2019；25：326-31.
5) 竹澤美貴子．自治医科大学における過去5年間の感染性角膜潰瘍の検討．日本眼科紀要 2005；56：494-7．

Chapter 4 一般外来でのトラブルシューティング（3）処置

4.2 霰粒腫切開

霰粒腫（chalazion）は，マイボーム腺の貯留囊胞に引き続いて起こる，慢性炎症性肉芽腫である．一般眼科診療をしていると毎日のように遭遇する最もポピュラーな疾患の一つであるが，瞼板内のマイボーム腺に一致してしこり（囊胞状構造[†]）が触知できる．保存的療法で限界がある場合には切開にて搔把するが，その機会は極めて多いにもかかわらず，霰粒腫切開によるトラブルはいまだにみられる．根底には霰粒腫に対する知識不足や切開技量の不足があるが，いつまでもトラブルがなくならないのは，臨床の現場で霰粒腫が軽視されてきたことが理由と考えられる．霰粒腫についての詳細は他に委ねる[2,3]が，貯留囊胞構造内に肉芽腫（霰粒腫）が生じていることを理解しておくことが重要である（図1）[2]．切開手術を行う際には，囊胞状構造内の肉芽腫を郭清するのみでなく，眼瞼前葉へ脂質がしみ出てできた肉芽腫もすべて取り切り，さらに囊胞状構造の壁の内側に残存する腺組織を搔把し，脂質を再貯留させないようにすることが大事である．

本節では霰粒腫切開でのトラブルについて解説する．

[†] 霰粒腫をマイボーム腺の貯留囊胞と定義する意見もある[1]．しかし貯留囊胞というのは，脂腺から分泌された脂質が何ら変化しないままで貯留している状態とされ，脂質から肉芽腫が形成された場合には，一般に「貯留囊胞」とは呼ばれない．そこで本節では，霰粒腫を内容物とする，もともとの瞼板が変形したものを「囊胞状構造」と呼ぶことにする．

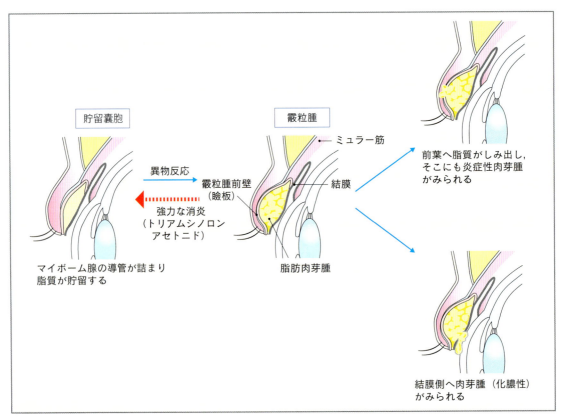

図1 霰粒腫の成因と様々な病態
切開術前にどのような病態になっているか推定し，術中に確認する．
（文献2より）

■切開時のトラブル

【背景】 霰粒腫切開は眼科医として初歩的な手技とみなされているが，現実は大学などの教育機関でもほとんど学べる機会がなく，手術動画などをみてチャレンジしている眼科医が多いようである．実際の切開時のトラブルでは，出血が止められない，うまく霰粒腫が掻把・郭清できないなどがしばしばみられる．

【原因】 術中の出血に対しては手術技量の未熟さが原因である．また霰粒腫がうまく掻把・郭清ができないのは，特に小さい霰粒腫でありうるが，局所麻酔で病巣部が不明瞭となることなどが原因である．その他，そもそも霰粒腫ではなく腫瘍であった場合，嚢胞状構造内の霰粒腫があるはずがない．そのような誤診は決して稀ではない．

【対応策】 止血など形成外科的な手術手技を身につけておくことは最低限必要である．幸い近年，学会でも眼形成外科分野の講演も増え，かつ手術見学を受け入れてくれる施設も増えている．そのような機会を利用することが最良の対応策である．

　切開術の際，まずは経皮膚法であろうと経結膜法であろうと，局所麻酔注射前に視診・触診で嚢胞状構造の位置をマーキングしておくことも大事である．これを怠ると，病巣部がわからなくなり正常組織を無駄に切ってしまいかねない．

　術中・術後の出血の対応であるが，手術ではまずエピネフリン添加キシロカインで局所麻酔する．エピネフリンにより十分血管が収縮していると出血が少なくなり，かつ出血点も見つけやすくなる．止血・角膜保護のために挟瞼器を使うが，調節ねじ付きのものが便利である（図2）．術野を展開し嚢胞状構造内にしっかり入ることができれば，肉芽腫の掻把・郭清は必ずできる．郭清が済んだ後，ねじをゆっくり緩めながら，出血点をバイポーラで凝固し，完全止血する（図3）．なお，圧迫止血だけで対応しようとするのは危険である．手術終了後は，翌日まで圧迫眼帯をしておく．エピネフリンは約4時間で切れてくるため血管が開き始め，血栓で止まっていた一部の血管から出血する可能性があるが，そのタイミングで創部が圧迫されていることが重要である．

　取った肉芽腫（本当はこの段階では肉芽腫と確定したわけではないが）は，病理検査に出して霰粒腫として矛盾がないか必ず確認しておく．眼瞼の脂腺癌例の多くが，過去に霰粒腫として切開を受けたエピソードがあることを付記しておく．

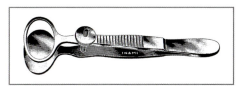

図2　調節ねじ付きの挟瞼器―デマル氏挟瞼器
霰粒腫の掻把・郭清後，ゆっくりねじを緩めると出血点がわかりやすくなり，便利である．

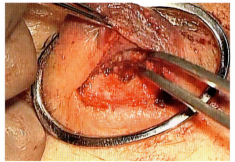

図3　左上霰粒腫例（80歳，女性）の術中外観
下方が頭側．嚢胞状構造の前壁は，炎症で破壊されている．内容物を郭清し，挟瞼器の調節ねじをゆっくり緩めながら，出血点を凝固しているところである．

【予防策】 霰粒腫切開術の際にトラブルなく施行するためには，以下のことを押さえておく．
- あらかじめ霰粒腫の病態を熟知しておく．
- 手術手技を身につけておく．
- 術中，必ず囊胞状構造を確認する．

【フォローアップ】 止血のための圧迫眼帯は翌日創部消毒の際に外す．感染予防のため抗菌薬の内服と経皮膚法ならば抜糸まで抗菌薬眼軟膏の塗布，経結膜法ならば抗菌薬の点眼を処方しておく．

■ 検体採取時の注意点

【背景】 霰粒腫は慢性肉芽腫性炎症であるが，病理組織検査で摘出した検体がそれに合致して初めて霰粒腫であったと確定診断できる．取り残した場合，消炎がそれだけ遅れる場合がある．その他，マイボーム腺角質囊胞や腫瘍などが臨床診断で霰粒腫とされている場合がしばしばあり，誤診により治らないだけでなく，悪化することもある．

病巣部を取り残さず確実に検体を摘出できなかったり，診断を確実にするための病理検査がなされていない事例が散見される．

【原因】 検体の病理検査への出し忘れは論外であるが，霰粒腫だから病理検査は不要であるとの思い込みは危険である．実際，脂腺癌の誤診はいまだになくなっていない．囊胞状構造内の内容物である肉芽腫が取れない場合は，手術技量の不足である場合もあるが，本当に取れなかったときこそ，腫瘍を疑うべきである[4]．

文献 4

【対応策】 手術手技をきっちり身につけておくことが大事だが，術中外観で囊胞状構造を見つけられるように，上級医師による手術ビデオを見て勉強しておくことである．霰粒腫はもともと瞼板前壁であった囊胞状構造の前壁が，しばしば炎症で破壊・欠損していることもある（図 3）．しかし不完全な囊胞状構造であっても，必ず一部は残っているはずである．そこを術中に確認し，確実に囊胞状構造内の検体を搔把しておく．摘出した検体は愛護的に扱う．鑷子などですり潰すと細胞が壊れて，病理検査で診断がつかなくなってしまう．

その他，内容物として白っぽい角質がみられたら，まずはマイボーム腺角質囊胞である．その場合は囊胞壁ごと全摘出しないと再発する．

【予防策】 囊胞状構造内の検体を術中確実に搔把し，誤診しないために，以下に注意する．
- 囊胞状構造を確認したら内容物を病理検査に出す．
- 検体は愛護的に扱う．
- 白っぽい角質が内容物であれば，マイボーム腺角質囊胞である．
- 内容物が出てこない場合には腫瘍を考える．

【フォローアップ】 腫瘍など他疾患を疑った場合には，病理へのコメントに術中外観のイラストも描いて報告しておく．

■ 治療後のトラブル

【背景】 霰粒腫切開後のトラブルとして多いのは，切開後にもしこりが残っている，炎

症が遷延し赤みが取れない，病理検査で悪性が出た，などである．

【原因】 切開術後のしこりの触知は，肉芽腫の取り残しや囊胞状構造の前壁のトリミング不足である．切開術後も皮膚の発赤が1か月以上続くなどの訴えは，普通に切開術がうまくいっていてもしばしばある．ただし強い発赤は，肉芽腫の取り残し量が多い，壁の内側の搔把が甘く脂質が再貯留する，などが考えられる．病理検査で悪性が出ることは，術前に臨床診断をしっかりすれば多くの場合避けられるが，現実的には完全に霰粒腫かその他の疾患かを見分けることは不可能である．いずれも「切開術で簡単にきれいに治る」と，術前の説明が甘いとトラブルが生じやすい．

【対応策】 肉芽腫の確実な搔把・郭清だけでなく，囊胞状構造内の内側の腺組織をも確実に搔把することで，脂質の再貯留をさせないようにする．繰り返しになるが，術中の外観で瞼板に囊胞状構造がみられない場合は，腫瘍などの他疾患である．必ず異常な組織を切除し病理検査に出しておく[4]．

【予防策】 切開術後にトラブルを起こさないために以下に注意する．
- 術後の炎症が遷延する場合には，まずはステロイド点眼薬・軟膏などで消炎するが，取り残しが多い場合や再発した場合には再手術を検討する．
- 病理検査を確認しておく．特に脂腺癌など悪性腫瘍であった場合には遅滞なく，再手術や後療法を検討するが，術前にその可能性について説明しておく．

【フォローアップ】 霰粒腫切開術は，手術により肉芽腫を摘出することで消炎を促すことが目的なので，しっかり囊胞状構造内を視認して，取り残さないようにする．術後の発赤が1か月以上続くことも多いが，経過観察を怠り，診察を終了すると患者の不満は大きくなる．しっかり吸収され，発赤がなくなるまでみておくこと．もし脂質の再貯留により再発した場合には，再切開を考慮する．

術後の病理検査で脂腺癌など悪性腫瘍が判明することもある．その場合は拡大切除など後療法が必要である．悪性腫瘍の拡大切除は，初回手術の2週間以内に行うことが望ましい．

(三戸秀哲)

文献

1) 三戸秀哲. 霰粒腫—新しい概念と手術顕微鏡下所見. あたらしい眼科 2003；20：1631-4.
2) 小久保健一ほか(編). 動画&イラスト&写真でわかる眼瞼手術の極意. メディカ出版；2023. pp.218-24.
3) 三戸秀哲. 霰粒腫治療は俺にまかせろ！—兄貴が語る霰粒腫治療指南. 臨床眼科 2015；70：84-7.
4) Mito H et al. Peripheral T-cell lymphoma of the eyelid. *Jpn J Ophthalmol* 2006；50：388-90.

4.3 レーザー虹彩切開術，YAGレーザー後嚢切開術

4.3.1 レーザー虹彩切開術

【背景】 レーザー虹彩切開術（laser iridotomy：LI）は原発閉塞隅角病（primary angle closure disease：PACD）の手術として水晶体再建術と共に施行される．現在，国際的には"laser peripheral iridotomy（LPI）"と表記されることが多い．本節でも「LPI」を使用する．アルゴンレーザーを用いたアルゴンLPIは瞳孔ブロック概念の成立とアルゴンレーザーの発明を経て1970年代に開発され，短時間照射法の開発と共に1980年代に日本で普及した[1]．アルゴンLPIは開発の当初から角膜内皮細胞密度減少が照射エネルギーと関連する[2]ことなどが報告されていたが，2000年代後半にアルゴンLPIの術後長期の水疱性角膜症が本邦において複数報告された[3,4]．Nd：YAGレーザーを用いたYAG LPIは1984年に発表された．この最初の論文では片眼にアルゴンLPI，他眼にYAG LPIを施行し角膜内皮細胞密度の検討を行い，YAG LPIにおいて術後角膜内皮細胞密度減少が少ないことが示されている（表1）[5]．現在では，国内でも海外でもアルゴンレーザーとYAGレーザーを組み合わせたアルゴン-YAG LPIが標準的な手技になっている．

LPI施行後の問題としては虹彩組織の破壊，前房内への飛散（図1）が生じるため①術後虹彩炎は軽度のものは必発であり，短期的な②眼圧上昇の可能性も高い．その他，術中の③穿孔困難，④部分的角膜浮腫，⑤虹彩からの出血（前房出血）などの可能性があり，術後長期では光輪症や羞明，影が見えるなどの⑥異常光視症（dysphotopsia），⑦角膜内皮細胞密度減少および水疱性角膜症の可能性などがあげられる．特に，アルゴンLPI後の水疱性角膜症は日本において大きくクローズアップされたこともあり，特に注意が必要である．

【原因】
①術後虹彩炎：虹彩組織の損傷
②眼圧上昇：炎症，虹彩組織の前房内飛散など
③穿孔困難：角膜の不透明性（浮腫を含む），厚い虹彩，術中の出血による視認性低下など

文献1
文献2
文献3
文献4
文献5

表1 アルゴンLPIとYAG LPI後短期の角膜内皮細胞密度変化

	アルゴン	YAG
内皮 術前（/mm²）	2,898 ± 498	2,877 ± 475
内皮 術後1か月（/mm²）	2,585 ± 476	2,771 ± 445
減少率（％）	8 ± 7	0 ± 5

・対象：21例（白人20人），PACG
・片眼：アルゴンLPI，他眼：YAG LPI
（文献5より作成）

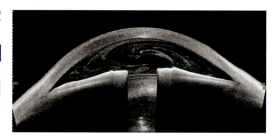

図1 LPI直後の前眼部OCT所見
前房内への虹彩組織の飛散がみられ，対流している．

④部分的角膜浮腫：角膜へのレーザーエネルギーの直接作用
⑤前房出血：虹彩血管からの出血
⑥異常光視症：虹彩切開孔そのものに起因する．
⑦角膜内皮細胞密度減少：詳細は不明．レーザーのエネルギーまたはその他の原因による角膜内皮細胞の障害およびPACDの解剖学的・病態の関与（浅前房，眼圧上昇など），房水動態の変化，などの可能性がある．

【予防策・フォローアップ】　通常，およそ1週間後に診察を行う．
①術後虹彩炎：術後消炎薬点眼としてステロイド点眼（ベタメタゾン点眼など）と非ステロイド性抗炎症薬（NSAIDs）点眼（ブロムフェナク点眼）を短期間（1週間以内）行う．
②眼圧上昇：術前・術後のアプラクロニジン点眼および消炎を行う．必要に応じて房水産生抑制薬点眼を使用することもある．アプラクロニジン点眼の適応は「術前に観察された視神経障害が，術後の眼圧上昇により悪化することが予想される患者」とされている．
③穿孔困難：角膜混濁・浮腫がある部位への照射を避け，虹彩小窩があればその部位で施行する．可能であれば画像検査により術前に角膜，虹彩厚の評価を行う．穿孔できなかった場合，術式の変更，別日での再施行も検討する．
④部分的角膜浮腫：前房消失している部位への照射を避け，第一段階照射で虹彩を伸展・菲薄化させる．術中に角膜の透明性の低下がみられた場合，手技を中断する．ステロイド点眼（ベタメタゾン点眼）により十分な消炎を行う．
⑤前房出血：術前に予測は困難である．出血した場合，LPI用接触レンズにて眼球圧迫により眼圧上昇させて止血を試みる．出血が多いときには一度手技を中断する．視認性が回復せず，緊急性がある場合には周辺虹彩切除術や水晶体再建術も検討する．
⑥異常光視症：他の術式（水晶体再建術）との比較，レーザー切開部位による差がある可能性を含め術前に説明する．異常光視症は耳側での切開で少ないとの報告がある[6]．通常，上方で施行されるが，問題になることは少ない．

文献6

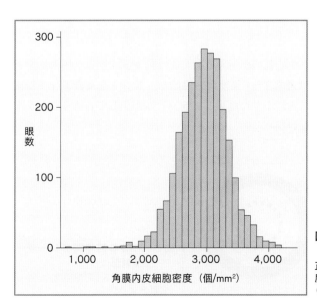

図2　正常眼の角膜内皮細胞密度の分布
正常眼においては，角膜内皮細胞密度2,000個／mm²以下は稀である．
（文献7より作成）

文献7

⑦角膜内皮細胞密度減少：他の術式（水晶体再建術）との比較を含め，術前に可能性を説明し，術前に角膜内皮細胞密度が正常範囲内（2,000/mm^{2}以上[7]）にあることを確認する（前頁図2）[7]．術後年単位の長期での角膜内皮細胞密度減少の可能性に留意する．

4.3.2 YAGレーザー後囊切開術

【背景・原因】　水晶体は上皮組織であり，細胞は終生分裂を続ける．白内障手術では，脱核した上皮細胞である水晶体皮質およびそれが圧縮された水晶体核を除去するが，基底膜である水晶体囊上の水晶体上皮細胞を物理的にすべて取り除くことは現実的には不可能である．炎症によるフィブリンの沈着，残存した水晶体上皮細胞の増殖・筋線維芽細胞への分化転換・水晶体線維の再生などにより残留する水晶体囊の混濁・収縮による変形・眼内レンズ後方の液状物質の貯留などの後発白内障が生じ視機能の低下，眼内レンズの偏位・変形，さらには続発閉塞隅角緑内障を引き起こすことがある．白内障手術後長期では実施することが多い外来手術[8,9]である．YAGレーザーは水晶体後囊に集光し，一点に高密度のエネルギーの集中により発生するプラズマの加熱・膨張により生じた衝撃波により切開を行っている．そのため，透明性の高い組織，物質においてもレーザー切開・破壊が可能になっている．プラズマによりレーザー光の透過が妨げられるため網膜へレーザーは到達しない．

文献8

文献9

　一方で，YAGレーザー照射が眼内レンズ内に焦点をもって照射されると眼内レンズの部分的な物理的破壊が生じる．この①眼内レンズ損傷以外にも，②術後虹彩炎，飛散した後囊組織による③眼圧上昇の可能性があるが，通常問題となることは少ない．白内障術後の④囊胞様黄斑浮腫（cystoid macular edema：CME）は"アーヴァイン-ガス（Irvine-Gass）症候群"と呼ばれるが，稀にYAGレーザー後囊切開により引き起こされることがあり，白内障術後早期の施行がリスクであるとされる[10]．⑤網膜剝離や⑥眼内炎の発症は稀であるとされる．後囊切開が大きすぎる場合など⑦眼内レンズの偏位・脱臼の可能性がある．後囊切開術ではレーザーによる直接的な角膜内皮障害は適切な照射で予想される合併症としては考えにくいが，⑧角膜浮腫は，炎症や眼圧上昇などにより生じる可能性がある[8]．

文献10

【対応・予防策】

①眼内レンズ損傷：視軸にあたる中心部の照射を避けて①十時切開または②円形切開を行う（図3）[8]．レーザー出力は通常1mJ程度から開始し，ピントを後囊よりやや後方に合わせる．稀に眼内レンズ内に小さな亀裂（クラック）が生じてしまうことがあるが，通常視機能への影響はない．

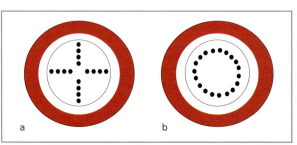

図3　YAG後囊切開のレーザー照射部位
a：十時切開　b：円形切開
（文献8より作成）

②術後虹彩炎：細胞成分を含む後嚢混濁組織を破壊するため，術後炎症は必発である．
③眼圧上昇：通常問題とならないが，以下の場合にはレーザー照射前後にアプラクロニジン点眼を使用することがある．

a. 後発白内障の程度により，照射レーザーのスポット数，出力が通常よりも増し，術後の眼圧上昇が強く現れることが予想される患者
b. 合併症もしくは既往歴として，緑内障，高眼圧症，網膜疾患，硝子体疾患またはぶどう膜炎を有し，術後の眼圧上昇により重大なリスクをもたらすことが予想される患者

④CME：頻度は高くない．無水晶体眼，白内障術後早期の施行がリスクとされる．その他，糖尿病，ぶどう膜炎，緑内障治療（プロスタグランジン関連薬の使用），網膜静脈閉塞や網膜前膜の既往・合併例はそれら単独でもCMEの原因となり，術後に発症するリスクとなりうるので注意を要する．術後に抗菌薬点眼（ニューキノロン）とNSAIDs点眼を処方する．

【フォローアップ】　通常，およそ1週間後に診察を行う．経過中に視力低下がある場合，OCT検査にてCMEの有無を確認する．CMEが持続する場合，トリアムシノロンアセトニドのテノン嚢下注射（sub-Tenon triamcinolone acetonide injection：STTA）を行う．STTA後の眼圧上昇（ステロイド緑内障）の発症の可能性に留意する．

（酒井　寛）

文献

1) Yamamoto T et al. Argon laser iridotomy in angle-closure glaucoma：a comparison of two methods. *Jpn J Ophthalmol* 1982；26：387-96.
2) Hong C et al. Influence of argon laser treatment of glaucoma on corneal endothelium. *Jpn J Ophthalmol* 1983；27：567-74.
3) Shimazaki J et al；Japan Bullous Keratopathy Study Group. National survey on bullous keratopathy in Japan. *Cornea* 2007；26：274-8.
4) Ang LPK et al. Argon laser iridotomy-induced bullous keratopathy-a growing problem in Japan. *Br J Ophthalmol* 2007；91：1613-5.
5) Pollack IP et al. Use of the neodymium：YAG laser to create iridotomies in monkeys and humans. *Trans Am Ophthalmol Soc* 1984；82：307-28.
6) Singh K et al. Superior Laser Peripheral Iridotomy Confers Greater Risk of Negative Dysphotopsias than Temporal Laser Peripheral Iridotomy. *Ophthalmic Epidemiol* 2024 Sep 6：1-6.
7) Higa A et al. Corneal endothelial cell density and associated factors in a population-based study in Japan：the Kumejima study. *Am J Ophthalmol* 2010；149：794-9.
8) 西悠太郎．Nd：YAGレーザーを用いた後嚢混濁の後嚢切開術．あたらしい眼科　2017；34：167-71.
9) Aron-Rosa D et al. Use of the neodymiun-YAG laser to open the posterior capsule after lens implant surgery：a preliminary report. *J Am Intraocul Implant Soc* 1980；6：352-4.
10) Eliott D et al. Pseudophakic Cystoid Macular Edema (Irvine-Gass Syndrome). In：EyeWiki by American Academy of Ophthalmoogy.

4.4 網膜光凝固

■ 光凝固時の注意点—説明，準備，施行中に留意すること

【背景・原因】 光凝固（photocoagulation）はレーザー光を用いて熱による組織の凝固を行う手技である．網膜疾患では多彩な光凝固の適応があり，外来で用いることも多い手技である．糖尿病網膜症（diabetic retinopathy：DR）や網膜静脈閉塞症では虚血網膜を凝固して網膜の酸素需要を減らし，新生血管を抑制する．また，網膜裂孔に対する光凝固では，裂孔周囲の網膜を光凝固することで神経網膜と網膜色素上皮を癒着させ，液化硝子体が神経網膜下へ侵入して生じる裂孔原性網膜剝離を予防する．毛細血管瘤の凝固では，選択的な凝固により血管からの滲出を抑制するなど多彩な適応がある．

網膜光凝固は，保険上は手術に該当し，医療安全の面からも様々な点に気を使いながら施行する必要がある．

【対策】

①**術前の説明と同意文書の取得**：病名や病態，麻酔や光凝固の方法，コストなどについて，施行前に十分に説明し同意を得て，同意書を記載してもらう．汎網膜光凝固術や網膜裂孔への光凝固術では，将来的な病態悪化への予防のための処置であり，視力が急に改善したりするものではないことや，病態の進行によっては硝子体手術や硝子体内注射などの追加の治療が必要となる可能性もあることを説明しておいたほうがよい．診療報酬点数は通常のもので 10,020 点，その他特殊なものでは 15,960 点であるため，3 割負担では通常のものが約 30,000 円，その他特殊なものが約 48,000 円である．

②**散瞳と麻酔**：網膜光凝固は事前に術眼を十分に散瞳して行う．散瞳薬については通常トロピカミド・フェニレフリン点眼液（ミドリン®P）で行う．浅前房の場合はフェニレフリン点眼液（ネオシネジン）のみで，フェニレフリンのアレルギーがあるときはトロピカミド（ミドリン®M）のみで散瞳する．通常の散瞳薬と異なる散瞳薬を使用する場合は，カルテのコメント欄に「浅前房→両眼ネオシネジン散瞳」などとコメントを記載しておくと，医師やコメディカルの間での散瞳の間違いが防げる．また薬剤アレルギーの場合は，電子カルテの患者プロファイルなどに登録して，病院や医院全体で情報の共有を図る．

散瞳後，網膜光凝固の直前にオキシブプロカイン点眼液（ベノキシール®），4％リドカイン点眼液（キシロカイン®）で点眼麻酔を行う．

③**網膜光凝固装置の立ち上げと準備**：光凝固装置の立ち上げは通常鍵の付いたスイッチを回転させて行う．光凝固装置のコンセントが抜けていたり，接続が悪かったりすると装置が立ち上がらないことがある．また定期的に網膜光凝固装置の保守点検を行っておく必要がある．

レーザーの条件は**表1**の通りである．今回行う網膜光凝固の前に，レーザー虹彩切開術など他の光凝固を行っている場合，パワーや照射時間，スポットサイズが大きく異なるため注意を要する．また複数のレーザー波長を搭載したマルチカラーレー

表1 網膜光凝固の条件

	糖尿病網膜症，網膜静脈閉塞症などの網膜無血管野	網膜裂孔	糖尿病網膜症，網膜静脈閉塞症などの毛細血管瘤
使用レーザー	●マルチカラーレーザー ●黄色もしくは緑色（中間透光体混濁時は赤色）	●マルチカラーレーザー ●黄色もしくは緑色（中間透光体混濁時は赤色）	●マルチカラーレーザー ●黄色
条件	●200〜500 μm ●200 msec ●150〜250 mW程度	●200〜500 μm ●200 msec ●150〜250 mW程度	●50〜100 μm ●100 msec ●100 mW程度
方法	4回程度に分けて行う	網膜裂孔周囲を三重に取り囲む	毛細血管瘤が白くなるように凝固する

ザー光凝固装置では，波長の条件も確認する．光凝固装置におけるスリット光は光凝固装置の台のすぐ下にあることが多く，光凝固装置とは別にスイッチを入れる必要がある．スリット光の強さはダイヤルの場合，ダイヤルが0になっていたり，スリット光の幅が絞ってあったりすると，スリット光が出ないので留意する．また眩しすぎる照明は患者の負担になるので避ける．

患者に座ってもらうときには，装置の顎台に眼や頭をぶつけないように注意する．そして，顎が顎台に無理なく乗り，額が離れない位置で，無理のない体勢であることを患者と共に確認する．眼の位置は細隙灯の顎台のわきにマーカーがついているので，マーカーに合わせておくとレーザー中に調整しなくて済む．

④光凝固中の注意点：左右や患者の取り違いのないように，患者に名前と術眼を言ってもらってから，光凝固を開始する．病院によっては光凝固時にも手術と同様に左右のマーキングを側頭部に行う場合もある．眼底の照射部位にエイミングビームがきれいに当たっていることを確認してから，光凝固装置のStan-byをReadyにして，誤ってフットスイッチを踏んでしまうことによる誤照射を防ぐ．倒像レンズの場合，上下左右が逆となる．光凝固を行っているのが，右眼なのか左眼なのかを考え，黄斑がどの位置にあるのかを常に頭に入れておく必要がある．患者が初めて光凝固を受ける場合，患者が照射時に眼を動かしてしまうかわからない．はじめの照射部位は黄斑や視神経乳頭の近傍は避ける．光凝固の強さは光凝固の強さが白くなるようであれば弱くし，不十分であれば強くして適宜調整する．また，痛みがないかどうか適宜確認して，声掛けをしながら行うと安心する患者も多い．患者の閉瞼が強い場合は，レンズのフリンジがあるレンズを用いると外れにくい．光凝固の直後には患者は見づらさを訴えることが多いが，光が当たっていたためと説明し，通常もとに戻ることを説明する．

【フォローアップ】 光凝固後は適切な時期で外来診察を行う．網膜弁状裂孔に対する光凝固では病態の進行により網膜剝離が生じるリスク，DRや網膜静脈閉塞症に対する光凝固では黄斑浮腫により視力が低下するリスクがあるので，急な飛蚊症の増加や視野欠損，視力低下時は早めに受診するように説明をしておく．

■汎網膜光凝固術を行う上での注意点

【背景】 DRや網膜静脈閉塞症などの網膜血管疾患では，毛細血管の閉塞により無灌流

領域が形成され，網膜虚血を生じる．虚血網膜からは血管内皮増殖因子（vascular endothelial growth factor：VEGF）が生じ，網膜や隅角・虹彩の新生血管を生じ，硝子体出血や牽引性網膜剥離，血管新生緑内障による失明の原因となる．網膜光凝固では虚血網膜を凝固することで視細胞を含む網膜外層を破壊して酸素需要を減らし，VEGF の産生を抑制して網膜新生血管を予防・抑制する．DR では網膜の広汎な無血管野を生じた非増殖糖尿病網膜症，新生血管を生じた増殖糖尿病網膜症が汎網膜光凝固の適応となる[1]．1995 年の DR に対する光凝固の適応基準では無血管領域が 3 象限以上に存在する場合は汎網膜光凝固が推奨されている[2]．一方，網膜中心静脈閉塞症では虚血型や前眼部の血管新生を伴う症例が汎網膜光凝固の適応である[3]．

汎網膜光凝固による視力低下の原因に黄斑浮腫の惹起や悪化があり，光凝固による炎症が原因と考えられている．

【原因】 黄斑浮腫の増悪の原因としては，光凝固によって VEGF などの炎症性サイトカインや MCP-1（monocyte chemoattractant protein-1）などのケモカインが眼内で一過性に上昇するなどの炎症の惹起が原因と考えらえている[4]．マウスの網膜に光凝固を行った検討では，光凝固の 1 日後から網膜の VEGF 発現は上昇し，3 日後にピークとなり，7 日後まで有意な上昇が継続した[4]．光凝固の前に黄斑浮腫がなくてもおよそ 15％ に生じることが報告されており[5]，黄斑浮腫を有している場合は悪化することがほとんどである．

【対応・予防策】 まず術前の説明で，黄斑浮腫による視力低下の可能性を説明しておく．また汎網膜光凝固術自体は，今後の病状の悪化を予防する目的であり，視力が急に改善したりするものではないことや，黄斑浮腫が生じた場合の抗 VEGF 薬の硝子体内注射，硝子体出血を生じた場合の硝子体手術などの追加の治療が必要となる可能性もあることを説明しておいたほうがよい．

黄斑浮腫の予防には，重症非増殖糖尿病網膜症や増殖糖尿病網膜症に対する汎網膜光凝固時に，トリアムシノロンアセトニドのテノン囊下注射を併用することで黄斑浮腫を予防できたことが報告されている[6]．また光凝固による侵襲を抑制するためには，治療の間隔を 2 週間以上開けることや，1 回の照射数を減らすことを考える．術前から黄斑浮腫のある症例では抗 VEGF 薬の硝子体内投与をあらかじめ行っておくと，黄斑浮腫の悪化を抑制しやすい[7]．また，経過中に黄斑浮腫が生じた場合は抗 VEGF 薬の硝子体内投与を併用しながら，汎網膜光凝固を完成させる．

後極近くの中心窩無血管野よりも外側に浮腫の原因となる毛細血管瘤がある場合は，汎網膜光凝固に合わせて，毛細血管瘤の凝固も行う．

【フォローアップ】 黄斑浮腫については光干渉断層計（OCT）で経過観察を行い，黄斑浮腫の増悪時には抗 VEGF 薬の硝子体内投与，浮腫の原因となる毛細血管瘤の選択的凝固を行う．汎網膜光凝固の効果について，網膜新生血管や無灌流領域の評価を光干渉断層血管撮影（optical coherence tomography angiography：OCTA）や蛍光眼底造影検査で行い，効果が不十分であれば追加の光凝固を検討する．

網膜裂孔に対して光凝固を行う上での注意点

【背景】 網膜弁状裂孔は後部硝子体剥離によって，癒着の強い部位の網膜が牽引されて生じる．後部硝子体剥離を生じる 50〜60 歳代の裂孔原生網膜剥離の原因は網膜裂孔

が多く，若年者では網膜萎縮性円孔が多い[8]．無症候の網膜裂孔は 0 〜 13.8 ％，飛蚊症や光視症を伴う網膜裂孔は 35 〜 47 ％と高率に網膜剝離へと進展するため，光凝固による網膜剝離への進展予防は重要である[9]．網膜裂孔の周囲の網膜を光凝固することで，神経網膜と網膜色素上皮の癒着を誘導し，網膜裂孔から液化硝子体が神経網膜の下へ侵入することによって生じる裂孔原性網膜剝離を予防する．

光凝固は十分な散瞳の後，接触レンズを用いて裂孔をしっかり観察しながら行う．照射条件は波長を緑色もしくは黄色，凝固サイズ 200 〜 500 μm，凝固時間 200 msec，出力 100 〜 250 mW が一般的である．裂孔周囲を三重に囲む（図 1）．硝子体剝離の進展により裂孔は前方に拡大する方向に牽引がかかるため，裂孔の前方への照射はしっかりと行う．しかしながら，裂孔の光凝固斑が十分に出ない場合がある．

【原因】 散瞳が十分でないと周辺部にある裂孔は観察しづらい．また光凝固の前に裂孔の位置を十分に確認していないと，いざ光凝固時に観察しようと思っても裂孔の箇所がわからないことがある．特に裂孔が多数ある場合は裂孔の場所の把握が大切である．また，白内障や中間透光体の混濁があると，光凝固斑は出にくい．網膜下液がある場合は剝離部への光凝固は新たな裂孔を生じる原因となる．

【対応・予防策】 十分な散瞳を得るために，浅前房や薬剤アレルギーがなければ散瞳薬についてはトロピカミド＋フェニレフリン点眼液（ミドリン®P）で行う．光凝固の前に裂孔の位置を十分に確認する．倒像鏡での診察だけでなく，必要に応じて接触レンズを用いて裂孔を観察する．裂孔の位置や硝子体牽引の状態，裂孔周囲の網膜下液の状態，網膜弁が網膜から既に離れているかいないかを把握する．裂孔が複数ある場合もある．また裂孔周囲の網膜下液の状態によっては，光凝固の適応でなく手術が必要な場合もある．複数の裂孔がある場合は，裂孔の位置をメモしておき，光凝固時に確認しながら行う．

白内障や出血などの中間透光体の混濁があると，光凝固斑は出にくいので，波長を赤色に変えたり，出力を上げたり，凝固時間を長くしたりして行う．ただし強すぎる凝固は新たな裂孔の原因となるので避ける．倒像型のレンズを用いる場合，Volk 社のレンズのうち頻用されるトランスエクエーターは視野が 132°であるのに対し，スーパークワド 160 は 165°であり，より周辺部網膜の光凝固を行う場合はレンズを変えることも検討する．光凝固が十分に得られない場合，網膜剝離を伴い光凝固ができない場合は手術が必要となる．

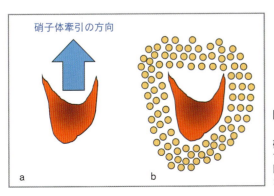

図 1 網膜弁状裂孔における硝子体牽引の方向（a）と光凝固の模式図（b）
硝子体剝離の進展により裂孔は前方に拡大する方向に牽引がかかる．光凝固は裂孔周囲を三重に囲む．裂孔の前方への照射はしっかりと行う．

【フォローアップ】 光凝固後，通常 1 週間程度で経過を観察する．後部硝子体剝離の進行により光凝固を行った部位以外にも裂孔が生じることがあり，患者には急な飛蚊症の増加や視野欠損などの症状の変化に注意するように伝えておく．光凝固斑を越えて網膜剝離が進展する場合は，光凝固の追加よりは手術を検討したほうがよい．

〔永井紀博〕

文献

1) Photocoagulation treatment of proliferative diabetic retinopathy：the second report of diabetic retinopathy study findings. *Ophthalmology* 1978；85：82-106.
2) 清水弘一．分担研究報告書 汎網膜光凝固治療による脈絡膜循環の変化と糖尿病血管新生緑内障のレーザー治療ならびに糖尿病網膜症の光凝固適応及び実施基準．平成 6 年度糖尿病調査研究報告書 厚生省；1995. pp.346-9.
3) A randomized clinical trial of early panretinal photocoagulation for ischemic central vein occlusion. The Central Vein Occlusion Study Group N report. *Ophthalmology* 1995；102：1434-44.
4) Itaya M et al. Upregulation of VEGF in murine retina via monocyte recruitment after retinal scatter laser photocoagulation. *Invest Ophthalmol Vis Sci* 2007；48：5677-83.
5) Shimura M et al. Quantifying alterations of macular thickness before and after panretinal photocoagulation in patients with severe diabetic retinopathy and good vision. *Ophthalmology* 2003；110：2386-94.
6) Shimura M et al. Posterior sub-Tenon's capsule injection of triamcinolone acetonide prevents panretinal photocoagulation-induced visual dysfunction in patients with severe diabetic retinopathy and good vision. *Ophthalmology* 2006；113：381-7.
7) Filho JA et al. Panretinal photocoagulation（PRP）versus PRP plus intravitreal ranibizumab for high-risk proliferative diabetic retinopathy. *Acta Ophthalmol* 2011；89：e567-72.
8) Sakamoto T et al. Japan-Retinal Detachment Registry Report I：preoperative findings in eyes with primary retinal detachment. *Jpn J Ophthalmol* 2020；64：1-12.
9) Blindbaek S et al. Prophylactic treatment of retinal breaks-a systematic review. *Acta Ophthalmol* 2015；93：3-8.

4.5 抗VEGF薬硝子体内注射

　近年，新生血管型加齢黄斑変性（加齢黄斑変性）や近視性脈絡膜新生血管，糖尿病網膜症や網膜静脈閉塞症などに伴う黄斑浮腫に対する治療のゴールデンスタンダードである抗VEGF（vascular endothelial growth factor；血管内皮増殖因子）薬の硝子体内注射の件数が増加している．基本的な手技を習得していればトラブルが起こることは滅多にないが，稀に遭遇するトラブルについて説明する．

■眼内炎に対するトラブルシューティング

症例1　感染性眼内炎

【背景】　抗VEGF薬の硝子体内注射が頻回に行われるようになり，注射後における合併症の中でも眼内炎は重症となることが多く重要なものとして考えられている．眼内炎の多くは感染性眼内炎（intraocular inflammation：IOI）であるが，感染によらない無菌性眼内炎をしばしば生じることもあり，両者の見極めや対応は重要である．

【原因】　抗VEGF薬硝子体内注射後数日～数週間以内に，前房炎症や結膜充血，毛様充血，結膜浮腫，硝子体混濁などを認めることがある（図1）．時に網膜血管炎や網膜炎などを生じることもある．多くは1週間以内に生じることが多い．自覚症状は視力低下や霧視，眼痛などがあるが，自覚症状を認めないことも多い．発症早期にはこれらの所見や自覚症状を認めないことも多く，診断が遅れることもしばしばあり注意が必要である．

　原因としては細菌や真菌，ウイルスなどがあげられるが，細菌であることが多い．菌種としては表皮ブドウ球菌，黄色ブドウ球菌，腸球菌，レンサ球菌などが多いが，注射後翌日など早期から発症する原因としては緑膿菌や腸球菌などがあり劇症化することも多い．

【対応策】　細隙灯顕微鏡で前眼部と眼底の診察を行い，前房内の炎症細胞や前房蓄膿，フィブリンなどの有無や角膜や眼底の状態も確認する．感染性IOIを疑ったら早々に前房穿刺を行って前房水を採取して顕微鏡観察や培養によって起因菌の同定を行うのと同時に，迅速に結果が出るPCRも行う．

　感染性IOIを疑ったら前述の起因菌同定の検査を行うと同時に，菌の同定まで時間

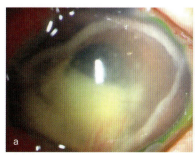 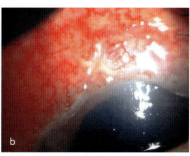

図1　感染性眼内炎
a：前房蓄膿
b：球結膜充血（特に注射針刺入部に強い）

を要するので早期に治療を開始する．前眼部に限局している際は，所見に応じて抗菌薬の点眼や抗菌薬硝子体内注射や点滴加療を行う．硝子体混濁が強いときや網膜血管炎など炎症が後眼部に及んでいるときは，硝子体手術を行い前房内洗浄や抗菌薬硝子体内投与も行う．また硝子体手術を行う際には硝子体を採取し菌の同定も行う．

【予防策】　感染源が眼内に侵入しないように努めることが重要となる．
- 患者，術者，看護師は全員マスクとキャップを着用する．
- 硝子体内注射を行う前にポビドンヨード液で眼瞼皮膚や結膜囊を消毒する．
- 抗VEGF薬投与直前の結膜へポビドンヨード液を滴下する（滴下して20〜30秒待つ）．
- 注射後に滅菌ガーゼで遮蔽する．

これまでよく行われていた，注射前後3日間に行っていた抗菌薬点眼は，耐性菌の問題もあり最近は各薬剤の添付文書から削除された．

文献1

また，硝子体内注射後にIOIを起こす可能性が2,000〜3,500人に1人ある[1]ことについて，患者や家族に説明しておく．

【フォローアップ】　前眼部炎症から硝子体腔〜眼底網膜まで及ぶ炎症と程度に差はあるが，診断がつき次第早々に治療を開始し，消炎を確認するまで細やかに観察する必要がある．虹彩炎など軽症であれば消炎後の視機能に大きく影響することは少ないが，網膜硝子体に及ぶ重症となると網膜血管閉塞や網膜壊死などのために，大きく視機能の低下を残すこともある．

症例2　無菌性眼内炎

【背景】　抗VEGF薬硝子体内注射後に感染によらないIOIを生じたものを，非感染性IOI，無菌性IOIという．どの抗VEGF薬でも薬剤の基剤や添加物や，製造過程での不純物の混在の可能性を示唆する特定のロット番号の製剤で生じることがある．

【原因】　抗VEGF薬硝子体内注射後数日〜数週間以内に，感染性IOIと同じく前房炎症や結膜充血，毛様充血，結膜浮腫，硝子体混濁，網膜血管炎や網膜炎などを生じることがある．感染性IOIから硝子体混濁や網膜血管炎など後眼部炎症を生じる症例が多い．特に現在上市されている抗VEGF薬のうち，ブロルシズマブ（ベオビュ®）投与後の網膜血管炎や網膜血管閉塞が注目されたことから無菌性IOIが注目されるようになった[2]（図2）．発症すると霧視や視力低下などで受診することが多い．感染性

文献2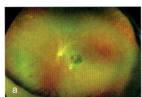

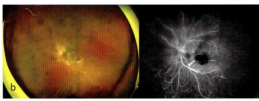
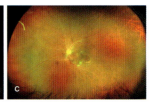

図2　ブロルシズマブ投与後，網膜血管炎と網膜血管閉塞を発症した症例
a：初回投与時眼底写真　矯正視力（0.6）
b：眼底初回投与4週後　2週前から暗さを自覚した．硝子体混濁（＋）
　白線化した網膜血管と軟性白斑を認める（左）．
　フルオレセイン蛍光眼底造影（2分）　網膜血管からの漏出と完全血管閉塞所見を認める（右）．矯正視力（0.02）
　このとき，トリアムシノロンアセトニドテノン囊下注射を実施し，ベタメタゾン点眼を開始した．
c：テノン囊下注射2週後　軟性白斑と硝子体混濁はほぼ吸収された．白線化血管を広域に認める．矯正視力（0.2）

IOI 同様，診断が遅れると重篤な視機能障害を残すこともあり速やかな診断と治療が必要である．

【対応策】 感染性 IOI と同様に前眼部から眼底に至るまで診察し，IOI を疑ったら感染性 IOI との鑑別を行う．感染性を完全に否定できるまでは抗菌薬投与も行いつつ，網膜血管炎や網膜血管閉塞を認めた際には早々にステロイドテノン嚢下注射を行うのが効果的である[3]．網膜血管炎や血管閉塞は眼底周辺部にわずかな範囲で生じていることもあり，眼底検査と共に眼底広角撮影も行うことが望ましい．早期に対応できたとしても血管炎の範囲や程度によって視機能に大きく影響することもある．

文献 3

【予防策】 無菌性 IOI の場合は投与する薬剤に起因することが多いことから，完全に予防することは難しい．最近は以前より少なくなっているようだがブロルシズマブ発売後にしばしば認めた網膜血管炎や網膜血管閉塞などは免疫反応の関連も考えられたことから，当科では以前にぶどう膜炎などの眼炎症疾患の既往のある人や自己免疫疾患に罹患している人は，投与対象外としている．

【フォローアップ】 炎症の程度は軽症から眼底まで及ぶ重症のものまで症例によって異なるが，無菌性 IOI を生じた後の抗 VEGF 薬投与を予定する際は，違う薬剤を選択するようにする．

■ 眼組織の機械的損傷に対するトラブルシューティング

症例 3 水晶体損傷

【背景】 硝子体内注射の際に，注射針が水晶体を刺したり水晶体嚢を擦って後嚢破損を生じることがある．結果的に外傷性白内障のように水晶体混濁を生じて視力低下を生じる（図 3）．

【原因】 硝子体内注射の際に，注射針を刺入する位置や角度が適切でないと，水晶体嚢を擦ったり，時には水晶体を突き刺したりすることがある．

【対応策】 硝子体内注射の刺入時には，患者も術者も気づかずに水晶体混濁を生じて視力が低下することが多い．水晶体混濁や水晶体振盪を認めるときは水晶体再建術を行う．水晶体振盪を伴うような注射針による水晶体損傷では，水晶体摘出後に眼内レンズ縫着を行い，水晶体後嚢の損傷の程度が大きくないときには，水晶体嚢を残して眼内レンズをアウト固定で挿入する．

【予防策】 硝子体内注射を行う際には，「黄斑疾患に対する硝子体内注射ガイドライン」にも示されている通り角膜輪部から 3.5 mm（眼内レンズ挿入眼）〜 4.0 mm（有水晶体眼）の位置から硝子体腔中央に針先を向けて刺入する[4]（図 4a）．

文献 4

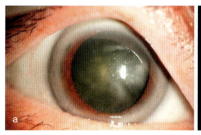
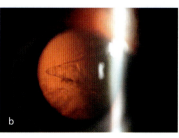

図 3 水晶体損傷―後嚢破損
a：正面写真　鼻側から中央に向かって後嚢の亀裂を認める．
b：スリット写真　後嚢に入った亀裂を明瞭に観察できる．

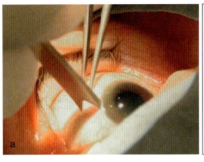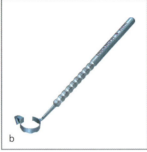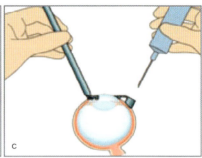

図4 硝子体内注射ガイド
a：硝子体内注射刺入部　角膜輪部から3.5〜4 mmの距離をキャリパーで測定する．
b：当科で使用している硝子体内注射ガイド（M.E.Technica社製）
c：硝子体内注射ガイド使用法　角膜上にしっかり固定して，ガイド孔に注射針を刺入する．

硝子体内注射を始めたばかりの人や投与経験の回数が少ない人が硝子体内注射を行うときは，慣れるまで硝子体内注射ガイドを用いて投与すると安全に行える（図4b，c）．
【フォローアップ】　注射針の刺入による水晶体損傷を生じたときは，眼底周辺部に注射針刺入による網膜損傷がないかどうかも確認しておく．

症例4　網膜裂孔，網膜剥離

【背景】　硝子体内注射を行う際に注射針を刺入したことで，網膜を損傷して網膜剥離を起こしてしまうことがある．
【原因】　硝子体内注射時の注射針の刺入を適切な部位より後極側で行った際に網膜も穿通して網膜に孔を作り網膜剥離が起こる．
【対応策】　注射時に網膜を穿通したことに気づくことは難しく，網膜剥離を生じることで視野障害などを訴えて発見されることがほとんどである．見つかり次第，網膜剥離に対して手術加療で網膜の復位を図る．
【予防策】　硝子体内注射で注射針は，角膜輪部から3.5 mm（眼内レンズ挿入眼）〜4.0 mm（有水晶体眼）の位置から刺入する[4]．それ以上後極部側で行うと，網膜を損傷することがある．

■薬剤や投与対象眼の誤りに対するトラブルシューティング

【背景】　抗VEGF治療の適応疾患が増え，投与対象の患者も増加する一方である．多くの患者への投与にあたって，投与する薬剤や対象眼が左右のどちらかなど投与にあたっては間違いのないように注意深く準備する必要がある．
【原因】　多くの患者に抗VEGF薬を投与する際，特に多くの症例に続けて行う際に，患者間違い，左右の間違い，薬剤の間違いなど，いくつもの間違いを起こす可能性がある．
【対応策】　患者間違い，左右眼の間違い，薬剤の間違いなどはどれが起こってもインシデントあるいはアクシデント事案であり，起こったときは真摯に説明して患者に実害がないよう対応することが重要である．

【予防策】　当科では，前日までに看護師が予定硝子体内注射患者のリストを作成し，カルテおよび当日の指示簿から左右や薬剤名をチェックしリストを完成させている．当日は，患者入室時に姓名を名乗ってもらい，左右の治療眼の確認を行って処置用ベッドに仰臥位で寝てもらう．その後，術者が再度患者姓名を確認し，看護師と共に左右と薬剤名をリストと当日指示が印刷された患者動線票を照らし合わせて確認している．

【フォローアップ】　投与前に間違いに気づけば謝罪説明の後，正しく予定通り投与すればまず問題はない．左右や薬剤を間違えて投与した場合は，投与された眼はもちろんのこと全身を含めた副反応などがないか慎重に観察する必要がある．

（永井由巳）

文献

1) Patel SN et al. Prophylaxis measures for postinjection endophthalmitis. *Surv Ophthalmol* 2020；65：408-20.
2) Dugel PU et al. HAWK and HARRIER：Phase 3, Multicenter, Randomized, Double-Masked Trials of Brolucizumab for Neovascular Age-Related Macular Degeneration. *Ophthalmology* 2020；127：72-84.
3) Kataoka K et al. Three cases of brolucizumab-associated retinal vasculitis treated with systemic and local steroid therapy. *Jpn J Ophthalmol* 2021；65：199-207.
4) 小椋祐一郎ほか：日本網膜硝子体学会硝子体注射ガイドライン作成委員会．黄斑疾患に対する硝子体内注射ガイドライン．日本眼科学会雑誌 2016；120：87-90.

4.6 結膜下注射，後部テノン囊下注射

結膜下注射 (subconjunctival injection)，および後部テノン囊下注射 (posterior sub-Tenon injection) はステロイドの局所投与として用いられることが多い．点眼薬による投与に比べ，長期的に薬剤効果を持続させ，全身投与に伴う全身への副作用を減らすことができる．一方で白内障や眼圧上昇などの眼局所に対する副作用には注意する必要がある．また，注射手技そのものによる合併症にも注意が必要である．本節では注射手技，および手技に伴うトラブルシューティングに関して述べることとする．

4.6.1 結膜下注射

■基本的な手順
①患者を仰臥位にし，オキシブプロカイン塩酸塩（ベノキシール®）と4％キシロカインによる点眼麻酔を行う．
②ツベルクリン用シリンジに薬液を吸引し，27G鋭針などを接続する．
③開瞼器をかける．
④注射する部位とは反対側を患者に見てもらう（例：下方に注射するのであれば上方を見てもらう．図1a）
⑤予定注射部位の結膜を有鈎鑷子などで把持し，眼球と結膜の間にスペースを作る（図1b）．
⑥ベベルダウンで針を⑤で作製したスペースに進める．
⑦針先を結膜下に透見した状態で薬液を注入する（図1c）．
⑧注入後刺入部を鑷子で押さえる．
⑨抗菌薬の点眼を行う．

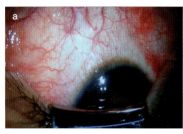 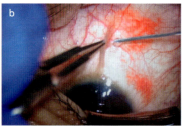 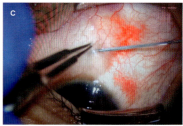

図1 結膜下注射
a：下方に注射を予定したため，患者に上方を見てもらう．
b：注射部位を有鈎鑷子で把持し，眼球との間にスペースを作る．この際，針はベベルダウンにする．
c：針先を注視しながら，薬液が結膜下に入っていくことを確認する．

■トラブルシューティング
上記のような手順を取れば大きな合併症を起こすことは少ない手技と思われる．

事例1　眼球穿孔
　報告などは見当たらないが，結膜下注射により眼球穿孔を起こしたことがあるという事例を聞いたことがある．

【背景】　このようなことが起きる背景として以下が考えられる．
①患者を仰臥位にせず，座位のまま診察台で注射を行う．
②開瞼器を用いない．
③鑷子を使わずに注射を行う．
④炎症などにより十分に麻酔の効果が出ておらず，疼痛で患者が眼球を動かしてしまう．

【対応】　手技に慣れてきて自信があれば①～③のような状態でも注射は可能と思われるが，慣れないうちは先に述べたような手順で手技を行うほうが安全と思われる．しかし，④のような事態を予見することは難しく，ステロイドの局所注射はぶどう膜炎の急性期に行うことが多く，麻酔が効きづらいことも多い．注射前には麻酔が効いているかを鑷子で眼球を触るなどして確認を行うことも大事である．このような事態が起きても眼球穿孔を起こさないように鑷子でスペースを作ることが重要と考える．

【フォローアップ】　万が一にも眼球穿孔を起こしてしまったと思った場合には即座に散瞳検査による眼底の確認を行い，出血や網膜剥離を認めた場合には硝子体手術が可能な施設に転院させる必要がある．注射直後に異常がなかったとしても，翌日に再度診察をするなど，経過は慎重にフォローすることが望ましい．

4.6.2　後部テノン嚢下注射

■ 基本的な手順

1．鋭針を用いる場合
①患者を仰臥位にし，ベノキシール®と4％キシロカインによる点眼麻酔を行う．
②ツベルクリン用シリンジに薬液を吸引し，26～27G鋭針を接続する．
③開瞼器をかける．
④患者に上鼻側を見てもらい，下耳側のスペースを確保する．
⑤下耳側の結膜円蓋部から針をベベルダウンで刺入し，眼球に対して接線方向に針先を左右に揺らしながら進める（図2a）．
⑥眼窩骨に針が到達したら針を垂直に立てて，さらに針を進める．
⑦シリンジを引いて，逆血がないことを確認する（図2b）．
⑧シリンジと針の接続部分を押さえ，薬液を注入する（図2c）．
⑨抗菌薬の点眼を行う．

2．鈍針を用いる場合
①患者を仰臥位にし，ベノキシール®と4％キシロカインによる点眼麻酔を行う．
②ツベルクリン用シリンジに薬液を吸引し，27G鈍針を接続する．
③開瞼器をかける．
④患者に上鼻側を見てもらい，下耳側のスペースを確保する．
⑤下耳側の結膜とテノン嚢をスプリング剪刃などで切開する（図2d）．
⑥鈍針を軽く曲げ，⑤の切開部から針を強膜に沿わせながら進める（図2e）．

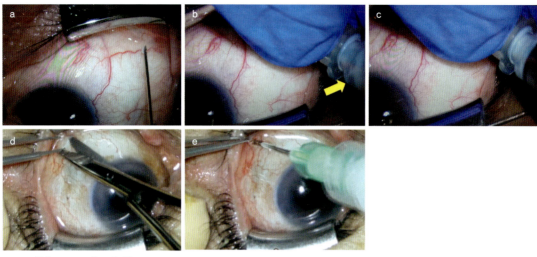

図2 後部テノン嚢下注射
a：患者に上鼻側を見てもらい，針先をベベルダウンにして結膜円蓋部から針を刺入する．
b：シリンジを引いて逆血がないことを確認する（黄矢印：写真では血液はみられず気泡が見える）．
c：接続部分を押さえながら薬液を注入する．
d：鈍針の場合は下耳側の結膜とテノン嚢を剪刃などで剝離する．
e：切開した部分に鈍針を入れ，強膜に沿わせて針を進める．

⑦シリンジを引いて逆血がないことを確認する．
⑧シリンジと針の接続部分を押さえ，薬液を注入する．
⑨抗菌薬の点眼を行う．

■ トラブルシューティング

文献1

結膜下注射と同様に，手技を確認しながら行えば，ステロイド自体による副作用は起きうるが，機械的合併症などは少ない手技とされる[1]．しかし，結膜下注射に比べ，盲目的に作業する場面が多いため，眼球穿孔などのリスクは高くなる．鈍針で行えば穿孔リスクはゼロに近いと思われるが，鋭針による手技に比べると，準備がやや煩雑になり，抵抗や逆流が多い．施設ごとに方法が異なると思われるので，注射方法に関しては施設もしくは自身の力量に合わせて選択するのがよい．機械的合併症の背景と対処法について述べる．

事例2　眼球穿孔

眼球穿孔は鋭針を用いた際に起きる可能性が高い．
【背景】　穿孔が起きる背景としては以下が考えられる．
①ベベルアップで針を進めている．
②針を揺らさずに直線的に進めている．
③手技中に患者が動いてしまう．
④抵抗があるのに無理に針を進めている．
【対応】　①・②に関しては自身が気をつけて避けていかなければならない．③に関してはやむをえない状況であり，事前に麻酔をしっかり行いながら声掛けを行い，眼を動かさないようにしてもらうといった方法で防ぐ他はないと思われる．あまりにも眼球

運動が激しい患者に関しては制御糸をかけて固定するという方法もあるが，実際にそこまでやらなくてはならない人に出会ったことはない．④に関しては鋭針で進める場合には針を横に揺らしながらでも抵抗なく進んでいく．「抵抗がある」＝「強膜に針先が当たっている」可能性が高いので，無理に進めずに少し針先を引いてから再度進めるべきである．眼球穿孔を起こしたと感じた場合には結膜下注射と同様の対応を行うべきである．

事例3　薬液の血管内迷入

ケースレポートレベルではあるが，薬液（主にトリアムシノロンアセトニド）が血管内に迷入したことにより網膜血管もしくは脈絡膜血管の閉塞をきたすことがある[2,3]．

【背景】　このような事態が起きる背景としては以下が考えられる．
①血管分岐の奇形がある．
②穿刺した針がテノン囊ではなく，血管内に入っている．

【対応】　①に関しては予測不可能であり，②を避けさえすれば，動脈閉塞のリスクは軽減する．盲目的手技になるため，目視で血管への刺入を確認することは不可能である．そこで重要となるのが，逆血の確認である．これを行うことで，血管内への注入を減らすことは可能である．血管閉塞が起きてしまった際には患者は疼痛を訴えるため，注射終了後にこのような訴えがあった場合には即座に眼底検査と視力検査を行う必要がある．

【フォローアップ】　閉塞が起きた当初は眼底に異常がなくても，視力は低下し，経時的に動脈閉塞の所見が出現する可能性が高いため，患者を帰宅させずに時間を空けて診察を行うべきである．動脈閉塞が疑われた場合には血管拡張薬の点滴や前房穿刺など網膜中心動脈閉塞症に準じた治療を行い，入院して経過観察することも考慮する．

（朝蔭正樹）

文献

1) Byun YS et al. Complications and safety profile of posterior subtenon injection of triamcinolone acetonide. *J Ocul Pharmacol Ther* 2009；25：159-62.
2) Moshfeghi DM et al. Retinal and choroidal vascular occlusion after posterior sub-tenon triamcinolone injection. *Am J Ophthalmol* 2002；134：132-4.
3) Mourya D et al. A RARE COMPLICATION OF POSTERIOR SUBTENON INJECTION. *Retin Cases Brief Rep* 2017；11：128-30.

Chapter 5
一般外来でのトラブルシューティング（4）患者対応

5.1 不定愁訴対応

不定愁訴とは，標準的な眼科検査では原因が明確に特定できない多様な自覚症状を指す．具体的には，「目がゴロゴロする」，「しょぼしょぼする」，「涙が出る」，「目やにが出るような感じがする」，「目が疲れる」，「ゴミが入っているような感じがする」，「目がかゆい」，「目が重い」といった症状があげられる．これらの症状は，患者の生活の質（QOL）を低下させるだけでなく，精神的・肉体的なストレスを引き起こし，さらには全身の疲労感や頭痛，肩こりなどを伴うこともある．このような不定愁訴の多くは，角膜，結膜，眼瞼といった眼表面疾患が原因であることが多く，詳細な眼科検査や観察を行うことにより診断へとつながることがしばしばある．

本節では，特に不定愁訴を引き起こしやすい前眼部疾患に焦点を当て，その病因，診断，治療，予防およびフォローアップについて解説する．

■結膜炎

【背景】 結膜炎（conjunctivitis）は，結膜（眼球結膜および眼瞼結膜）の炎症または感染により生じる疾患であり，眼の充血・腫れ，涙・眼脂（目やに）の増加といった症状を特徴とする[1,2]．それらの症状は，患者の視覚的な不快感を引き起こすだけでなく，時には全身症状としての不定愁訴を誘発することもある．不定愁訴としての眼の不快感，頭痛，疲労感は，特にアレルギー性結膜炎や慢性結膜炎の患者に多くみられ，これらの症状は眼の炎症が全身症状として現れることを示唆する[3]．

【原因】 結膜炎は，主に感染性（ウイルス性または細菌性）と非感染性（アレルギー性，薬剤性，免疫性または毒性）に分類される．感染性結膜炎の原因として最も一般的なものはアデノウイルスであり，急性結膜炎として発症し，主に学校や職場で集団感染を引き起こす．ウイルス性結膜炎は伝染力が強く，片眼から始まり他眼へ波及することが特徴である．細菌性結膜炎では，主として黄色ブドウ球菌，肺炎球菌，インフルエンザ菌が原因菌としてあげられる[2]．感染性結膜炎の例を図1に示す．

一方，非感染性結膜炎では，アレルギー反応が多くを占める．特に本邦では，春季および秋季の花粉症シーズンにおいて，アレルギー性結膜炎の患者数が急増する．アレルギー性結膜炎では，季節性の花粉やハウスダスト，動物の毛などが主なアレルゲンとして作用し，掻痒感（かゆみ）や流涙，充血が主な症状となる[3]．

【対応策】 治療は，その原因に応じて異なる．ウイルス性結膜炎に対しては，特異的な治療法はなく，充血や流涙などの症状を和らげる支持療法が中心となる．人工涙液の点眼や冷湿布などの処置を行い，症状が軽減するまで経過観察を行う．ウイルス性結膜炎は感染力が強いため，患者・家族に対して手洗いの徹底やタオルの共用を避けるといった衛生指導が重要である[1]．

細菌性結膜炎には，抗菌点眼薬を用いる．軽症例では経過観察のみで自然治癒することもあるが，重症例や免疫抑制状態の患者には，速やかに抗菌薬の点眼を開始することが推奨される[2]．

アレルギー性結膜炎では，抗ヒスタミン薬やマスト細胞安定薬の点眼が第一選択と

文献1

文献2

文献3

なり，重症例ではステロイド点眼や免疫抑制薬（シクロスポリン，タクロリムスなど）の併用が必要となる．特に，春季カタルやアトピー性角結膜炎などの難治性疾患に対しては，免疫抑制薬の点眼が効果を示すことが確認されている[3]．

【予防策】　感染性結膜炎では，感染拡大を防ぐための衛生管理が最も重要である．手洗いや消毒，個人用品（タオルや枕など）の共有を避けることが推奨される．アレルギー性結膜炎に対しては，アレルゲンの除去や回避（例：マスクやゴーグルの使用，空気清浄機の利用など）が効果的である．また，定期的な眼科受診と早期の治療開始が再発予防に有効である[3]．

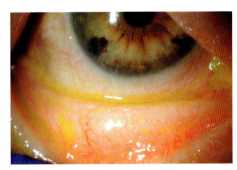 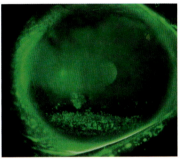

図1　充血・眼脂が主訴のコリネバクテリウムによる細菌性結膜炎
セフメノキシム点眼処方にて改善した．
（宮田眼科病院　子島良平先生より）

図2　目の違和感が主訴の涙液減少型ドライアイ
下方に点状表層角膜症を認める．ジクアソホルナトリウム点眼で改善した．

■ ドライアイ

【背景】　ドライアイ（dry eye）は，涙液層の不安定性や涙液の減少，涙液蒸発の亢進などが原因となり，眼表面の炎症や損傷，さらには視覚機能障害を引き起こす疾患である[4]．ドライアイ患者の多くは，乾燥感や異物感，掻痒感，灼熱感，視力の低下といった自覚症状を訴えるが，これらの症状は時に不定愁訴として頭痛，首や肩のこり，全身の疲労感などを引き起こすことがある[5]．

　近年，ドライアイ研究会（Japan Dry Eye Society：JDES）およびアジアドライアイ学会（Asia Dry Eye Society：ADES）は，新しいドライアイの定義および診断基準を提示し，涙液層の不安定性がドライアイの中心的な病態であると解説している[4]．また，Dry Eye Workshop II（DEWS II）による定義では，涙液層の不安定性，涙液の高浸透圧，眼表面の炎症，神経感覚異常がドライアイの主要な病因因子とされ，ドライアイを「多因子性疾患」として捉えている．

【原因】　ドライアイの原因は多岐にわたり，大きく「涙液減少型ドライアイ」と「蒸発亢進型ドライアイ」の2つのカテゴリーに分類される[4]．涙液減少型ドライアイは，シェーグレン（Sjögren）症候群などの疾患による涙液分泌の低下が主な原因である（図2）．一方，蒸発亢進型ドライアイは，マイボーム腺機能不全（meibomian gland dysfunction：MGD）やコンタクトレンズ装用，長時間のデジタル機器の使用などによる涙液の蒸発亢進が原因となる[4,5]．

【対応策】　ドライアイの治療，対応策として以下のものがある．
①涙液層の安定化：日本では，涙液層の不安定性に着目した「眼表面の層別診断（Tear

文献4

文献5

Film-Oriented Diagnosis：TFOD）」と「眼表面の層別治療（Tear Film-Oriented Therapy：TFOT）」という概念が普及しており，破壊パターン（Breakup Patterns：BUPs）を用いた診断が行われる．代表的な治療薬であるジクアホソルナトリウム点眼薬（3％）は，分泌型ムチンの発現を促進し，涙液層の安定化を図ることで，眼表面の損傷を軽減する[5]．

②**環境調整および行動療法**：デジタルデバイスの長時間使用によるドライアイの悪化を防ぐためには，作業環境の調整[†]や，意識的なまばたきの増加が推奨される．また，室内の湿度を保つための加湿器の使用や，長時間のコンタクトレンズ装用を避けることも有効である[4]．

[†]作業環境の調整：モニターの位置を目線より下にする，頻繁な休憩を取るなど

③**薬物療法**：ドライアイの治療薬には，人工涙液や抗炎症薬（ステロイド点眼薬，シクロスポリン点眼薬）などがある．特に炎症を伴うドライアイには，これらの抗炎症薬が有効である．また，眼表面の痛みや不快感が神経感覚異常によるものと考えられる場合には，局所麻酔薬や抗うつ薬の使用も検討されることがある[4]．

【予防策】　ドライアイの予防には，日常生活における環境調整が重要となる．例えば，エアコンや暖房の使用による乾燥した空気を避け，パソコン作業中には適度な休憩を取ることが推奨される．また，長時間のコンタクトレンズ装用を避け，人工涙液を適宜使用して眼表面の保湿を保つことも効果がある[4, 5]．

■ マイボーム腺機能不全（MGD）

【背景】　MGDは，まぶたのマイボーム腺に異常が生じる疾患で，涙液の蒸発亢進型ドライアイを引き起こす[6]．MGD患者では，まぶたの脂腺から分泌される油分（meibum）が減少または異常をきたすことで，涙液層の安定性が失われ，乾燥感，異物感，かゆみなどの症状がみられる．これらの眼症状は時に不定愁訴として全身に波及し，頭痛や肩こり，全身疲労などを引き起こすことがある[6]．また，後部眼瞼炎を合併することがある（図3）．

文献6

【原因】　MGDの原因は，主に以下の要因に大別される．

①**分泌減少型MGD**：マイボーム腺の萎縮や腺房細胞の減少が原因でマイボーム腺からの分泌物（meibum）の分泌量が低下する．加齢，慢性的な炎症反応，生活習慣（例：長時間のデジタル機器使用やコンタクトレンズの長期装用）などがリスク因子とされる[6]．

②**分泌増加型MGD**：meibumの粘性の増加などの質的変化や分泌量の過剰が原因で，涙液層のバランスが崩れ，炎症や眼瞼縁の不快感を増大させることがある[6]．

【対応策】　MGDの治療は，以下のアプローチを組み合わせて行う．

①**温罨法および眼瞼清拭**：温罨法は，マイボーム腺内の固化したmeibumを軟化させ，腺開口部からの分泌を促進するため有効である．眼瞼清拭は，眼瞼縁に蓄積した脂質や角化物を除去することで，慢性的な眼瞼炎症状を軽減する[6]．

②**薬物療法**：抗炎症薬（ステロイド点眼薬，シクロスポリン点眼薬）やマイボーム腺分泌を促進する薬剤（アジスロマイシン点眼薬）は，涙液層の安定化と眼症状の軽減に効果がある[7]．

文献7

【予防策】　日常的な眼瞼清拭と温罨法の実施が推奨される．特に長時間のコンタクトレンズ装用やデジタル機器の使用を避け，定期的な眼科受診を行うことが重要となる[6]．

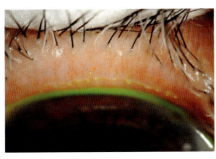

図3 目の違和感が主訴のMGD，後部眼瞼炎
眼瞼清拭およびアジスロマイシン点眼薬の処方にて改善した．
（宮田眼科病院　子島良平先生より）

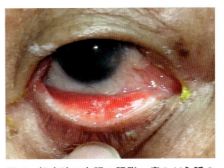

図4 起床時の右眼の眼脂・痛みが主訴の眼瞼炎
アジスロマイシン点眼薬を処方し，改善した．
（宮田眼科病院　子島良平先生より）

【フォローアップ】　治療後も定期的な眼科受診を行い，眼瞼衛生の管理を継続する．慢性化したMGDや再発を繰り返す症例では，長期的な管理と生活習慣の見直しが求められる[6]．

■眼瞼炎

【背景】　眼瞼炎（blepharitis）は，眼瞼縁（まぶたの縁）に慢性炎症を引き起こす疾患で，眼の乾燥感，かゆみ，異物感，さらにはまぶたの腫れや赤みなどの症状を特徴とする[8]．眼瞼炎はその解剖学的部位や原因に応じて，前部眼瞼炎（anterior blepharitis）と後部眼瞼炎（posterior blepharitis）に分類される．前部眼瞼炎は，まつ毛の毛根部分やまぶたの皮膚に起因する細菌感染や脂漏性皮膚炎によって引き起こされ，後部眼瞼炎はMGDに伴って生じることが多く，涙液層の不安定性を引き起こす[9]．

【原因】　細菌感染，皮脂の分泌異常，アレルギー反応，乾燥などの要因が複雑に絡み合って発症する．前部眼瞼炎では，黄色ブドウ球菌や表皮ブドウ球菌などの細菌感染が主な原因となり，後部眼瞼炎ではマイボーム腺の分泌異常や炎症が大きく関与している[8]．

【対応策】　眼瞼炎の治療には，以下のアプローチが含まれる．

①眼瞼衛生の徹底：基本的な治療として，毎日の眼瞼清拭（アイシャンプーや温罨法）を行い，眼瞼衛生を維持する．これにより，眼瞼縁に蓄積した細菌や皮脂，フケ状のスケールを取り除き，慢性的な炎症を軽減する[8]．

②薬物療法：軽度〜中等度の眼瞼炎では，抗菌薬（アジスロマイシン点眼薬）や抗炎症薬（ステロイド点眼薬，シクロスポリン点眼薬）を使用して炎症を抑える[9]．特に，アジスロマイシン点眼薬は，細菌性眼瞼炎の症状を軽減する効果が確認されている（図4）．

③生活習慣の改善：例えば，長時間のコンタクトレンズ装用やアイメイク（特にアイライン）を避ける，アレルギーの原因物質を回避することが推奨される．また，食事では，$\omega\text{-}3$脂肪酸を含む食品（魚油など）を摂取することが，涙液層の安定化に役立つ．

【予防策】　日常的な眼瞼衛生の維持と，適切な眼科受診が欠かせない．特に，眼瞼縁の

文献8

文献9

清潔を保ち，涙液層のバランスを維持することが重要である．また，目の疲れを感じた際には，早めに休息をとり，眼瞼衛生を心掛けるとよい[9]．

■ 眼精疲労

【背景】 眼精疲労（eye strain, asthenopia）は，長時間のデジタルデバイス使用や近業作業に起因する視覚的な疲労状態であり，目の疲れ，乾燥感，かすみ，異物感などの症状が現れる[10,11]．これらの症状はしばしば不定愁訴として頭痛，肩こり，全身の疲労感を伴い，患者はこれらの症状が眼精疲労によると認識しないことが多く，症状が見過ごされることも少なくない．

文献10

文献11

【原因】 以下の要因に起因する．

① デジタルデバイスの長時間使用：コンピュータやスマートフォンの画面を長時間見ることで，まばたきの回数が減少し，涙液の蒸発が進むため，ドライアイや眼の不快感が引き起こされる[10]．

② 不適切な視距離や環境設定：画面との距離が近すぎる場合や，光の反射や明るさが不適切な環境下での作業は，眼への負担を増加させる[11]．

【対応策】 眼精疲労を軽減するための対応策には以下のものがある．

① 適切な休息：デジタルデバイスを用いるときは30分程度ごとに20秒程度遠方を見るなど休息をとるようにする．米国眼科学会議では20分ごとに20秒間，20フィート（約6メートル）先を見る「20-20-20ルール」が推奨されている[10]．

② 眼鏡やコンタクトレンズの適切な処方：特にデジタルデバイス使用時に焦点を合わせやすくする設計の眼鏡やコンタクトレンズが有効である[11]．

③ 作業環境の改善：モニターの位置や角度，照明の調整などの作業環境の改善も重要となる．

【予防策】 日常的な視覚作業の際に作業環境を整え，適切な休憩を取ることが推奨される．また，まばたきの回数を意識的に増やすことも，眼の乾燥を防ぐために有効である[10,11]．

（宮井尊史）

文献

1) Azari AA et al. Conjunctivitis：A Systematic Review of Diagnosis and Treatment. *JAMA* 2013；310：1721-9.
2) Varu DM et al. Conjunctivitis Preferred Practice Pattern®. *Ophthalmology* 2019；126：94-169.
3) 日本眼科アレルギー学会診療ガイドライン作成委員会．アレルギー性結膜疾患診療ガイドライン（第3版）．日本眼科学会雑誌 2021；125：741-85.
4) Shimazaki J. Definition and Diagnostic Criteria of Dry Eye Disease：Historical Overview and Future Directions. *Invest Ophthalmol Vis Sci* 2018；59：DES7-12.
5) Yokoi N et al. Tear-film-oriented diagnosis for dry eye. *Jpn J Ophthalmol* 2019；63：127-36.
6) マイボーム腺機能不全診療ガイドライン作成委員会．マイボーム腺機能不全診療ガイドライン．日本眼科学会雑誌 2023；127：109-228.
7) Moreno I et al. Recent advances in age-related meibomian gland dysfunction（ARMGD）. *Ocul Surf* 2023；30：298-306.
8) Nejima R et al. Analysis of treatment protocols using azithromycin eye drops for bacterial blepharitis：second report—bacteriological investigation. *Jpn J Ophthalmol* 2022；66：579-89.
9) Amescua G et al. Blepharitis Preferred Practice Pattern®. *Ophthalmology* 2019；126：56-93.
10) Pucker AD et al. Digital Eye Strain：Updated Perspectives. *Clin Optom（Auckl）* 2024；16：233-46.
11) Singh S et al. Interventions for the Management of Computer Vision Syndrome：A Systematic Review and Meta-analysis. *Ophthalmology* 2022；129：1192-215.

5.2 白内障術後患者対応

　白内障手術は近年もその手技や検査，眼内レンズ（intraocular lens：IOL），手術機器は着実に進化を遂げている一方，患者からも過剰な期待をされてしまう場合もある．しかし，術後合併症のため良好な結果が得られない症例も当然存在することから，こうした場合に備えて術前の適切なインフォームドコンセント（informed consent：IC）や，術後の対応は非常に重要と考えられる．本節では白内障手術後に起こりうる合併症のうち，「囊胞様黄斑浮腫（cystoid macular edema：CME）」「度数ずれ」「多焦点IOLのwaxy vision」に関して述べる．

事例1　囊胞様黄斑浮腫（CME）

【背景】 術後CMEは低侵襲手術の進化によりその頻度は以前よりも低下しているが，決して軽視はできない．発生時期は術後1～2か月が多く，以後は減弱し自然治癒するものが多いが一部は遷延化する症例もある[1]．

【原因】 CMEの発生する病態は，主にプロスタグランジン（prostaglandin：PG）が血液網膜柵の破綻や血管透過性亢進に深く関与していることが考えられている[2]．術後CMEを生じやすい眼疾患としてはぶどう膜炎，糖尿病網膜症，黄斑上膜や硝子体黄斑牽引症候群などの硝子体黄斑界面疾患，網膜色素変性症，加齢黄斑変性などがあげられる．また，術中の水晶体皮質の残存や，破囊した症例も発生に注意を要する．

【対応策】 CMEを疑った場合の治療法を表1に示す．診断は光干渉断層計（optical coherence tomography：OCT）でCMEの範囲や大きさを確認し（図1），必要があればフルオレセイン蛍光眼底造影も行う．視力も含めたCMEの程度が軽微であれば，非ステロイド性抗炎症薬（non-steroidal anti-inflammatory drugs：NSAIDs）

文献1

表1　CMEの治療

点眼（例）	●NSAIDs　0.1％ジクロフェナクNa　4回/日 ●CS　0.1％ベタメタゾン　4回/日
STTA	●トリアムシノロンアセトニド（マキュエイド®）20 mg
硝子体内注射	●トリアムシノロンアセトニド（マキュエイド®）4 mg ●抗VEGF薬
硝子体手術	

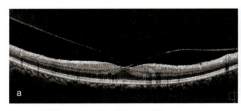
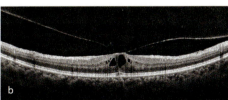

図1　術後CME（64歳，女性）
術後8週目に右眼の見えづらさを自覚して来院した．OCTでCMEを認めた．
a：視力0.8（1.2）一部硝子体の牽引の要素も認める．STTA 20 mgを施行した．
b：STTA後2週間でCMEは消退した．

文献3

点眼とコルチコステロイド（corticosteroid：CS）点眼の併用が有用であり[3]，これを継続する．視機能低下の程度が強ければトリアムシノロンアセトニド後部テノン嚢下注射（sub-Tenon triamcinolone acetonide injection：STTA）や，トリアムシノロンアセトニド，あるいは抗 VEGF（vascular endothelial growth factor；血管内皮増殖因子）薬の硝子体内注射を検討する．トリアムシノロンアセトニドの投与後は眼圧上昇に注意をする．また，術後に PG の FP2 受容体作動の緑内障点眼薬を使用している場合は点眼の中止を検討する．さらに硝子体の牽引が関与していると思われるものや，上記の薬物治療に抵抗性の症例は硝子体手術で効果が望める場合もある．

【予防策】
- 糖尿病やぶどう膜炎などの基礎疾患の術前のコントロールをしてから手術を行う．
- 低侵襲で丁寧な手術を行う．
- CME のリスクが高い症例には，白内障手術前や終了時に STTA を行う．
- 術後の視力や患者の視機能低下の訴えがあった場合は OCT で早期発見に努める．

【フォローアップ】　治療に反応し CME の改善が得られても一部の症例では再燃する可能性もあり注意を要する．リスクの高い症例には術前術後の丁寧な IC を心掛けることも重要である．

事例2　度数ずれ

【背景】　近年白内障手術における IOL 度数計算は，測定機器の進歩や新しい世代の計算式の登場などにより，幅広い症例に対応可能になった．しかし，術後屈折誤差 ±0.5 D 以内となるのは新世代のどの計算式を使用しても 70％ 程度，±1.0 D 以内だと 97％ 程度[4,5]であり，どうしても数％ の症例は屈折誤差が生じるのは避けられないことも事実であるため，これを踏まえた患者対応が必要となる．

文献4

文献5

【原因】　IOL 度数計算に必要な検査のうち，角膜屈折力と眼軸長は近年かなり正確な測定が可能となっている．しかし術後前房深度は計算式での予測値を用いることが多いため想定外の特殊形状をした眼の場合，予測値からのずれが生じる．これが近年の術後の度数ずれの課題となっている．

【対応策】　患者の不満や不安が生じた場合は早期の説明対応は重要である．具体的には術後翌日の場合は術後炎症や屈折値が不安定のため，まだ見え方が改善される可能性があることを説明し，手術手技自体が予定通り行えているのであればその旨も丁寧に説明を行うことで，術直後の患者の不安の軽減に努める．翌翌日〜術後2週間は他覚的屈折値と自覚的屈折値の変化を注意深く経過観察し，患者の見え方に許容性が出てきているかを確認しながら，改善がない場合は患者の不安度に応じて眼鏡作製や IOL 入れ替えの可能性を提案する．どの治療方針でいくのかは患者の意思を尊重し，可能な限りこれに沿うようにする．

【予防策】
- 術前に必要な場合は眼鏡装用の可能性があることを同意書と一緒に説明しておく．
- 角膜形状や眼軸長などの術前の検査は日を変えて複数回測定し，計算式も新しい世代のものを複数用意して比較する（図2）．
- 術中の波面収差解析装置を併用する．
- 術前検査での特殊形状眼や視力不良眼には屈折誤差が生じやすいことを説明する．

SRK/T	Barrett UII	Haigis optimized	Hoffer Q
NIDEK NS60YG	NIDEK NS60YG	NIDEK NS60YG	NIDEK NS60YG
A定数: 119.70	LF: 2.25 DF: 5.00	a0: 1.610 a1: 0.400 a2: 0.100	ACD定数: 5.96
IOL　REF(D)	IOL　REF(D)	IOL　REF(D)	IOL　REF(D)
21.00　1.13	20.00　1.45	20.00　1.25	20.50　1.10
21.50　0.83	20.50　1.13	20.50　0.92	21.00　0.79
22.00　0.52	21.00　0.80	21.00　0.59	21.50　0.48
22.50　0.22	21.50　0.47	21.50　0.25	22.00　0.17
23.00　−0.10	22.00　0.14	22.00　−0.09	22.50　−0.15
23.50　−0.41	22.50　−0.20	22.50　−0.44	23.00　−0.47
24.00　−0.73	23.00　−0.55	23.00　−0.78	23.50　−0.79
24.50　−1.05	23.50　−0.89	23.50　−1.14	24.00　−1.12
25.00　−1.38	24.00　−1.25	24.00　−1.49	24.50　−1.46
パワー　22.85	パワー　22.21	パワー　21.87	パワー　22.27

図2　角膜曲率半径による度数ずれ（62歳，男性）
左眼視力低下のため来院した．眼軸長22.30 mm，平均角膜曲率半径7.21 mmのスティープな症例．SRK/T（SRK theoretical）式を用いると術後に近視へ度数ずれを生じることがわかる．

【フォローアップ】　術後に屈折の左右差が生じた場合でも両眼視では意外と違和感がなくなり，逆に明視域が広がることで再手術を希望しないケースもあるため，屈折が安定するまでの経過観察は必要であるが，その間の患者の不安をいかに軽減できるかはトラブル回避のためには重要である．術前・術中に最善を尽くしても起こりえる合併症であり，最終的には再手術になったとしても患者と一緒に乗り越えていくような関係性の構築が理想的と思われる．

事例3　多焦点IOLのwaxy vision

【背景】　多焦点IOLのwaxy visionは比較的稀な合併症であるが，多焦点IOLの入れ替え手術の最も多い原因であるとされる．近年は光損失率が低く抑えられた多焦点IOLも増えてきており，遭遇する頻度は減っている印象であるが術前の予測は困難な場合が多い．

【原因】　waxy visionはコントラスト感度の低下による症状と考えられており，視力検査では良好な数値を示しても，全体的なぼやけや霞み症状を呈する（図3）．多焦点

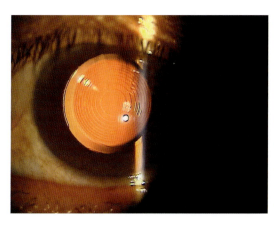

図3　術後のwaxy vision（62歳，女性）
左眼白内障に対し焦点深度拡張（EDOF）型IOLを使用．手術翌日から初めて眼鏡をかけたときのような気分不良と，全体が白っぽく見えて見えづらいとの症状を認めた．コントラスト感度低下の他には異常を認めず，術後14日目に単焦点IOLに入れ替えして症状は改善した．

文献6

文献7

IOLの中では回折型構造のものが多いとの報告がある[6]．また，コントラスト感度の低下する眼球側の要因としては角膜混濁，後囊混濁，角膜屈折矯正手術後，後部硝子体剝離に伴う硝子体混濁などがあげられる[7]．

【対応策】　診断は除外診断となるが，症状が特徴的であるため比較的容易である．患者の「見え方が悪い」との訴えがある場合は内容を詳細に聞き取り，斜視や残余乱視，ドライアイなどによる可能性がないか確認する必要がある．他疾患が否定的でwaxy visionを疑う場合は単焦点IOLや焦点深度拡張（extended depth of focus：EDOF）型IOLなどの，より高コントラストの多焦点IOLへの入れ替えを検討する．

【予防策】
- 術前検査を確実に行いコントラスト低下につながる異常の有無を複数回調べておく．
- 光損失率の少ない，コントラストの高い多焦点IOLを使用する．
- waxy visionは稀な合併症ではあるが確実な予見方法は現段階では存在せず，改善には再手術（IOL入れ替え）となることを術前に説明しておく必要がある．

【フォローアップ】　waxy visionに対する患者の訴えは特徴的で，見え方に対するストレスをかなり強く感じている場合が多い．不幸にもIOL入れ替えをすることになっても，それまでの間，患者の気持ちに真摯に寄り添い，検査結果を冷静にはっきりと説明することで次の必要な治療（経過観察なのか再手術なのか）を明確にし，患者の不安を軽減させるように心掛ける．

（野田和宏）

文献

1) Miyake K et al. Long-term follow-up study on prevention of aphakic cystoid macular oedema by topical indomethacin. *Br J Ophthalmol* 1980；64：324-8.
2) 三宅健作．水晶体摘出後の囊腫状黄斑浮腫発生に対するProstaglandinsの関与性（2）．日本眼科学会雑誌 1977；81：1449-64.
3) Li S-S et al. Comparison of the efficacy and safety of non-steroidal anti-inflammatory drugs and corticosteroid drugs for prevention of cystoid macular edema after cataract surgery. *Int Ophthalmol* 2023；43：271-84.
4) Darcy K et al. Assessment of the accuracy of new and updated intraocular lens power calculation formulas in 10930 eyes from the UK National Health Service. *J Cataract Refract Surg* 2020；46：2-7.
5) Kamiya K et al. Regional comparison of preoperative biometry for cataract surgery between two domestic institutions. *Int Ophthalmol* 2020；40：2923-30.
6) Kamiya K et al. Multifocal intraocular lens explantation：a case series of 50 eyes. *Am J Ophthalmol* 2014；158：215-20.
7) Mamou J et al. Ultrasound-Based Quantification of Vitreous Floaters Correlates with Contrast Sensitivity and Quality of Life. *Invest Ophthalmol Vis Sci* 2015；56：1611-7.

5.3 緑内障術後患者対応

　緑内障手術後にトラブルが発生した患者への対応は，施行された術式によって大きく異なる．特にトラベクレクトミー（線維柱帯切除術）は，他の術式に比べて追加処置を必要とすることが多く，トラブルシューティングに経験と知識を要する．本節では，特にトラベクレクトミー後の患者対応について述べる．また，2022 年 2 月に承認され，2023 年 8 月に使用開始された比較的新しい手術であるプリザーフロ® マイクロシャント緑内障ドレナージシステム（プリザーフロ®）は，濾過手術系の低侵襲緑内障手術（micro invasive glaucoma surgery：MIGS）であり，トラブルシューティングにはトラベクレクトミーでの経験が役立つ．

　さて，術後に患者とトラブルにならないために最も重要と筆者が考えるのは，術前のインフォームドコンセントである．特に，低侵襲を特徴とする手術であっても侵襲はあり，患者は処置や手術後に前もって聞いていないことが突然発生すると，その後のトラブルや医療不信につながることがある．術前に，術後起こりうることをすべて対面かつ口頭で説明することは忙しい臨床現場では困難であるが，せめて文章として患者に説明書を渡しておくことは必須である．最近では，説明動画とそれにリンクする QR コードをあらかじめ作成し，患者個人のスマートフォンを使って自宅でゆっくりと視聴していただくことも有効であろう．そのようなことを念頭におきつつ，実際にトラブルが起こったときの技術的なトラブルシューティングについて述べる．

■トラベクレクトミー術後の患者対応

【背景】　緑内障に対する観血的手術は，トラベクレクトミーに代表される濾過手術と，ab interno トラベクロトミー（線維柱帯切開術）に代表される MIGS・流出路再建術に分けられる．流出路再建術は，眼内の自然な流出路を再建する手術であり，組織侵襲が少なく，術後合併症も比較的少ない．そのため，トラブルシューティングが必要となる頻度はトラベクレクトミーのほうが比較的高い．新たな術式であるプリザーフロ® が承認され，濾過手術においても今後インプラントを利用した低侵襲化が進む可能性がある．一方，プリザーフロ® の眼圧下降効果は従来のトラベクレクトミーに及ばないと報告[1,2]されている．したがって，今後も個々の症例の目標眼圧レベルに応じて，従来のトラベクレクトミーが選択されるため，術後の患者対応を理解し，解決することが重要である．

【原因】　トラベクレクトミー後のトラブルは，様々な原因で生じる．主な原因は，手術中の手技に関連するものと，偶発的に生じるものに分けられる．代表的な合併症について，術後早期（1 か月程度）と後期（それ以降）に分けて述べる．

文献 1

文献 2

■術後早期の合併症

①濾過胞からの房水漏出：不十分な創口閉鎖により房水漏出が発生するが，マイトマイシン C の使用下での特徴として，術終了時に漏出がみられなくても，その後の濾過胞拡大に伴う結膜の移動や収縮，以前の手術による結膜瘢痕，結膜菲薄化部位などを

Chapter 5 一般外来でのトラブルシューティング（4）患者対応

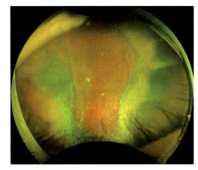
図1　脈絡膜剥離

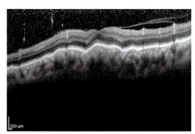
図2　低眼圧黄斑症

原因として房水漏出が発生しうる．漏出する濾過胞部位ではザイデル（Seidel）試験が陽性となる．この試験は，〈D275-2 前房水漏出検査 149 点〉で保険請求する．

②浅前房：前述の房水漏出や強膜弁縫合が緩いことによる過剰濾過により浅前房が発生しうる．この場合，低眼圧を伴っていることが多い．一方，悪性緑内障[†]を原因とする浅前房もあり，過剰濾過とは，その後の対応策が異なってくるため注意する．術後の悪性緑内障は比較的稀な病態であるが，眼内レンズ（IOL）挿入眼でも発症し，また閉塞隅角緑内障に対するトラベクレクトミー後に生じやすいと報告[3]されている．

[†]悪性緑内障："aqueous misdirection syndrome" とも言われる．毛様体から硝子体腔への房水流入による毛様体ブロックを呈し，水晶体と虹彩が前方へ移動する病態

文献3

③低眼圧（図1，2）：房水漏出や過剰濾過を原因とする術後早期の低眼圧は，自然経過で回復することが多いため特に問題とならないが，重度の脈絡膜剥離や低眼圧黄斑症が発症・持続すると永続的な視機能低下につながるため注意が必要である．

④高眼圧：術後早期の高眼圧は，主に手術手技に伴う濾過胞形成不全が原因と考えられる．強膜弁や強膜ブロック切除部位の大きさが適切か，また眼球後方に至るマイトマイシンC塗布も重要な手技である．術中操作による前房出血やその後の炎症によるフィブリンが強膜切開創に付着することや強膜弁縫合が強いことも原因となりうる．また不十分な周辺虹彩切除や硝子体脱出によるもの，活動性のあるぶどう膜炎術後の前房炎症の悪化，また稀ではあるが脈絡膜出血による浅前房に高眼圧が伴うこともありうる．

⑤視力低下：術後3か月までは有意に低下し，6か月で有意差はみられなくなるとの報告[4]がある．術後の視力低下は，視野障害が中心に及んでいる症例や術後に低眼圧がみられた症例で発生しやすい．

文献4

■ 術後後期の合併症

①濾過胞からの房水漏出：マイトマイシンCの使用が最も大きな要因で，濾過胞は術後後期になると，無血管となることがある．この場合，濾過胞表面から房水がしみ出るウージング（oozing）は経過観察でよいが，結膜瘻孔からの旺盛な漏出が続く例に対しては処置が必要となる．

②濾過胞感染・眼内炎：国内での報告によると術後5年間で濾過胞感染の発生率は2.2％，より重篤な眼内炎の発生率は1.1％とされる[5]．危険因子として，前述の濾過胞からの漏出や若年者がある．濾過胞感染は，早急な治療が予後改善に大きく関わるため，充血や眼脂，視力低下などの急な症状の変化があれば，時間外でも必ず受診す

文献5

るよう患者教育が必要である．

③濾過胞の機能不全：マイトマイシンCの使用により術後の濾過胞維持率は著明に改善したが，長期にわたる濾過胞の瘢痕化は避けられない．眼圧コントロールが不良となった場合は，ニードリングや濾過胞再建術，点眼薬の再処方が必要となる．

④白内障の進行：トラベクレクトミー後は，白内障の進行リスクが増加することが知られている．トラベクレクトミー後5年間で約50％の患者が白内障手術を必要としたこと，またトラベクレクトミーの施行は，薬物治療の継続より白内障手術治療を受けるリスクが8倍に増加することなどが報告されている[6]．

文献6

【対応策】

①濾過胞からの房水漏出：術後早期であれば自然治癒することも多い．保存的治療法として，眼軟膏，眼帯処置や房水産生抑制機序を持つ抗緑内障点眼薬の使用などが考えられる．外科的治療法として10-0ナイロン糸による端々縫合や圧迫縫合（ブロッキングスーチャー）を行う．術後後期では，無血管濾過胞に対する処置として，濾過胞切除や再建が必要となることもある．

②浅前房：軽度の浅前房であれば時間と共に自然治癒することが多く，特別な処置は不要である．しかし角膜内皮減少が危ぶまれる状態となれば，速やかな追加処置を行う．過剰濾過が原因であれば，前述の房水漏出に対する処置や眼粘弾剤（ophthalmic viscosurgical devices：OVD）の前房内注入，強膜弁の再縫合などが必要である．強膜弁縫合は，経結膜的に行うと低侵襲でよい．濾過胞が大きく結膜を圧迫しても強膜弁の視認性が悪い場合は，直視下に強膜弁を再縫合する．悪性緑内障を原因とする浅前房に対しては，房水産生抑制機序を持つ抗緑内障点眼薬，アトロピンなどの散瞳薬の点眼治療，IOL挿入眼であればYAGレーザー後嚢切開術，手術治療として硝子体手術が有効である．

③低眼圧：前述の通り，低眼圧の原因になっていると考えられる房水漏出や過剰濾過を治療する．

　プリザーフロ®術後の低眼圧に対しては，チューブ内に10-0ナイロン糸のステントを入れることにより，濾過量を減少させ眼圧を回復させる（図3）．

④高眼圧：前房内炎症があれば，ステロイド点眼薬などにより消炎させる．その他，術後高眼圧が二次的なものであれば，もととなる病態を治療する．特になければ，濾過胞形成不全が高眼圧の原因と考えられるため，まずはレーザー切糸術を行い，房水の

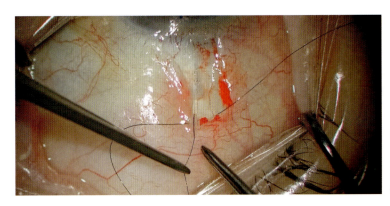

図3　10-0ナイロン糸ステントの挿入
プリザーフロ®では，強膜弁がないため低眼圧に対しては，ステント挿入が有効である．

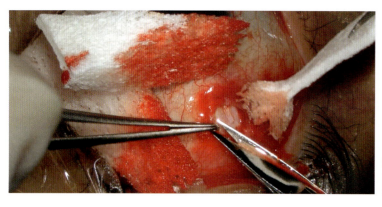

図4 濾過胞再建術
プリザーフロ®後端部を覆っていた瘢痕組織を除去した.

濾過量を増加させる.すべての糸を切った後でも濾過量が十分でなければ,ニードリングや観血的濾過胞再建術(図4)が必要である.点眼薬の再開は濾過胞縮小につながるため,少なくとも術後早期はできるだけ避ける努力をする.

⑤濾過胞感染・眼内炎:炎症が濾過胞内にとどまっていれば(Stage Ⅰ),抗菌点眼薬(ニューキノロン系+セフメノキシム)の頻回点眼および眼軟膏の就寝時使用にて慎重に経過観察を行う.前房内に炎症を認めれば(Stage Ⅱ),抗菌薬の前房内注射または前房洗浄を行う.炎症が硝子体に達していれば(Stage Ⅲ),硝子体手術となる.眼内へ投与する抗菌薬は,バンコマイシンとセフタジジムの注射薬を調整する.

⑥白内障の進行:トラベクレクトミー後の白内障手術は,濾過胞機能不全発症のリスクである.可能であれば,濾過胞形態が安定するトラベクレクトミー術後1〜2年以降が推奨されている[6].

【予防策・フォローアップ】 眼圧値,前房深度,濾過胞形状,ザイデル試験などの確認を定期的に行い,通常と変化がないか,いずれのトラブルも早期に発見し,対処方法を検討することが重要である.また前述の通り,患者教育も非常に重要である.病状が落ち着いているときから,具体例をあげ,眼痛,充血,視力の急な変化など,特に緊急に受診が必要な症状について話し合っておくことも大切である.

(生杉謙吾)

文献

1) Khan A et al. Comparing the safety and efficacy of Preserflo Microshunt implantation and trabeculectomy for glaucoma : A systematic review and meta-analysis. *Acta Ophthalmol* 2024 ; 102 : e443-51.
2) Gubser PA et al. PRESERFLO MicroShunt implantation versus trabeculectomy for primary open-angle glaucoma : a two-year follow-up study. *Eye Vis (Lond)* 2023 ; 10 : 50.
3) Wang Z et al. Quantitative measurements of the ciliary body in eyes with malignant glaucoma after trabeculectomy using ultrasound biomicroscopy. *Ophthalmology* 2014 ; 121 : 862-9.
4) Kono Y et al. Comparison of Short-term Visual Acuity Changes After Trabeculotomy ab Interno Using Trabectome and Trabeculectomy ab Externo. *Ophthalmol Glaucoma* 2023 ; 6 : 609-15.
5) Yamamoto T et al. The 5-year incidence of bleb-related infection and its risk factors after filtering surgeries with adjunctive mitomycin C : collaborative bleb-related infection incidence and treatment study 2. *Ophthalmology* 2014 ; 121 : 1001-6.
6) Patel HY et al. Incidence and management of cataract after glaucoma surgery. *Curr Opin Ophthalmol* 2013 ; 24 : 15-20.

5.4 硝子体術後患者対応

昨今の硝子体手術は小切開硝子体手術（micro incision vitreous surgery：MIVS）および広角観察システムの導入により侵襲度が低くなり操作性も向上してきた[1,2]．しかし術後の合併症やトラブルを皆無にすることは難しい[3,4]．これらのトラブルは，その対応の方法により，大まかに以下の3種類に分類できると思われる．

文献1

■ トラブル①—硝子体術後の病態悪化により再手術が必要になる場合

硝子体手術では術後に網膜剥離，硝子体出血，増殖硝子体網膜症など様々な合併症が生じうる．網膜剥離手術後の再剥離や硝子体出血に対する術後の再出血など，本来の手術目的を達成できず再手術が必要な場合もあれば，術後感染性眼内炎など別の緊急疾患が生じて手術が必要な場合もある．それぞれの病態をできるだけ早く正確に把握し，患者に丁寧に説明し，適切な術式を選んで早急に再手術を行う．

文献2

文献3

■ トラブル②—手術は予定通り施行できたが，患者が術前に考えていたイメージと術後の状態に乖離がある場合

このようなときに「手術は予定通りに行えたから問題ない」と医師が患者を突き放すとトラブルの元となる．患者の訴えを真摯に聞き患者に寄り添う姿勢が求められる．再手術や処置などで対処できるものはそれを行う．対処できないものは，病態について患者に説明し納得してもらう．1回の説明で理解が難しかったり受け入れることができなかった場合は複数回かけて根気よく説明する．術後の不安を抱える患者ほど頻回に診察することが医師と患者の関係を良好にする上で有効なことが多い．黄斑上膜，黄斑円孔や網膜剥離に対する術後の歪視の残存や，元来，黄斑機能が低下していたために硝子体出血の術後に視力が回復しなかった場合などでしばしば経験する[5,6]．術前には，病態や手術内容の説明だけでなく，手術が順調に行えても視機能が改善されない場合があることを患者本人だけでなく家族にも説明しておくことが望ましい．

文献4

文献5

文献6

症例1　黄斑剥離を伴っている網膜剥離

【原因】　黄斑剥離を伴っている網膜剥離症例では，黄斑部の網膜機能が障害されていることが多く，術後に網膜が復位しても，視力回復が不十分であったり歪視が残存したりすることがある．患者の多くは，網膜剥離の手術後は以前のようによく見えるようになると考えているため，術後の見え方に不満を持ち，医師と患者とのトラブルとなる場合がある．

【対応策】　手術後できるだけ早く患者にうつ伏せの体位を指示し，黄斑部が早めに復位するように心掛ける．

【予防策】　網膜剥離においては，可能な限り黄斑が剥離する前に手術を行う．黄斑剥離を既に起こしている症例であっても，黄斑剥離となって間もない場合は早めに手術を行う．また術前の患者説明の際には，黄斑剥離のために術後の視力回復に限界があることを伝えておく．

トラブル③─硝子体術後に新たな病態が生じ外来で対処が必要となる場合

瞳孔ブロックによる眼圧上昇や眼内タンポナーデを原因とする著明な高眼圧などは早急な対処が必要となる．そのほか眼内レンズ（IOL）の虹彩捕獲，遷延性角膜上皮障害，術後低眼圧，黄斑浮腫の出現などを経験することも多い．一方，術後炎症が強いために一過性に前房蓄膿や漿液性網膜剝離が生じ，感染性眼内炎や裂孔原性網膜剝離と区別がつきにくいこともあり，注意を要する．以下に代表的な病態を提示する．

1．ガス膨張による高眼圧

【原因】 六フッ化硫黄（SF_6）や八フッ化プロパン（C_3F_8）などの膨張性ガスの注入量や濃度を誤ると術後早期に著明な高眼圧を引き起こす．重篤な場合はガスの膨張により中心動脈閉塞症を引き起こすこともある[7]．

文献 7

【対応策】 眼圧が非常に高い場合は点眼麻酔および消毒下で毛様体扁平部にシリンジ付きの針を刺入しガスの一部を抜去する．27 G 針などを用いる．一気に多量に抜去すると急激な眼圧下降による二次的な合併症が起こるため内筒をゆっくり引いて抜去する．

【予防策】 20％SF_6など薄めたガスを術中に用いる．100％SF_6を用いる場合は少量（0.5 mL 程度）を眼内に注入して結果的に眼内が非膨張濃度になるようにする．全身麻酔で手術を行っている場合は膨張性ガス注入の 20 分前には笑気の使用を中止する．

【フォローアップ】 処置後も眼圧を引き続きチェックする．

2．瞳孔癒着による眼圧上昇

【原因】 術後炎症により瞳孔領の虹彩と前囊切開縁が癒着を起こすと瞳孔ブロックとなり，眼圧が上昇する．

【対応策】 レーザー虹彩切開術を施行する．

【予防策】 増殖糖尿病網膜症例では術後炎症が強くなり瞳孔癒着しやすいため，一期的に IOL 挿入予定がなければ経毛様体扁平部水晶体切除を施行することも有効である．理由は，瞳孔癒着の多くは水晶体前囊切開縁で生じるため，前囊を温存することで瞳孔癒着が生じにくく，また仮に生じたとしても比較的容易に剝離できるからである[8]．

【フォローアップ】 虹彩切開部が再度炎症により閉塞することもあり，注意する．

症例 2　増殖硝子体網膜症

硝子体および白内障同時手術および輪状締結術を施行した．術後 2 週間で眼圧が 40 mmHg に上昇した．スリット検査では瞳孔領で虹彩が全周にわたり前囊切開縁と癒着し，器質的な瞳孔ブロックとなり隅角閉塞していた．虹彩面は角膜側に凸型に盛り上がっており，光干渉断層計（OCT）でも確認された（図 1a，b）．レーザー虹彩切開術を施行すると瞳孔ブロックは解除され，虹彩面は平坦化し眼圧は下降した（図 1c，d）．

3．シリコンオイル前房内迷入

【原因】 手術中に注入したシリコンオイル（SO）の量が多いときや術後に脈絡膜剝離や眼内再出血が起きたときに硝子体中の SO が前房側へ出てくることがある．SO が乳化して迷入する場合と塊状のまま前房内に迷入する場合がある．乳化した SO は隅角に詰まり眼圧上昇となることがある（図 2a）．塊状の SO が瞳孔領を覆った場合，後房内の房水が前房に移動することができなくなり瞳孔ブロックとなり眼圧上昇をきたす．

5.4 硝子体術後患者対応

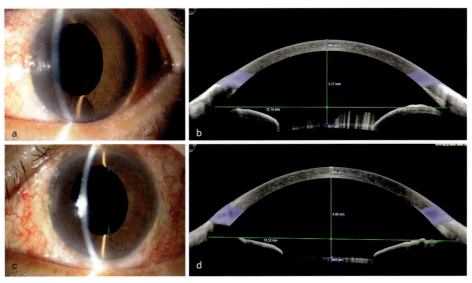

図1 瞳孔癒着による眼圧上昇—症例2
処置前 瞳孔領で虹彩が前嚢切開縁と癒着し瞳孔ブロックとなっていた（a）．前眼部OCTにて虹彩が角膜側に凸型に隆起していた（b）．
レーザー虹彩切開術後 瞳孔ブロックは解除された（c）．
前眼部OCTにて虹彩は平坦化した（d）．

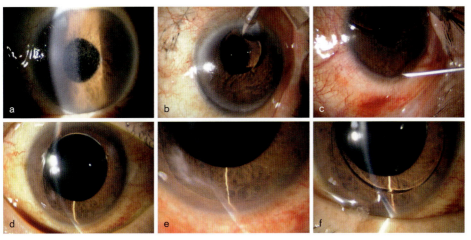

図2 シリコンオイル（SO）前房内迷入（d～fのみ症例3）
a：前房内に乳化したSO粒子を多数認める．
b：上方の角膜サイドポートよりSOを抜去した．
c：レーザー虹彩切開術の代わりにスリット下で30G針を下方角膜および虹彩に穿刺した．
d：前房内のSOが瞳孔領を覆っている．
e：6時方向の輪部付近で角膜と虹彩が接し隅角閉塞となっている．
f：6時方向にレーザー虹彩切開を施行し虹彩と角膜との距離が広がった．

【対応策】 SOが乳化した場合は，早めに眼内のSOを全抜去する．隅角に乳化SOが詰まっていることが多く隅角付近をしっかりと洗浄する．特に上方の隅角に多量の乳化SOが集積していることが多い．一方，塊状のSOが迷入した際はSOをスリット下に一部抜去することもある．点眼麻酔および消毒下に12時方向の角膜にサイドポートを作製すると，比重が軽いSOが上方のサイドポートから受動的に押し出される（図2b）．その際，硝子体腔内のSOが次々と前房内に出てくることがある．この

185

ような場合は後日早めにSOを全抜去する．SOにより瞳孔ブロックが起きている場合は下方にレーザー虹彩切開術を施行する．レーザー虹彩切開術が施行できない場合はIOL挿入眼であればスリット下に30G針で下方から角膜および虹彩を同時に穿刺することもある（図2c）．

【予防策】 術中のSO注入の量に気をつける[9]．

症例3 増殖糖尿病網膜症①

硝子体手術，水晶体摘出およびSO注入術を施行した．術後5日目に眼底出血をきたし硝子体中のSOが前房内に迷入し瞳孔領をすべて覆ったため瞳孔ブロックをきたし眼圧が40mmHgまで上昇した．6時方向の最周辺部にレーザー虹彩切開術を施行すると後房から前房内へ房水流出が始まり，瞳孔ブロックは解除された．その後眼圧は下降した（図2d～f）．

4．眼内レンズの虹彩捕獲

【原因】 挿入したIOLが後房内のガスによって前房側に押されIOL光学部が瞳孔領で虹彩に引っかかる．放置すると虹彩炎や瞳孔癒着の原因となる．

【対応策】 点眼麻酔および消毒下に30G針を角膜から穿刺し機械的にIOLを虹彩の奥に押し戻す．

【予防策】 前囊切開の径をIOL光学部よりも小さくする．光学部の大きなIOLを用いる．囊外固定はできるだけ避けるなどがある．

【フォローアップ】 眼内にガスがある間は弱い散瞳薬または無散瞳にて診察する．

5．術後低眼圧

【原因】 硝子体手術で作製した強膜創部の創口閉鎖不全により房水が漏出して起こる．若年患者は創口が閉鎖しにくい傾向にある．

【対応策】 硝子体手術の終了時に3ポートからの漏出が続いている場合は縫合して終了する．術後に漏出が続き低眼圧による影響がある場合も縫合する．

症例4 黄斑前膜（20歳，女性）

硝子体手術を施行した．手術終了時3ポートのトロッカー抜去後漏出を認めたため縫合した．しかし手術2日目に眼圧は4mmHgとなり眼底に脈絡膜皺襞を認めた．創口にフルオレセイン染色を行うと房水の漏出を認めたため漏出部を再縫合した（図3）．その後漏出は減少し手術後8日目に眼圧は22mmHgまで上昇し網膜の皺壁も消失した．

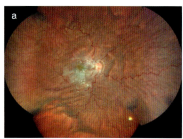 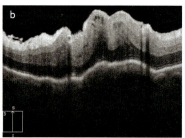 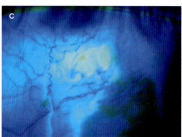

図3 術後低眼圧—症例4
a：眼底に脈絡膜剥離および皺襞を認めた．
b：OCTにて黄斑部に低眼圧による網膜皺襞を認めた．
c：フルオレセイン染色にて強膜創から漏出を認めた．

6. 遷延性角膜上皮障害

【原因】 術中に視認性向上のため角膜上皮を剥離した場合や糖尿病患者などに術後角膜上皮障害が遷延化することがある.

【対応策】 角膜上皮保護の点眼薬や軟膏で改善することが多いが，これが無効なら連続装用可能な治療用ソフトコンタクトレンズを数日間連続装用してもらう．術中に角膜上皮剥離を行った場合は最後に治療用コンタクトレンズをのせてから手術終了すると，角膜上皮創傷治癒が早まると共に疼痛予防になるため有効であると思われる．コンタクトレンズ装用中は角膜感染に気をつける．

症例 5　黄斑下血腫

硝子体手術および白内障同時手術を施行した．手術後 2 か月目に角膜上皮障害および糸状角膜炎を生じ角膜表面保護の点眼および軟膏を処方したが改善しなかった（図 4a, b）．そのため治療用コンタクトレンズを 5 日間程度連続装用した．その後角膜上皮は改善し，本人の異物感も消失した（図 4c, d）．

7. 術後の強い炎症反応

【原因】 術後に強い炎症反応のため一過性に前房蓄膿や漿液性網膜剥離が生じることがある．糖尿病網膜症に対する硝子体手術で術中に汎網膜光凝固術を行った症例などに起こりやすい．

【対応策・フォローアップ】 感染性眼内炎や裂孔原性網膜剥離と区別がつきにくいこともあり慎重かつ頻繁な経過観察が重要である．眼内炎の鑑別は困難なことも多いが，一般的に痛みが強いときは感染性である可能性が高く，非肉芽腫性炎症で痛みの訴えがさほどでもないときは非感染性の炎症であることが多い．しかし病状が急激に進行する場合は手術に踏み切るべきである．

症例 6　増殖糖尿病網膜症②

硝子体および白内障同時手術を施行した．術中に汎網膜光凝固術を施行した．手術時間が 3 時間 10 分と長時間にわたった．術後 2 日目に前房蓄膿を生じた．感染も疑ったが，眼底の透見性が良好であったこと，また患者が術後消炎薬点眼をしていなかったとのことで感染の可能性は低いと判断した．再度点眼を行うように指導し術後 3 日目に前房蓄膿は消失し，IOL 表面にフィブリン付着を認めるのみとなった．術後 9 日目には前房内炎症は軽快した（図 5）．

症例 7　増殖糖尿病網膜症③

硝子体および白内障同時手術を施行した．術中に汎網膜光凝固術を施行した．術後 3

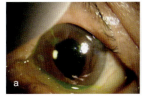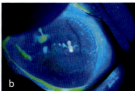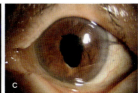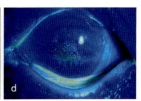

図 4　遷延性角膜上皮障害—症例 5
a：角膜デスメ皺襞や糸状角膜炎を認めた．
b：フルオレセイン染色にて角膜上皮障害が認められた．
c：角膜上皮は改善した．
d：フルオレセイン染色にて軽度の点状表層角膜症を認めるのみ．

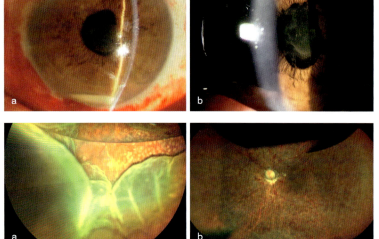

図5 術後の強い炎症反応①―症例6
a：術2日後に前房蓄膿を認めた．
b：術3日後にフィブリン付着のみ認めた．

図6 術後の強い炎症反応②―症例7
a：術3日後に下方に漿液性網膜剥離を認めた．
b：術1週間後には網膜剥離は消失した．

日目に下方中心に漿液性網膜剥離および脈絡膜剥離を生じ裂孔原性も疑ったが炎症による二次的な反応の可能性が高いと判断ししばらく経過をみていたところ術後1週間で網膜剥離は消失した（図6）．

■ おわりに

術後の一見何でもない所見が進行中の重大な合併症を間接的に示唆している場合もある．高度の前房内フレアや網膜皺襞が増殖性変化を，反復する硝子体出血や虹彩ルベオーシスが虚血性変化を，低眼圧が毛様体周辺の増殖性変化を暗示していることがある．硝子体手術後の経過観察ではこのような微細な所見の変化にも敏感であることが求められる[10]．

（重枝崇志，出田隆一）

文献

1) Fujii GY et al. A new 25-gauge instrument system for transconjunctival sutureless vitrectomy surgery. *Ophthalmology* 2002；109：1807-12.
2) Chen SN et al. Refining vitrectomy for proliferative diabetic retinopathy. *Graefes Arch Clin Exp Ophthalmol* 2023；261：3659-70.
3) Yamamoto K et al. Long-Term Changes in Intraocular Pressure after Vitrectomy for Rhegmatogenous Retinal Detachment, Epi-Retinal Membrane, or Macular Hole. *PLoS One* 2016；11：e0167303.
4) 中静裕之ほか．黄斑疾患に対する25ゲージ硝子体手術後網膜剥離の頻度．日本眼科学会会誌 2015；119：402-9.
5) Okamoto F et al. Metamorphopsia and optical coherence tomography findings after rhegmatogenous retinal detachment surgery. *Am J Ophthalmol* 2014；157：214-20.e1.
6) Fukuyama H et al. Comparative analysis of metamorphopsia and aniseikonia after vitrectomy for epiretinal membrane, macular hole, or rhegmatogenous retinal detachment. *PLoS One* 2020；15：e0232758.
7) Fang IM et al. Central retinal artery occlusion caused by expansion of intraocular gas at high altitude. *Am J Ophthalmol* 2002；134：603-5.
8) 出田隆一．強膜バックリング術．眼科手術 2020；33：63-6.
9) 大塩善幸ほか．シリコンオイル注入眼の合併症とその対策．臨床眼科 1988；42：1083-7.
10) 田野保雄ほか（編）．眼科診療プラクティス53 網膜硝子体手術のトラブルシューティング．文光堂；1999．pp.2-5.

Chapter 6
病棟でのトラブルシューティング（1）業務

6.1 電子カルテ，クリティカルパス

文献 1

文献 2

電子カルテ（electronic medical record）の普及率について，2020（令和2）年の厚生労働省の調査では一般病院で約57％，クリニックでは約50％とされている[1]．眼科領域における電子カルテ普及率の具体的な数値は不明であるが，約半数程度の医療機関が導入していると推察される．

クリティカルパス（critical path）は工業分野におけるプロジェクト管理手法として開発されたツールであり，医療分野では1990年代ごろから国内にも導入されている[2]．クリティカルパスは医療分野では「クリニカルパス」とも呼ばれ，疾患や手術に対する治療や検査，看護などについてのスケジュールを時系列にまとめたものを指す．

本節では電子カルテおよびクリティカルパスの利点と注意点について述べる．

6.1.1 電子カルテ

■ 電子カルテのメリット

まず患者情報の一元管理があげられる．眼科では視力，眼圧，屈折値など多くの数値データを扱うが，電子カルテではこれらを経時的に記録できるため，疾患の進行状況や治療効果を容易に評価することが可能となる．

第二に画像データの管理と活用がある．眼科領域では前眼部や眼底写真，光干渉断層計（optical coherence tomograph：OCT）画像，視野検査結果などの画像がデータとして用いられる．これらの画像データを電子カルテに統合することで，過去の検査結果との比較をスムーズに行うことができ，病変の進行や治療効果の判定が容易となる．また実際の画像データを提示して患者への説明が行えることから，満足度の上昇が期待できる（図1）．

第三に，診療支援機能の活用があげられる．電子カルテに診療ガイドラインや薬剤情報を組み込み，これらを参照することでより適切な診断や治療方針の決定のサポートができる．またアレルギーや禁忌薬剤のアラート機能により，医療安全の向上にも寄与する（図2）．これら以外にも，診療の効率化が図れることも電子カルテ導入のメリットである．定型文の利用や音声入力機能を利用することでカルテ記載の時間を短縮でき，また予約管理や会計処理との連携により業務全体の効率化も可能である．

筆者の勤務施設である宮田眼科病院（以下，当院）は2019年から電子カルテの利用

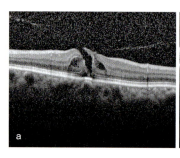 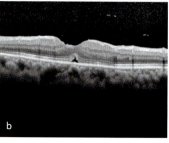

図1　電子カルテの画像データを用いた患者への説明―OCT画像
電子カルテでは画像データを時系列に並べることが可能であり，患者への説明にも利用しやすい．
a：黄斑円孔の術前　b：術後

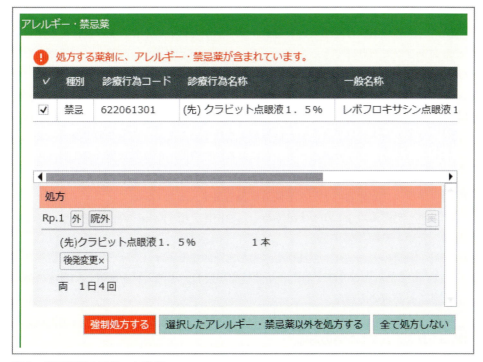

図2 禁忌薬剤のアラート機能
電子カルテに事前に情報を登録しておくことで禁忌薬剤が処方された際にアラートが提示される

を開始したが,それ以前は紙カルテと当院独自に開発した予約システムが稼働していた.当院の平日の予約患者が400名程度,予約をとっていない患者が40〜50名程度受診する.このため外来が終了した後に使用した紙カルテを収納し,これに並行して翌日の予約患者の紙カルテを準備するという業務を毎日行っており,スタッフが疲弊する要因にもなっていた.電子カルテの導入後1年ほどは参照するために紙カルテを用いることがあったが,導入後5年経過した現在では紙カルテを出すことはほぼなくなり,業務が大幅に改善された.

■電子カルテの注意点および対処法(表1)
事例1 電子カルテ移行時のトラブル
【背景】 電子カルテの操作には一定の習熟が必要であるため,導入前にスタッフのトレーニングが不可欠となる.
【原因】 高齢の医師やスタッフにとっては紙カルテからの移行が難しい場合があり

表1 電子カルテの注意点および対処法

注意点	対処法
電子カルテ操作の習熟	●導入前のトレーニング ●高齢スタッフへのサポート
データのセキュリティ	●最新のセキュリティ技術の導入 ●定期的なセキュリティチェック
システムダウン時の対応	●定期的なバックアップ ●事前のリスク管理対策

うる．

【対応策】 医師であれば文字入力などをサポートするコメディカルを事前に配置する．またスタッフであればできるだけキーボード入力などが少ない部署への配置換えなどを検討する．

事例2　データのセキュリティ

【背景】 電子カルテには患者の個人情報が含まれているため，データのセキュリティ対策は必須である．ランサムウェアなどによる医療機関への攻撃は個人情報が漏洩するリスクのみならず，病院機能が停止するリスクがある．

【原因】 スタッフが患者のデータを院外に持ち出す，またOSのアップデートやセキュリティパッチの適用などが不十分である，利便性を増すための外部ネットワークとの接続，などが原因となりうる．

【対応策】 最新のセキュリティ技術を導入し定期的なセキュリティチェックを行う必要がある[3]．またセキュリティ対応の重要性を理解し，専門人材を配置して事前の対応を行うことが求められる．

文献3

事例3　システムダウン時の対応

【背景】 電子カルテは使いこなせば非常に有用なツールである．一方，何らかの理由により電子カルテのシステムがダウンし使用できない状態になると医療業務がストップすることになり，重大な事態を招くことがある．

【原因】 当院の事例を紹介すると，電子カルテ導入後に2度システムダウンが起こっている．最初は電子カルテ導入直後にサーバーへ予想以上の負荷がかかりシステムがダウンしたが，これについては原因を速やかに特定できたため大事に至ることはなかった．2度目はサーバーの入れ替えを行った際，空調設備のトラブルでサーバーが停止し，電子カルテがほぼ使用できなくなったことがあった．このときは必要最小限の情報（病名など）が取り出せたため，なんとか紙カルテを使用して診療を行った．

【対応策】 システムダウンは突然起こるため，定期的なバックアップなどのリスク管理策を講じておく必要がある．また同様の事例が起きた際の対処について，院内の各部門において情報を共有することも重要である．

6.1.2 クリティカルパス

■クリティカルパス活用の利点

クリティカルパスとは，標準的で質の高い治療・ケアを提供するために，入院から退院までの予定を表にした治療計画書のことである（図3）．これにより，治療の流れが明確になり，患者の不安を軽減し，医療スタッフ間の連携を強化することができる．

クリティカルパス活用の利点として，まずパスの導入により治療の標準化が図られることがあげられる．例えば，白内障手術や緑内障手術など眼科領域で頻繁に行われる手術においてクリティカルパスを用いることで，手術前後のケアやリハビリテーションの手順が明確に示されるため，患者は安心して治療を受けることができる．

次に，クリティカルパスは治療の効率化にも寄与する．治療の流れが事前に計画され

白内障の手術を受けられる患者様へ
目標：心身ともに安定した状態で手術が受けられ、快適な入院生活が送れる
　　　自己点眼が良好に出来る

患者氏名　　　　　　　　様　　　生年月日　　　　　　性別

経過	入院日	手術当日	1日目	2日目	3日目	退院予定日
月日						
診察	←毎日診察があります→					
検査	←必要に応じて検査があります→					
目薬及び処置	自己点眼指導説明後、点眼していただきます	手術後は眼帯をします	眼帯を外します			退院後の点眼をお渡しします
検温	1日2回（朝・夕）検温します（朝の検温時に1日分の排尿・排便の回数、食事の摂取量などをお尋ねいたします）					退院日の検温はありません
内服	現在内服中の薬があれば確認します					
安静活動	特に制限はありません	手術後1時間はベッド上安静になります	←無理な運動はお控えください→			
食事	入院日より病院食が出ます 5階食堂・部屋食となります （常食・治療食）	□昼食・夕食部屋食 □夕食部屋食	5階食堂・部屋食となります			原則として朝食までです
清潔	洗髪・シャワー可	洗髪・シャワー不可	ハミガキ、髭剃り 身体を拭くことが出来ます 顔は洗うことが出来ないのでしぼったタオルで軽く拭いてください	首から下のシャワーが出来ます	洗髪は看護師が予定を立てて行います	退院日シャワーはありません
説明	・点眼時間などお知らします ・入院中は化粧・マニキュアなどできません	・手術当日、貴金属・義歯などはずして手術室に行きます				

注1.状況に応じて予定が変更になる場合があります
注2.ご不明な点がありましたら看護師にお尋ねください
注3.片目での生活になりますので足元には十分ご注意ください
注4.「代理人」欄は患者本人が未成年又は同意能力が不十分な場合に、同意できる方の署名と記入をお願いいたします。

宮田眼科病院
説明医師：
看護師：

上記説明を受けました　　年　　月　　日　　本人（自署）

図 3　当院で使用している白内障手術の患者用のクリティカルパス
入院から退院後までの治療，検査，看護などについて時系列に沿って記載することで患者の不安の解消に役立つ.

ているため，無駄な検査や手続きが省かれ治療期間が短縮されることがある[4]．これにより，患者の入院期間が短くなり，病院のベッド回転率が向上する．また，医療スタッフはクリティカルパスに従って業務を進めることで，業務の効率化が図られ，労働負担が軽減される．さらに，クリティカルパスは患者の不安を軽減する効果もある．治療の各段階が明確に示されているため，患者は自分の治療がどのように進行するのかを事前に把握することができる．これにより，治療に対する不安や疑問が解消され，患者の満足度が向上する．また，患者と医療スタッフがクリティカルパスを共有することで，コミュニケーションが円滑になり，患者の治療への理解が深まる．

文献 4

クリティカルパスの注意点および対処法（表 2）

事例 4　バリアンスへの対応

【背景】 バリアンスは相違や不一致を意味する言葉であり，クリティカルパスにおいてはアウトカムが達成されない状態を指し，一定の割合で生じる．

表 2　クリティカルパスの注意点および対処法

注意点	対処法
バリアンスへの対応	●患者に対応した柔軟な対応 ●パスの見直し
パスへの過度な依存	●パスのチェック項目だけでなく患者個々人に合わせた対応
クリティカルパスの導入・見直し	●職種を超えた教育と訓練 ●最新の医療技術および知見の反映

【原因】 眼科領域では，患者の年齢や基礎疾患，眼の状態などが多様であり，すべての患者に同一のパスを適用することは適切ではない場合がある．例えば，糖尿病網膜症を合併している患者の白内障手術では，通常のパスとは異なる術前検査や術後管理が必要となることもある．

【対応策】 バリアンスが起こること自体には特に問題はないが，生じた際には患者の状態に合わせた柔軟な対応やパスの見直しが求められる．

【予防策】 定期的なパスの更新は必須であり，またその際は，最新の医療技術や知見を反映させていくことが重要となる．

事例5　パスへの過度な依存

【背景】 クリティカルパスは便利である反面，過度に依存することで，医療従事者の思考停止や判断力の低下を招く危険性もある．

【原因】 パスに記載されている項目のみに注目し，患者の微妙な変化や予期せぬ合併症を見逃してしまうリスクは常に考慮しておく必要がある．

【対応策】 眼科領域では術後の視力変化や眼圧の変動など細かな観察が重要であり，パスのチェック項目だけに注意するのではなく，患者個々人に合わせた対応が必要となる．

【予防策】 クリティカルパスの導入には，医療スタッフ全体の理解と協力が不可欠である．眼科医，看護師，視能訓練士など，多職種が関わる眼科医療において，パスの内容や使用方法について十分な教育と訓練を行う必要がある．

〔子島良平〕

文献
1) 厚生労働省．医療分野の情報化の推進について．
2) 中島直樹ほか．病院情報システムとクリニカルパス．医療情報学 2007；27：21-8.
3) 厚生労働省．医療情報システムの安全管理に関するガイドライン 第6.0版（令和5年5月）．
4) 久保田敏昭ほか．白内障，緑内障および網膜硝子体手術に対するクリニカルパス導入の効果．日本眼科学会雑誌 2006；110：25-30.

6.2 レセプト作成

　保険診療を行う上で，手術，処置，検査，薬剤投与などを行った際，それに対する適切な病名を付ける必要がある．また，特殊な症例，再手術，頻回の検査，薬剤の過剰使用など，病名だけでは保険者に伝わらないであろう症例については，症状詳記を行うことが求められる．これらが適切に行われていないと，せっかく行った手術，処置，検査，投薬などが保険審査で査定されることとなり，結果的に診療報酬を得られないこととなる．逆に算定可能な症例に対し，知らずに算定しなかったり低い点数で算定したりしているケースもあると思われる．

　本節では，眼科疾患に対する手術，特に頻度の多い白内障手術，硝子体手術，緑内障手術に関する算定間違いや症状詳記をしたほうがよい事例などについて述べていく．

6.2.1 白内障手術に関する算定間違い

【背景】　白内障手術は眼科で最も行われている手術である．通常の白内障手術を行った場合は，〈K282　水晶体再建術　1 眼内レンズを挿入する場合　ロ　その他のもの〉で算定し，これを間違えることは少ないと思われる．しかし，いざ術中に合併症が起こり手技の変更，追加が行われたり，術後に何かしらのトラブルがあり再手術が必要となった場合に，算定間違いが起こりやすくなる．

【原因】　術中の合併症に対する手術手技の算定，再手術に対する算定について，どのように算定してよいか知らない，もしくは勘違いしているために算定間違いが起こると思われる．術後すぐに算定を確定しないといけない場合は，確認する時間がないことも原因と考えられる．

【対応策】　想定される術中・術後合併症に対する手技に関し，どのように算定するかを知っておく必要がある．次にいくつかの例をあげて，算定法を述べていく．

■手術中の合併症や追加の手技に関する算定方法（表 1）

事例 1　水晶体嚢拡張リングを使用した場合

　チン（Zinn）小帯脆弱・断裂を有する症例に対して，水晶体嚢拡張リング（capsular

表 1　白内障手術に関わる診療報酬点数（2024 年時点）

区分	項目	点数
K282	水晶体再建術 　1　眼内レンズを挿入する場合 　　イ　縫着レンズを挿入するもの 　　ロ　その他のもの 　2　眼内レンズを挿入しない場合 　3　計画的後嚢切開を伴う場合 水晶体嚢拡張リング加算	 17,840 12,100 7,430 21,780 1,600
K282-2	後発白内障手術	1,380
K269	虹彩整復・瞳孔形成術	4,730

tension ring：CTR）を使用した場合には加算を算定できる．この場合には，症状詳記を添付する必要がある．CTRを手術中に一時的に使用し，終了時に摘出した場合でもこの算定は認められる．

事例2　後囊破損やチン小帯断裂などにより硝子体切除が必要となった場合

白内障手術中に後囊破損やチン小帯断裂などがあり，手術中に前部硝子体切除を併用した場合であっても，一般的には主たる手術で請求するため，全例に〈K279 硝子体切除術〉を併算定することは適切ではない[1]．硝子体切除量が多く〈硝子体切除術〉を併算定する場合には，硝子体脱出などの病名と症状詳記を付けることが必要である．また，水晶体の一部が眼内，網膜面近くまで落下し，3ポートを設置して硝子体切除を行った場合は，〈K280 硝子体茎顕微鏡下離断術　2 その他のもの〉を算定できる場合もある．この場合も症状詳記を付ける必要がある．眼粘弾剤（ophthalmic viscosurgical devices：OVD）を多く使用した場合は，その必要性を詳記して請求するが，過剰と判断されると査定される可能性はある．

事例3　眼内レンズ縫着術や強膜内固定術へ変更となった場合

眼内レンズの囊内固定や囊外固定ができず，縫着術や強膜内固定術へ変更となった場合は，〈K282 水晶体再建術　1 眼内レンズを挿入する場合　イ 縫着レンズを挿入するもの〉を算定する．

事例4　眼内レンズを挿入しなかった場合

計画的もしくは術中合併症により眼内レンズを挿入しなかった場合は，〈K282 水晶体再建術　2 眼内レンズを挿入しない場合〉で算定する．

■ 術後再手術が必要となった場合の算定方法（表1）

事例5　眼内レンズの偏位，乱視用眼内レンズの軸ずれを修正する場合

術後に眼内レンズの偏位があり修正する場合や，乱視用眼内レンズを使用したが軸ずれを生じて修正が必要となった場合，〈K269 虹彩整復・瞳孔形成術〉で算定する．使用したOVDも請求可能である．症状詳記が必要となる．

事例6　屈折度数ずれのために再手術をする場合

術後に予定していた屈折と大きな誤差を生じ，眼内レンズを入れ替える場合には，〈K282 水晶体再建術　1 眼内レンズを挿入する場合　ロ その他のもの〉で算定する．また，ピギーバック法により屈折誤差を修正する場合も同術式で算定する[1]．いずれも使用したOVDは算定可能であり，手術の必要性も含めて詳記が必要である．

患者の屈折希望変更による眼内レンズの入れ替えについては，保険適用とはならない．

事例7　眼内レンズ脱臼により再手術をする場合

眼内レンズの脱臼・亜脱臼により，既存の眼内レンズを摘出して，新たな眼内レンズを水晶体囊内外へ挿入した場合は〈K282 水晶体再建術　1 眼内レンズを挿入する場

合　ロ　その他のもの〉を，眼内レンズを縫着もしくは強膜内固定をした場合は〈K282 水晶体再建術　1 眼内レンズを挿入する場合　イ　縫着レンズを挿入するもの〉を算定する．その際，硝子体切除が必要となった場合，通常は〈K279　硝子体切除術〉を追加算定するが，既存の眼内レンズが網膜面近くまで落下しており，既存のレンズ摘出に際して3ポートを設置して硝子体切除を行った場合は〈K280　硝子体茎顕微鏡下離断術　2 その他のもの〉を算定できることがある．眼内レンズ挿入に使用した OVD は算定可能である．いずれの場合も症状詳記が必要である．

事例8　前房内の水晶体残存物を除去する場合

白内障術後に前房内に水晶体の一部が残留し，除去が必要となった場合には，〈K282-2　後発白内障手術〉で算定する．〈前房内異物除去術〉での算定ではないため，注意が必要である．原則として OVD の算定は認められない．

【予防策】　あらかじめ合併症が起こりそうな場合には，その手術の準備だけでなく，算定する点数についても確認しておく必要がある．診療報酬点数表を確認してもどれで算定してよいかわからない場合には，日本眼科医会のサイトのメンバーズルームの中に「社会保険 Q&A」[2]というページがあり，そこでキーワードを入力して検索をすると，今までの日眼医見解を確認することができる．

文献2

【フォローアップ】　点数算定，症状詳記も行ったが査定となった際は，保険診療上認められない場合や，「過剰」と判断された場合，「傾向的」と判断された場合などがある．理由がわからず納得できないときには再審査請求をすることも可能だが，最終的には各都道府県の審査員の判断に従う必要がある．

6.2.2 硝子体手術に関する算定間違い（表2）

【背景】　眼底疾患に対する硝子体手術も眼科の中では比較的頻度の高い手術となる．しかし，硝子体手術と関わる項目が複数あるため，算定間違いが起こることがある．また，再手術が必要となった場合に，どれで算定するべきか迷うことがある．

【原因】　病名や術式に対する算定要件を知らないために，算定間違いが起こりやすくな

表2　硝子体手術に関わる診療報酬点数（2024年時点）

区分	項目	点数
K278	硝子体注入・吸引術	2,620
K279	硝子体切除術	15,560
K280	硝子体茎顕微鏡下離断術 　1　網膜付着組織を含むもの 　2　その他のもの	 38,950 29,720
K280-2	網膜付着組織を含む硝子体切除術（眼内内視鏡を用いるもの）	47,780
K281	増殖性硝子体網膜症手術	54,860
K277-2	黄斑下手術	47,150
K284	硝子体置換術	7,920

る．また再手術の際には，初回手術と同算定を行うと「過剰」と判断され査定対象となることがある．

【対応策】 病名や術式に対して，どの点数が算定できるのかを知っておく必要がある．基本的には点数の高い術式ほど難易度の高い手術と判断され，高点数の術式で算定する場合ほど，算定要件が厳しく，症状詳記が必要となる場合も多い．ここでは，硝子体手術に関わるそれぞれの算定要件を点数の低いものからあげていく．ちなみに，硝子体手術単独で OVD を算定してくる施設をみかけるが，OVD の適応手術とならないため算定はできない．白内障手術と同時手術の場合にのみ算定可能である．

事例 9 〈K278 硝子体注入・吸引術〉を算定する場合

抗 VEGF（vascular endothelial growth factor；血管内皮増殖因子）薬やマキュエイド®（トリアムシノロンアセトニド）以外の薬剤の硝子体内への投与はこれで算定をする．ガス注入のみの場合もこれで算定をする．硝子体生検や培養などを目的に，硝子体を採取する場合もこの算定となる．ちなみに，抗 VEGF 薬やマキュエイド®の硝子体内投与は，〈G016 硝子体内注射〉となる．

事例 10 〈K284 硝子体置換術〉を算定する場合

硝子体腔内に入れたシリコンオイルを抜去する場合はこれで算定する．液化した硝子体を吸引し，ガスを注入する気体網膜復位術の場合もこれで算定をする．

事例 11 〈K279 硝子体切除術〉を算定する場合

前部硝子体切除のみの場合は，これで算定する．また，再手術などで硝子体切除量が少ない場合もこれで算定を行う．

事例 12 〈K280 硝子体茎顕微鏡下離断術 2 その他のもの〉を算定する場合

硝子体出血，硝子体混濁などに対し，3ポートを作製し単純な硝子体切除を行った場合はこれで算定をする．また，水晶体や眼内レンズの落下により網膜面近くまで硝子体の処理を行った場合や，緑内障チューブシャント手術において硝子体切除が必要となる場合もこれで算定をする．この場合，症状詳記が必要である．網膜剥離や黄斑円孔に対する再手術の場合も，通常はこれで算定を行うが，この場合も症状詳記をしたほうがよい．

事例 13 〈K280 硝子体茎顕微鏡下離断術 1 網膜付着組織を含むもの〉を算定する場合

黄斑上膜，黄斑円孔，裂孔原性網膜剥離，増殖糖尿病網膜症などに対する硝子体手術の際，網膜への処置が必要となる場合はこれで算定する．硝子体手術はこれで算定をすることが最も多くなるため，一律にこれで算定している施設も見受けられるが，硝子体出血，硝子体混濁など適応とならない疾患もあるため，注意が必要である．また，これらの疾患に対する再手術の場合は，同術式で再度算定すると査定されることがあるため，病状に応じて〈K279 硝子体切除術〉もしくは〈K280 硝子体茎顕微鏡下離断術 2 その他のもの〉での算定を勧める．

事例14 〈K277-2　黄斑下手術〉を算定する場合

黄斑中心窩下の新生血管膜や黄斑下血腫に対しての手術であり，黄斑下の新生血管膜，血腫の除去をした場合に算定する．t-PA（組織プラスミノーゲン活性化因子）の保険請求は認められていない．

事例15 〈K280-2　網膜付着組織を含む硝子体切除術（眼内内視鏡を用いるもの）〉を算定する場合

算定要件に「高度の角膜混濁あるいは裂傷などにより，眼底の透見が困難な網膜硝子体疾患に対して行った場合に算定する．また，当該手術を行った際には，診療報酬明細書の摘要欄に，当該術式を選択した理由について詳細に記載すること．」とあり，適応が限られている．また，〈水晶体再建術〉との同時算定は今のところ認められていない．

事例16 〈K281　増殖性硝子体網膜症手術〉を算定する場合

適応疾患は，全層の網膜固定皺襞が2象限以上に存在する裂孔原性網膜剝離，増殖組織が2象限以上に存在する重症増殖網膜症，眼球破裂に伴う硝子体出血と広範囲の網膜剝離とされている．タンポナーデに用いるシリコンオイルや網膜復位に用いる液体パーフルオロカーボンは，網膜硝子体治療用材料として，別に算定可能である．高点数のため，病状や手術内容の詳記が必須である．

【予防策】　査定されないためには，まずはその手術の適応となる病名をきちんと付けることと，再手術や高点数の術式を算定する場合は，症状詳記を添付することである．

【フォローアップ】　返戻となった場合は，症状詳記をしっかり行う必要がある．査定となり，理由がわからず納得できないときには再審査請求をすることも可能だが，最終的には各都道府県の審査員の判断に従う必要がある．

6.2.3 緑内障手術に関する算定間違い（表3）

【背景】　近年，緑内障手術は低侵襲緑内障手術（micro invasive glaucoma surgery：MIGS）を含め様々な術式が増えてきており，それに伴って診療報酬上の術式も増えてきているため，従来の算定をしていると間違いとなることがある．

表3　緑内障手術に関わる診療報酬点数（2024年時点）

区分	項目	点数
K268	緑内障手術	
	1　虹彩切除術	4,740
	2　流出路再建術	
	イ　眼内法	14,490
	ロ　その他のもの	19,020
	3　濾過手術	23,600
	4　緑内障治療用インプラント挿入術（プレートのないもの）	34,480
	5　緑内障治療用インプラント挿入術（プレートのあるもの）	45,480
	6　水晶体再建術併用眼内ドレーン挿入術	27,990
	7　濾過胞再建術（needle法）	3,440

【原因】 診療報酬点数表の術式の追加変更点や使用できる薬剤などについて把握していないために，算定間違いが起こりやすい．また，再手術についてもどれで算定するかわからないために算定間違いをしていることがある．

【対応策】 最新の診療報酬点数表を確認し，算定する術式を決定することが必要である．ここでは，主な緑内障手術と術後の処置，再手術が必要となった場合の算定方法についてあげる．ちなみに，OVDの算定については，緑内障手術の適応がないため，〈K268 緑内障手術 6 水晶体再建術併用眼内ドレーン挿入術〉以外の緑内障手術では，必要があり使用した場合でも保険請求は認められない．

事例17 〈K268 緑内障手術 1 虹彩切除術〉を算定する場合

閉塞隅角症，閉塞隅角緑内障に対し，観血的な周辺虹彩切除術を行った際に算定する．

事例18 〈K268 緑内障手術 2 流出路再建術〉を算定する場合

2022年の診療報酬改定で，〈イ 眼内法〉と〈ロ その他のもの〉とに分けられた．〈イ 眼内法〉は，MIGSと言われる眼内法によるスーチャートラベクロトミーや，トラベクトーム，マイクロフック，カフークデュアルブレード®などを用いた線維柱帯切開術が対象となる．また，隅角癒着解離術もこれで算定する．従来の眼外からの線維柱帯切開術が〈ロ その他のもの〉となる．単独手術ではOVDは算定できないため，注意が必要である．術後前房出血に対し前房洗浄を行った場合は，〈J087 前房穿刺又は注射（前房内注入を含む） 顕微鏡下加算〉を算定する．

事例19 〈K268 緑内障手術 3 濾過手術〉を算定する場合

代表的な術式は線維柱帯切除術（トラベクレクトミー）となる．マイトマイシンCの算定も可能である．術後に低眼圧となりOVDを前房に注入した場合には，〈J087 前房穿刺又は注射（前房内注入を含む） 顕微鏡下加算〉で算定するが，OVDの算定はできない．結膜上から強膜縫合を行った場合は〈K246 角膜・強膜縫合術〉，濾過胞からの漏出に対し結膜縫合を行った場合は〈K220 結膜縫合術〉を算定する[3]．

事例20 〈K268 緑内障手術 4 緑内障治療用インプラント挿入術（プレートのないもの）〉を算定する場合

エクスプレス™やプリザーフロ®マイクロシャントなどのプレートのないデバイスを用いた緑内障手術を行った場合はこれで算定する．デバイスの材料費は点数に含まれている．マイトマイシンCの算定も可能である．

事例21 〈K268 緑内障手術 5 緑内障治療用インプラント挿入術（プレートのあるもの）〉を算定する場合

バルベルト®やアーメド®などのプレート付きのチューブシャント手術を行った際に算定する．硝子体腔内チューブ挿入法を行うために硝子体手術も行った際は，硝子体手術の適応疾患または硝子体手術が必要である理由の詳記をした上で，通常は〈K280 硝子体茎顕微鏡下離断術 2 その他のもの〉を追加算定する．

事例22 〈K268　緑内障手術　6 水晶体再建術併用眼内ドレーン挿入術〉を算定する場合

白内障手術と同時に iStent *inject*® による緑内障手術を併施した場合にこれを算定する．ちなみに iStent *inject*® 単独での手術は今のところ認められていない．また，CTR の算定も認められていない．OVD は算定可能である．

事例23 〈K268　緑内障手術　7 濾過胞再建術（needle 法）〉を算定する場合

濾過手術後，濾過機能の低下に対し，針やナイフを用いて癒着を解離するニードリング（needle 法）を行った場合に算定する．同月内で複数回施行した場合は，症状詳記が必要となる．それでも濾過機能が改善せず，同一創の結膜切開および剝離を行って強膜弁を露出して濾過胞の再建を行った場合は，〈K223　結膜囊形成手術　1 部分形成〉を算定する[3]．

【予防策】 今後も新しいデバイスが登場してくることもあり，新しい手術を行う場合や再手術の場合には，特に注意して算定を行う．また，短期間での再手術の場合には症状詳記を付けたほうがよい．

【フォローアップ】 返戻された場合には，詳細な症状詳記を行う．理由がわからず納得できない場合には再審査請求をすることは可能であるが，最終的には各都道府県の審査員の判断に従う必要がある．

（樋田太郎，西村知久）

文献

1) 原　信哉．白内障手術の診療報酬請求．OCULISTA 2022；115：37-43.
2) 日本眼科医会．医療関係者向け．
3) 柳田和夫．白内障手術以外の眼科手術全般の診療報酬請求．OCULISTA 2022；115：44-50.

6.3 献眼対応

　不可逆性角膜混濁に対する治療である角膜移植の歴史は，臓器移植の中で最も古い．1958年の「角膜移植に関する法律」の公布から66年が経過し，角膜移植の手法や成績は改善され，さらに再生医療の先端を担う医療として進化している．医学の進歩が目覚ましい現在であっても，角膜移植は臓器移植であり，献眼から始まる医療であることには変わりはない．献眼はいつ発生するかわからないため，日ごろから準備が必要である．また，角膜移植が医療として成り立つ上で，大きな役割を果たすのはアイバンクである．日本国内では日本アイバンク協会を中心に53のアイバンクが活動しており，24時間体制で献眼対応できるように尽力いただいている．多くのアイバンクは大学病院・基幹病院と密に連携し，眼球摘出から強角膜片作製までのプロセスがスムーズに遂行できるよう日ごろから準備している．

■ 眼球摘出出動

　献眼が発生した場合，アイバンクから委託された医師が摘出チームを編成し，摘出現場まで向かうことになる．眼球摘出に必要な物品は，摘出チームが所属する医療機関が準備したりアイバンクが準備したりするが，急な連絡，急な準備，急な出動となるので，いつでも出動できるよう，常に準備しておく必要がある．

事例1　必要物品がない，滅菌がされていない，消耗品（またはその使用期限）が切れている

【背景】　出動準備は速やかに行わなければならないが，持参物品が速やかに準備できないことがある．

【原因】　献眼はいつ発生するかわからない．また，その頻度も高いわけではないので，準備するスタッフも慣れていない．

【対応策】　摘出医師が中心となり，可能な限りのスタッフを動員し，必要物品の確保を速やかに行う．代替可能な物品があれば，摘出医師に確認の後に代替品とする．摘出現場が医療機関の場合，現地で調達可能な場合もある．摘出先医療機関に相談することもやむをえない．

【予防策】　献眼は不定期に生じるため，定期的な確認業務をルーティン化しておく．チェックリストを作成し，必要物品の滅菌の確認，消耗品の使用期限の確認，不足物品の補充など，確認を徹底しておく．

【フォローアップ】　不足物品は，アイバンクに連絡し，補充を依頼する．

■ 摘出現場で

　摘出チームが摘出現場に着いたら，まず遺族に丁寧に弔意を示し，きちんと挨拶を行う．また，これから提供していただく眼球（角膜）が，盲人救済に役立つことを説明し，眼球提供への理解をお願いすることも大切である．

　下記の手順で眼球摘出を行う．角膜を含む眼表面は体外組織であり，細菌などが存在する部位であり，完全な無菌状態にはできない．病原微生物のコンタミネーションが最

小限となるよう，できる限りの清潔操作は必要である．

①黙礼を行う．ドナーに対し常に敬意を払う．
②十分な量の 0.05％クロルヘキシジングルコン酸塩溶液で眼表面および結膜嚢を洗浄・消毒する．綿球を 0.05％クロルヘキシジングルコン酸塩溶液に浸し，眼周囲皮膚の消毒も行う．
③穴あきドレープでドレーピングし，開瞼器をかける（図 1a）．これ以降，角膜上皮を保護する目的で，適度に生理食塩水を角膜にかける．
④剪刀を用いて角膜輪部から結膜の全周切開を行う．結膜組織は極力，輪部側に残さないようにする．
⑤眼科剪刀を用いてテノン（Tenon）嚢を剝離し，強膜を露出する．
⑥斜視鉤を用い四直筋を郭清する．直筋の付着部に近い部位の筋の中心を 2-0 絹糸を通した角針で通糸する．そのまま筋を 1 周し，絹糸を結紮する．筋の確保ができたら，結紮部位から十分な距離（できれば 1 cm 以上）をとって直筋を切断する．
⑦直筋にかけた絹糸を保持した状態で，視神経剪刀を用いて視神経周囲の組織を鈍的に剝離（図 1b）した後に，視神経を切断する．このとき，斜筋も一緒に切断される．絹糸を上方に引き上げることで眼球が持ち上げられる．付着する残存組織を切除して（図 1c），眼球を眼球保存液・Ⅱ（EP・Ⅱ）入りの容器に移す．視神経を切断すると出血するので，速やかに綿球で押さえ，止血する．
⑧止血を確認した後に，適量の綿球を眼窩内に納め，適切な大きさのアイバンク用義眼（可燃性）を設置し（図 1d），きちんと閉瞼させる．閉瞼した状態で不自然にならないように，綿球の量を調整する．
⑨ドレープを除去し，ドナーの顔面に血液などが付着していないか確認する．

摘出した眼球を保存した容器は保冷バッグに入れ，低温で輸送する．摘出が終わった後は，感染症検査用の採血を行う．最後に，ドナーの顔や枕などが汚れていないかどう

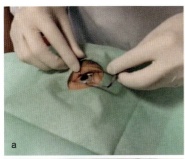
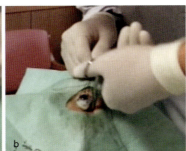
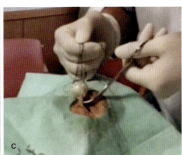
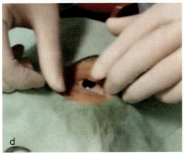

図 1　眼球摘出
a：清潔穴あきシーツを用いてドレーピングする．可能な限り清潔操作を行う．
b：視神経剪刀を用いて眼球周囲の結合組織を眼球から剝離する．
c：視神経切断後，眼球に付属する周囲組織を切除する．このとき出血することがある．
d：アイバンク用義眼を挿入する．陥没しすぎないよう，また閉瞼できるように眼窩内に詰める綿球の量を調整する．

か，忘れ物がないかどうか，必要書類（摘出同意書，死亡診断書）を受け取ったかどうかを確認し，遺族にきちんと挨拶をしてから辞去する．

事例2　眼球摘出後，出血が止まらない

【背景】　視神経切断時に眼動脈を切断するため，出血が止まらないことがある．

【原因】　死後は血液凝固系が機能せず，圧迫してもなかなか止まらない．

【対応策】　基本的には綿球を用いて圧迫するが，出血が止まらないこともしばしばである．通常，ご遺体は枕に頭を載せた状態にあり，若干顔が高い位置にあるので，ある程度血液が流出すれば出血は止まると考えられる．

【予防策】　予防策は基本的にはない．

【フォローアップ】　なんとか止血できたとしても，かなり時間を要してしまっている．ドナーの遺族は，葬儀などの準備で多忙を極めているので，ご迷惑をおかけしたことをきちんとお詫びする．また，ドナーの顔や枕などに血液が付着するので，きれいにできるところはきれいにし，汚れてしまった部位はきちんとお伝えし，ご遺族が気持ちよくお見送りできるように十分配慮する．

事例3　ドナーから採血ができない

【背景】　ドナーの感染症の有無を確認するため，ドナーから採血する．鎖骨上内側1/3の位置から，心臓に向けて針を刺入し，内筒を引きながらゆっくりと針を後退させ，血液が引けるところで止めて血液を採取する．

【原因】　ご遺体の末梢血管から採血するのは極めて困難であるため，大血管からの採血となり，血管確保に慣れていない．

【対応策】　胸部を穿刺し血管を探してシリンジを引いても，肺に入り空気を吸引する，ということもしばしばである．どうしても採血できない場合には，心尖部直上から刺入し，心室から採血する（図2）．

【予防策】　予防策はない．

【フォローアップ】　体幹部に複数の刺入痕を残すことになる．出血することはないが，ご遺体をきれいな状態でご遺族にお返しするよう細心の注意を払う．

■ 強角膜片作製時

眼球を持ち帰ったら，速やかに強角膜片を作製する．強角膜片作製は，清潔操作がで

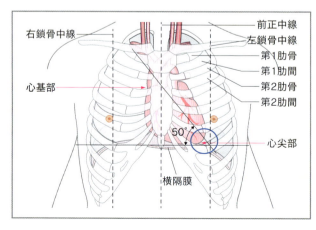

図2　ドナーの心臓からの採血
心尖部は第5肋間，正中より7〜9cmに位置する．19G針などの長い針を20mLシリンジにつけ，第5肋間の心尖部と思われる部位（乳頭から少し内下方）から刺入し，心室が位置すると思われる方向（心尖部より右斜め上方）に向けて，陰圧をかけながら針を進める．

きる設備（クリーンベンチなど）内で操作を行う．
①強角膜片保存用チャンバーにOptisol-GS®角膜保存液を注ぐ．
②全眼球をEP・IIから取り出し，注射用生理食塩水などで洗浄する．
③外眼筋を付着部から切除し，輪部付近に付着するテノン嚢や結膜も切除する．
④眼球をガーゼや強角膜片保存用チャンバーの保護資材で把持し，角膜輪部から3mmほど離れた部位からメスで刺入し，剪刀を用いて輪部から切開部までの距離を保ちながら切開を進める．
⑤全周切開が完了したら，強角膜片をゆっくりと持ち上げながらぶどう膜から剥離する．しばしば虹彩組織が強角膜片に付着するので，角膜内皮を触らないように丁寧に虹彩組織を除去する．
⑥強角膜片をOptisol-GS®角膜保存液に浸し，内皮面を上にして保存する．
Optisol-GS®角膜保存液には，ゲンタマイシンとストレプトマイシンが含有されており，この抗菌作用を発揮するために，6〜8時間程度，チャンバーを室温で保存する．

事例4　強角膜片がうまく作製できない

【背景】　強膜に切開を入れた後，切開を進めて強角膜片を作製するが，強膜切開を進める手技が難しい．

【原因】　強膜に切開を入れた後は眼圧が0になり，その状態で強靱な組織である強膜切開を進めることになるので，眼球形状を維持することが難しい．

【対応策】　把持する手で少し眼球に圧をかける（図3）と，眼球形状がある程度維持できるので切開しやすく，また角膜の変形も最小限にすることができる．強角膜片が変形すると角膜内皮に対してダメージが加わり，ドナー角膜内皮が脱落するので，安定した強角膜片作製操作は良質な移植片を作製するために必須である．

　切り進めていく過程で，輪部から切開部位の距離が極端に短くなってしまった場合は，角膜内皮移植用のグラフト作製には用いることができないため，その旨をきちんとアイバンクに報告する．

【予防策】　操作に慣れていない場合は，見学するチャンスを逃さずにきちんと操作を習得しておく．

【フォローアップ】　指導する立場の医師は，きちんと教えることによって自身の負担が減る（夜中に呼び出されることもなくなる）と考えて，指導する．

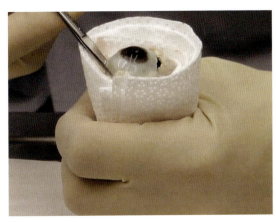

図3　強角膜片作製
強膜切開を半周ほど切り進める．眼球を把持しているのは，強角膜片保存用チャンバーの保護資材である．眼球を包み，把持する左手でほどよい圧をかけて，硝子体が脱出しないよう，眼球が虚脱しないよう注意して切開を進める．

Chapter 6 病棟でのトラブルシューティング（1）業務

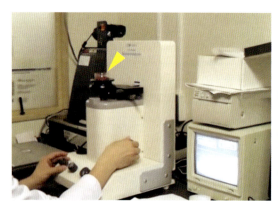

図4 強角膜片の角膜内皮撮影
患者角膜内皮の撮影とは別のスペキュラーマイクロスコープを用いる．黄矢頭部分が接眼レンズの先端であり，機種によっては水浸が可能なレンズが取り付けられている．チャンバーの矢印先の部分に水道水を貯め，レンズ先端を水浸させることで，乱反射する面が減少し，撮影が容易になることがある．

■ 強角膜片の角膜内皮細胞撮影

　ドナー角膜の内皮形態評価は，アイバンク用スペキュラーマイクロスコープを用いて行う．臨床で用いるスペキュラーマイクロスコープとは異なる構造のため，撮影に工夫や熟練が求められることがある．経験のある先輩医師と一緒に撮影を行い，スキルアップしていく．

事例5 強角膜片の内皮細胞の撮影がうまくできない
【背景】　ドナー角膜の状態評価のため，角膜内皮撮影（図4）は必須である．
【原因】　ピント調整がマニュアルであること，チャンバーの角度によって撮影像が大きく異なること，頻繁に扱う機器でないため操作に慣れていないことなど，様々な原因がある．
【対応策】　強角膜片保存用チャンバーに保管している状態であるので，時間がかかってもよいので粘り強く撮影する．チャンバーの角度，接眼レンズの位置など，微妙な調整できれいに内皮細胞を描出できるので，いろいろ試してみるのもよい．接眼レンズが水浸可能なレンズであれば，チャンバーの蓋の部分に水を張ることで観察しやすくなる．どうしても描出できない場合は先輩医師のアドバイスを求め，次回以降は自分一人で撮影できるようノウハウを学ぶ．
【予防策】　経験すること，熟練すること．
【フォローアップ】　指導する立場の先輩医師は，コツを教えることで自分の負担も減ることを考えて指導する．機器の不調の場合もあるので，必要に応じてアイバンクに連絡し，対応を依頼する．

■ 強角膜片作製が終わったら

　臓器と共に持ち帰った各種書類（摘出同意書，死亡診断書）をアイバンクに提出する．ドナーの感染症検査用血液の入ったスピッツも忘れずに検査に提出する．用いた物品の後処理（洗浄，再滅菌），物品数の確認と不足分の補充も忘れずに行う．
　角膜移植は，ドナーの遺志と患者の期待の両方に応える医療である．角膜移植を医療として円滑に遂行していくためには，アイバンクの協力は不可欠であり，日ごろからアイバンクと連絡を取り合い，密に連携していく協力体制を維持することが最も重要と考える．献眼という崇高なご好意に対して常に敬意を払い，真摯に対応し，礼を失することのない行動が求められることを肝に銘じておく．

（森重直行）

Chapter 7
病棟でのトラブルシューティング（2）検査・処置

Chapter 7 病棟でのトラブルシューティング (2) 検査・処置

7.1 眼内液検査

■ 眼内液（前房水・硝子体）検査のトラブルシューティング

事例 1　検査成功のための事前準備

【背景】　治療前の眼内液は，病原体の特定や治療選択において重要な情報源である．眼内液検査は，ぶどう膜炎，感染性疾患，腫瘍の診断に不可欠であり，安全性も確立されている．「ぶどう膜炎前房水スクリーニング検査」では，初診時に採取した前房水を，多項目 PCR，サイトカイン，塗抹鏡検，培養，細胞診，腫瘍マーカーなどに計画的に振り分ける（図1）．前房水は微量であるため，適切な検査の組み合わせに戦略を要する．

【原因】　眼内液検査の成功は，検査の感度や特異度だけでなく，医師が臨床所見から仮説（臨床診断）を立て，採取に適した部位と時期を見極め，必要な検査に配分できたかに依存する．無目的なルーチン検査では検体量が不足する．眼内液検査の普及前は，前房炎症や硝子体混濁は視力低下の原因でしかなく，副腎皮質ステロイドによる速やかな治療が優先されていた．しかし現在では，これらは貴重な診断材料となり，検査前の「とりあえずステロイド」は，診断機会損失につながる．

【対応策】　眼内液検査が診断基準などに含まれる疾患（表1）を確認し，検査体制を整えた上で検体採取を行う．検体は迅速な提出を要するが，すぐに提出できない場合は適切な保管方法と温度管理を，必要な検体量と共にあらかじめチューブに記載しておくとよい．検体を無駄にしないように，メモリ付きの注射筒やピペットを使用して分注する（図2）.

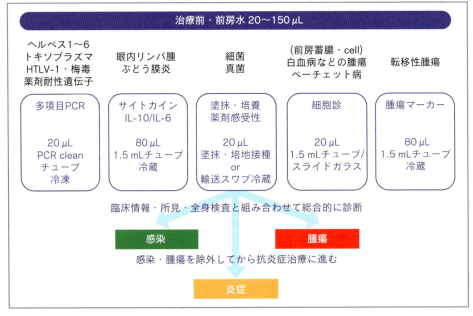

図1　ぶどう膜炎前房水スクリーニング検査

7.1 眼内液検査

表1 眼内液検査を診断基準などに含む代表的な疾患

疾患	内容
急性網膜壊死	●確定診断群：前房細胞・豚脂様角膜後面沈着物（KP），周辺網膜黄白色病変があり，急速な円周方向拡大，網膜裂孔・剥離，網膜血管閉塞，視神経萎縮，抗ウイルス薬に反応のうち1つを満たし，眼内液 HSV1, HSV2, VZV のいずれか陽性[1,2]
単純ヘルペスウイルス（HSV）前部ぶどう膜炎	●前房水 PCR で HSV 陽性，50歳以下の分節状虹彩萎縮や HSV 角膜炎を伴う片眼性前部ぶどう膜炎が特徴[3]※ ●PCR コピー数はフレア値と相関[4]
水痘帯状疱疹ウイルス（VZV）前部ぶどう膜炎	●前房水 PCR で VZV 陽性，60歳以上の分節状虹彩萎縮，眼部帯状疱疹の併発・既往が特徴[5]※ ●PCR は皮疹を伴わない無帯状疱疹性ヘルペス（Zoster sine herpete：ZSH）の診断にも有用 ●PCR コピー数は分節状虹彩萎縮と相関[6]
サイトメガロウイルス（CMV）前部ぶどう膜炎	●前房水 PCR で CMV 陽性のみが特徴で，他に確実な特徴はない[7]※ ●PCR コピー数は再発回数，眼圧上昇の危険因子と相関[8,9]
CMV 角膜内皮炎（平成24年度特発性角膜内皮炎研究班）	典型例：①，および②-(1) 非典型例：①，および②-(2) ①前房水 PCR で CMV 陽性，HSV・VZV 陰性 ②臨床所見 (1) 小円形白色 KP（coin lesion）または拒絶反応線様 KP 　　　　　(2) KP を伴う角膜浮腫，および角膜内皮細胞密度減少，再発性・慢性虹彩毛様体炎，眼圧上昇（既往含む）のうち2つ以上
CMV 網膜炎	●眼内液 PCR で CMV 陽性[10]※ ●抗原血症（C7-HRP など）は眼内病勢を反映しない．眼内液 PCR でコピー数をモニタリングして治療を行う
眼トキソプラズマ症	●眼内液 PCR トキソプラズマ陽性または血清 IgM 抗体陽性[11]※ ●不顕性感染が30%あり，IgG 抗体は不適．ステロイド単独投与は原虫増殖・重症化を招く
硝子体網膜リンパ腫	●眼内液 IL-10 / IL-6 比 > 1，MYD88 変異，CD79B 変異，免疫染色，フローサイトメトリー，遺伝子再構成など[12] ●眼内液 IL-10（ELISA 法）・IL-6（CLEIA 法）は保険適用（D419-2, 1,000点）

※ Standardization of Uveitis Nomenclature（SUN）による分類基準

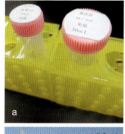
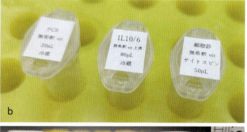
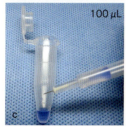
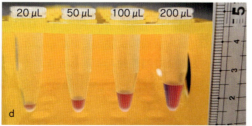

図2 事前準備
a, b：あらかじめチューブに検査項目，検体種，検体量，保管方法，温度を記載してから採取に臨む．
c：検体 100 μL の目安
d：検体量の目安

文献1

文献2

文献3

文献4

文献5

文献6

文献7

文献8

文献9

文献10

文献11

文献12

【予防策】

①眼内液検査の普及により，原因治療が必要な感染性ぶどう膜炎（15.4%）や悪性疾患（2.6%）の多くが病因診断可能となった．検査前の副腎皮質ステロイド点眼や内服は診断率を低下させるため，むしろ禁忌である．まず，感染性ぶどう膜炎や悪性疾患を

除外診断し，その後に炎症治療に進む．
② 診断よりも治療が優先される場合でも，治療前の検体を採取・保管することが推奨される．自施設での検査が難しい場合は，適切な検査施設への紹介を検討する．

【フォローアップ】 眼内液検査の結果は臨床所見や他の眼科・全身検査と組み合わせて，医師が総合的に診断を行う．また，眼内液検査は診断，除外診断だけでなく，病勢把握や治療効果判定にも有用である．

事例2 安全に前房水を採取するテクニック

【背景】 房水ピペット（ニプロ，サイメンデザイン，NIP-021）は，30 G 針がついたディスポーザブルシリンジで，ストロー状の閉鎖構造により片手で操作が可能である．採取可能量は前房水の全量を下回るため，過剰採取による低眼圧や出血のリスクが低い．1 cc シリンジと 30 G 針を代用する場合，シリンジの押し子を外して自然吸引する方法が安全である．

硝子体内注射に準じて，PA・ヨード（ポリビニルアルコールヨウ素）点眼・洗眼液，大塚生食注 100 mL，キシロカイン点眼液，ディスポーザブル開瞼器，ドレープ，テガダーム，ディスポーザブル剪刀，綿棒，ガーゼ，眼帯，滅菌手袋，滅菌検体容器（エッペンドルフ，セーフロックチューブ バイオピュア 1.5 mL 推奨，滅菌個包装）を準備する．点眼麻酔後，ドレーピングし，針先とシリンジ内が見えるように顕微鏡の拡大率を調整しておく．

【原因】 房水ピペットには目盛りがなく，刺入後に採取量を増やすことができないため，計画なしに刺入すると検体不足を招く．また，針の長さは 4 mm と短く，安全な構造であるが，不適切な位置や角度から刺入すると水晶体などの眼内組織を傷つける恐れがある．

【対応策】
① シリンジを指先で軽く押さえると 60 μL（図 3a），全体を押さえると 120 μL（図 3b）が採取できる．ストロー部分が柔らかく折れ曲がりやすいため，硬い部分（図 3b，緑）に指先をかけて刺入する．顕微鏡下または介助者から，指の隙間の液溜まり（図 3b，青）を確認できるようにしながら採取する．液溜まり 5 mm が 50 μL，10 mm が 100 μL に相当する（図 4a）．
② ぶどう膜炎診療では散瞳後に採取するため，水晶体を傷つけないよう注意する．綿棒で刺入部の対側を支えながら（図 4a），水晶体から離れた輪部から前房内に刺入する．刃面が前房内に出て，眼内組織に接触していないことを確認してから，ゆっくりと指を緩めて吸引する．刃面より深く刺入すると抜きにくくなり，抜去時に角膜に皺ができるなど負荷がかかる場合は（図 4b），綿棒で支えながら慎重に抜去する

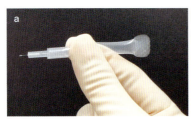 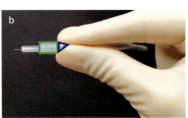

図3　房水ピペット

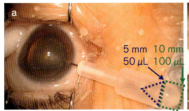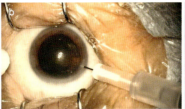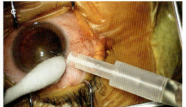

図4 前房水採取

（図4c）．

【予防策】 採取量に応じてチューブを押さえる範囲を決め，刃面が水晶体から離れた虹彩上にとどまるよう位置や角度を計算して刺入する．

【フォローアップ】 採取後は前房虚脱や出血がないか確認し，感染の有無については再来時に確認する．

事例3 安定した硝子体回収のテクニック

【背景】 後眼部に主座を持つ疾患（眼トキソプラズマ症，サイトメガロウイルス網膜炎，急性網膜壊死，硝子体網膜リンパ腫〈VRL〉など）では，前房水でも検査可能であるが，硝子体手術で硝子体と前房水の両方を採取できる場合，陽性率の高い硝子体を優先して使用する．特にVRLでは，サイトカイン（IL-10/IL-6比），細胞診，免疫グロブリン遺伝子再構成，フローサイトメトリー，MYD88変異解析，CD79B変異解析など，多岐にわたる検査が必要であり，硝子体を計画的に配分する．手術では，吸引ラインに三方活栓を接続し，プライミングをスキップするか，プライミング後に灌流液を除去する．無灌流状態で硝子体を切除し，三方活栓に注射筒を接続して0.5～1 mLの無希釈硝子体を吸引または押し出して回収する．その後，灌流を開始し，希釈硝子体および灌流液を回収する．必要に応じて組織を採取することもある．

【原因】

①カッターから三方活栓までの距離が短すぎると，助手が注射筒を引く際に術者の操作が妨げられる（図5a）．また，硝子体が三方活栓の前後に分かれることで，前後別々の吸引が必要となり，特に機器側のチューブ内に陰圧がかかり，吸引が困難になることもある．

②細胞保護が不十分な場合は病理検査の陽性率に影響し，施設ごとに陽性率が大きく異なる．

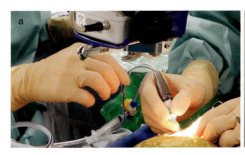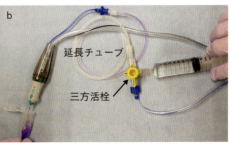

図5 硝子体採取

【対応策】
①機器側のチューブから吸引困難な場合は，機器の接続端子を外して陰圧を解除し，再度吸引する．
②リンパ腫細胞は採取後60分以内に変性するため，迅速に提出できるように事前に病理部門とスケジュール調整を行っておく．細胞形態を保護するため，カットレートは600〜1,500 cpmが推奨される．細い針での回収を避け，灌流液パックは切り口を作り，口径の大きいコニカルチューブに注ぐなどして細胞保護に努めた場合，細胞診・免疫染色の速報で確定診断が得られることが多い．

【予防策】
①吸引ラインに延長チューブを接続することで，三方活栓を術者から離れた位置に配置し，安全な操作スペースを確保する（図5b）．これにより，硝子体が三方活栓の眼球側にのみ溜まり，1回の操作で回収が完了する．
②副腎皮質ステロイドの全身投与はリンパ腫細胞の生存率を低下させるため，手術2週間前までに中止する．

【フォローアップ】　無希釈硝子体は遠心分離し，上清をサイトカイン検査に使用し，残液を細胞診（サイトスピン法）に回す．感染性疾患などの鑑別が必要な場合，多項目PCR，塗抹鏡検，培養などにも分配する．希釈硝子体および灌流液はセルブロック法，遺伝子再構成，フローサイトメトリー，MYD88・CD79B変異解析に用いる．灌流液を用いたセルブロック法は，無希釈硝子体を用いるサイトスピン法よりもやや時間がかかるが，検出率が高い．

（中野聡子）

文献

1) Takase H et al. Development and validation of new diagnostic criteria for acute retinal necrosis. *Jpn J Ophthalmol* 2015；59：14-20.
2) SUN Working Group. Classification criteria for acute retinal necrosis syndrome. *Am J Ophthalmol* 2021；228：237-44.
3) SUN Working Group. Classification criteria for herpes simplex virus anterior uveitis. *Am J Ophthalmol* 2021；228：231-6.
4) Takase H et al. Comparison of the ocular characteristics of anterior uveitis caused by herpes simplex virus, varicella-zoster virus, and cytomegalovirus. *Jpn J Ophthalmol* 2014；58：473-82.
5) SUN Working Group. Classification criteria for varicella zoster virus anterior uveitis. *Am J Ophthalmol* 2021；228：165-73.
6) Kido S et al. Association of varicella zoster virus load in the aqueous humor with clinical manifestations of anterior uveitis in herpes zoster ophthalmicus and zoster sine herpete. *Br J Ophthalmol* 2008；92：505-8.
7) SUN Working Group. Classification criteria for cytomegalovirus anterior uveitis. *Am J Ophthalmol* 2021；228：89-95.
8) Kandori M et al. Relationship between the number of cytomegalovirus in anterior chamber and severity of anterior segment inflammation. *Jpn J Ophthalmol* 2013；57：497-502.
9) Miyazaki D et al. Diagnostic efficacy of real-time PCR for ocular cytomegalovirus infections. *Graefes Arch Clin Exp Ophthalmol* 2018；256：2413-20.
10) SUN Working Group. Classification criteria for cytomegalovirus retinitis. *Am J Ophthalmol* 2021；228：245-54.
11) SUN Working Group. Classification criteria for toxoplasmic retinitis. *Am J Ophthalmol* 2021；228：134-41.
12) Carbonell D et al. Consensus Recommendations for the Diagnosis of Vitreoretinal Lymphoma. *Ocul Immunol Inflamm* 2021；29：507-20.

7.2 髄液検査

■ 眼科における髄液検査

　髄液検査（脳脊髄液検査）は，中枢神経系疾患の診断と管理において極めて重要な役割を果たす検査である．その起源は1890年代に遡り，ドイツの内科医 Heinrich Irenäus Quincke が世界で初めて腰椎穿刺を行った．当初，この技術は水頭症や髄膜炎における髄液排出を目的としていたが，間もなく診断目的で用いられるようになった[1]．眼科においても，髄液検査は中枢神経系に関連する疾患の診断や評価に頻繁に用いられている．本節では，髄液検査の適応疾患，検体採取方法，神経内科との連携，検査結果の解釈，および犯しやすい間違いとその対応について詳述する．

文献1

1. 適応疾患

　眼科における髄液検査の代表的な疾患を表1に示す．これらの疾患はいずれも日常的に遭遇することは多くないが，どの疾患において髄液検査が有用となるかを理解しておくことは重要である．例えば，非感染性視神経炎では治療方針を決定する上で多発性硬化症（multiple sclerosis：MS），視神経脊髄炎スペクトラム障害（neuromyelitis optica spectrum disorder：NMOSD），MOG（myelin oligodendrocyte glycoprotein）抗体関連視神経炎の鑑別が重要となる．初期治療は共通してステロイドパルス療法が推奨されているが，初期治療後の再発予防を目的とした治療法が異なっているため MS，NMOSD および MOG 抗体関連視神経炎の鑑別が重要となる．視神経炎の初期症状は類似していて，症状のみでは鑑別が困難なため，採血検査や髄液検査を用いる．NMOSD，MOG 抗体関連視神経炎では髄液検査においてオリゴクローナルバンドの検出や免疫グロブリンG（IgG）インデックスの上昇はみられないが[2]，MS ではオリゴクローナルバンドの検出や免疫グロブリンG（IgG）インデックスの上昇がみられることがある[3]．

文献2

2. 検体採取方法

　髄液検査のための検体採取は，腰椎穿刺，後頭下穿刺，脳室穿刺によって行われる．各手技の選択は，患者の臨床状況や診断目的に応じて決定されるが，比較的安全であり，重大な合併症リスクが低い腰椎穿刺が最も一般的に選択されることが多い．しかし，頭痛，感染，出血，神経損傷，脳ヘルニアなどの合併症が発生する可能性があるため，適切な手技と穿刺後の全身状態の観察が重要となってくる．以下に，検体採取の手順を示す（図1）．

文献3

（1）穿刺前の準備

　検体採取において患者の体勢が最も重要となってくるため，しっかりと準備する必要

表1　髄液検査が有用である代表的な眼科疾患

神経眼科疾患	視神経脊髄炎スペクトラム障害，多発性硬化症，特発性頭蓋内圧亢進症，フィッシャー症候群，ミトコンドリア脳筋症
眼炎症性疾患	神経サルコイドーシス，神経ベーチェット病，神経梅毒，フォークト・小柳・原田病，HTLV-1 関連脊髄症
腫瘍性疾患	眼内リンパ腫の中枢神経系への浸潤

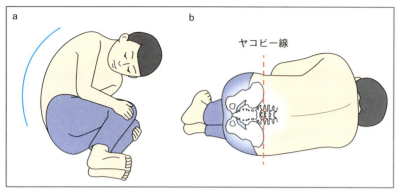
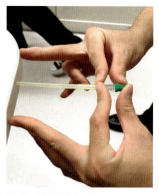

図1 患者の体勢と穿刺部位
a：腰部脊椎を突出させるために，両膝を胸に引き寄せ腕で抱えて背部を弓なりに前屈させ，臍を覗くように頭を前屈させる．
b：患者の肩がベッドに垂直になるようにする．左右の腸骨稜頂点を結んだヤコビー線を目安に第3-4腰椎間または第4-5腰椎間を穿刺する．

図2 穿刺針の保持
両手の母指と示指で針を把持し，中指または薬指を患者の背部に固定し急激な針の進入を予防する．

がある．患者を側臥位にし，腰部を露出させる．可能な限り患者の骨盤はベッドと水平を保つ必要があるため，枕は使用せず，フラットなベッドに寝てもらう．また手技を行いやすいように患者をベッドの端に寄せる．両膝を胸に引き寄せ腕で抱えてもらい，臍を覗くように頭を前に曲げる（胎児のような姿勢，図1a）．体勢がとりづらい人の場合には介護者に頭と膝を押さえてもらう．左右の腸骨稜頂点を結んだ線（ヤコビー線）は第4腰椎の棘突起上を通過しているため，ヤコビー線を参考に第3-4腰椎間または第4-5腰椎間を穿刺する（図1b）ために，しっかりマーキングを行う．

(2) 穿刺

マーキング部を中心に消毒し，局所麻酔を行う．滅菌された腰椎穿刺針を用いて，第3-4腰椎間または第4-5腰椎間隙に垂直に刺入する．急激に針が進まないように必ず両手の母指と示指で針を把持し，中指または薬指を患者の皮膚に触れて固定する（図2）．

(3) 検体採取

適宜外筒を抜き髄液が出るか確認し，針がくも膜下腔に達したら三方活栓を用いて初圧を測定し，その後に検体を採取する．検体採取時に，髄液の色調，混濁について観察する．穿刺終了後は速やかに穿刺部位を圧迫止血し，1時間仰臥位で安静にしてもらう．

(4) 穿刺後

髄液を1 mL採取すると頭蓋内圧は約10 mmH$_2$O低下する．多くの場合は，1回に5〜10 mL採取するため，約50〜100 mmH$_2$O低下することになり，穿刺後に頭痛を自覚することが少なくない．しかし，成人の髄液総量は150 mLで3〜4時間で入れ替わるため，穿刺後1時間の安静で頭痛は改善することがほとんどである．例え頭痛がみられたとしても過剰に心配する必要はないことを説明する．頭痛がみられた際には横になって水分をしっかりとることを指示し，場合によって非ステロイド性抗炎症薬（NSAIDs）などの解熱鎮痛薬で対応する．意識障害，瞳孔散大，呼吸障害などがみられる場合には，脳ヘルニアのリスクを評価するために頭部CTを撮影する．

■神経内科との連携

多くの場合髄液検査は，神経内科との連携が必要となる．腰椎穿刺を神経内科医に依

頼する病院も少なくない．そのため，腰椎穿刺を依頼するにあたって最低限必要な事前検査を行っておく必要がある．頭蓋内圧亢進を示唆する脳室拡大や頭蓋内腫瘤性病変などを確認するための頭部CT，穿刺部の評価目的の腰椎X線，穿刺部位の感染徴候の有無，出血性素因や抗凝固薬内服の有無などを確認しておく必要がある．また疾患によっては，事前の血糖値などの採血検査が必要な場合や，髄液を用いた特殊検査を行う必要があるため，検査内容についてよく神経内科と連携しておく必要がある．

■ 検査解釈

髄液検査の結果は，初圧，外観，細胞数（有意な細胞種），蛋白，糖，自己抗体などの項目に基づいて評価される．代表疾患における髄液検査の異常所見を**表2**に示す．

圧力：正常髄液圧は 100 〜 180 mmH$_2$O で，髄液圧の上昇は，200 mmH$_2$O 以上の初圧亢進は頭蓋内圧亢進を考慮する．

色調：正常髄液は無色透明で，混濁，血性，黄色味を帯びている場合は，感染症や出血などの異常を示唆する．

細胞数：正常髄液には，成人で5個以下の白血球が含まれる．細胞数の増加は感染症や炎症を示唆する．フォークト・小柳・原田（Vogt-Koyanagi-Harada：VKH）病ではリンパ球有意の細胞増多がみられる[4]．しかし，髄液中の細胞増多はVKH病に特異的ではなく，交感性眼炎，神経サルコイドーシス，神経ベーチェット病，神経梅毒でもみられることがある[5]．

蛋白質：正常髄液中の蛋白質濃度は 15 〜 45 mg/dL である．濃度の上昇は，感染症や炎症，腫瘍などが考えられる．フィッシャー（Fisher）症候群では細胞数が正常にもかかわらず蛋白質濃度が上昇する細胞蛋白乖離がみられる．

特異的検査：オリゴクローナルバンドの検出，IgGインデックスの上昇といった検査が行われる．また悪性眼内リンパ腫の中枢神経系への波及で髄液中の腫瘍細胞の検出やIL-10の上昇などもみられる．

文献 4

文献 5

■ 犯しやすい間違いとその対応

多くは事前の準備や確認で防ぐことができる．例えば穿刺することばかりに気を取ら

表2　代表疾患における髄液検査の結果解釈

疾患	異常所見
多発性硬化症	オリゴクローナルバンドの検出，IgGインデックスの上昇
特発性頭蓋内圧亢進症	頭蓋内圧亢進
フィッシャー症候群	細胞蛋白乖離
ミトコンドリア脳筋症	乳酸／ピルビン酸比の上昇
神経サルコイドーシス	アンジオテンシン変換酵素・リゾチームの上昇
神経ベーチェット病	IL-6・TNF-αの上昇
神経梅毒	RPR，VDRL，FTA-ABSの検出
フォークト・小柳・原田病	細胞数の上昇
HTLV-1関連脊髄症	HTLV-1抗体，HTLV-1 DNAの検出
眼内リンパ腫の中枢神経系への波及	腫瘍細胞の検出

れると，穿刺部の下に防水シーツを敷き忘れベッドが消毒液だらけになってしまう．

事例1　検体保存

髄液細胞は変性が速いため　採取後1時間以内に検査することが望ましい．また室温保存ではさらに細胞数が減少しやすいため，速やかな冷蔵保存が必要となる．可能であれば，腰椎穿刺は速やかな検査が可能な日中に行う必要がある．

事例2　血清髄液

腰椎穿刺時に採取された髄液に血液が混入している状態．穿刺時の針が血管を傷つけたために起こることが多い．血液の流入がみられる場合には複数のチューブで髄液を採取し，血液の混入度合いを比較する．血液が次第に減少する場合は，穿刺時の外傷によるものと考え，血液が薄らいだ髄液を用いて検査を行う．血液が減少しない場合には静脈叢を穿刺していることを考慮して，穿刺部位を変更する．

事例3　準備不足

事前に行ったマーキングが消毒薬によって消えてしまうことや，大量の局所麻酔薬の注入によって棘突起が触れなくなってしまい穿刺部を見失ってしまうことがある．爪やシリンジの先端などを用いて圧迫痕を残しておくことで穿刺部位が消毒後もわかるようにしておく．また，初圧を測定する場合にはマノメーターを事前に三方活栓に接続しておき，すぐ取れる場所に置いておく必要がある．

事例4　髄液が採取できない

針が骨に当たってしまう場合には，針先をやや頭側にずらして進める．また，太っている人の場合には針が届かないことがあるため長針に変更する．高齢者では棘突起間が狭窄しているためにどうしても針が髄腔内に進入できない場合がある．その場合には，改めて事前に撮像しておいた腰部X線写真を確認し，場合によっては本来の穿刺部位よりやや外側から頭内側に向けて穿刺する．

事例5　足にしびれが出る

患者が下肢の電撃痛を自覚した場合には神経根に触れている可能性があるため，針は抜く．正中を穿刺しているつもりがずれている場合や，患者の背中自体が傾いている場合があるため確認する．

髄液検査は，眼科においても疾患の診断に有用である．髄液検査を適切に実施することで，診断精度を高め，適切な治療を提供することが可能となるため，適応疾患の理解，正確な検体採取，神経内科との連携，検査結果の適切な解釈が重要である．

（坪田欣也）

文献

1) Frederiks JA et al. The first lumbar puncture. *J Hist Neurosci* 1997；6：147-53.
2) Jarius S et al. Cerebrospinal fluid findings in aquaporin-4 antibody positive neuromyelitis optica：results from 211 lumbar punctures. *J Neurol Sci* 2011；306：82-90.
3) Rolak LA et al. Cerebrospinal fluid in acute optic neuritis：experience of the optic neuritis treatment trial. *Neurology* 1996；46：368-72.
4) Read RW et al. Revised diagnostic criteria for Vogt-Koyanagi-Harada disease：report of an international committee on nomenclature. *Am J Ophthalmol* 2001；131：647-52.
5) 日本眼炎症学会ぶどう膜炎診療ガイドライン作成委員会．ぶどう膜炎診療ガイドライン．日本眼科学会雑誌　2019；123：635-96.

7.3 眼圧日内変動

　現在，緑内障に対するエビデンスに基づいた唯一確実な治療法は眼圧下降である[1,2]．標準的な眼圧測定は，診療時間帯に外来での測定が基本となっている．しかし，眼圧には日内変動がある[3]．眼圧の最高値は外来診療時間外に記録されることが多いため[4,5]，外来診療時のある時点での測定だけでは患者の眼圧の特性を十分に把握することは困難である．眼圧日内変動が緑内障進行のリスクファクターであることが報告されており[6,7]，より精密な眼圧下降治療を行うためには，眼圧日内変動測定が不可欠である．

　従来，眼圧日内変動測定は，入院で座位での頻回測定が行われていた．眼圧は座位に比べて仰臥位で上昇することが知られており[8]，この方法では「habitual（日常生活習慣的な状態）」での眼圧変動を把握することはできない．habitual での眼圧のピークは夜間にあることが示されており[9,10]，夜間は仰臥位で測定することが推奨されている[11]．座位でも仰臥位でも測定可能な眼圧計は，パーキンス氏手持眼圧計，トノペン（TONO-PEN®）眼圧計，アイケア PRO などがあり，habitual での眼圧日内変動測定に用いられている．しかし，睡眠中に複数回の起床が必要になるため，habitual での眼圧変動を反映しているとは言えず，患者，医療者の双方にとって負担が大きい検査である．そこで，睡眠を妨げることなく habitual での眼圧日内変動測定を可能にしたトリガーフィッシュシステムが開発され，本邦では 2018 年に医療機器承認を受けた．本節では，トリガーフィッシュシステムにおけるトラブルシューティングについて解説する．

■アーチファクトを考慮した測定と読影

【背景】　トリガーフィッシュシステムは，眼圧の変化により誘発される角膜曲率の変動をコンタクトレンズ型のトリガーフィッシュセンサーで測定し，測定信号を受信・記録することにより，眼圧変動パターンを測定する．測定は 24 時間にわたって 5 分ごとに 30 秒間自動的に計測され，24 時間で 288 ポイントの測定値がグラフ化される．測定アーチファクトは，角膜曲率の変化に起因するものではない波形の乱れや途切れとして検出される．測定は長時間に及び，運転や入浴を控える必要があるなど行動が制限されるため，アーチファクトにより正確な測定ができなければ，トラブルにつながる恐れがある．眼圧変動パターンを正確に把握するためには，アーチファクトを考慮した測定と読影が必要となる．

【原因】　トリガーフィッシュセンサーには金属のアンテナが埋め込まれており（図 1a），受信した計測データは，眼の周りに装着したアンテナに転送される（図 1b）．さらにデータケーブルを介してレコーダーに送付されるため（図 1c, d），測定データの伝達過程に不具合が生じると，測定データは記録されない．具体的には，アンテナ，データケーブル，レコーダーの接続不良やレコーダーの充電切れ，金属や磁気，電波などによる信号の遮断が原因となる．また，通常と異なるパターンを示すジャンプ様の急激な波形の変化がみられることがある（図 2）．眼を擦った際にレンズが動いた場合など予期できない突発的な外的要因が考えられる．ズームモード

文献 1

文献 2

文献 3

文献 4

文献 5

文献 6

文献 7

文献 8

文献 9

文献 10

文献 11

Chapter 7 病棟でのトラブルシューティング (2) 検査・処置

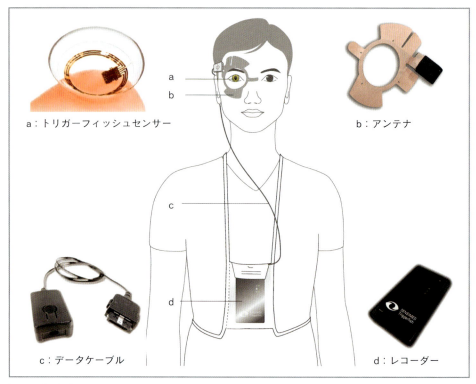

図1　トリガーフィッシュシステム
トリガーフィッシュシステムは，コンタクトレンズセンサーであるトリガーフィッシュセンサーと，センサーで得られた測定信号を受信・記録するトリガーフィッシュ（アンテナ，データケーブル，レコーダー）を組み合わせて使用する．
（画像はシード社提供）

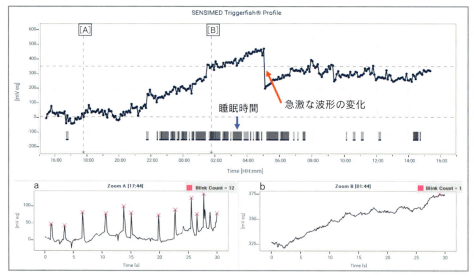

図2　検査結果
横軸が時間，縦軸が電位である．5時付近にジャンプ様の急激な波形の変化がみられる（赤矢印）．センサーが一時的にずれた可能性がある．活動記録を確認すると，トイレのために起床したことが確認された．
a：A地点の拡大図では，瞬目によるスパイクがあり覚醒時の記録である（×印）．
b：B地点の拡大図は，瞬目によるスパイクはみられず睡眠中であることがわかる．
瞬目によるスパイクの消失をもとに睡眠時間がグラフの下方に帯状に記録される（青矢印）．

を用いると30秒間のグラフの詳細を確認することが可能であり，覚醒時は瞬目によるスパイク状の波形が認められる（図2a）．

【対応策】　正確な波形を取得するためには，トリガーフィッシュセンサー，アンテナを正しく装着し，データケーブル，レコーダーと正しく接続することが重要となる．また，事前に患者に測定中の注意事項を十分に説明しておく必要がある．例えば，レンズ全周を囲むような金属フレームの眼鏡は，信号を遮断するため使用できない．測定中に眼鏡を使用する際には，測定開始時に使用する眼鏡を装用して，接続状態を確認する．少し手間はかかるが事前に確認することも可能である（図3）．正確に測定するための具体的なポイントを表1にまとめる．得られた波形を正確に解析するためには，結果の読み方について理解しておく必要がある．グラフの横軸が時間，縦軸が電位であり，最大値，最小値，眼圧変動幅，最大値や最小値を示した時間が確認できる．眼圧の絶対値は測定できない．瞬目によるスパイクの消失から睡眠時間を判定することも可能である（図2）．通常と異なるパターンを示す波形が存在する場合は，患者の行動記録と照らし合わせて分析するなど，注意深く検討する．アーチファクトによる波形の乱れの影響を取り除くために，cosinor（余弦近似）（図4a）やbiphasic cosinor（二相性余弦近似）（図4b）を用い，得られた曲線からacrophase（頂点位相），bathyphase（最深位相），amplitude（振幅）を算出し，波形の分析に用いる．

【予防策】
- 測定上のアーチファクトを理解し，正しい設定や説明などにより，正確な測定を心掛ける．
- 機器の接続後，必ずレコーダーの測定ランプが点灯していることを確認し，万が一接続が外れた場合にはすぐに連絡をするように伝える．
- 通常と異なるパターンを示す部分の波形は，アーチファクトの可能性があることを考慮し，結果の解釈に注意する．

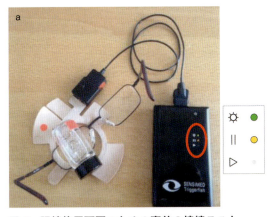
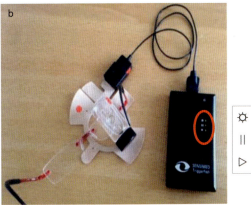

図3　眼鏡使用可否のための事前の接続テスト
事前の接続テストは，センサーが瓶に入った状態で行う．アンテナの上に眼鏡とセンサーの入った瓶を乗せて接続状態を確認する．フィッティングモード中に行う作業であり，センサーとアンテナの接続が完了するとセンサーが使用できなくなるため注意が必要である．1分を目安に瓶（センサー）をアンテナから離して，接続が完了してしまわないように作業する．
a：金属フレームの眼鏡．上から3番目の緑色のライトが消灯しており，眼鏡が接続を阻害している．
b：金属フレームではない眼鏡．上から3番目の緑色ライトが点灯しており，接続できている．
（画像はシード社提供）

表1 正確な測定のためのポイント

レコーダーの充電	事前にレコーダーの充電状態を確認する．測定中の充電切れを防ぐため，測定前日に完全に充電されている状態にしておくとよい
ベースカーブの選定	適切なベースカーブを選定する．角膜曲率半径の弱主経線をもとに選択するため，事前に角膜曲率半径を測定し，適切なベースカーブを選択する
アンテナの装着	接着力の低下によりアンテナが外れる可能性があるため，化粧は避ける
接続状態	接続後，レシーバーの測定ランプの点灯状態から接続状態を確認する 測定中に接続が外れた場合は，すぐに連絡をしてもらう
眼鏡の使用	眼鏡の使用は可能であるが，レンズ全周を囲むような金属フレームの眼鏡は，信号を遮断するため使用できない 使用の可否は，測定開始時に実際に装用し，接続状態を確認する 近用眼鏡を含む測定中に使用する可能性がある眼鏡をすべてチェックする 測定開始前に事前に確認することも可能である（図3）
携帯電話類の使用	トリガーフィッシュシステムの30 cm以内では使用しない 携帯電話による通話は，スピーカー機能で行うか，測定眼と反対側の耳で行う
貴金属，磁気類の使用	貴金属や磁気の装飾品，磁気治療器の使用は控える
その他の説明事項	測定眼を擦らない 幼児やペットなどの不意な行動により，アンテナやデータケーブルが外れてしまわないように注意する
活動記録の記載	起床時，就寝時，歩行時，服薬時など，環境の変化時の時刻と行動を記載する 得られた波形と照らし合わせることで，波形の解析に役立てる

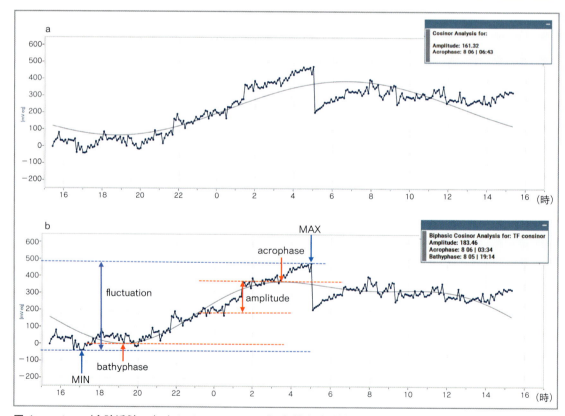

図4 cosinor（余弦近似，a）とbiphasic cosinor（二相性余弦近似，b）
bには，検査結果から得られたacrophase（頂点位相），bathyphase（最深位相），amplitude（振幅），最大値（MAX），最小値（MIN），眼圧変動幅（fluctuation）を記載する．amplitudeは，acrophaseとbathyphaseの半分の値となる．5時付近に大きなジャンプ波形があるため，結果の解釈には注意を要する．

【フォローアップ】 眼圧日内変動測定は，外来診療時の眼圧コントロールが良好であるが，視野障害が進行する患者に対して施行することが多い．つまり，治療方針に迷う症例である．雲井ら[12]は，トリガーフィッシュシステムにより眼圧日内変動測定を行った18例中17例の眼圧のピークが診療時間外にあり，15例で検査後に治療方針が変更になったと報告している．正確な測定や解析により，患者特有の眼圧変動パターンを検討することで，点眼の追加・変更，手術など治療方針の決定に役立てる．

■ 副作用に対する対応

【背景】 トリガーフィッシュセンサーは，良好な忍容性や安全性が実証されているが[13,14]，装用中や装用後の充血や不快感など副作用があることも報告されている[13,15]．Mansouriら[13]は，測定後の有害事象について調査した結果，82.5％の患者が霧視を訴え，結膜充血80％，点状表層角膜炎15％の割合で認められたと報告している．わが国では，Otsukaら[15]がアンケート調査を実施し，霧視55％，眼痛30％，睡眠障害29％が認められたと報告している．いずれも症状は軽度で一過性であり，重篤な副作用を生じた症例はなかった．しかし，これらの症状の変化は，患者の不安を引き起こし，医師への不信感につながる可能性がある．

文献13

文献14

文献15

文献16

【原因】 装用中の見え方の変化は，トリガーフィッシュセンサー自体の屈折力に起因する[13]．装用後は一過性の近視化が報告されている[16,17]．Mikiら[17]は，トリガーフィッシュセンサー装用後の角膜形状の変化を前眼部光干渉断層計にて解析し，角膜中央部が急峻化し，周辺部が平坦化することを示した．そして，検査後の角膜形状の分布は，オルソケラトロジー後の角膜形状の逆パターンのようであり（図5），これが近視化の原因である可能性があると報告している．充血や眼痛については，点状表層角膜炎が生じた割合は，ソフトコンタクトレンズ装用者の割合より低かったことが報告されているが[13]，トリガーフィッシュセンサーは通常のソフトコンタクトレンズより厚く，硬さがあるため，装用中の不快感につながったと考えられる．睡眠障害については，センサー装用の不快感に加え，アンテナやレコーダーが身体にあたることによる不快感も原因である可能性がある．

文献17

【対応策】 起こりうる可能性がある副作用について，事前に十分に説明し，患者の不安感を軽減することが重要となる．特に屈折状態の変化による見え方の変化は，重大な事故を引き起こす可能性があるため注意が必要である．当院では，測定中に加えて検査後24時間は，自転車や自動車などの乗り物の運転や危険な機械類の操作は行わないこと，その後数日間は注意を要することを説明している．充血や眼痛は，フィッティングの状態に起因する可能性もあるため[13]，患者に合ったベースカーブを選択することも重要である．トリガーフィッシュセンサーは，ベースカーブによりSTEEP，MEDIUM，FLATの3種類から選択可能であり，角膜弱主経線の曲率半径をもとに選択する．

【予防策】
- 説明が重要となるため，事前に説明する項目をまとめておき，漏れがないようにする．
- 不快感や充血の予防策として，測定中に適度に人工涙液を点眼する．

【フォローアップ】 これらの副作用は一時的なものであるため，トリガーフィッシュシ

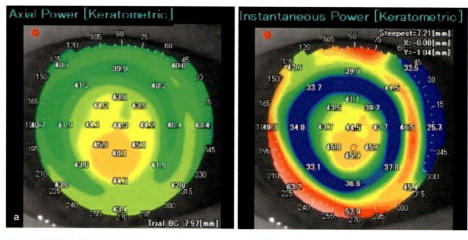
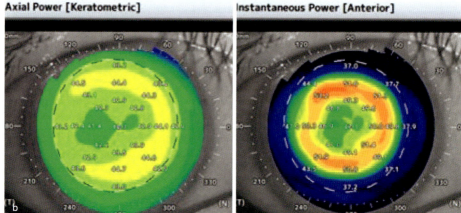

図5 トリガーフィッシュ後とオルソケラトロジー後の角膜トポグラフィーの比較
a：トリガーフィッシュセンサーを外した直後の前眼部光干渉断層計による角膜トポグラフィー　Axial PowerとInstantaneous Powerのカラーマップから中央が急峻化した領域を取り囲むようにリング状の平坦化した領域があることがわかる．オルソケラトロジーと逆パターンである．
（文献17より改変）
b：オルソケラトロジー後の前眼部光干渉断層計による角膜トポグラフィー　角膜中央が平坦化し，その周囲が急峻化しているのがわかる．

ステムによる眼圧日内変動測定の臨床的利点に影響を与えるものではない．説明や対応の不足により，患者の不信感につながらないように配慮し，患者との信頼関係のもと，測定結果を今後の治療につなげていく．

（田中健司，三木篤也）

文献

1) Ismail R et al. Variation of clinical outcomes used in glaucoma randomised controlled trials : a systematic review. *Br J Ophthalmol* 2014 ; 98 : 464-8.
2) Comparison of glaucomatous progression between untreated patients with normal-tension glaucoma and patients with therapeutically reduced intraocular pressures. Collaborative Normal-Tension Glaucoma Study Group. *Am J Ophthalmol* 1998 ; 126 : 487-97.
3) Yamagami J et al. Diurnal variation in intraocular pressure of normal-tension glaucoma eyes. *Ophthalmology* 1993 ; 100 : 643-50.
4) Barkana Y et al. Clinical utility of intraocular pressure monitoring outside of normal office hours in

patients with glaucoma. *Arch Ophthalmol* 2006；124：793-7.
5) Moon Y et al. Relationship Between Nocturnal Intraocular Pressure Elevation and Diurnal Intraocular Pressure Level in Normal-Tension Glaucoma Patients. *Invest Ophthalmol Vis Sci* 2015；56：5271-9.
6) Asrani S et al. Large diurnal fluctuations in intraocular pressure are an independent risk factor in patients with glaucoma. *J Glaucoma* 2000；9：134-42.
7) Zeimer RC et al. Association between intraocular pressure peaks and progression of visual field loss. *Ophthalmology* 1991；98：64-9.
8) Tsukahara S et al. Postural change of IOP in normal persons and in patients with primary wide open-angle glaucoma and low-tension glaucoma. *Br J Ophthalmol* 1984；68：389-92.
9) Liu JH et al. Nocturnal elevation of intraocular pressure in young adults. *Invest Ophthalmol Vis Sci* 1998；39：2707-12.
10) Liu JH et al. Twenty-four-hour pattern of intraocular pressure in the aging population. *Invest Ophthalmol Vis Sci* 1999；40：2912-7.
11) Hara T et al. Increase of peak intraocular pressure during sleep in reproduced diurnal changes by posture. *Arch Ophthalmol* 2006；124：165-8.
12) 雲井美帆ほか．コンタクトレンズセンサーによる緑内障患者の24時間眼圧測定．眼科臨床紀要 2021；14：6-10.
13) Mansouri K et al. Continuous 24-hour monitoring of intraocular pressure patterns with a contact lens sensor：safety, tolerability, and reproducibility in patients with glaucoma. *Arch Ophthalmol* 2012；130：1534-9.
14) Lorenz K et al. Tolerability of 24-hour intraocular pressure monitoring of a pressure-sensitive contact lens. *J Glaucoma* 2013；22：311-6.
15) Otsuka M et al. Questionnaire survey on complications during 24-h measurement of intraocular pressure-related patterns with a contact lens sensor. *Int Ophthalmol* 2020；40：1963-8.
16) De Smedt S et al. 24-hour intraocular pressure fluctuation monitoring using an ocular telemetry Sensor：tolerability and functionality in healthy subjects. *J Glaucoma* 2012；21：539-44.
17) Miki A et al. Transient changes in refractive error and corneal tomography after 24-h continuous monitoring of intraocular pressure patterns with a contact lens sensor. *Jpn J Ophthalmol* 2020；64：127-33.

7.4 処置室での眼内ガス注入

処置室での眼内ガス注入を必要とする症例とはどのようなものがあるだろうか．代表的なものは，裂孔原性網膜剥離に対する気体網膜復位術[1-3]や各種の術後トラブルへの対処があげられる．

文献1

ガス注入を行う術後トラブルとして代表的なものとして，緑内障術後前房形成不全（低眼圧），白内障術後デスメ（Descemet）膜剥離[4]，網膜剥離術後裂孔・円孔閉鎖不全[5]が考えられる．

文献3

■ 前房内ガス注入

症例1　緑内障術後前房形成不全—低眼圧

術後低眼圧時に起こることがほとんどである．術後低眼圧の原因としては過剰濾過と毛様体機能不全の2つが考えられる．

前房形成不全では，角膜内皮障害をきたす場合があり，処置が必要となる．ただし，過剰濾過が原因であれば，前房内ガス注入のみでは根本的治療とはならない場合もあるため，経過をみながら濾過胞側の要因にも対処が必要となる．

症例2　白内障術後デスメ膜剥離

近年の超音波水晶体乳化吸引術では広範囲のデスメ膜剥離はほとんど見かけることがなくなった．一般的には不完全な創口作製，創の形態を無視した不用意な手術器具・眼内レンズ挿入や薬剤注入で起こる[4]．

広範囲であれば術中に確認し，創口の縫合・前房内ガス注入を行い，手術を終了するが，ごく稀に術翌日以降の診察で発見される場合がある．

【手技】

① 前処置：当院では眼内手術に準じて，点眼麻酔を行った後，皮膚消毒後にPA・ヨード点眼・洗眼液での結膜嚢洗浄を行い，処置を行う．

② 準備するもの：27〜30G針（鈍針，鋭針どちらでもよい），フィルター，2.5 mLシリンジ

③ 手順：術後の前房内ガス注入では角膜サイドポートから行う．筆者は両眼とも耳側から行うが，両眼とも利き手側からの操作でも問題ない．ただし，deep set eyesでは鼻側から行う場合，針を図1のように曲げて行うことで，動かしやすいように手の位置を変えることができ操作性に富む（図2）．

さらに注入側のサイドポート側に頭位を傾けることでガス注入はさらに容易となる（図3）．頭位を傾けることで，ガス注入時の漏れが少なく処置時の眼圧変動が少なくなる[†]と考えている．

[†] 針を抜くときには前房水が創口の蓋となるため．

【注意点・予防策】

① 緑内障濾過手術後では，ガス注入量が多すぎると濾過胞内へのガス迷入や結膜創の離開も考えられるため注入速度に注意する．容量の大きなシリンジを用いると注入スピードのコントロールが難しいため，2.5 mL以下のシリンジを推奨する．注入針の

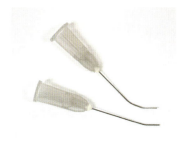
図1 眼科用27G曲針の曲げ方

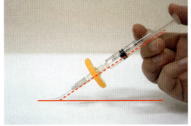
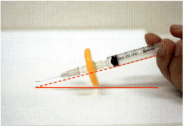
図2 針の曲がり方による手の位置の違い
頭位傾斜に合わせて好みの曲げ方に調整することで，操作の自由度が増す．

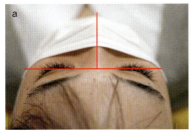
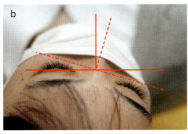
図3 患者の頭位
仰臥位（a）で約15～20°耳側に傾ける（b）．

先端は角膜サイドポート内にとどめ，前房内に針先を入れないよう注意する．
②白内障術後デスメ膜剥離では剥離断端を確認し，必要であれば剥離のない部分に角膜サイドポートを追加し，デスメ膜裏にガスが迷入することがないよう注意する．

【処置後】 予定量の注入が終わったら，触診での眼圧確認を行い調整する．この時点でも頭位は傾けたまま行う．

処置後は5～10分程度安静にしてもらった後，眼圧測定を行い，異常がなければ眼帯をして帰宅してもらう．通常は仰臥位もしくは座位での安静を行ってもらう．翌日には必ず診察を行い，眼圧と感染の有無をチェックする．

初回処置としては空気を用いることを推奨する．再発を繰り返す場合には六フッ化硫黄（SF_6）ガスなどの長期滞留ガスを用いることも検討するが，膨張性のガスであるため使用濃度に注意する．膨張性ガスを用いる場合には，SF_6では20％以下，八フッ化プロパン（C_3F_8）では14％以下で使用する．また，SF_6ガスなどの膨張性ガスを使用した場合には，炭酸脱水酵素阻害薬の使用も検討する．

■硝子体ガス注入

外来で行う眼内ガス注入の代表としては気体網膜復位術（pneumatic retinopexy）があげられる．その他に術後トラブルに対する処置として，術後硝子体ガス注入を行う可能性のあるものとしては，網膜剥離術後の裂孔閉鎖不全がある．どちらも硝子体牽引の有無，裂孔の位置が重要であり，そのため処置前の診察が大切である．

硝子体腔へのガス注入は術後の頭位制限が必要となる場合がある．処置前に患者の協力が可能かしっかり確認する必要がある．具体的な頭位を取ってもらい確認することが重要である．

裂孔閉鎖不全に対するガス注入では，上方裂孔以外では入院での安静が望ましい．

症例3　裂孔原性網膜剥離に対する気体網膜復位術

気体網膜復位術は1980年代から行われている治療法であり，症例を選ぶことで良好な治療成績が得られる．適応としては，上方裂孔，原因裂孔が30°以内[1-3]，胞状剥離で増殖性変化が認められないもの，である．

症例4　強膜内陥術後・硝子体術後の裂孔閉鎖不全（図4）

手術操作により裂孔への硝子体牽引が十分に解除されている場合，追加ガス注入と網膜光凝固により網膜を復位できる可能性がある．

有硝子体眼では前房穿刺を併用してガス注入を行う．

硝子体手術眼では眼内液吸引と並行してガス注入を行えるため，より多くのガス注入が可能となる．

1．ガス注入のみ―気体網膜復位術，強膜内陥術後裂孔閉鎖不全

【手技】

①前処置：前房内ガス注入と同様．注入のみであれば点眼麻酔でも可能であるが，追加処置もあるため，テノン囊下麻酔が望ましい．ガスは事前にミリポアフィルターを通して不純物を除去しておく．

②準備するもの：30 G鋭針，フィルター，2.5 mLシリンジ，綿棒，鑷子

③手順：前房穿刺後，毛様体扁平部から30 G針を用いて0.5～0.8 mL程度の100%SF$_6$ガス注入を行う．

【処置後】　予定量の注入が終わったら，速やかに眼圧測定と眼底検査を行う．眼底検査では視神経乳頭の血管拍動を確認し血管拍動が確認できない場合には，拍動が確認できるまで前房穿刺を行う．注入直後では，注入ガスが複数の気泡を形成することが多い（図5a）．その後，30分～1時間の腹臥位安静とし，その後，裂孔部にガスが当たるように体位変換する．翌日，眼底検査を行い，裂孔周囲の網膜剥離消失が確認できれば網膜光凝固を行う（図5b）．

【注意点・予防策】　有硝子体眼でのガス注入では眼圧が上がりやすいため，無硝子体眼に比べ注意を要する．27 G針や30 G針による前房穿刺では追加処置が難しい場合もあるため，手術時と同様に眼科用ナイフでの角膜ポート作製を推奨する．また，有水晶体眼であれば注入時の水晶体損傷を避けるため，輪部から4 mmでの刺入を行う．

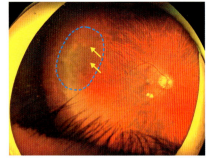 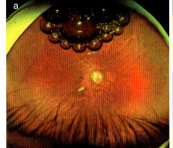 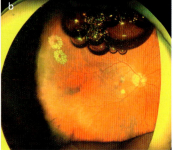

図4　ガス注入前の眼底写真
青破線：網膜剥離範囲　黄矢印：網膜裂孔

図5　ガス注入直後（a），ガス注入翌日の光凝固後（b）の眼底写真

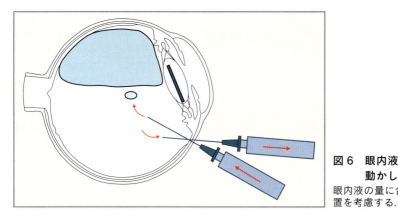

図6 眼内液吸引時の針先の動かし方
眼内液の量に合わせて針先の位置を考慮する．

2．眼内液吸引併用ガス注入—硝子体術後の裂孔閉鎖不全[5]

【手技】

①前処置：ガス注入のみの場合と同様である．

②準備するもの：27 G 鋭針，5 mL シリンジ，綿棒，鑷子

③手順：眼内液吸引を併用する場合は自身で眼圧コントロールが可能であるため，前房穿刺は不要である．処置前のガスの占拠割合，眼内液の割合によって頭位を決定する．患者の耳側に座り，顕微鏡を煽って視野を確保する．毛様体扁平部から刺入し，針先を眼球中心部前進めガスを注入する．眼圧が上がり内筒への抵抗が増すのを確認したら2～3 mm ほどシリンジを引き，内筒の抵抗に合わせて眼内液を吸引する（図6）．眼内液が少ない場合には針先を下に向け，内筒を引き，陰圧をかけて吸引するが，吸引速度に注意を要する．これを繰り返すことで，熟練者であればほとんどの眼内液を置換できる．

【処置後】 ガス注入のみの場合と同様である．

【注意点・予防策】 穿刺時に低眼圧が著しい場合，眼球の変形が大きくなるため，穿刺部対側網膜の損傷リスクが出てくる．そのため，穿刺対側を綿棒で圧迫固定したり，刺入部近傍の結膜とテノン嚢を一塊に把持することで眼球変形を最小限にとどめるよう注意する．眼内液吸引時には，吸引液が再度眼内に戻ることがないよう，ガス注入時には針を上，シリンジが下になるようにして行う（図6）．

（向野利一郎）

文献

1) Hilton GF et al. Pneumatic retinopexy. A two-step outpatient operation without conjunctival incision. *Ophthalmology* 1986；93：626-41.
2) 恵美和幸．硝子体内気体注入法による裂孔原性網膜剝離の治療．眼科臨床紀要 1986；38：629-35.
3) Stewart S et al. Pneumatic retinopexy：patient selection and specific factors. *Clin Opthalmol* 2018；12：493-502.
4) 佐々木洋．デスメ膜剝離．臨床眼科 2004；58：28-33.
5) Petrushkin HJD et al. RESCUE PNEUMATIC RETINOPEXY IN PATIENTS WITH FAILED PRIMARY RETINAL DETACHMENT SURGERY. *Retina* 2015；35：1851-9.

7.5 レーザー切糸，ニードリング

7.5.1 レーザー切糸

症例1　レーザー切糸（laser suture lysis）後の相対的な過剰濾過が引き金となって生じた脈絡膜剥離（80代，男性）

原発閉塞隅角緑内障と白内障で紹介された．右眼に線維柱帯切除術と水晶体再建術の同時手術を行った．

術前の視力は矯正 0.3，眼圧は最大耐用量の投薬内容で数年間 19 ～ 21 mmHg で推移しており，後期の緑内障性視神経症を認めていた（図1）．なお，眼軸長は 22.80 mm であった．

上耳側に型通り円蓋部基底結膜弁による線維柱帯切除術と水晶体再建術を同一創から行い，強膜弁は 3 針縫合した．術翌日から眼圧は 20 mmHg 前後で経過し，術後 5 日目に眼圧は 19 mmHg だったため 1 本目のレーザー切糸を，術後 9 日目も 19 mmHg だったため 2 本目のレーザー切糸を行った．なお，ここまでの視力は 1.2 だった．2 本目のレーザー切糸後，濾過量は増加し，術後 14 日目の眼圧は 7 mmHg，術後 21 日目は 8 mmHg で，視力は 1.0 だった．しかし，術後 28 日目に「見えなくなった」と訴えて受診した．視力は 0.7 に低下し，眼圧は 8 mmHg だったが周辺前房は消失しており，眼

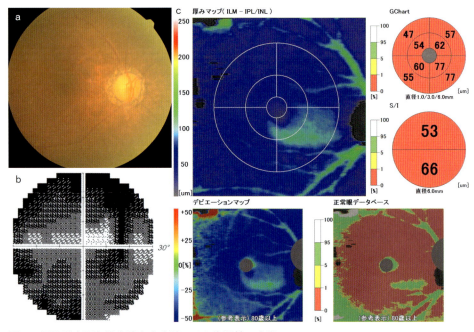

図1　原発閉塞隅角緑内障と白内障の 80 代男性の右眼
視力は矯正 0.3，眼圧は 19 ～ 21 mmHg，眼軸長 22.80 mm
a：眼底写真　b：ハンフリー 30-2 のグレースケール　c：光干渉断層計の結果

底には胞状の脈絡膜剝離を認めた（図2）．

【背景】　線維柱帯切除術後に過剰濾過に伴う低眼圧関連の合併症が生じると視機能を著しく低下させてしまう．そのため術中，ウォータータイトに強膜弁を縫合するのが現在の主流である．その結果，必然的に術直後の濾過量は不足気味となる．一方，線維柱帯切除術後，長期的に良好な眼圧調整を得るには，術後9〜14日目で眼圧を8 mmHg前後にコントロールするとよいことがわかっている[1]．したがって，術後数週の間にレーザー切糸で濾過量を増やし，眼圧を下降させる必要がある．

本症例も「術後2週目に8 mmHg」を目安にレーザー切糸を進めた．

【原因】　本症例でみられた病態は，巨大濾過胞と浅前房を伴って低眼圧をきたす典型的な過剰濾過ではない．本症例は「高齢者」「短眼軸長眼」といった脈絡膜剝離が生じやすい特徴[2]を有していた．そのため，理想的な眼圧経過であったにもかかわらず，濾過量の増加に伴って相対的な過剰濾過となり脈絡膜剝離が生じたと考えられる．

【対応策】　脈絡膜剝離は自然に軽快することもあるが，本症例のように視機能低下を訴える場合には，濾過量を減少させる目的で圧迫眼帯，compression suture，経結膜的強膜弁縫合[3,4]，前房形成などの処置を適応する．この中で，経結膜的強膜弁縫合は濾過量抑制効果が高く，有効性が高い（図3）．一方，眼粘弾剤など用いた前房形成は簡便であるが，過剰濾過そのものを改善させる処置ではなく，前房が形成されている間に濾過量が抑制されなければ効果は一時的である．

【予防策】
- 「高齢者」「短眼軸長眼」は脈絡膜剝離が生じやすい．
- 高眼圧が長期に持続している眼に対してはゆっくり降圧し，狙う眼圧もやや高めにする（症例の特性で狙う眼圧と，その眼圧に落とし込む時期を変える）．
- 眼球マッサージでの反応が良ければレーザー切糸は急がない．
- 同様に「若年者」「強度近視眼」は過剰濾過に伴う低眼圧黄斑症が生じやすいので注

文献1
文献2
文献3
文献4

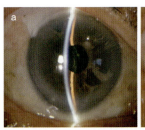 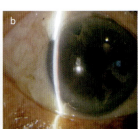 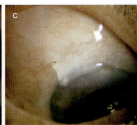 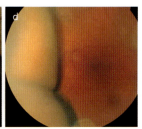

図2　線維柱帯切除術と水晶体再建術の同時手術後28日目の所見
視力は矯正0.7，眼圧は8 mmHg
a：中央前房は浅化している．b：周辺前房は消失している．
c：濾過胞は丈は高くないが円蓋部側にびまん性に広がっている．d：眼底には胞状の脈絡膜剝離を認める．

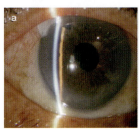 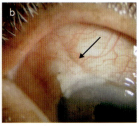

図3　経結膜的強膜弁縫合後翌日の所見
視力は矯正0.8，眼圧は20 mmHg
a：前房は深化している．
b：濾過胞内に経結膜的強膜弁縫合（矢印）が透見できる．

意して管理する.

【フォローアップ】 経結膜的強膜弁縫合後に眼圧が上昇した場合には,追加した縫合を切糸して濾過量を調整する.反対に,経結膜的強膜弁縫合を行っても改善がなく,脈絡膜剝離が高度な場合には経強膜的に脈絡膜下液の排液を行う.

7.5.2 ニードリング

症例2 ニードリング後の過剰濾過（60代,女性）

原発開放隅角緑内障で紹介された.右眼に線維柱帯切除術を行った.

術前の視力は矯正1.0,眼圧は最大耐用量の投薬内容で17～19 mmHg,光干渉断層計では乳頭黄斑線維束に及ぶ網膜内層厚の菲薄化を,静的視野検査では中心10°以内の感度低下,ならびに中心窩閾値の低下を認めていた（図4）.

手術は上耳側より円蓋部基底結膜弁による線維柱帯切除術を型通り行い,強膜弁は3針縫合した.術翌日の眼圧は20 mmHg,術後2日目も20 mmHgだったため1本目,術後7日目は17 mmHgで2本目,術後14日目も17 mmHgで3本目のレーザー切糸を行った.すべての強膜弁縫合を切糸しているにもかかわらず術後21日目の眼圧は18 mmHgで,強い眼球マッサージでも濾過は認めなかったため,当日ニードリング（needling）を行った.

その日の夕方に「見えなくなった」と訴えて受診した.視力は0.5に低下し,眼圧は4 mmHgで前房の浅化を認めた（図5）.

【背景】 本症例も「術後2週目に8 mmHg」を目安に管理を行ったが,術後3週目で

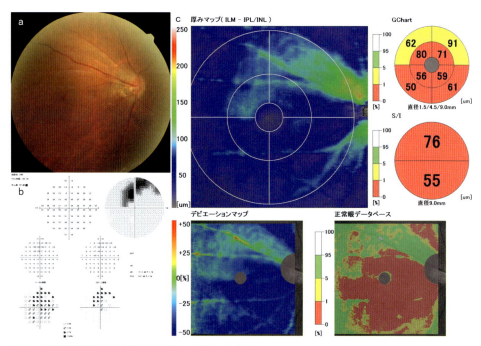

図4 原発開放隅角緑内障（60代,女性）の右眼
視力は矯正1.0,眼圧は17～19 mmHg
a：眼底写真　b：ハンフリー中心10-2プログラム　c：光干渉断層計の結果

7.5 レーザー切糸，ニードリング

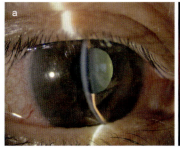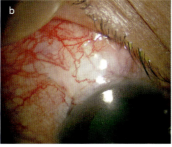

図5　線維柱帯切除術後21日目，ニードリング後の所見
視力は矯正 0.5，眼圧は 4 mmHg
a：前房は浅化している．
b：濾過胞は丈は高くないが，円蓋部側にびまん性に広がっている．

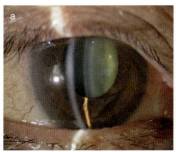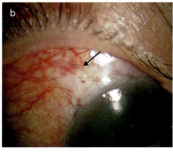

図6　線維柱帯切除術後25日目，経結膜的強膜弁縫合翌日の所見
眼圧は 10 mmHg
a：前房は深化している．
b：濾過胞内に経結膜的強膜弁縫合（矢印）が透見できる．

も降圧は得られていなかった．本人も術後「術前の眼圧値を一度も下回らない」と盛んに訴えていた．

【原因】　線維柱帯切除術の数週後にすべての強膜弁縫合を切糸しても強膜弁が「浮かず」，濾過が得られないのは，強膜弁下の癒着や，上強膜の膜状の結合組織の増殖が原因である．この時期にはこれらの反応は強くはなく，ニードリングでは過度な操作は不要であるが，本症例の場合，結果的に必要以上の操作が加わったのであろう．

【対応策】　ニードリング後の過剰濾過と判断し，アトロピン点眼で改善がみられなかったため，術後24日目に経結膜的強膜弁縫合を行ったところ，翌日には 10 mmHg に上昇した（図6）．

【予防策】
- 術後早期のニードリングは強膜弁縫合を1本残した状態で行い，強膜弁が完全に開放するのを防ぐ．
- 術中や術後の眼球マッサージ時の所見を参考に，ニードリングは濾過が得られやすいと予想される部位からアプローチする．
- 術後早期のニードリングでは深追いはしない．

【フォローアップ】　状態が安定するまではこまめに経過観察を行う．

症例3　ニードリング後の前房出血

上述した症例2のその後の経過である．

経結膜的強膜弁縫合後，眼圧は 15〜17 mmHg に上昇し，術後31日目に経結膜的強膜弁縫合を抜糸したが傾向は変わらず，術後38日目に2回目のニードリングを行った．このときは過剰濾過を避けるため，針の先端を強膜弁下に到達させる操作のみにとどめた．

しかし，その後も濾過量は不十分で，眼球マッサージでの若干の下降は得られるもの

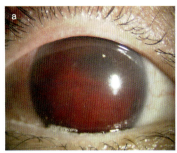
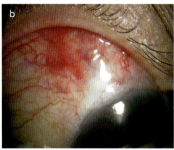

図7 線維柱帯切除術後60日目，3回目のニードリング後の所見
眼圧は31 mmHg
a：前房出血を認める．
b：濾過胞は形成されていない．

の眼圧は15〜17 mmHgで推移したため，術後60日目に3回目のニードリングを行った．直後，高度な前房出血を生じて眼圧は30 mmHg以上に上昇した（図7）．

【背景】 術後2か月もの間，濾過胞不全が遷延し「何としても眼圧を下げたい．ニードリングによって強膜弁が完全に開放する時期ではない．確実に降圧が確認できるまで操作を行おう」という意識があった．

【原因】 出血源は同定できないが，ニードリングによる過度な操作が原因である．

【対応策】 出血が吸収されるまで炭酸脱水酵素阻害薬の内服を含めた薬物治療で降圧を図り，同時に消炎に努める．散瞳薬により虹彩後癒着を予防する．

【予防策】
- ニードリングはブラインド操作であり予期せぬ出血は起こりうる．事前に説明が必要である．
- どんな時期であってもニードリングでは深追いは禁物．
- 効果の期待できないニードリングを繰り返さない．

【フォローアップ】 出血が吸収された後は濾過胞不全に対する対応を行うが，複数回のニードリングが奏効しない症例に対して処置レベルでの解決は期待できない．医者も患者も「再手術は避けたい」と思うのは当然であるが，医師は再手術を決断することも必要である．観血的な濾過胞再建術や他の緑内障手術の追加を検討する．

〔丸山勝彦〕

文献

1) Hara T et al. Conditions for balance between lower normal pressure control and hypotony in mitomycin trabeculectomy. *Graefes Arch Clin Exp Ophthalmol* 1998；236：420-5.
2) Ying S et al. Risk factors and management of choroidal effusions. *Curr Opin Ophthalmol* 2023；34：162-7.
3) Shirato S et al. Resuturing the scleral flap through conjunctiva for treatment of excess filtration. *Am J Ophthalmol* 2004；137：173-4.
4) Maruyama K et al. Efficacy and safety of transconjunctival scleral flap resuturing for hypotony after glaucoma filtering surgery. *Graefes Arch Clin Exp Ophthalmol* 2008；246：1751-6.

Chapter 8
病棟でのトラブルシューティング（3）治療

8.1 ステロイド全身投与

◾ステロイド全身投与を行う眼科疾患

　眼科の日常診療においては，白内障術後の炎症や，ぶどう膜炎に対して，ベタメタゾン点眼やフルオロメトロン点眼，またはデキサメタゾン結膜下注射やトリアムシノロンアセトニドテノン囊下注射（sub-Tenon triamcinolone acetonide injection：STTA）のようにステロイド（steroid）の局所治療を行う場面によく遭遇する．ステロイドの局所投与は前眼部炎症や強膜炎に対しては，第一選択の治療となるが，眼内移行性の観点から，中間部，後部ぶどう膜炎や後部強膜炎，視神経炎などに対しては，ステロイドの内服や点滴による全身投与を考慮する必要がある．

　一般に，ステロイドの全身投与は非感染性炎症が適応であるが，感染性炎症であっても原因微生物やウイルスがある程度特定できており，視神経や網膜保護のため速やかな消炎が必要である場合は，抗菌薬や抗ウイルス薬治療にステロイドを併用する場合もある．具体的には，急性網膜壊死，結核性網膜血管炎，眼トキソカラ症，梅毒性ぶどう膜炎などがある．また，日常診療でしばしばみられる疾患として，フォークト・小柳・原田（Vogt-Koyanagi-Harada disease：VKH）病はステロイド大量投与が必要となる代表的な疾患であり，初期治療が不十分であると，再発を繰り返し遷延型となり，重篤な視機能障害を残すことから，発症初期から十分なステロイド全身投与が必要である．しかし，ステロイドの全身投与を行う際には，全身的な副作用も含め，様々なトラブルに直面することがある[1,2]．

◾全身投与前に行うべき検査

　ステロイドは眼炎症に対して，非常に効果的な薬剤である一方で，副作用も多いため，投与の際には十分な対策が必要である．ステロイドの一般的な副作用としては，感染症（結核，B型肝炎など），糖尿病，高血圧症，脂質異常症，骨粗鬆症，不眠症，精神疾患などの全身疾患があげられる．ステロイドを投与する前にこれらの既往があるかどうかを確認する必要があるため，詳細な問診や血液検査によるB型肝炎や結核，糖尿病の既往の確認が肝要である．

　ステロイドによって増悪する可能性のある疾患の既往がある場合は，必ず専門科にコンサルトをすることを忘れてはならない．特にB型肝炎の既往があると，既に治癒していたとしても，体内にはわずかにHBVが存在していて，ステロイド投与によりHBVの再活性化が起こる可能性がある．これを「de novo 肝炎」と呼び，致死率は非常に高い[3]．眼の治療によって命を危険にさらしては本末転倒であるので，必ずガイドラインに従って，HBs抗原，HBs抗体，HBc抗体の測定を行い，陽性の場合は，消化器内科にコンサルトの上，HBV DNA量をモニタリングすることが重要である[4]．

文献3

文献4

◾合併症予防措置

　ステロイド全身投与には，前述のような副作用があることに留意し，合併症の予防策を行っていくことが大切である．表1に，予防できる合併症と予防薬をまとめた．

表1 眼科で処方する，ステロイド全身投与の副作用予防薬の例

副作用	予防薬
骨粗鬆症	ビスホスホネート製剤
消化性潰瘍	制酸薬（ヒスタミン受容体阻害薬，プロトンポンプ阻害薬）
ニューモシスチス肺炎	ST合剤
不眠症	睡眠導入剤

1. ステロイド骨粗鬆症

ステロイドが骨に対して働くことで，骨形成よりも骨吸収が上回るようになると，骨密度が低下し，骨粗鬆症の状態となる．ステロイド骨粗鬆症は，3か月以上ステロイドを使用している患者の約40％に発症すると報告されており，骨折のリスクははじめの3～6か月で多い．骨折を生じるとADLの低下を引き起こし，それに伴って心肺機能低下も引き起こすことがあり，予防が非常に重要である．「ステロイド性骨粗鬆症の管理と治療ガイドライン：2014年改訂版」[5]によると，既存骨折，高齢，ステロイド投与量が7.5 mg以上であること，骨密度低下が骨折の危険因子とされており，これらの因子に当てはまる場合は，ビスホスホネート製剤による薬物療法で骨粗鬆症予防を行うことが推奨されている．眼科でのステロイド投与の場合，その多くが高用量のステロイド投与となるため，基本的に骨粗鬆症予防を行うと考えるべきである[6,7]．

文献5

文献6

2. 消化性潰瘍

実は，ステロイド単剤投与の場合，上部消化管潰瘍のリスクが上昇するといったエビデンスはないが，非ステロイド性抗炎症薬（NSAIDs）が併用されている場合や消化性潰瘍の既往が過去にある場合は，消化性潰瘍発症リスクが上がるという報告がある．NSAIDs併用や消化性潰瘍の既往がない場合は，投与は必須でないものの，実臨床では，胃粘膜保護薬やヒスタミン受容体阻害薬，プロトンポンプ阻害薬などの薬剤が併用されることが多い[8]．

文献8

3. ニューモシスチス肺炎

細胞性免疫低下時にPneumocystis jiroveciiといった真菌に感染することで生じる日和見感染である．致死的な疾患であり，プレドニゾロン20 mgを1か月以上投与する際には，予防すべき疾患である．予防薬としてはST合剤が用いられ，1錠/日もしくは2錠を3回/週の投与が推奨されている[9]．

文献9

■ステロイドによる合併症のピットフォールとトラブルシューティング

予防策のない合併症として，大腿骨頭壊死の症例を紹介する．

症例1 大腿骨頭壊死（図1）

【背景】 明らかな機序は不明だが，血行不良によって骨壊死が生じると考えられている．プレドニゾロン20 mg以上の使用歴があると，たとえステロイドの減量後であっても起こることがあるため，原因不明の股関節痛をみたときには鑑別の一つとして考慮する必要がある[10]．

【原因】 明らかな原因はわかっていないが，ステロイドの投与により，血流不全がもたらされ骨壊死が生じるとされている．骨壊死が生じていることに気がつかずに，荷重

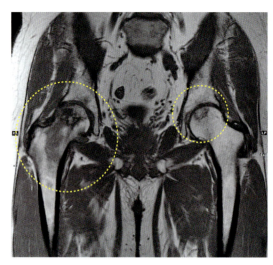

図1 ステロイド内服の副作用により発症した大腿骨頭壊死（円内）のMRI像

負荷をかけてしまうと骨が圧潰してしまい，手術が必要となる．

【対応策】 ステロイド投与歴のある患者が股関節痛を訴えた場合は，本疾患を疑わなければならない．ステロイドの総投与量と発症率に有意な相関はないため，少量のステロイド投与の際でも，注意が必要である．本疾患を疑った場合は，まずは磁気共鳴画像（magnetic resonance imaging：MRI）で大腿部の確認を行う．そこで，大腿骨頭壊死を認めた場合は，整形外科にコンサルトを行う．荷重負荷を避けられれば，手術なしで保存治療が可能な場合もあることから，早期の診断が重要である．

【予防策】 大腿骨頭壊死に有効な予防策は現時点では存在しないため，疑った際に早期診断をすることが重要である．

【フォローアップ】 眼科のみでフォローアップすることは少ないが，整形外科と密に連携を行い，経過観察，場合によっては手術を行う．

■ 犯しやすい間違いとその対応

主にステロイドの投与前検査や副作用対策について前述したが，ここでは，そもそもステロイドを投与するべきか否かといった診断時点，またステロイド治療を継続していく上でのピットフォールについて述べる．

症例2　VKH病なのか中心性漿液性脈絡網膜症（CSC）なのか？

【背景】 眼科医がステロイド全身投与を行う代表疾患といえばVKH病である．しかし，VKH病の診断がそもそも誤っていた場合，ステロイドの効果がないどころか，逆に病態を増悪させてしまう恐れもある．図2～4はVKH病として，前医眼科でステロイドの全身投与やSTTAが行われていたが，当院に紹介となり，中心性漿液性脈絡網膜症（central serous chorioretinopathy：CSC）の重症型である多発性後極部網膜色素上皮症（multifocal posterior pigment epitheliopathy：MPPE）の診断となり，ステロイドを中止したところ，網膜所見の改善を認めた症例である．本症例の場合，前医で治療が開始されていたため，初診時からMPPEであったのか，VKH病に対して治療をしているうちに，ステロイドの副作用としてMPPEが出現したかど

8.1 ステロイド全身投与

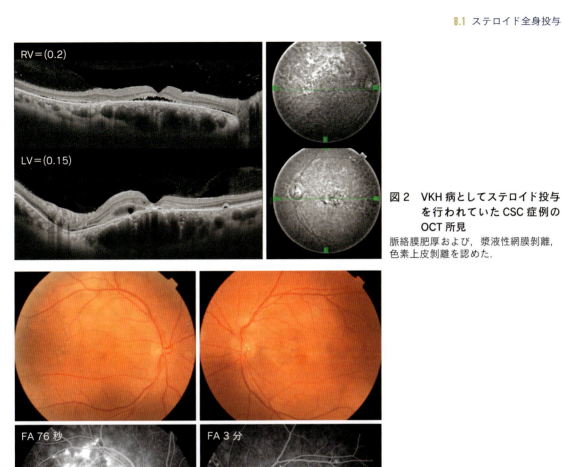

図2 VKH病としてステロイド投与を行われていたCSC症例のOCT所見
脈絡膜肥厚および，漿液性網膜剥離，色素上皮剥離を認めた．

図3 初診時のフルオレセイン蛍光眼底造影所見
両眼ともに，複数か所から漏出所見を認め，右眼は繰り返すSTTAの影響もあってか，色素上皮障害によるwindow defect（窓陰影）を認めた．

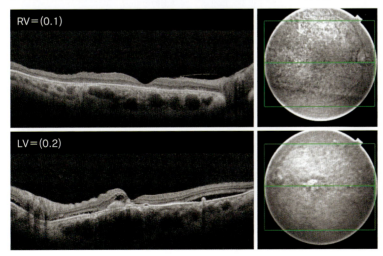

図4 ステロイドを中止して1年後のOCT所見
脈絡膜肥厚は残存しているが，程度が弱まり，漿液性網膜剥離も改善傾向となった．

うかは定かではない．ステロイドは局所投与にせよ全身投与にせよ，投与してしまうと所見をマスクしてしまう恐れがあるため，投与前に所見をとりきっておかないと，後から診断がわからなくなってしまうということもステロイド使用時のピットフォールの一つである．

【原因】 VKH 病と CSC は，共に脈絡膜に原因があり，両眼性に漿液性網膜剥離をきたすことがあるため，鑑別の対象となる疾患であり，本症例のように CSC や MPPE に対して，ステロイド投与を続けてしまい，網膜所見が改善しないということが起こりうる．

【対応策】 このように，VKH 病の治療過程において CSC や MPPE がみられた際は，もとから診断が誤っていた，もしくはステロイドの副作用によって CSC や MPPE が出現した可能性を考える必要がある[11,12]．CSC や MPPE に対しては，ステロイドを中止して経過をみる必要があり，それによって VKH 病の炎症のコントロールが難しくなる場合は，他の免疫抑制薬を併用することも必要となる．

【予防策】 まずは初診の時点で，適切な診断を行うことが重要である．そのためには，問診，身体所見に加え，光干渉断層計（optical coherence tomograph：OCT）所見の把握や造影検査を行っておくことも欠かせない．また，ステロイド投与を行っていても，網膜下液がなかなかひかない場合は，CSC や MPPE といったステロイドによる眼副作用が生じている可能性も念頭において，診断を進める必要がある．

【フォローアップ】 本症例のように VKH 病の治療中に CSC や MPPE が判明し，ステロイドにより病態が増悪していると考えられる場合は，ステロイドを中止する必要がある．その際のフォローアップとしては，シクロスポリンなどの免疫抑制薬の内服やアダリムマブなどの TNF 阻害薬といった生物学的製剤の投与を行いながら，炎症をコントロールしていくことが必要な場合もある[13]．

（谷川　彰，中井　慶）

文献

1) 中井　慶．眼疾患におけるステロイド薬療法の実戦と留意点．臨床眼科 2019；73：20-4.
2) 園田浩平ほか（編）．所見から考えるぶどう膜炎，第 2 版．医学書院；2022.
3) Lok AS et al. Reactivation of hepatitis B virus replication in patients receiving cytotoxic therapy. Report of a prospective study. *Gastroenterology* 1991；100：182-8.
4) 日本肝臓学会．免疫抑制・化学療法により発症する B 型肝炎対策ガイドライン．2022 年 6 月．
5) 日本骨代謝学会．ステロイド性骨粗鬆症の管理と治療ガイドライン：2014 年改訂版，和文概略版．2014 年 5 月．
6) Chotiyarnwong P et al. Pathogenesis of glucocorticoid-induced osteoporosis and options for treatment. *Nat Rev Endocrinol* 2020；16：437-47.
7) 清木静乃ほか．ステロイド性骨粗鬆症予防に対する薬物療法の実態と特徴．医療薬学 2023；49：66-73.
8) Piper JM et al. Corticosteroid use and peptic ulcer disease：role of nonsteroidal anti-inflammatory drugs. *Ann Intern Med* 1991；114：735-40.
9) Kovacs JA et al. Evolving health effects of Pneumocystis：one hundred years of progress in diagnosis and treatment. *JAMA* 2009；301：2578-85.
10) 山本卓明ほか．ステロイド性大腿骨頭壊死の診断・治療・予防．内科　2013；112：85-90.
11) 竹内　大．多発性後極部網膜色素上皮症（MPPE）を合併した重篤な遷延型原田病症例．臨床眼科 2019；73：856-9.
12) 須藤希実子ほか．片眼の Vogt-小柳-原田病治療中に僚眼に MPPE を合併したと考えられる 1 例．臨床眼科 2018；72：587-92.
13) Takayama K et al. Efficacy of Adalimumab for Chronic Vogt-Koyanagi-Harada Disease Refractory to Conventional Corticosteroids and Immunosuppressive Therapy and Complicated by Central Serous Chorioretinopathy. *Ocul Immunol Inflamm* 2020；28：509-12.

8.2 免疫抑制薬全身投与

　非感染性のぶどう膜炎や強膜炎に対する治療は急性期には副腎皮質ステロイドの局所投与・全身投与が基本となる．副腎皮質ステロイドによる治療は急性期の炎症に対して最も早く，強力な消炎効果を示す反面，長期の使用により局所投与では眼合併症（ステロイド緑内障，白内障，中心性漿液性脈絡網膜症など）を，全身投与では眼合併症に加え全身副作用（糖尿病，大腿骨頭壊死，骨粗鬆症，ステロイド〈誘発性〉精神病，成長障害など）を引き起こす．このため，ステロイド節減効果（steroid sparing effect）を目的とした免疫抑制薬（immunosuppressant）の併用が海外では積極的に行われ，一定の効果を認めている[1]．

文献1

　本邦では1987年にベーチェット（Behçet）病網膜ぶどう膜炎に対してシクロスポリンが保険適用となり，2013年には公知申請によりベーチェット病以外の非感染性ぶどう膜炎に対してその使用が承認された．シクロスポリンはフォークト・小柳・原田病（VKH病）において特に効果が高く，初期治療としてプレドニゾロンに併用することで従来の治療方法（ステロイドパルス＋プレドニゾロン内服）に比べて白内障や夕焼け上眼底を予防できることが示されている[2,3]．また，TNF阻害薬であるアダリムマブとプレドニゾロン内服併用療法との比較では視力改善効果においてシクロスポリンとプレドニゾロン内服併用療法の非劣性が示され，特に遷延型VKHに限れば優位性も示された[4]．現在，VKH病治療においてシクロスポリンは欠かすことができない免疫抑制薬と言える．

文献2

文献3

　メトトレキサート（MTX，リウマトレックス®）は本邦において成人，および小児のぶどう膜炎，強膜炎に対してよく用いられる．特に小児ぶどう膜炎症例は慢性に経過すると帯状角膜変性，虹彩後癒着，白内障の進行による視機能低下リスクに加え，ステロイド点眼の長期化によるステロイド白内障・緑内障による視機能低下リスクにも配慮する必要がある．この視機能低下リスクを減じるための第一選択の免疫抑制薬としてMTXを用いることが基本となる[5,6]．ただし，関節リウマチ・若年性特発性関節炎（juvenile idiopathic arthritis：JIA）・乾癬などの全身疾患がない場合には適用外使用となるため，使用する際は各施設の倫理委員会，または未承認新規医薬品評価委員会の承認を必要とする．

文献4

文献5

　本節ではVKH病に対するシクロスポリンの使用および小児非感染性ぶどう膜炎に対するMTXの使用について，それぞれ1例ずつ取り上げトラブルシューティングを示したい．

症例1　フォークト・小柳・原田病（VKH病）（43歳，男性）

　両眼の漿液性網膜剥離を伴うVKH病に対して，ステロイドパルス治療（メチルプレドニゾロン1,000 mg 3日間）を行い，その後プレドニゾロン（プレドニン）内服を60 mgから開始し，治療開始3か月後プレドニゾロン15 mgに漸減した時点で漿液性網膜剥離が再発した．遷延性のVKH病と考え，シクロスポリン（ネオーラル®）の併用を決めた．添付文書通りの5 mg/kg/日，1日2回（朝・夕食後）投与で行い，漿液性

網膜剥離は徐々に減少傾向となったが，ネオーラル®投与開始1か月後に初めて血液検査を実施した結果，血清クレアチニン値（Cr）が投与前の1.0から1.4に上昇していた．

【背景】 2000年に承認されたネオーラル®はシクロスポリンのエマルジョン製剤で，以前の商品（サンディミュン®）に比べ消化管での吸収の安定により，バイオアベイラビリティ（生体内利用率）が改善している．それでも他の免疫抑制薬に比較して消化管からの吸収の個体内差，個体間差が大きい薬剤である．加えて免疫抑制効果が得られつつ，副作用を起こしにくい薬物血中濃度（至適濃度）の幅が非常に狭いこと（図1）からシクロスポリン投与期間中は薬物血中濃度モニタリング（therapeutic drug monitoring：TDM）として，投与開始後3日以降7日以内にシクロスポリンの血中濃度（トラフ値〈C0〉，投与2時間値〈C2〉）の測定を行う必要がある．

有効性は服用後から4時間までの血中濃度-時間曲線下面積（AUC0-4）が関連しており，AUC0-4にはトラフ値ではなくC2がよく相関している（図2）[7]．安全性（腎毒性）に関しても一般的にはトラフ値が重要とされているが，C2のほうが腎毒性の予測因子として優れているとの報告もある[8]．外来フォロー時の1日2回以上の採血は患者の負担が大きいため，シクロスポリン治療導入時や副作用出現時以外はC2のみでTDMを行い，同時にCrを含む血液検査を行うことを推奨したい．

ぶどう膜炎治療におけるシクロスポリンの血中濃度の目標値に関して，エビデンスはないものの自己免疫疾患ではC0 100〜150 ng/mL，C2 600〜900 ng/mLを目安にする（表1）[9-12]．維持期には腎毒性を考慮してC2 500〜600 ng/mLを目標とするとよい[13]．またネオーラル®は食前30分前投与により吸収が促進され，内服後の血中濃度の上昇が遅延する症例が減少し，ほとんどの症例で内服後1〜2時間後に血中濃度が最高値（Cmax）に達し，Cmax，AUC0-4の値も食後内服に比べ上昇する（図3）[14]．これらのネオーラル®発売後の長年の知見により，ベーチェット病以外の

文献8

文献9

文献11

文献13

文献14

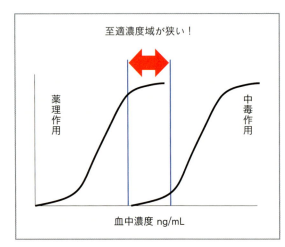

図1　シクロスポリンの至適濃度
シクロスポリンは最大の薬理作用を得つつ中毒作用が少ない血中濃度の幅，すなわち至適濃度域が狭い薬剤でありTDMが重要である．1日単回の採血で効率良く至適濃度をチェックするにはC2が適している．

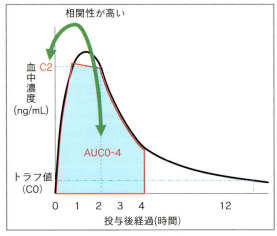

図2　ネオーラル®のTDM
入院の上，投与開始3〜7日後にC0，C1，C2，C3，C4を測定することが理想である．この値から服用後から4時間までの血中濃度-時間曲線下面積（AUC0-4）の近似値が計算でき，有効性に関連しているとされる．またAUC0-4にはトラフ値（C0）ではなくC2がよく相関している．
（文献7より）

表1 自己免疫疾患でのシクロスポリンの血中濃度の目標値

対象疾患	併用薬	投与回数（1日）	投与時間	1日投与量（mg/kg/日）	1回投与量（mg/kg/日）	導入期C2目標値（ng/mL）	文献
ネフローゼ症候群	プレドニゾロン	1回	食前	2	2	600～1,200	9)
ネフローゼ症候群	プレドニゾロン	1回	食前	1.5	1.5	700～800	10)
ネフローゼ症候群	プレドニゾロン	2回	食前	3	1.5	600～900	11)
乾癬	外用薬・ビタミンD	2回	食後	2.5～5.0	1.25～2.5	800～1,000	12)

（文献9-12より作成）

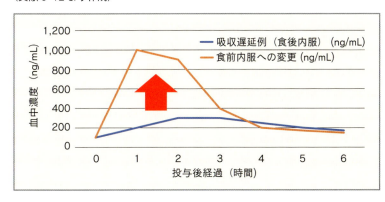

図3 ネオーラル®食前内服時のTDM
吸収不良例に対してネオーラル®の内服量を変更せずに食後内服から食前30分前内服への変更に変更したところ，AUC0-4が上昇した．これにより同量のネオーラルの投与量でも有効性を高めることができる．
（文献14より）

非感染性ぶどう膜炎においてプレドニゾロン内服を併用する場合には投与開始時の内服量は3 mg/kg/日で十分であり，1日2回食前30分前に内服することが望ましい．また，投与開始量を1.5～2 mg/kg/日または100 mg/日に設定し，1日1回朝食前に投与する方法も提案されている．1日あたりのシクロスポリン投与量を減量でき，①コンプライアンスの向上，②腎障害の進行のリスクの軽減，③経済的負担の軽減，に寄与する可能性がある[15-17]．

副作用については腎障害が主であり，Crが30％を超えた時点で減量を行っている．その他の全身副作用，併用薬剤，食べ物の摂取（グレープフルーツなど）にも十分注意する．

文献17

【原因・対応策】
◎原因1：投与量が多すぎる．
　本症例のように添付文書通りの5 mg/kg/日1日2回の投与は過量投与となっていることが多い．ベーチェット病以外の非感染性ぶどう膜炎においてプレドニゾロン内服を併用する場合には，投与開始時の内服量は3 mg/kg/日で十分である．また食前30分前投与とすることで吸収遅延が発生しにくくなり免疫抑制効果に関連するC1・2値を上昇させることができる．
対策：3 mg/kg/日　1日2回食前30分前内服で開始する．
◎原因2：導入時のTDMをしていなかった．
対策：投与開始後3～7日にシクロスポリンの血中濃度の測定（C0・2）を必ず行う．
◎原因3：Crが上昇した．投与開始後の採血の頻度が少ない．
対策：シクロスポリン血中濃度測定・採血は内服開始1か月以内では2週間に1回程度．その後は1～2か月に1回程度実施する．毎回C2を測定することを推奨する．内服後きっちり2時間後に採血するように最初に指導すれば，その後継続することは

それほど困難ではない．腎障害の出現は Cr・血圧でチェックする．

【予防策】 シクロスポリンについての知識が十分でないことが原因と考えられる．ネオーラル®が発売され，20年以上が経過しており，投与方法やTDMに関する多くの知見が積み上がっており，その知見をアップデートしておく必要がある．薬剤の添付文書の内容に従って使用するだけではシクロスポリンの効果を最大限に引き出し，かつ安全に使いこなすことはできない．

【フォローアップ】 Crが30％以上上昇した際には内科に相談し，シクロスポリンの減量・中止を考慮する．本症例ではCrは40％上昇しており減量を行う．その際，1回の投与量は変えずに投与回数を1日1回投与に変更し，1日投与量を減量することも有効である．遅れずに対応すれば腎障害は可逆的なことが多いことを患者にも説明する．また，シクロスポリンを減量・中止した後に炎症が再燃した際の追加治療としてアダリムマブ（ヒュミラ®）の選択肢も提示しておく．

症例2　11歳，女児（体重45kg）

両眼の充血と強い羞明を訴え眼科を受診した．原因不明の汎ぶどう膜炎，両眼の虹彩後癒着を伴う前房炎症と視神経乳頭浮腫・周辺部に雪玉状硝子体混濁を認めた（図4）．フレア値は両眼ともに100 pc/ms以上であり，後眼部の炎症も強いため，強い消炎が必要と考えられた．ベタメタゾンの頻回点眼，プレドニゾロン25 mg内服から治療を開始した．症状と眼所見が軽快傾向となり点眼および内服の漸減を行った．治療開始3か月後，ベタメタゾン4回点眼およびプレドニゾロン5 mgに漸減した時点で前眼部炎症が再燃した．MTX 6 mg/週内服を追加し2週間を経たが，消炎が不十分でMTXが無効だと判断した．次の治療方針の決定に難航した．

【概要】 小児ぶどう膜炎の診療に対してはガイドライン『小児非感染性ぶどう膜炎初期診療の手引き2020年版』[6]が発行され，小児非感染性ぶどう膜炎の治療アルゴリズムが示されており，これに基づいた治療を行うべきである．短期間のステロイド内服および点眼では軽快しない小児ぶどう膜炎に対してはMTXの併用が基本となる．本症例では重篤な視機能障害をきたす活動性病変（視神経乳頭浮腫）を認めたため，ガイドライン通りプレドニゾロン内服を0.5〜1.0 mg/kg/日で開始し，3か月以内で漸減中止することを目標としたが，プレドニゾロン5 mg内服時点で再発した．この対応としてプレドニゾロン内服を増量するだけでも一時的に一定の効果が得られるが，そ

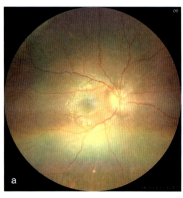
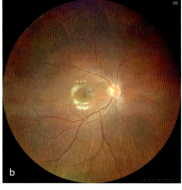

図4　症例2の眼底写真（右眼）の経過

初診時両眼ともに前房フレアが強く，視神経乳頭浮腫著明であった（a）．治療開始10か月後にはフレアは正常化し，視神経乳頭浮腫は軽快した（b）．

の後，再度漸減時に再発する可能性が高い．プレドニゾロンの内服期間が延びることとなり，ステロイド合併症のリスクが増す．したがって本症例では，プレドニゾロンによる単独治療で効果不十分と考えられたためMTXを併用した．

【原因・対応策】

原因：MTXの導入までは問題なかったが，その際，プレドニゾロンとMTXの治療反応性の違いを認識できていないため，次の治療方針に苦慮することとなった．

対応策：MTXは効果が発現するまでに1～3か月を要することを念頭においた上で投与すべきである．再発の際は即効性を期待してプレドニゾロンを増量し，同時にMTXの併用を開始する．MTX投与開始後1か月以内に効果が不十分だからといってMTXが無効と判断するのは早計である．プレドニゾロンを減量しながら1か月ごとにMTXを2 mgずつ増量するとよい．最終的にプレドニゾロンが中止できるところまでMTXを増量する．本症例ではMTX併用後，炎症はゆっくり軽快し，点眼，内服を含めステロイドを漸減中止することが可能となった（図5）．もちろん小児ぶどう膜炎はこのような症例ばかりではないため，個々の症例に臨機応変な対応が求められるが，治療にあたってはガイドラインを参考にすることが推奨される．

【予防策】 MTXの投与方法についてもガイドラインに記載がある．具体的には用量はMTX 10 mg/m^{2}とし，1週間に1回投与する．また副作用の軽減のため，MTX内服24～48時間後にMTX投与量の25～50％の葉酸製剤（フォリアミン®）を週1回内服させる．MTXの治療効果，全身副作用をモニタリングしながら1か月ごとに

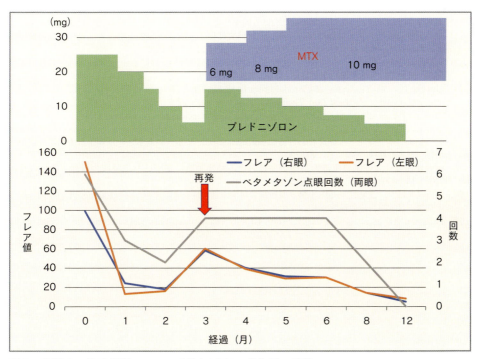

図5 症例2の治療経過—ステロイドとMTXの投与量の推移
プレドニゾロン25 mg/日内服で治療を開始した際と比較して再発時にMTXを導入した際の治療の反応（フレアの下降）がゆっくりであることがわかる．MTXは治療反応性・全身副作用を評価しながら増量していく．

MTX量を2mg増量して対応する．日本では16mgまで増量可能だが，用量依存的に肝障害などの副作用のリスクが高くなることに留意する．

【フォローアップ】　患者，患者の家族にもMTXの効果はゆっくりだが高い薬剤であることを説明しておく．増量しても効果が不十分な場合にはアダリムマブの併用の選択肢も提示する．JIAに伴うぶどう膜炎に対するMTXとアダリムマブの併用療法については前向き無作為比較試験で有効性が示されており保険適用がある[18]．

（眞下　永）

文献18

文献

1) Jabs DA et al. Guidelines for the use of immunosuppressive drugs in patients with ocular inflammatory disorders : recommendations of an expert panel. *Am J Ophthalmol* 2000；130：492-513.
2) Kim EC et al. Immunomodulatory therapy for the treatment of ocular inflammatory disease : evidence-based medicine recommendations for use. *Int Ophthalmol Clin* 2006；46：141-64.
3) Ono T et al；Japan VKH Disease Treatment Study Group. Comparison of combination therapy of prednisolone and cyclosporine with corticosteroid pulse therapy in Vogt-Koyanagi-Harada disease. *Jpn J Ophthalmol* 2022；66：119-29.
4) Zhong Z et al. A randomized non-inferiority trial of therapeutic strategy with immunosuppressants versus biologics for Vogt-Koyanagi-Harada disease. *Nat Commun* 2023；14：3768.
5) Simonini G et al. Current evidence of methotrexate efficacy in childhood chronic uveitis : a systematic review and meta-analysis approach. *Rheumatology*（Oxford）2013；52：825-31.
6) 日本リウマチ学会 小児リウマチ調査検討小委員会 ぶどう膜炎ワーキンググループ（編）．小児非感染性ぶどう膜炎初期診療の手引き 2020年版．羊土社；2020, p.128.
7) 渡井至彦．免疫抑制薬TDMの重要性．臨床泌尿器科 2015；69：1153-64.
8) Caforio ALP et al. C2 is superior to C0 as predictor of renal toxicity and rejection risk profile in stable heart transplant recipients. *Transpl Int* 2005；18：116-24.
9) Shirai S et al. Combined cyclosporine and prednisolone therapy using cyclosporine blood concentration monitoring for adult patients with new-onset minimal change nephrotic syndrome : a single-center pilot randomized trial. *Clin Exp Nephrol* 2018；22：283-90.
10) 両角國男ほか．ネオーラル長期使用における効果と安全性／討論．今日の移植 2010；23：708-15.
11) 厚生労働省難治性疾患克服研究事業進行性腎障害に関する調査研究班難治性ネフローゼ症候群分科会．ネフローゼ症候群診療指針．日本腎臓学会誌 2011；53：78-122.
12) 梅澤慶紀ほか．乾癬のシクロスポリン療法におけるTDM（therapeutic drug monitoring）に基づく治療方法の検討．日本皮膚科学会雑誌 2002；112：1367-70.
13) Einecke G et al. The value of C2 monitoring in stable renal allograft recipients on maintenance immunosuppression. *Nephrol Dial Transplant* 2004；19：215-22.
14) Umezawa Y et al. Preprandial vs. postprandial pharmacokinetics of cyclosporine in patients with psoriasis. *Int J Dermatol* 2007；46：880-2.
15) 武田朝美．ネフローゼ症候群におけるabsorption profileに基づいたネオーラル1日1回投与法の有用性．今日の移植 2004；17：818-20.
16) 梅澤慶紀ほか．乾癬の免疫抑制薬治療における薬物動態に基づいた治療法の確立．今日の移植 2003；16：609-11.
17) 春田真美ほか．遷延性Vogt-小柳-原田病に対する低用量シクロスポリン（100mg・1日1回）投与の効果．日本眼科学会雑誌 2017；121：474-9.
18) Ramanan AV et al；SYCAMORE Study Group. Adalimumab plus Methotrexate for Uveitis in Juvenile Idiopathic Arthritis. *N Engl J Med* 2017；376：1637-46.

8.3 TNF阻害薬全身投与

　ぶどう膜炎に対して保険適用のあるTNF（tumor necrosis factor；腫瘍壊死因子）阻害薬は，インフリキシマブとアダリムマブの2剤がある．これらは優れたぶどう膜炎抑制効果を期待できるが，使用中は重篤な感染症をはじめとした有害事象に留意する必要がある．日本眼炎症学会が作成した「非感染性ぶどう膜炎に対するTNF阻害薬使用指針および安全対策マニュアル（改訂第2版，2019年版）」[1]を遵守して使用する．

文献1

■TNF阻害薬の適応
　2007年にインフリキシマブ（レミケード®）が，既存治療で効果不十分なベーチェット病による難治性網膜ぶどう膜炎の治療薬として認可された．また2016年にはアダリムマブ（ヒュミラ®）が，既存治療で効果不十分な非感染性の中間部，後部または汎ぶどう膜炎の治療薬として認可された．

■投与前検査
　投与前に，重大な感染症（特に結核とB型肝炎）に罹患していないことを確認する必要があり，以下の項目について必ず問診・検査を実施する．
- 結核に関する十分な問診　●胸部X線検査
- インターフェロン-γ遊離試験またはツベルクリン反応検査
- 胸部CT検査（適宜）　●B型肝炎ウイルス関連検査

■投与方法
1．インフリキシマブ（レミケード®）
　5 mg/kgを緩徐に2時間以上かけて点滴静注する．初回投与後は2・6週後に投与し，以後8週間隔で投与を継続する．
　6週目の投与以降，それまでの投与で投与時反応が認められなければ，点滴速度を上げて点滴時間を短縮することが可能である．ただし，平均点滴速度は1時間あたり5 mg/kgの速度を超えないよう注意する．原則として併用薬に関する禁忌はない．

2．アダリムマブ（ヒュミラ®）
　初回に80 mgを，初回投与1週後以降は，40 mgを皮下注射する．初回投与3週後以降は40 mgを2週に1回皮下注射する．投与ごとに注射部位を変える．また，皮膚が敏感な部位，皮膚に異常のある部位（傷，発疹，発赤，硬結などの部位），乾癬の部位には注射しない．

■TNF阻害薬の投与禁忌
① 活動性結核を含む重篤な感染症を有している．
② NYHA（New York Heart Association）分類でⅢ度以上のうっ血性心不全を有する（Ⅱ度以下は慎重な経過観察を行う）．
③ 現在，悪性腫瘍を治療中の患者

④脱髄疾患（多発性硬化症など）およびその既往歴のある患者

■ トラブルシューティング

症例1　インフリキシマブ（レミケード®）点滴中に顔面発赤と呼吸苦出現（39歳, 男性）

【背景】 不全型ベーチェット病の診断でコルヒチン内服を数年間行っていたが，眼炎症発作を抑制できずに，レミケード®（5 mg/kg）点滴治療の導入となった．以後点滴時のトラブルなく，レミケード®治療を行っていた．導入から8年以上経ったある日突如，点滴中に顔面発赤と呼吸苦が出現した．

【原因】 レミケード®の投与時反応と考えられる．長期間の投与により感作された可能性がある．レミケード®はキメラ型モノクローナル抗体であり，免疫グロブリン定常領域はヒトIgG1由来だがTNFαと結合する可変領域はマウス由来のアミノ酸配列である．この異種抗原を標的とするヒト抗キメラ抗体の産生によって投与時反応の誘発を引き起こすことが示唆されている[2]．

文献2

【対応策】 レミケード®投与時反応出現時の対応については図1のフローチャートに従って行う．蕁麻疹，微熱，頭痛など軽度の投与時反応が生じた場合には点滴速度を遅くして経過を注意深く観察する．場合によっては点滴を中止し，アセトアミノフェンや抗ヒスタミン薬を投与する．症状が改善されなければ副腎皮質ステロイドなどの静脈内注射が必要になる場合がある．本症例では，点滴を中止し，抗ヒスタミン薬であるベポタスチンベシル酸塩（タリオン®）錠10 mg 2錠/2×内服し，症状は消失した．その後，レミケード®投与1週間前から抗ヒスタミン薬の内服を行い，レミケード®投与直前に抗ヒスタミン薬と副腎皮質ステロイドの点滴を行ったが，同様の投与時反応があり，以後レミケード®は中止となった．その代替薬としてヒュミラ®自己注射に変更し，7年以上ヒュミラ®投与を継続しているが，投与時反応は生じていない．

【予防策】
● 投与時反応が生じた後もインフリキシマブ治療を継続する場合は，次回の点滴の際に

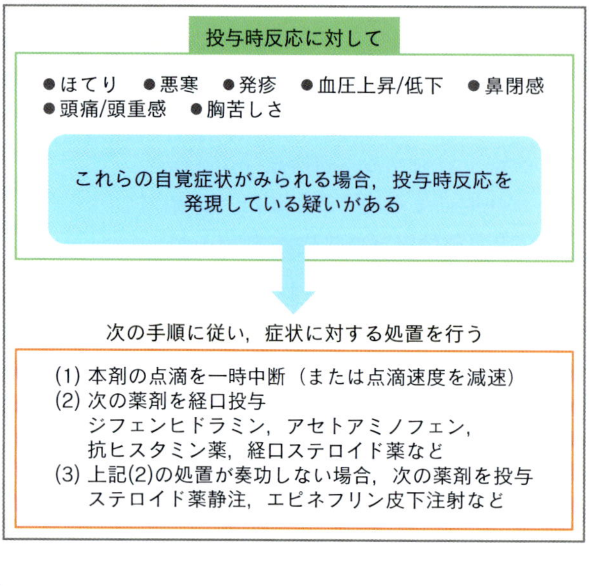

図1　レミケード投与時反応出現時の対応について
（田辺三菱製薬．医療関係者用 レミケード投与開始前に行うチェック〈監修：慶應義塾大学名誉教授　竹内勤先生〉．2021年7月作成より）

投与時反応に対して
● ほてり　● 悪寒　● 発疹　● 血圧上昇/低下　● 鼻閉感
● 頭痛/頭重感　● 胸苦しさ

これらの自覚症状がみられる場合，投与時反応を発現している疑いがある

次の手順に従い，症状に対する処置を行う

(1) 本剤の点滴を一時中断（または点滴速度を減速）
(2) 次の薬剤を経口投与
　ジフェンヒドラミン，アセトアミノフェン，
　抗ヒスタミン薬，経口ステロイド薬など
(3) 上記(2)の処置が奏功しない場合，次の薬剤を投与
　ステロイド薬静注，エピネフリン皮下注射など

アセトアミノフェン，抗ヒスタミン薬や副腎皮質ステロイドなどの前投与および点滴速度を遅くするなどの対処が必要である．

(本症例における前投与処方例)
- 投与1週間前から，選択的ヒスタミンH₁受容体拮抗薬であるベポタスチンベシル酸塩（タリオン®）錠10 mg 2錠/2×もしくはフェキソフェナジン塩酸塩（アレグラ®）錠60 mg 2錠/2×朝夕食後を内服
- 投与直前に，クロルフェニラミンマレイン酸塩（ネオレスタール®）注射液10 mg/1 mL＋ヒドロコルチゾンコハク酸エステルナトリウム（ソル・コーテフ®）注射用200 mg/4 mL＋生食100 mLを混注し，30分で点滴

- アナフィラキシー様症状を含む重篤な投与時反応が生じた場合に備えて，緊急処置を直ちに行える体制，すなわち投与中のベッドサイドで気道確保，酸素，エピネフリン，副腎皮質ステロイドによる治療を行える体制を整える必要がある．

【フォローアップ】
- 本剤投与後3日以上経過した後に遅発性過敏症（筋肉痛，発疹，発熱，関節痛など）が生じることもあるため，患者への説明を行い，慎重に経過を観察する．
- 長期中断後に再投与を行う場合には重篤な投与時反応が生じやすいため，厳重な準備をして行う．

症例2　アダリムマブ（ヒュミラ®）投与前検査で陳旧性肺結核が発覚（67歳，女性）

【背景】　フォークト・小柳・原田病による両汎ぶどう膜炎の診断でステロイドパルス療法を2クール施行した．その後ステロイドを漸減中に，炎症の再燃（両脈絡膜の肥厚）を2度繰り返したため，ヒュミラ®導入目的に紹介となった．導入前の検査で，採血では結核検査であるTスポット®.TBは陰性であったが，胸部CT検査で縦隔や肺野に石灰化が複数認められ，陳旧性肺結核が疑われた．小学生のころに結核に罹患したことがあるとのことであった．ヒュミラ®の導入により肺結核が再燃する可能性があるため，導入をすべきかどうか判断に迷う状況であった．

【原因】　日本では，かつて結核は国内に蔓延し，BCG接種の普及など結核予防法の全面的改正が行われる前の昭和25（1950）年までは日本人の死因の第1位となり，国民病と言われていた．そのため，高齢者では結核感染の既往のある患者が比較的多いため，胸部X線やCT検査で陳旧性肺結核の所見がみられることがある．

【対応策】　肺結核が疑われる場合には，ヒュミラ®導入前に抗結核薬の予防投与を行う必要がある．本症例では，リウマチ内科医に相談し，抗結核薬であるイソニアジドを3週間予防内服後に，ヒュミラ®初回投与を行った．その後イソニアジドは9か月間内服する予定となった．

(本症例における抗結核薬の予防投与処方例)
- イソニアジド（イスコチン®）錠100 mg 3錠/3×毎食後＋ピリドキサールリン酸エステル水和物（ピドキサール®）錠10 mg 6錠/3×毎食後（イソニアジド投与により，体内のビタミンB₆が不足することによって生じる末梢神経障害を予防するために併用する）

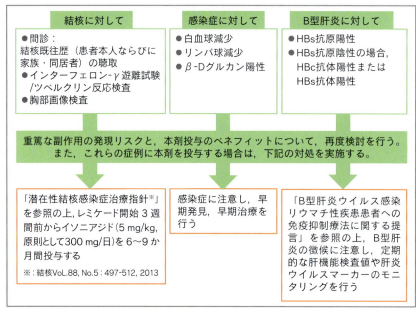

図2 TNF阻害薬投与前に行うチェック項目
(田辺三菱製薬.医療関係者用 レミケード投与開始前に行うチェック〈監修:慶應義塾大学名誉教授 竹内 勤先生〉.2021年7月作成より)

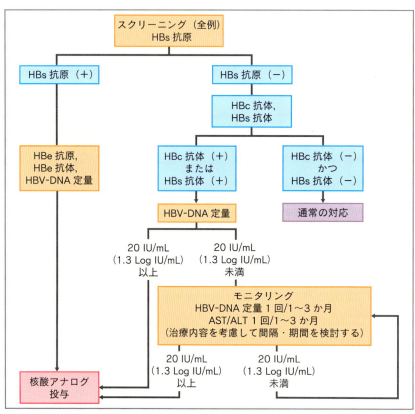

図3 TNF阻害薬治療を受けるB型肝炎ウイルスキャリアおよび既往感染患者に対する対応
(B型肝炎治療ガイドライン第4版〈2022年6月〉より)

【予防策】 TNF阻害薬投与前には,感染症(特に結核とB型肝炎)がないか問診や採血,胸部画像検査を行い,もし感染症があった場合には適宜対応を行う(図2).B型肝炎ウイルスキャリアおよび既往感染患者に対する対応については,図3のフローチャートに従って対応する.

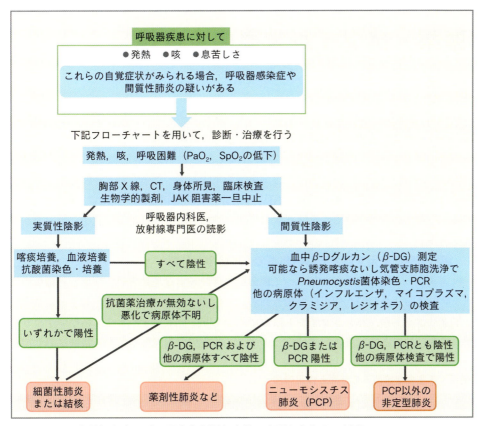

図4　TNF阻害薬投与中に呼吸器疾患を疑う症状が出現したときの対応
（関節リウマチに対するTNF阻害薬使用の手引き〈2024年7月7日改訂版〉より作成）

【フォローアップ】　TNF阻害薬投与開始後は，特に呼吸器感染症（細菌性肺炎，結核，ニューモシスチス肺炎，非定型肺炎など）の発症に注意する．発熱，咳，息苦しさの症状が出現した際には，胸部X線や胸部CTを撮影し，肺炎がないか精査する必要がある．図4のフローチャートに従って，呼吸器疾患に対しての診断と治療を行う．

〈長谷敬太郎〉

文献
1）日本眼炎症学会TNF阻害薬使用検討委員会．非感染性ぶどう膜炎に対するTNF阻害薬使用指針および安全対策マニュアル（改訂第2版，2019年版）．日本眼科学会雑誌 2019；123：697-705.
2）大友耕太郎ほか．TNF阻害薬．日本内科学会雑誌 2008；97：2405-12.

8.4 抗菌薬・抗ウイルス薬の全身投与

■背景

抗菌薬（antibiotics）および抗ウイルス薬（antiviral agent）の全身投与は，眼科領域における感染症治療の重要な手段である．多くの外眼部感染症は局所治療で対応可能な場合が多いが，全身治療が必要とされる状況として，眼窩蜂窩織炎，感染性角膜炎（特に角膜穿孔を伴う場合），内因性眼内炎，術後眼内炎，感染性ぶどう膜炎などがあげられる．免疫不全状態の患者（例：HIV 感染者，免疫抑制療法中の患者，糖尿病患者）では，感染症の進行が速く，重篤化するリスクが高いため，迅速かつ適切な治療が不可欠である．

1．眼科疾患に使用する主要な抗菌薬の作用機序と分類

抗菌薬は，その作用機序に基づいて細菌を直接殺滅する「殺菌的」作用と，細菌の増殖を抑制する「静菌的」作用に分類される．一般的に，ペニシリン系，セフェム系，アミノグリコシド系，バンコマイシンは殺菌的であり，テトラサイクリン系やマクロライド系は静菌的である（表1）．眼科においては，感染症の原因菌や患者の状態に応じて，

表1 眼科疾患に使用する主要な抗菌薬の分類と作用機序

	代表薬剤	作用機序
細胞壁合成阻害薬		
細菌の細胞壁を構成するペプチドグリカンの合成を阻害し，細菌を殺菌する作用がある．これらは，主に眼窩蜂窩織炎や眼内炎などの重篤な細菌感染症に対して用いられる	ペニシリン系（アンピシリン，オキサシリン），セフェム系（セフトリアキソン，セフタジジム），バンコマイシン	● ペニシリン系・セフェム系：ペニシリン結合蛋白質（PBP）に結合し，トランスペプチダーゼ活性を阻害 ● バンコマイシン：D-Ala-D-Ala 末端に結合し，ペプチドグリカン合成を阻害
蛋白質合成阻害薬		
細菌のリボソームに結合して蛋白質合成を阻害し，細菌の増殖を抑制または殺菌する作用がある．アミノグリコシド系はグラム陰性菌に，マクロライド系とテトラサイクリン系はグラム陽性菌や一部のグラム陰性菌に有効である．これらは，主に角膜炎や結膜炎などの治療に使用される	アミノグリコシド系（ゲンタマイシン，トブラマイシン），マクロライド系（アジスロマイシン，エリスロマイシン），テトラサイクリン系（ドキシサイクリン）	● リボソームのサブユニット（30S または 50S）に結合し，蛋白質合成を阻害
核酸合成阻害薬		
DNA ジャイレースや RNA ポリメラーゼを阻害し，細菌の核酸合成を妨げることで殺菌的に作用する．フルオロキノロン系は広範囲の抗菌スペクトラムを持ち，眼科感染症の全身投与や点眼薬として広く使用されている	フルオロキノロン系（レボフロキサシン，モキシフロキサシン），リファンピシン	● フルオロキノロン系：DNA ジャイレースとトポイソメラーゼⅣを阻害し，DNA 複製を阻害 ● リファンピシン：RNA ポリメラーゼを阻害し，RNA 合成を阻害
葉酸合成阻害薬		
細菌の葉酸合成経路を阻害し，核酸および蛋白質合成を阻害する．ST 合剤は，特定の細菌感染症やトキソプラズマ症の治療に有効である	スルファメトキサゾール・トリメトプリム（ST 合剤）	● 葉酸合成経路の異なる段階を阻害し，核酸および蛋白質合成を阻害

8.4 抗菌薬・抗ウイルス薬の全身投与

表2 眼科疾患に使用する主要な抗ウイルス薬の分類と作用機序

	代表薬剤	作用機序
DNA ポリメラーゼ阻害薬		
アシクロビルやバラシクロビルは，ヘルペスウイルス（HSV-1，HSV-2，VZV）の DNA ポリメラーゼを選択的に阻害し，ウイルスの増殖を抑制する．これらは，ヘルペス性角膜炎・前部ぶどう膜炎，急性網膜壊死や HZO，ヘルペスの治療に用いられる．ガンシクロビルや cidofovir は，CMV の DNA ポリメラーゼを阻害し，CMV 網膜炎の治療に使用される	アシクロビル，バラシクロビル，ガンシクロビル，cidofovir	ヘルペスウイルスや CMV の DNA ポリメラーゼを阻害し，ウイルスの DNA 合成を抑制
核酸アナログ製剤		
ホスカルネットは，ピロリン酸アナログとして DNA ポリメラーゼを阻害し，ウイルスの DNA 合成を抑制する．特に，ガンシクロビル耐性の CMV や，アシクロビル耐性のヘルペスウイルス感染症に対して有効である	ホスカルネット	ピロリン酸アナログとして DNA ポリメラーゼを阻害し，ウイルスの DNA 合成を抑制

これらの抗菌薬を適切に選択し，全身投与することが重要である[1,2]．

2．眼科疾患に使用する主要な抗ウイルス薬の作用機序と分類

抗ウイルス薬は，ウイルスの複製過程を阻害することで効果を発揮し，ヘルペスウイルスやサイトメガロウイルス（CMV）感染症の治療において重要な役割を果たす．これらの抗ウイルス薬は，免疫不全患者や重篤なウイルス感染症に対して全身投与され，眼組織の障害の抑制と感染拡大の防止に不可欠である（**表2**）．また，薬剤の選択と投与方法は，ウイルスの種類や患者の全身状態に応じて適切に調整する[3]．

文献1

文献2

文献3

■ トラブルの原因（表3）

全身投与におけるトラブルは，以下の要因によって引き起こされることが多い．

1．投与量や投与期間の誤り

適切な投与量や期間が守られない場合，感染の完全な制御が困難となり，再発や耐性菌の出現リスクが高まる．例えば，帯状疱疹眼症（herpes zoster ophthalmicus：HZO）の治療において，アシクロビルの投与が不十分であれば，ウイルスの再活性化や帯状疱疹後神経痛のリスクが増加する．腎機能障害のある患者では，薬剤の蓄積による副作用のリスクがあるため，投与量の調整が必要である．

【具体例】
- 腎機能低下患者における薬剤蓄積：アミノグリコシド系抗菌薬は腎排泄型であり，腎機能低下患者では血中濃度が上昇し，腎毒性や聴覚障害のリスクが高まる．
- 薬剤の過小投与による治療失敗：体重過多の患者において，標準的な投与量では十分な血中濃度に達せず，治療効果が得られない場合がある．

2．耐性菌の発生

抗菌薬の過剰使用や不適切な使用は，耐性菌の発生を促進する．メチシリン耐性黄色ブドウ球菌（MRSA）や多剤耐性緑膿菌は，全身投与でも治療が難しい感染症を引き起こす可能性がある[2,4]．

【具体例】
- 広域抗菌薬の乱用：広域スペクトラムの抗菌薬を安易に使用すると，正常細菌叢が乱れ，耐性菌が増殖しやすくなる．

文献4

Chapter 8 病棟でのトラブルシューティング（3）治療

表3 抗菌薬，抗ウイルス薬の全身投与におけるトラブルの原因，対応策，予防策

トラブルの原因	対応策	予防策
1. 投与量や投与期間の誤り	●適切な投与量と期間の遵守 ●腎機能に応じた投与量の調整	●ガイドラインの遵守 ●医療従事者の教育
2. 耐性菌の発生	●感受性試験の実施と抗菌薬の適切な選択 ●抗菌薬管理プログラムの導入	●抗菌薬の適正使用 ●感染制御策の徹底
3. 薬剤相互作用と副作用	●薬剤相互作用のチェック ●血中薬物濃度の測定	●薬剤選択の慎重な検討 ●副作用情報の提供
4. アレルギー反応と過敏症	●アレルギー反応の早期対応 ●薬剤の中止と適切な治療	●アレルギー歴の確認 ●代替薬剤の検討
5. 患者のコンプライアンス不足	●患者教育の強化 ●投薬スケジュールの簡略化	●コミュニケーションの改善 ●フォローアップの強化
6. 誤診による不適切な治療	●診断精度の向上 ●専門医への相談	●詳細な検査の実施 ●医療チーム間の情報共有

●不適切な抗菌薬選択：感受性試験を行わずに抗菌薬を選択すると，効果のない薬剤を使用することになり，耐性菌の選択圧を高める．

3．薬剤相互作用と副作用

複数の薬剤を併用する患者では，薬物間の相互作用により薬効の減弱や副作用の増加が起こる可能性がある．例えば，マクロライド系抗菌薬とスタチン系薬剤の併用は，横紋筋融解症のリスクを高める[5]．

文献5

【具体例】
●薬物代謝酵素の阻害：シプロフロキサシンはCYP1A2を阻害し，テオフィリンの血中濃度を上昇させ，中毒症状を引き起こす可能性がある[6]．

文献6

●QT延長のリスク：マクロライド系抗菌薬と抗不整脈薬の併用は，QT延長を引き起こし，致死的な不整脈のリスクを増加させる[7]．

4．アレルギー反応と過敏症

抗菌薬や抗ウイルス薬によるアレルギー反応や過敏症は，重篤な副作用として知られている．ペニシリン系抗菌薬は，アナフィラキシーショックを引き起こすことがある．

【具体例】
●スティーブンス・ジョンソン症候群：サルファ剤や一部の抗ウイルス薬は，重篤な皮膚反応である本症候群を引き起こす可能性がある[8]．

文献8

5．患者のコンプライアンス不足

患者が指示された投薬スケジュールを守らない場合，治療効果が減少し，耐性菌の発生リスクが高まる．

【具体例】
●投薬中断による再発：症状が改善したと感じた患者が自己判断で投薬を中止し，感染症が再発または悪化するケースがある．

6．誤診による不適切な治療

正確な診断が行われない場合，不適切な薬剤が選択され，治療効果が得られないだけでなく，副作用のリスクも高まる．

【具体例】

- ウイルス性疾患に対する抗菌薬の使用：ウイルス性結膜炎に対して抗菌薬を投与しても効果はなく，薬剤の副作用や耐性菌のリスクが高まる．

■ トラブルへの対応策（表3）

全身投与におけるトラブルは，以下の事項を中心に対応する．

1．緊急性の高い対応策

- 適切な投与量と期間の遵守：患者の年齢，体重，腎機能，肝機能を考慮し，適切な投与量と期間を設定する．腎機能低下患者では，クレアチニンクリアランスに基づいて投与量を調整する．
- アレルギー反応の早期対応：アレルギー反応が疑われる場合，直ちに薬剤を中止し，必要に応じてアドレナリンやステロイドの投与を行う．
- 薬剤相互作用のチェック：処方前に患者が使用しているすべての薬剤を確認し，相互作用のリスクを評価する．必要に応じて薬剤を変更または用量調整する．

2．有効性の高い対応策

- 感受性試験の実施と抗菌薬の適切な選択：培養検査と感受性試験を行い，効果的な抗菌薬を選択する．これにより，耐性菌の発生を抑制し，治療効果を高める．
- 患者教育の強化：投薬の重要性と正しい服薬方法，副作用の徴候について患者に説明し，コンプライアンスを向上させる．
- 多職種連携による総合的なケア：医師，薬剤師，看護師が協力し，患者の全身状態を評価しながら最適な治療計画を立てる．

3．継続的なモニタリングとフォローアップ

- 血中薬物濃度の測定：特定の薬剤（バンコマイシン，アミノグリコシド系抗菌薬など）では，血中濃度を測定し，治療域に収まるように投与量を調整する[9]．
- 副作用のモニタリング：定期的な血液検査や臨床評価を行い，副作用の早期発見に努める．
- 治療効果の評価：症状の改善状況や検査結果をもとに，治療効果を評価し，必要に応じて治療計画を修正する．

文献9

4．耐性菌対策

- 抗菌薬適正使用の推進：施設内で抗菌薬の適正使用を推進し，耐性菌の発生を抑制する．
- 感染制御策の徹底：手洗いや消毒などの基本的な感染制御策を徹底し，院内感染のリスクを低減する[3]．

5．誤診の防止

- 診断精度の向上：詳細な眼科検査に加え，詳細な問診，身体所見，必要な検査（培養検査，PCR検査，血清学的検査など）を実施し，正確な診断を行う．
- 専門医への相談：難治性または診断が困難な症例では，眼感染症の専門医に相談することで，適切な治療につなげる．

■ 予防策（表3）

全身投与における予防策は，以下があげられる．

1. 抗菌薬の適正使用

- 抗菌スペクトラムの考慮：広域抗菌薬の安易な使用を避け，可能な限り狭域の抗菌薬を使用する．これは耐性菌の発生を抑制する上で重要である[4]．
- 「抗微生物薬適正使用の手引き」[2]の参照：治療の手引きに基づき，適切な投与量と期間を守る．過剰な投与や不必要な長期投与は，副作用や耐性菌のリスクを高める．

2. 長期的な治療計画

- 再発予防のための維持療法：例えば，CMV 網膜炎は特に HIV 陽性患者や免疫抑制患者において再発のリスクが高い疾患である．治療後も維持療法が必要とされている[10]．

文献 10

3. 患者教育

- 治療継続の重要性の説明：患者に対して，指示された投薬を途中で中断しないよう強調する．不適切な中断は，感染の再発や耐性菌の出現につながる．
- 副作用の早期発見：患者に副作用の可能性とその症状を説明し，異常を感じた場合は速やかに医療機関に連絡するよう指導する．

4. ワクチン接種の推奨

- 予防接種による感染予防：インフルエンザや肺炎球菌，HZO の予防にはワクチン接種が有効であり，特に高齢者や免疫不全患者において推奨される[11]．

文献 11

■ 正確な診断と適切な投与薬の重要性を示す例

症例 1　網膜静脈閉塞と診断されたが，サイトメガロウイルス網膜炎であった例

網膜静脈閉塞と診断され，経過観察されていたが，白色病変が増えたということで紹介受診となった．顆粒状の病変がみられたことから眼内液の PCR 検査を施行したところ CMV が検出された（図1）．バルガンシクロビルの全身投与を開始し，病変は消退した．

症例 2　トキソプラズマ網膜炎と診断されたが，急性網膜壊死であった例

蛍光眼底造影検査で病変に病巣内部が低蛍光となる black center の所見が認められ，トキソプラズマ網膜炎と診断されていたが，周辺の病変の拡大がみられたため眼内液の PCR 検査を施行したところ，VZV が検出された（図2）．急性網膜壊死と診断しアシ

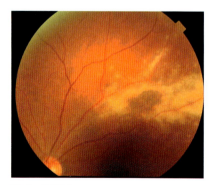

図 1　症例 1
網膜血管に沿って顆粒状の黄白色病変が認められる．

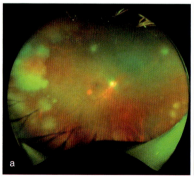

図 2　症例 2
網膜周辺に黄白色病変が散在している（a）．蛍光眼底造影検査で black center となっている（b）．

クロビルの点滴を施行した．その後周辺の滲出病変は軽快した．

フォローアップ

1．定期的な眼科検査
- 眼所見のモニタリング：全身投与後も定期的な視力検査と細隙灯顕微鏡検査・眼底検査を行い，再発や新たな病変の早期発見に努める．

2．全身状態の評価
- 血液検査の実施：肝機能や腎機能，血球数のモニタリングを行い，薬剤の副作用を早期に検出する．

3．患者とのコミュニケーション
- 治療効果と今後の方針の説明：患者に治療の進捗状況を説明し，必要に応じて治療計画を見直す．
- 生活習慣の改善指導：感染症の予防と再発防止のために，栄養，睡眠，ストレス管理などの生活習慣改善を指導する．

おわりに

抗菌薬・抗ウイルス薬の全身投与は，眼科における重篤な感染症の治療と視力の保護に不可欠である．適切な薬剤選択，投与計画，耐性菌の管理，患者教育，そして定期的なフォローアップが治療成功の鍵となる．医療従事者は最新のガイドラインとエビデンスに基づき，個々の患者に最適な治療を提供することが求められる．

（鴨居功樹）

文献
1) Leekha S et al. General Principles of Antimicrobial Therapy. *Mayo Clin Proc* 2011；86：156-67.
2) 厚生労働省健康・生活衛生局 感染症対策部 感染症対策課．抗微生物薬適正使用の手引き 第三版．
3) De Clercq E et al. Approved Antiviral Drugs over the Past 50 Years. *Clin Microbiol Rev* 2016；29：695-747.
4) Ventola CL. The Antibiotic Resistance Crisis：part 1：Causes and Threats. *P T* 2015；40：277-83.
5) Patel AM et al. Statin toxicity from macrolide antibiotic coprescription：a population-based cohort study. *Ann Intern Med* 2013；158：869-76.
6) Granfors MT et al. Ciprofloxacin greatly increases concentrations and hypotensive effect of tizanidine by inhibiting its cytochrome P450 1A2-mediated presystemic metabolism. *Clin Pharmacol Ther* 2004；76：598-606.
7) Albert RK et al. Macrolide Antibiotics and the Risk of Cardiac Arrhythmias. *Am J Respir Crit Care Med* 2014；189：1173-80.
8) Shah H et al. Update on Stevens-Johnson Syndrome and Toxic Epidermal Necrolysis：Diagnosis and Management. *Am J Clin Dermatol* 2024；25：891-908.
9) 日本化学療法学会/日本TDM学会抗菌薬TDMガイドライン作成委員会/TDMガイドライン策定委員会抗菌薬小委員会（編）．抗菌薬TDM臨床実践ガイドライン 2022．
10) Drew WL et al；Syntex Cooperative Oral Ganciclovir Study Group. Oral Ganciclovir as Maintenance Treatment for Cytomegalovirus Retinitis in Patients with AIDS. *N Engl J Med* 1995；333：615-20.
11) 日本環境感染学会ワクチン委員会．医療関係者のためのワクチンガイドライン．第4版．2024．

Chapter 9
手術室でのトラブルシューティング（1）外眼部手術

9.1 眼瞼内反症手術

下眼瞼はメニスカスを形成するため，眼表面に密着している必要がある．下眼瞼が眼表面に密着するためには，横方向，縦方向とも適度な張力がかかっている必要がある．内反（entropion）を是正するために1か所のみ過剰な矯正をすると他の部位に思わぬ作用が生じることがある．

症例1　ジョーンズ（Jones）法がうまくいったのに，座位になったら外反していた（図1）

【背景】　臥位のままで手術を終了し，そのまま眼帯をして翌日に外来で診察した際，外反が発覚した．

【原因】　本来，内反と外反とは紙一重である．横方向の弛緩があり，それに対して下眼瞼前葉の組織がどのように作用しているかによって，つまり顔つきで内反するか外反するかが変わる．内反を是正するためのちょっとした力の掛け違いでこのようなことが生じることがある．

【対応策】　横方向の弛緩が強い症例では，水平短縮術やlateral tarsal stripなどの横方向の弛緩を是正する術式を加える．さらにジョーンズ法にて眼瞼下制筋（下眼瞼牽引筋腱膜）を瞼板に縫着する際には瞼板の前面でなく下縁に縫着するよう注意する．

【予防策】　眼瞼手術全般で，手術中に座位にさせて問題がないかを確認する必要がある．こんなことになっていることに術中に気づけば修正できたであろう．

【フォローアップ】　経過観察してもどうにもならない．早めに再手術をしたほうがよい．

症例2　円蓋部の結膜が盛り上がる（図2）

【背景】　下眼瞼内反症にて眼瞼下制筋への逢着術を施行後，円蓋部の結膜が顕著に盛り上がり，術後は外反様を呈した．

【原因】　術前から眼瞼下制筋が瞼板から外れていることが原因としてあげられる．その場合，下円蓋部に付着する枝も断裂していることが多く，また円蓋部結膜が術前から

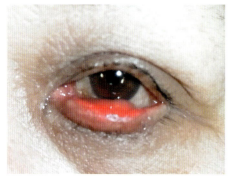

図1　症例1

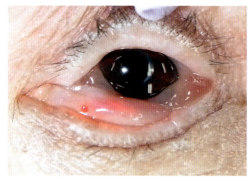

図2　症例2

盛り上がっていることが多い．さらに下眼瞼の組織が多い顔つきの場合，眼瞼下制筋を瞼板に縫着する際にその眼球側にある組織を一緒に前転させてしまうことがあり，円蓋部結膜部の膨隆が増悪する．

【対応策】 眼瞼下制筋を瞼板に縫着する際に，その結膜側に組織が多ければ切除するとよい．多くは脂肪変性していると思われる．出血が多いかもしれないが，量を減らすように切除してみてよい．可能であれば結膜を強膜や下直筋周辺の組織に縫着して下円蓋部を形成すると，このようになりにくい．高齢者で円蓋部の結膜が弛緩して余裕がありそうであれば，はみ出している結膜を単純に切除しても問題ないが，正常組織を切除することでもあるので他の対応策がある以上，できるだけ回避したい．

【予防策】 術前に円蓋部の組織がどの程度出ているかをみておくとよい．多くの症例で盛り上がりがあるが，結膜弛緩が多いものでは結膜の扱いに気をつけながら手術を進める．

【フォローアップ】 はみ出た結膜が乾いて不快感がないか，眼脂が出ないか，メニスカスは形成されているかを観察する．症状がなく気にならない場合は，しばらく保湿薬の点眼で経過をみても問題ない．

症例3　皮膚切除術をして翌日みたら「あかんべー」になっていた（図3）

【背景】 臥位にて下眼瞼皮膚切除術を施行後，下眼瞼の組織不足によって外反となっていた．

【原因】 横方向の弛緩，頬の組織のたるみにて，座位で下眼瞼が引っ張られる効果があると，臥位では問題なくても座位になったときに下眼瞼前葉の組織が不足して，外反を呈することがある．

【対応策】 切除してしまったものは仕方がない．上眼瞼の皮膚に余裕があることが多いので（図4），Z形成で下眼瞼に血流の良い皮膚を補填するとよい（図5）．

【予防策】 術前に皮膚の切除量を見積もる際，座位にて切除可能な皮膚量をテープでとめる．臥位で仮縫合を行い，再度座位に戻して皮膚量を確認する．最初に切除量を見積もる際，口を開けて上を見た状態で見積もることができれば，さらに術後の組織不足の心配はない．

下眼瞼から切除する皮膚がある程度以上の量になる場合は，仮縫合をすると安心して多くの量を切除できる．

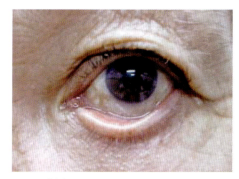

図3　症例3

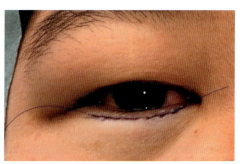

図4　下眼瞼皮膚切除の際の仮縫合

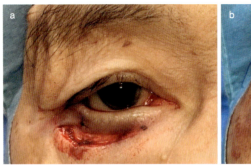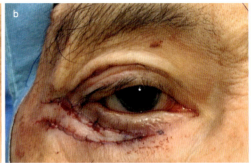

図5 下眼瞼への組織補填の際のZ形成
下眼瞼の組織が不足している場合は,上眼瞼の皮膚と眼輪筋を目尻で切り離さずにつけたまま(a)下眼瞼に移動させて縫合する(b)と大変生着がよい.

【フォローアップ】 術後に様子をみてもどうにもならない.メニスカスが形成されないため,ドライアイにならないか観察する.患者によっては内反の不快感から解放されるので,愁訴がなくなる場合もある.流涙など愁訴があれば再手術を行う.

(野田実香)

ADVICE

老人性内反の確認の仕方(図6)

睫毛が内側に入ることを訴える高齢者のうち,時間帯によって調子が良く,来院時に限って内反がなく,希望のままに睫毛抜去を繰り返している人がいる.この訴えが本当に眼瞼内反なのか確認するには,臥位にさせる.すると重力に伴う前葉の引っ張りがなくなるので,内反が誘発されやすくなる.また座位にして,下眼瞼外反つまり「あかんベー」をさせたときに瞼結膜が見えていなければ,瞼板下縁で蝶番になるべき眼瞼下制筋が外れているということを意味するため,眼瞼内反は本当だと考えられる.

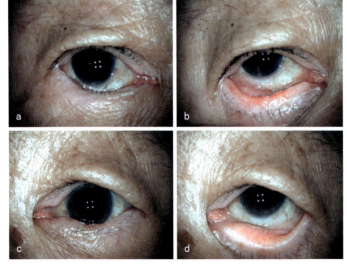

図6 老人性内反の確認の仕方
a:内反の眼瞼
b:内反の外反 瞼結膜が見えない.
c:内反がない眼瞼
d:眼瞼の外反 瞼結膜が見える.

9.2 眼瞼下垂手術

本節では，主に加齢により生じる腱膜性眼瞼下垂に対する手術として多く行われている，経皮的挙筋短縮術における術中のトラブルシューティングについて述べる．

症例 1　低矯正
【背景】　術前に挙筋機能などを確認していても，術中に十分な眼瞼の挙上が得られにくい場合がある．また手術終了時に十分な挙上が得られていても，その後低矯正になることがある．

【原因】　加齢により挙筋腱膜が菲薄化している場合や，眼瞼挙筋の脂肪沈着が著明な場合などは大量前転を行わないと十分な挙上が得られにくい．眼瞼挙筋の脂肪沈着は挙筋腱膜前面下に脂肪組織が透見され，挙筋の収縮力が低下していると考えられる[1]．加齢性変化と思われ，しばしばみられる所見である（図 1）．

挙筋腱膜が厚く，左右方向の突っ張りが強い場合（図 2）や，先天性眼瞼下垂では眼瞼挙筋の伸展性が悪く，十分な前転量が得られる挙筋腱膜の上方への通糸が困難な場合がある．

術後に低矯正となる場合は，挙筋腱膜末端の薄い組織に通糸していたり，瞼板への通糸が浅すぎて外れてしまうことなどが原因の一つとして考えられる．

また，仰臥位で十分な開瞼が得られていても，座位になると不十分なことがある．

【対応策】　挙筋腱膜の菲薄化や脂肪沈着の所見がある場合には，はじめから通常よりも多めの前転量とする．脂肪沈着は術前には予想できず，その程度は様々である[1]．

挙筋機能が弱い場合や，挙筋の伸展性が悪く上方への通糸が困難な場合は，挙筋腱膜の lateral horn と medial horn を縦方向に 1 〜 2 cm ほど切開して，挙筋腱膜を短冊状にすると伸展性が得られる（図 3）．

挙筋腱膜の通糸は末端の薄い組織ではなく，ある程度しっかりとした組織に通糸すべきだが，高齢者の場合は内側の菲薄化が顕著なことがある（図 4）．瞼板への通糸は瞼板の厚みの半分くらいを目安に通糸するが，内側は瞼板前脂肪層が厚く深さがわ

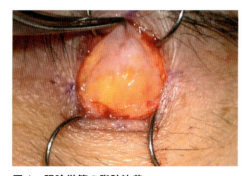

図 1　眼瞼挙筋の脂肪沈着
眼瞼挙筋前面下に脂肪組織が透見できる．眼窩脂肪はその上方に見えているので，眼窩隔膜と見誤らないようにする．

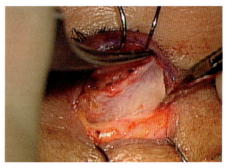

図 2　厚い挙筋腱膜
挙筋腱膜が非常に厚くて左右方向のテンションが強く，伸展性不良であったので lateral horn を切開している．

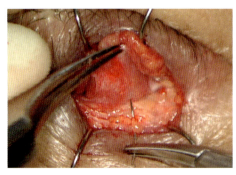

図3 挙筋の伸展性不良
挙筋の伸展性が不良で上方への通糸が困難であったため, lateral horn と medial horn を切開して挙筋を引き延ばして通糸している.

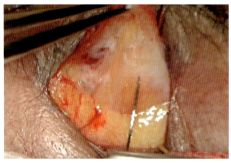

図4 挙筋腱膜内側の菲薄化
高齢者の場合ではしばしば内側の挙筋腱膜は菲薄化していて通糸しにくいことがある.
(右上眼瞼なので, 画像上左側が内側)

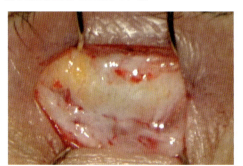

図5 瞼板前脂肪層
瞼板の内側では脂肪層が厚いことが多く, 瞼板の通糸の深さがわかりにくいことがある.
(右上眼瞼なので, 画像上左側が内側)

かりにくい場合がある (図5).

【予防策】 挙筋機能が不良な症例では十分な開瞼を得るためには大量前転を要し, 術後の閉瞼不全をきたす可能性があるため, そもそも挙筋短縮術ではなく, 前頭筋吊り上げ術を検討する. または手術中に挙筋短縮術から前頭筋吊り上げ術に術式変更する.

【フォローアップ】 手術直後には腫脹による機械的な下垂を生じていることがあるが, 腫脹軽減後も低矯正の場合は, 術後瘢痕が落ち着く3か月以降の再手術を検討する.

症例2 閉瞼不全, 過矯正

【背景】 術後に閉瞼不全が遷延し, ベル (Bell) 現象がない症例では角膜露出部位の角膜上皮障害をきたす (図6). ベル現象がある場合でも閉瞼時の違和感や眼乾燥感を訴える場合がある. 過矯正で上方の強膜が露出してしまうと, いわゆる三白眼となり, 整容面で問題となる.

【原因】 挙筋機能が弱い症例に対し, 大量前転や Whitnall 靱帯吊り上げ術などを行った場合や, 再手術の症例で瘢痕癒着が強いと, 眼瞼の伸展性が悪く, 閉瞼不全となることがある. また片側のみ眼瞼下垂手術を施行した場合に, ヘリング (Hering) の法則で未治療側の眼瞼が下垂して, 治療側が相対的に過矯正にみえることがある.

【対応策】 術中に開瞼幅を確認する際に閉瞼不全がある場合は, 上眼瞼を軽く押し下げて閉瞼できるかを確認する. 術中は局所麻酔薬が眼輪筋にも作用して閉瞼が弱くなり, 一時的な閉瞼不全になっていることがある. 徒手的に閉瞼できて, かつベル現象があれば術終了時の2mm以下の閉瞼不全であれば問題ない[2]. ベル現象がない場合

文献2

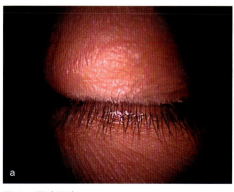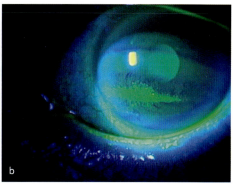

図6 閉瞼不全
一見すると閉瞼できているように見えるが，わずかに閉瞼不全があり（a），この症例ではベル現象が消失していたため，角膜露出部位に角膜上皮障害が生じた（b）．

は完全に閉瞼できる状態で手術終了としたほうがよい．

手術終了時に過矯正となっていなければ問題ないと思われるが，術前の眉毛挙上の癖が残っていて，術後も眉毛挙上をしてしまい，過矯正に見えることがある．

【フォローアップ】 角膜上皮障害に対しては対症療法として，眼軟膏点入や人工涙液などの点眼治療を行う．閉瞼不全による角膜上皮障害が遷延する場合は，再手術で挙筋を後転させる必要がある．

症例3 眼瞼形態の異常―瞼縁カーブの不整

【背景】 瞼縁のカーブは正常では瞳孔中央直上がピークで，なだらかなカーブとなっているが，内側や外側が上がりすぎてしまったり，中央のみが上がって三角形のようになったりする場合がある．内側が低矯正になる[3]，または相対的に外側が過矯正になる場合が多い．

【原因】 挙筋腱膜は内側のほうが構造的に弱く，それを固定する瞼板内側には瞼板前脂肪層が厚くて固定の妨げになるため，内側のみが低矯正となる場合がある[3]．

また，瞼裂高のピークは瞼板の中央ではなく，中央より内側に位置する瞳孔の直上であるため，挙筋腱膜の力学的中点を瞼板中央に固定してしまうと，開瞼時には上眼瞼外側が過矯正になる"temporal flare"という状態になる[4]．

稀に瞼板が通常よりも柔らかいような症例があり，そのような場合には眼瞼縁の中央が角張った三角形のようになる"Central Peaking Deformity"と言われる状態になることがある[5]．

【対応策】 挙筋腱膜の通糸位置が本来通糸すべき位置から内側や外側にずれていないか確認する．内側の挙上不足となった場合は挙筋腱膜と瞼板の固定位置を瞼板内側にずらすとよい[2]．中央で1針挙上した後，内側と外側の通糸位置を調整して前転量を変えることでも，ある程度は瞼縁のラインを修正することができる．

瞼板が柔らかく瞼縁が三角になった場合は，瞼板の通糸を約5 mm幅と長めのマットレス縫合として，瞼板を点ではなく線で挙上して是正する方法がある[5]．

【予防策】 手術開始時に瞳孔直上の瞼縁側皮膚にマーキングをし，瞼板の通糸位置の指標とする．瞼板の通糸位置としては瞼板高の1/2〜1/3を目安とする．

文献3

【フォローアップ】 手術終了時の不自然な瞼縁のカーブが自然経過で後日改善することはないと思われる．瞼縁カーブの不整を後日再手術で修正を試みても形態異常は残ることがあり[6]，組織損傷での瘢痕癒着で難易度が高い手術となるので，初回手術で自然な瞼縁のカーブを得ることが重要である．

症例4 瞼裂高，重瞼の左右差

【背景】 再手術になる症例の原因として，瞼裂高や重瞼の左右差は頻度が高い[7]．

【原因】 片側の手術の場合はヘリングの法則で未治療側が下垂して瞼裂高の左右差となることがある．両側同時手術の場合は手術中の腫脹や出血，麻酔薬の影響などで術中定量がうまく行えなくなってしまい，術後の左右差となることがある．

挙筋短縮術を施行すると，ほとんどの場合に術前に上眼瞼を上げる代償行為として行っていた眉毛挙上が改善して，上眼瞼皮膚の弛緩が顕在化することになる．余剰皮膚の量の左右差は重瞼の左右差の原因となる．また，余剰皮膚切除術を併用した場合などは，皮下の手術瘢痕などで稀に予定外の重瞼線が生じてしまう場合がある．

【対応策】 両側同時手術の場合はヘリングの法則を念頭におき，左右交互に挙上量を調整していく．

腱膜性眼瞼下垂では重瞼線が上昇して幅が広い重瞼になっていることが多いが，術後は余剰皮膚で重瞼が隠れて，いわゆる奥二重の状態になることを術前に説明しておく．なお，余剰皮膚が多く瞼縁を越えてしまうような場合は，余剰皮膚切除術を併用するか，二期的に眉毛下余剰皮膚切除術を検討する．

【予防策】
- 両側同時手術において，確実に左右差なく全く同じ状態にすることは困難であるため，術後に左右差が生じてしまう可能性については術前から説明しておく．
- 術前にブジーなどを用いて術後の重瞼の予想状態を鏡で患者に示しておく．

【フォローアップ】 瞼裂高に左右差がなく，重瞼に左右差がある場合は眉毛の位置の左右差を確認する．片側のみ眉毛挙上がある場合の重瞼幅修正は，余剰皮膚切除や重瞼術のやり直しではなく，まず挙筋腱膜の再固定となる[7]．

予定外の重瞼線が生じてしまった場合は，再手術で皮下の瘢痕を剥離した後に眼窩脂肪をその部位に縫合固定して解除を図ることになる．

(出田真二)

文献

1) 並木保憲ほか．腱膜性眼瞼下垂症の眼瞼挙筋に認められた脂肪沈着．形成外科 2008；51：927-31.
2) Kakizaki H et al. Intraoperative quantification using finger force for involutional blepharoptosis without postoperative lagophtalmos. Jpn J Ophthalmol 2006；50：135-40.
3) Kakizaki H et al. Cause of undercorrection of medial palpebral fissures in blepharoptosis surgery. Ophthalmic Plast Reconstr Surg 2004；20：198-201.
4) 柿崎裕彦ほか．眼瞼下垂・挙筋短縮術．大鹿哲朗（編）．眼科プラクティス19 外眼部手術と処置，文光堂；2008. pp.63-9.
5) 志田山了一．腱膜修復術における良好な眼瞼裂形態を獲得するために．日本美容外科学会会報 2009；31：116-21.
6) 青木恵美ほか．眼瞼下垂症に対する挙筋腱膜前転術後の再手術原因．日本美容外科学会会報 2012；34：9-14.
7) 島倉康人ほか．眼瞼下垂手術の合併症とその対策．形成外科 2010；53：57-63.

9.3 翼状片手術

翼状片（pterygium）は眼表面に発生する炎症細胞浸潤，新生血管を伴う変性組織である．上皮細胞には異型性は乏しいが，正常結膜よりは高い増殖能を有する．翼状片は初発翼状片と，初回手術術後の再発による再発翼状片に分類される．翼状片の手術は増殖組織を切除するか，あるいは無切除に処理し，有茎結膜弁，あるいは遊離結膜弁を用いて再建する手法が一般的である．再発翼状片手術に際しては，上皮下の増殖組織を切除する綿貫も行われる．一方で，角膜輪部幹細胞疲弊症や慢性炎症に伴う結膜の増殖組織は偽翼状片と考えられる．本節では初発・再発翼状片の手術に際してのトラブルと，その対策（トラブルシューティング）について概説する．

■ 術中の出血

翼状片には，病理組織学的に上皮下の増殖組織に新生血管が多数みられる．加えて，この血管の由来は上強膜からの血管であることも示唆されている．そのため翼状片手術に際して，増殖組織の処理や綿貫に際してしばしば出血がみられ，手術操作の続行が困難になることがある．正確な縫合を行うには，出血を制御した術野の確保が必須である．上強膜からの出血に関しては，白内障手術で用いる強角膜3面切開の際の強膜止血で用いるジアテルミーを用意しておき，増殖組織の処理に際する止血に使用するが，疼痛を伴うことがある．翼状片の増殖組織が比較的大型で1/4象限を超えるような症例では，頻回の止血を要することもあり，あらかじめ2％リドカインによるテノン（Tenon）嚢下麻酔を行っておくとよい．

図1の症例は20歳の男性で，綿貫に際して著しい拍動性の動脈出血がみられた（図1a，b）．上述のジアテルミーではまったく制御不能であった．ここで行ってはいけ

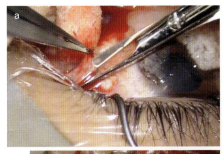
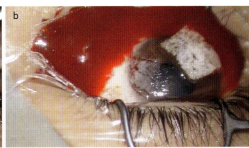
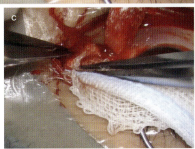
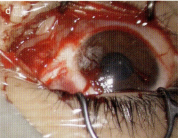

図1　翼状片手術中の出血（20歳，男性）
a：上皮下の増殖組織を切除した．
b：切除後に著明な出血をきたした．
c：ジアテルミーやバイポーラでも止血が困難なため，処置用ボスミン®3,000倍希釈で圧迫止血を試みた．
d：止血されたことを確認する．

ないことは，このような出血に対して，手術を中断し，眼球を含めた圧迫止血を試みることである．このような厚い上皮下組織は球後組織と関連があることがあり，出血が球後へ回る危険性がある．他方，このような綿貫の際の出血に対して，形成外科用のバイポーラを用いることにより通常は止血が可能であるが，本症例ではそれでも出血点の確認ができず止血が困難であったため，上皮下組織に処置用ボスミン®（アドレナリン）3,000倍希釈をコメガーゼに浸して十数秒間圧迫することにより，止血をすることが可能であった（図1c, d）．

若年者や再発例での広範な綿貫を行う場合には，予期せぬ出血があるため，形成外科用のバイポーラや処置用ボスミン®を用意しておくとよい．

有茎結膜弁の不足

翼状片の再建においては，術後炎症や再発予防のために完全なる結膜弁による被覆が必須である．しかし翼状片が大型の場合には，広範な結膜の再建を要する．角膜輪部の円周状切開や放射状切開，Z形成などの有茎結膜弁を作製しても，強膜の完全な被覆が困難な場合がある．加えて，有茎結膜弁を過度に牽引しようとすると，縫合時に結膜弁の断裂が起こる危険もある．術後の瞼球癒着の原因になる可能性もある．その際には，有茎結膜弁にこだわるのではなく，躊躇なく遊離結膜弁による追加の被覆処置を行うべきである．

遊離結膜弁移植のトラブルとしては，上皮面と上皮下を裏表逆に縫合する可能性が考えられる．その場合，移植片への血流障害を起こして脱落し，術後に結膜囊胞が形成される可能性もある．予防するには，採取する遊離結膜弁について1 mmほど大きめに計測する，実際採取する遊離結膜弁をピオクタニンでしっかりマーキングする（図2a），切開の際にマーキング部より外側を切開する（図2b）．そうすることにより，マーキングを指標として，欠損部における遊離結膜弁の縫合が容易となる（図2c, d）．

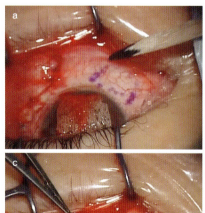
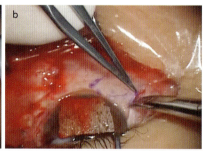
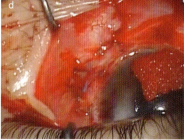

図2 有茎結膜弁で創部を被覆できなかった症例
a：ピオクタニンで採取範囲をマーキングする．
b：マーキング部より若干外側を切開する．
c：遊離結膜弁を縫合する．
d：皺もなく縫合できていることを確認する．

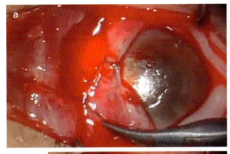
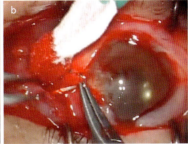
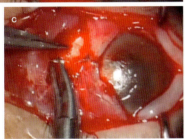
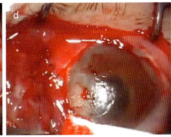

図3 有茎結膜弁が角膜を被覆した症例（hanging）
a：結膜弁が大きく角膜を被覆している．
b：鼻側へ結膜弁を広げるように通糸する．
c：鼻側の強膜に通糸し縫合する．
d：hangingが解消されたことを確認する．

■ 有茎結膜弁の角膜への被覆（hanging）

　有茎結膜弁を作製したものの，角膜へのhangingが起こってしまうことがある（図3a）．この場合，通常は有茎結膜弁のベクトルが角膜に向いてしまうことや，有茎結膜弁がロール状になり伸びていないことなどが原因と考えられる．対策として，有茎結膜弁の鼻側のベクトルを角膜側ではなく強膜側へ向けるように心掛けるとよい．ロール状になった結膜弁を鼻側へ伸ばすように強膜へ縫合すると，結膜弁が伸びてhangingを予防することが可能になる（図3b〜d）．

■ まとめ

　本節では初発翼状片，再発翼状片の手術に際してのトラブルとして，術中の出血，有茎結膜弁の不足，有茎結膜弁の角膜へのhangingについて概説し，その対処法について言及した．実際には，翼状片の手術には様々な手法があるため，その手法ごとに特異的なトラブルが発生することが考えられるため，本節はその一例として把握していただけると幸甚である．

〔加瀬　諭〕

9.4 斜視手術

　斜視（strabismus）の術中トラブルとしては，疼痛，眼心臓反射（oculocardiac reflex：OCR），出血，筋の間違い，筋の紛失や筋断裂，強膜穿孔，角膜障害，結膜損傷，スポンジの置き忘れなど様々なものがあげられる．全体的な発生頻度は1/400件で，内訳は強膜穿孔（0.08％），筋のすべりが疑われたもの（0.067％），重症感染症（0.06％），強膜炎（0.02％），筋の紛失（0.02％）と報告されている[1]．最も頻度の高い強膜穿孔においては，1.31/1,000件の頻度で生じ，研修医またはフェローが手術を行った場合，穿孔は2倍多く発生したとの報告[2]もある．本節では，頻度は低いが重篤な合併症になりうる①筋の間違い，②筋の紛失や筋断裂，③強膜穿孔に加えて，比較的高頻度に経験する④OCRについて解説する．

文献 1

文献 2

症例1　筋の間違い

【背景】　筋の間違いは，手術する予定だった左右眼の間違い，術式の間違いのいずれでも起こりうる．斜視の手術では，斜視になりやすい眼や麻痺眼ではなく，反対側の眼に手術を行うこともある．

【原因】　術者が術眼や術式を間違って思い込んでいる場合や，手術開始時のタイムアウトの際，助手や手術室のスタッフが術者の間違いに気がつかない場合に起こりうる．また，牽引糸が強膜に通糸されず，結膜のみに通糸された場合，眼球の回旋が起こって手術筋の間違いにつながることもある．特に下斜筋の操作時は，時に誤って下直筋を操作する可能性がある．通常と何か違う，手技が難しいなどと感じた場合には，そのまま進めず，筋の位置関係を再度確認しながら行う必要がある．

【対応策】　万が一，間違えて予定していない筋や術式を行ってしまった場合は，できるだけ元の術式に近い効果が得られるように戻す手術を行う．前転するはずであった筋を後転した場合は，筋に通糸してやり直しが可能であるが，後転するはずであった筋を切除・短縮してしまった場合は，その筋を改めて後転するだけでは手術効果を取り戻せないこともある．その場合は，拮抗筋で予定より多めの量の短縮・前転を行うなどして対応する．

【予防策】　手術の申し込みを正確に行い，予定手術が左右眼，あるいは両眼のいずれかであるかを術眼の手の甲などにマーキングし，術者だけではなく，患者（保護者）・助手・手術室のスタッフと共に確認する．また，どちらの眼のどの筋にどのような手術をどのくらい行うか（例：左眼 内直筋後転術 6.0 mm），あらかじめ手術室のホワイトボードに記載し，手術開始時のタイムアウトでは術者が声に出して確認する．その際，助手や手術室スタッフも内容に間違いがないかダブルチェックをして確認するとよい．

【フォローアップ】　全身麻酔では，麻酔が覚めてすぐに，局所麻酔では術中に，患者および保護者に筋の間違いにつき説明，謝罪する．その上で眼位について術後も慎重に経過観察を行い，必要があれば再手術も検討する．

症例2　筋の紛失や筋断裂

【背景】　筋の紛失，筋断裂は lost muscle，snapped muscle，slipped muscle の3種類がある．lost muscle は，外眼筋の腱とカプセルが共にテノン囊を通って眼窩深部に入り込み，完全に強膜から引き離された状態である．snapped muscle は"pulled-in-two syndrome"とも呼ばれ，腱と筋の移行部で筋が断裂する．斜視手術中に外眼筋に斜視鈎をかけたとき，過剰な力を加えていないのに起こることが多いとされる．slipped muscle は筋の縫合が不十分で，カプセルは強膜の縫合位置に残るが，筋はカプセルの中を後退し，筋がカプセルを介して強膜と付着している状態である．slipped muscle は術後の合併症とされ，術中の合併症として認識されるのは lost muscle と snapped muscle である．

【原因】　lost muscle は筋肉の通糸が不十分であったり，通糸位置から近すぎる位置で切腱，切除して糸が外れたり，強膜への縫合不全や縫着糸を短く切りすぎたりすると起こる．内直筋に最も発生しやすい上，内直筋は筋間膜によって他の外眼筋とつながっていないため，筋が眼窩深部に行ってしまうと発見が困難である．pulled-in-two syndrome は脳神経麻痺，高齢，手術既往，甲状腺眼症，外眼筋の変性疾患が危険因子とされ，内直筋，下直筋に起こりやすい[3]．

文献3

【対応策】　筋の紛失・断裂が生じた場合，障害筋をそれ以上奥へ収縮させないために，眼球を障害側に傾けて，反対側に牽引しないようにする．局所麻酔下ではテノン囊下麻酔を追加し，結膜切開を拡張して術野を広く確保する．強膜とテノン囊を探り，筋のないカプセルがあればそれをたどって筋の断端を鑷子でつかみ，断裂した筋同士を通糸して固定するか，筋の断端を直接強膜に通糸する．当日に筋を発見できず，翌日全身麻酔下でも発見できない場合は，筋移動術か経眼窩縁法での整復を行う．その際，コンピュータ断層撮影（computed tomography：CT）や磁気共鳴画像（magnetic resonance imaging：MRI）などの画像診断も参考にする．

【予防策】　筋紛失について，以下のような予防法が報告[4]されている．①筋への通糸は慎重に全層に行い，縫合糸をカプセルに浅く挿入しないように注意する．②筋がはっきりと見えるように前部テノン囊を除去する．③筋を付着部から切り離すときに，1回の大きな切り込みではなく，複数の小さな切り込みを入れる．④紛失した筋肉を容易に再建できるように，後部筋間膜や靱帯は温存する．特に，脳神経麻痺，高齢，手

文献4

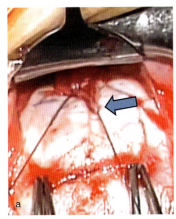
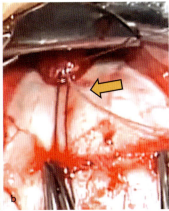

図1　切離された下直筋
a：下直筋の拘縮が強く，縫合糸を引くと糸が外れそうになっている（矢印）．
b：このような場合には，中央に別の縫合糸を通糸しておき（矢印），万が一両端に通糸した縫合糸が外れても筋を紛失しないようにしておくとよい．

術既往,甲状腺眼症,外眼筋の変性疾患などの pulled-in-two syndrome の危険因子を有する患者では慎重に手術を行う.また,筋を切り離した後に,通糸した縫合糸が外れそうなときは,中央に別の縫合糸を通糸しておき,万が一両端に通糸した縫合糸が外れても筋を紛失しないようにしておくとよい(図1).

【フォローアップ】 全身麻酔では麻酔が覚めてすぐに,局所麻酔では術中に,患者および保護者に筋の紛失や筋断裂につき説明,謝罪する.当日または翌日に整復できなかった場合は,速やかに整復可能な施設に依頼する.術後の眼位については慎重に経過観察し,必要に応じて再手術を検討する.

症例3 強膜穿孔

【背景】 強膜穿孔は,筋を強膜通糸する際に最も起こりやすいが,外眼筋への通糸時や,制御糸をかける際,下斜筋手術などで外直筋下に牽引糸をかける際にも,垂直に針先を向けて進ませれば穿孔しうる.強膜の厚みは後極で1 mm,前方に向かって薄くなり,赤道部で 0.5〜0.6 mm,直筋付着部後方は 0.3 mm と最も薄くなる.強度近視や再手術症例,強膜炎や網膜剝離の既往眼,小児などではさらに強膜が薄いことがあり,注意が必要である.

【原因】 縫合針は強膜の接線方向に進めて,針先を深く進めないようにする.やりにくい体勢や,通糸時のスペースが確保できない場合に,無理に通糸しようすると,針先の微妙なコントロールができなくなり深く入りすぎることがある.特に後転量が多い場合や,瞼裂幅が小さい小児,患者の鼻が利き手に当たってしまう場合などは要注意である.また,針先の切れが悪くなっていると,針を進める際に過度に力が加わって思わぬ深い方向に進んで穿孔に至ることもあるため,針先は筋の通糸以外には触れないよう,手術スタッフも含めて注意が必要である.

【対応策】 強膜穿孔した場合,直ちに散瞳させて眼底検査を行う.貫通した場合は,網膜に白濁した混濁や網膜出血を認める(図2a).患者が高齢の場合は,穿孔部から液化した硝子体の脱出を認めることもある.網膜剝離予防のために必要に応じて冷凍凝固が勧められているが,侵襲が強く,過剰凝固になると滲出性網膜剝離を誘発する恐れもある.小児では硝子体によるタンポナーデ効果が期待できることから経過観察することも多い.術中に穿孔痕のみで網膜剝離を認めない場合は,成人でも翌日以降に光凝固を行うか,瘢痕化するまで経過観察のみとする場合もある(図2b).また,穿孔による眼内炎を予防するために,穿孔部や結膜下に抗菌薬の点眼やポビドンヨードをかけ,場合によっては術中の抗菌薬点滴や術後に抗菌薬の内服を処方することも検

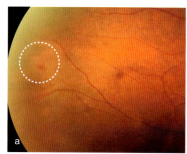
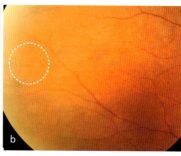

図2 強膜穿孔部の網膜
a:術翌日 b:術1か月後
白点線は穿孔部を示す.
穿孔した網膜部に出血を認めた(a).
経過観察のみで出血は軽快した(b).

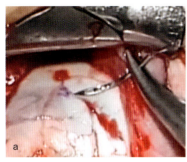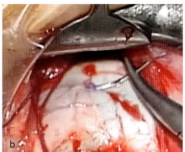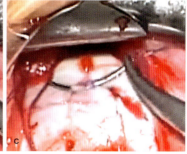

図3 強膜通糸—下直筋後転時の術中写真
針先で強膜の 1/3 〜 1/2 程度の厚みを幅広くすくい（a），眼球の丸みを意識しながら強膜の接線方向へゆっくり針を進めていく（b）．針先を立てないようにして強膜穿孔を回避する（c）．なるべく手首を寝かせて，針の根本 1/3 部を持針器で保持すると針先のコントロールがしやすい．

討する[5]．

【予防策】　強膜穿孔しないためには，強膜通糸時，顕微鏡下で細心の注意を払いながら，へら型の針を使用し，強膜の 1/3 〜 1/2 程度の厚みを幅広くすくい，眼球の丸みを意識しながら強膜の接線方向へゆっくり針を進めていく．針先を立てないようにして強膜穿孔を回避する．水平筋の強膜通糸に慣れた術者であっても，垂直筋の強膜通糸時は予想以上に針先が深く入ることがあるため注意する．なるべく手首を寝かせて，針の根本 1/3 部を持針器で保持すると針先のコントロールがしやすい（図3）．強膜通糸時は助手も含めて急な動作や大きな音をたてたり，患者のベッドに触れたりすることがないよう手術スタッフ一同注意する．術者は，少しでもやりにくさを感じたり，強膜穿孔の不安がある場合には，無理に手技を進めず，顕微鏡を 90° 回転した位置からの通糸を試みたり，hang-bag での通糸に変更したりと，安全に行える方法を検討する．

【フォローアップ】　全身麻酔では，麻酔が覚めてすぐに，局所麻酔では術中に，患者および保護者に強膜穿孔につき説明，謝罪する．術後も穿孔部の確認のため，眼底検査を行いながら経過観察し，必要に応じて治療を検討する．受診間隔は，通常の斜視手術後よりも頻回に行い（術後 1，3，7 日，その後は診察所見や術者の判断で通院間隔を延ばしていく），患者および保護者には，稀ではあるが，術後の眼内炎や網膜剥離の可能性につき説明し，少しでも徴候があった際にはすぐに受診するよう伝える[5]．

症例 4　眼心臓反射（OCR）

【背景】　OCR は，眼球圧迫や，眼球の牽引により徐脈や不整脈が出現することで，全身麻酔，局所麻酔にかかわらず発生しうる．その発生率には刺激の強さと種類が関係すると言われており，急な刺激，強い牽引，持続時間が長くなるほど発生率は高くなる．求心路は三叉神経第一枝である眼神経の短・長毛様体枝で，遠心路は脳幹から迷走神経を介して心臓につながる．

【原因】　斜視手術中に，牽引試験を行ったり，斜視鈎で筋を牽引したり，眼球を圧迫したりすると起こりやすい．特にアスリートなど，もともと心拍数が低い患者では注意する．

【対応策】　徐脈を呈した場合は，手術操作を一度やめ，筋を斜視鈎で牽引している際

は，斜視鈎を緩めたり，一度外したりして，徐脈が回復してから手術を再開する．必要があればアトロピン硫酸塩 0.005 〜 0.02 mg/kg を静注する．その後もなるべく筋に力を加えすぎないように注意しながら手術を遂行する．

【予防策】 筋の牽引は徐々に行い，過度に力を加えないようにする．また，筋の牽引は必要時のみ行い，それ以外は斜視鈎で筋を支える程度に緩めておく．徐脈になった際に，すぐにアトロピン硫酸塩を静注できるように，末梢静脈路を確保しておく．特に全身麻酔下で牽引試験を行う際には，OCR を起こしやすいため，麻酔科医に眼球を触ることを伝え，徐脈に対応できる体制を整えておく．

【フォローアップ】 基本的には一過性であることが多いが，術後も徐脈が持続した報告[6]もあるため，状況により継続的な心拍数モニタリングを考慮する．

（古森美和）

文献

1) Bradbury JA et al. Severe complications of strabismus surgery. *J AAPOS* 2013；17：59-63.
2) Simon JW et al. Recognized scleral perforation during eye muscle surgery：incidence and sequelae. *J Pediatr Ophthalmol Strabismus* 1992；29：273-5.
3) Kong M et al. Incidence, Management, and Outcome of Pulled-in-Two Syndrome Associated With Strabismus Surgery. *J Pediatr Ophthalmol Strabismus* 2022；60：263-7.
4) MacEwen CJ et al. Aetiology and management of the 'detached' rectus muscle. *Br J Ophthalmol* 1992；76：131-6.
5) Coats D et al. Strabismus Surgery and its Complications. Springer；2007. pp.211-21.
6) 早坂達哉ほか．術中に眼球心臓反射による心静止を生じ，術後にも洞性徐脈が持続した眼窩底骨折の一例．山形医学 2016；34：130-3.

9.5 眼瞼腫瘍切除手術

　眼瞼腫瘍（eyelid tumor）を切除する際，特に悪性腫瘍を切除する場合には十分な安全域を確保しなければならないことがあり，切除範囲が大きくなり，眼瞼のみならず眼瞼付属器も切除範囲に含まれることがある．それに伴い生じる周術期のトラブルとその対処について，自験例における初診から治療までの流れを参考として述べていく．

■ 生検時のトラブル

　初診で良悪性の診断をつける際，高齢者の脂腺癌と霰粒腫のように顕微鏡所見のみからでは判断がつきにくいものも多い．そのような場合，範囲が広くない腫瘍であっても，生検で悪性腫瘍の病理診断が出た際にその後の全摘出時に切除範囲がわかりにくくならないよう，腫瘍辺縁は切除しないように生検をするようにしている．腫瘍切除後は速やかに検体をホルマリンに入れ，切除した部位がわかりやすいようなスケッチを添えて病理部へ提出する．リンパ腫が疑われる場合，検体量が十分に確保できれば病理組織診のみならず，症例に合わせて生検体でB細胞・T細胞の遺伝子再構成，フローサイトメトリー，Gバンド法染色体分析へ提出する．提出する項目に迷う場合には，腫瘍内科，血液内科や病理部と事前にコンタクトを取ることも必要であり，生検検体の取り扱いについて助言をもらえることもある．

　露出部ではない腫瘍で周囲組織との癒着が強く生検部位に迷うことがあり，創部を展開している釣針鈎を外して術前に触知していた腫瘍部分を再度触知してみて確認することや，術前に撮像したMRIやCTで腫瘍の深さや局在を術中にも再確認することがある．周囲組織との癒着が強い場合や，眼窩腫瘍との連続性がありモスキートペアンや挟瞼器で止血しながらの生検が難しい場合には，腫瘍の一部分を先の尖った15番メスで切り込み，小さなブロックに分けながら生検するようにしている．腫瘍切除時の視認性確保や，術中術後の大量出血を防ぐため，塗布用の倍希釈したアドレナリンを3cm×30cmのガーゼに浸したもので圧迫止血して出血をコントロールしながら，しっかり焼灼止血を行うようにする（図1）．

　生検も手術の一環と考え，患者の不安や疼痛を取り除くように努めたい．外来での生検時でも疼痛への不安がある場合には，局所麻酔注射をする前に，エムラ®クリーム[1]）（リドカイン・プロピトカイン配合クリーム，図2）塗布で穿刺時の痛みを軽減することができる[2])．生検後，自宅での出血がないよう，局所麻酔薬にエピネフリン入りのものを使用し，挟瞼器を用いてしっかり出血点を確認しながら，バイポーラやパクレンで焼灼止血をするようにしている．露出部の腫瘍ではなく生検が難しい症例や，患者の不安が強い場合，精神疾患や全身疾患のため生検リスクが高いことが予想される際には，短期入院や全身麻酔下での生検を検討するべきだろう．

■ 眼瞼腫瘍切除・再建時のトラブル

　腫瘍の浸潤範囲がわかりにくい場合には，睫毛脱やマイボーム腺が消失している範囲，またフルオレセイン染色を行い上皮不整となっている範囲などから，多角的に判断

文献1

Chapter 9　手術室でのトラブルシューティング（1）外眼部手術

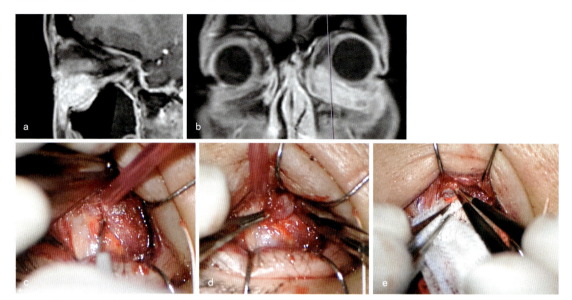

図1　若年者の亜急性に増大する右眼窩から下眼瞼にわたる腫瘤の生検─病理結果：扁平上皮癌
a：ガドリニウム造影の眼窩 MRI T1 強調画像 矢状断　b：前額断
c：下眼瞼鼻側の眼瞼縁より3mmの位置で切開をして眼輪筋下を下方に剥離を進めていくと，眼窩から突出して周囲組織と癒着の強い腫瘤を触知した．出血が予想されるため吸引して視野を確保しながら，15番メスで四角形に切開する．
d：スプリングハンドル剪刀でブロック状に切除する．これを繰り返して複数検体を採取する．
e：倍希釈の塗布用アドレナリンを染み込ませた3cm×30cmガーゼで圧迫なども加え，出血コントロールしながらバイポーラで焼灼止血を行う．

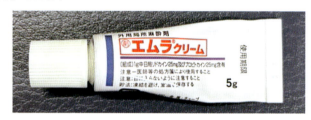

図2　エムラ®クリーム
疼痛への不安が強い人への局所麻酔薬注射の穿刺前，若年者の抜糸などの際に使用している．

するようにしている．術前の診察で，眼瞼全体の概要がわかる前眼部写真や，高倍率の細隙灯顕微鏡写真を残すようにしておきたい．それでも腫瘍浸潤範囲がわかりにくい場合には，積極的に術中迅速病理診断を利用する．

　眼瞼内側を含む悪性腫瘍で，涙点浸潤がある場合や，セーフティマージン内に涙点が含まれる症例では，涙点・涙小管の切除が必要となることがある．涙道の再建が難しい場合には，術後合併症として流涙症が出現することのインフォームドコンセントが必要である．涙道再建を同時に行う場合には，腫瘍切除の前にDSI（direct silicone intubation）を行い，涙道を確保しておかなければならない．DSI後に，シリコーンチューブを留置したまま腫瘍切除・眼瞼再建を行うと，術後にチューブ周囲の結膜および涙小管上皮の再生に伴い新たな涙点が形成され導涙機能の確保が期待できる．涙道の癒着を防止するため，シリコーンチューブは通常より長く，半年以上留置しておくことが多い．

　安全域をつけて悪性腫瘍を全摘出することを目指す際，想定以上に大きな欠損となることがある．比較的小さな腫瘍の切除後であれば，前葉と後葉の同時再建として直接縫合を行い，後葉の再建が追加で必要ならば遊離瞼板移植や硬口蓋粘膜移植を選択するこ

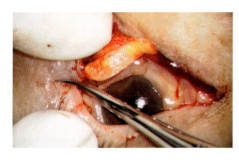

図3 外眥切開
高齢者の下眼瞼悪性腫瘍を切除後の眼瞼欠損部の再建．下眼瞼後葉の再建時，同側の上眼瞼遊離瞼板を移植しようとしたが水平方向の緊張が強いため，外眥切開を加えることで調整して縫合した．

とが多い．水平方向の緊張が強く，引きつれや移植材料の離開が危惧される場合には，外眥靱帯を切離することによって5 mm程度の眼瞼移動が可能になるため，眼瞼再建の途中で適宜追加するようにしている（図3）．

■ 眼瞼腫瘍手術に関連した角膜のトラブル

手術中にも可能な限り角膜障害が起きないように努めたいが，眼瞼欠損による角膜露出が長時間にわたることがあることや，眼瞼縫合糸の眼球側への突出や，眼瞼再建後の摩擦亢進により，術中・術後に角膜上皮障害を生じることがある．疼痛が生じること，上皮障害による視力低下，角膜感染の原因となることがあり適切に対処したい．

眼瞼後葉や球結膜を含んで広く腫瘍切除・再建を行った場合には，角膜保護のために術後からメディカルユース（治療用）コンタクトレンズ（contact lens：CL）を使用するようにしている．数日の使用であればone dayタイプのソフトCLを使用して，除去した後に疼痛や上皮障害が再発しないかを観察する．瞼球間の摩擦亢進や縫合糸の接触があるがしばらく経過観察したい場合には，連続装用CLを使用して，角膜感染が生じないか定期的に経過観察するようにしている．再建した眼瞼の緊張が強く，離開の恐れがありCLを入れることが難しければ，デマル鈎（デマル氏開瞼鈎）を用いて上眼瞼のみを慎重に開瞼しながらCLを挿入する．また，周術期の抗菌薬点眼投与前，CL挿入前に，事前に結膜嚢の擦過培養検査を提出しておくと，角膜感染が生じた後の抗菌薬選択の参考になることがある（図4）．

術後の長期経過でも再建後の眼瞼皮膚や産毛，睫毛などが内反して角膜上皮障害が生じることがあり，該当部分を20〜30秒の冷凍凝固をすることで除去が可能である．

眼瞼悪性腫瘍術後に補助療法として放射線治療を行う際には，手術による眼表面環境の変化により，放射線による角膜障害を受けやすい．涙腺や結膜杯細胞，副涙腺，マイボーム腺への手術や放射線治療による侵襲により，眼表面環境悪化や涙液減少によるドライアイを呈することがあり，人工涙液の頻回点眼をはじめとするドライアイ治療薬の点眼加療，涙点プラグによる涙液排出の制限を行って対処する．放射線照射の急性期には，一過性の点状表層角膜炎や角膜浮腫，結膜充血や偽膜形成などを生じることがあり，ステロイドなどの抗炎症薬点眼で対処している．慢性期には，角膜知覚の消失や，涙液減少，角膜輪部幹細胞疲弊などが組み合わさり，遷延性角膜上皮欠損や角膜融解・潰瘍，それに伴う角膜瘢痕や角膜新生血管の形成を生じて不可逆性の視力低下を生じる[3]．点眼加療に加えて，治療用CLの使用や羊膜移植などを検討しながら，角膜感染に注意しながら加療していく必要がある（図5）．

文献3

Chapter 9 手術室でのトラブルシューティング（1）外眼部手術

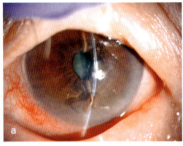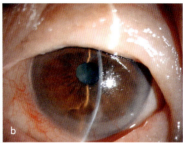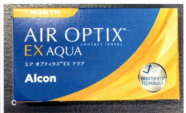

図4 高齢者の上眼瞼皮膚・眼瞼結膜の広範囲に浸潤した脂腺癌の放射線治療（66Gy/33Fr，眼球ブロック使用）1年後に生じた角膜穿孔
a：下方角膜に小さな穿孔があり，前房が浅くなり穿孔部に虹彩が嵌頓している．明らかな感染徴候はみられない．
b：メディカルユースコンタクトレンズを装用して，予防的に抗菌薬点眼加療を行い穿孔部は早期に閉鎖した．涙小管閉塞があり涙液は排出されないが，涙液減少を認め，放射線治療後の合併症と考えられた．
c：長期に装用する場合，連続装用タイプのコンタクトレンズを使用している．

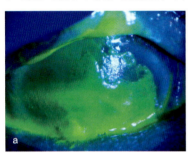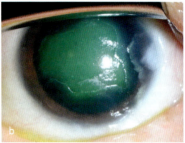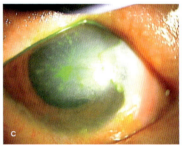

図5 若年者の上下眼瞼および眼球結膜に浸潤した脂腺癌 他院で下眼瞼腫瘍切除した後，放射線治療（60Fy/30Fr，眼球ブロックなし）で生じた合併症
a：放射線治療中，角結膜上に生じた偽膜 瞼球癒着を防止するため，頻回の偽膜除去とステロイド点眼・軟膏で対応した．
b：炎症は落ち着いたが，治療後数か月は遷延性角膜上皮欠損の状態となり，点眼薬を防腐剤フリーのものへ変更，人工涙液の頻回点眼，メディカルユースコンタクトレンズの装用などで対応した．眼瞼腫脹が強く診察が難しい際には，キシロカイン点眼をした上でデマル鈎で眼瞼を優しく持ち上げるようにしている．
c：徐々に上皮化したが，角膜瘢痕は残存している．

■ おわりに

　眼瞼腫瘍手術の周術期トラブルと対処法について，生検時，腫瘍切除・再建時，術後の角膜障害などを中心に述べた．術前計画から術後の経過観察まで，眼腫瘍・眼形成医のみならず，他領域を専門とする眼科医や他科の医師と連携しながら，診療を進めていくことが重要である．

（小出遼平）

文献
1）佐藤製薬．エムラ®クリーム．
2）Tyers AG et al. Colour Atlas of Ophthalmic Plastic Surgery, 4th ed. Elsevier：2018.
3）Kwok SK et al. An analysis of the incidence and risk factors of developing severe keratopathy in eyes after megavoltage external beam irradiation. Ophthalmology 1998；105：2051-5.

9.6 涙小管断裂の手術

本節では，涙小管断裂の手術における涙小管断端の捜索時のトラブルについて概説する．

【背景】 涙小管断裂は顔面・眼付属器の外傷により涙小管に断裂が生じる病態である．受傷起点としては，涙小管が鋭利なもので直接切断される直接損傷と，涙小管から離れた部位に外力がかかり，涙小管が引き裂かれる間接外傷がある．直接外傷としては動物咬傷や刺傷が代表的で，間接外傷としては暴行や格闘，転倒，衝突，スポーツ外傷が代表的である[1,2]．治療は，断端同士をつなげることである．そのため断端を同定できるかどうかが，この治療の成否に関わる．涙点側断端は涙点からブジーを挿入することで容易に同定できるが，涙囊側断端の同定に苦労する場合がある．涙小管は図1のように外側4/5がホルネル（Horner）筋内を走行し，内側1/5はホルネル筋の走行から外れて腹側に向かい，涙囊に開口するという構造をとっている[3,4]．涙小管が断裂すると，涙囊側の涙小管はホルネル筋によって鼻背側に引っ張られるため，涙囊側の涙小管断端が周囲組織に埋もれて同定が困難になる．

文献 1

文献 2

文献 4

【原因】 涙囊側断端の同定に影響する要因としては，断裂部位，断裂位置，受傷から治療までの期間がある．

①断裂部位：涙小管の断裂部位としては，上もしくは下涙小管単独と，上下涙小管両方がある．既報では下涙小管単独73.5％，上涙小管単独15.0％，上下涙小管両方11.5％と報告されており[5]，下涙小管単独が多く，上下涙小管両方の断裂は少ない．単独の断裂の場合，対側涙小管から涙囊側断端を捜索する方法が適応できるが，上下涙小管両方の断裂の場合は適応できない．また後述するように，上下涙小管両方の断裂は断裂位置が深く（涙点からの遠位側での断裂が多く），涙囊側断端の同定が困難となる．

文献 5

②断裂位置：図1のように涙点から出た涙小管は鼻背側に進むため，断裂する位置によって断端の深さが異なる．つまり涙点近傍の断裂の場合は表層に涙小管断端があるが，涙囊近傍の断裂の場合は深層に断端があるため，同定が困難となる．

③受傷から治療までの期間：受傷後早期であれば，創傷治癒による組織変化が進んでいないため，断端が同定しやすいことが多い．一方，陳旧性の涙小管断裂では涙小管断端が拘縮して，同定が困難となる．

【対応策】

①断裂部位：上下涙点からそれぞれ上下涙小管垂直部，水平部につながり最終的に涙囊に開口する（図2）．涙囊の手前で上下涙小管水平部が合流して総涙小管を形成することが95％と報告されている[6]．上下涙小管水平部が別々に涙囊に開口することもあるが，涙囊付近では上下涙小管が近接して走行しているため，上または下涙小管単独断裂の場合，対側涙点からブジーを涙囊付近まで挿入することで涙小管の走行を確認できるため，手掛かりとなる．また，ブジーの代わりに硝子体ライトガイドや涙道内視鏡を挿入する方法も有用である．ライトで涙小管水平部から涙囊付近が明るく照らされ，涙囊側断端の同定の手掛かりとなる．涙囊側断端から直接光が漏れてくることもある．他には，対側涙点から様々な物質を注入して，涙囊側断端からの逆流を確

Chapter 9　手術室でのトラブルシューティング（1）外眼部手術

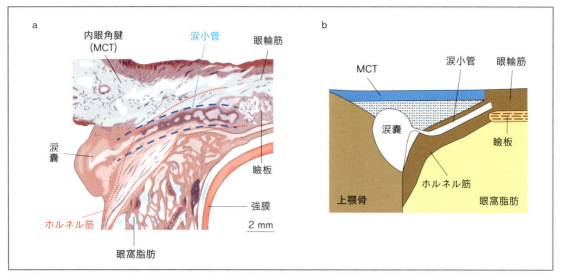

図1　涙小管の解剖
a：涙小管から涙嚢の組織像（Elastica-van Gieson染色）
b：涙小管から涙嚢の解剖のシェーマ
（文献3, 4より作成）

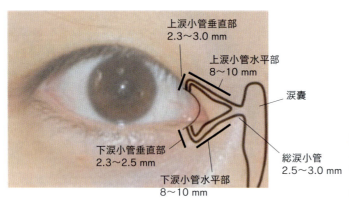

図2　涙小管の走行
上下涙点から上下涙小管垂直部, 水平部とつながり, 涙嚢近傍で上下涙小管水平部が合流して総涙小管を形成し, 涙嚢に開口することが多い.

文献7

文献11

文献12

認することで同定する方法も有効である. 使用する物質としては空気[7]やミルク[8], フルオレセイン[9], メチレンブルー[10], 眼粘弾剤[11]が報告されている. ピッグテールプローブを対側涙点から挿入して涙嚢側断端を確認する方法もあるが, ピッグテールプローブの形状は涙小管の走行と一致していないため, 断裂した涙小管の状態を悪化させるだけでなく, 総涙小管や健常涙小管の粘膜を損傷して医原性涙小管閉塞を起こすリスクがあるため, 不慣れな術者は使用を控える. 上下涙小管両方の断裂の場合はこの方法が適応できないため,「予防策」に記載したコツに準じて涙嚢側断端を同定する必要がある.

②**断裂位置**：涙小管の断裂する位置によって, 涙嚢側断端の同定の難易度が異なる. まずは涙小管の走行を解剖学的に理解することが重要である. 日本人の涙小管垂直部の長さは上が2.3～3.0 mm（平均2.82 mm）, 下が2.3～2.5 mm（平均2.39 mm）, 涙小管水平部の長さは上下とも8～10 mm, 総涙小管が2.5～3.0 mmと報告されている[12]. そして涙小管水平部はホルネル筋に沿って背側に走行している. そのため, 涙

点近傍の耳側の涙小管断裂であれば，涙嚢側断端は表層を探すと容易に同定できる（図 3）．一方，涙嚢近傍の鼻側の断裂であれば，断端は深層にあるため創部を大きく展開して視認性を確保する必要がある．涙小管の粘膜は白色の光沢のある組織で，見た目から「竹輪」や「イカリング」と称される．眼輪筋やホルネル筋などの筋組織の中にあるため，赤い組織の中にある白色の「竹輪」や「イカリング」を探す．

③受傷から治療までの期間：推奨されている適切な手術時期は報告によって様々であるが，受傷後 48 時間以内の手術とされている．他院で眼瞼裂傷の一次縫合が行われている場合はまず抜糸し，裂傷部を丁寧に剝離する．1 週間程度であれば癒着が進行しておらず鑷子で鈍的に剝離を試みる．うまく剝離できれば，出血は最小限で済む．切開などの侵襲を加えると組織を挫滅し出血が増える．フィブリンが沈着している場合は，丁寧に除去する．受傷後 1 か月以上経過した例では創部の瘢痕拘縮が進んでおり，鈍的な剝離は難しい．瘢痕部を観察しながら癒着している場所を剪刀などで丁寧に剝離して展開する．

【予防策】 涙小管涙嚢側断端同定の共通するコツを述べる．

まず術前処置としては，受傷から手術までは創部が乾燥しないように，眼軟膏を塗布して湿潤環境を保っておくことが望ましい．

麻酔に関しては，手術に不慣れな術者は全身麻酔で行うほうがよい．全身麻酔で行うと，術中血圧を低く保つことができるため，術中出血が少なくなり涙嚢側断端を同定することが容易となる．また，涙嚢側断端を同定するのに予想以上に手術時間を要することが多く，術中の疼痛コントロールが困難となる．痛みにより血圧が上昇し，創部からの出血も増加し，涙嚢側断端の同定が困難な状況に陥る．さらに，焼灼止血操作が増えれば組織の熱凝固範囲が広がり，涙嚢側断端の同定がさらに困難となる．細かな出血であればエピネフリン添加麻酔液を染み込ませたガーゼを創部に当てて止血する．

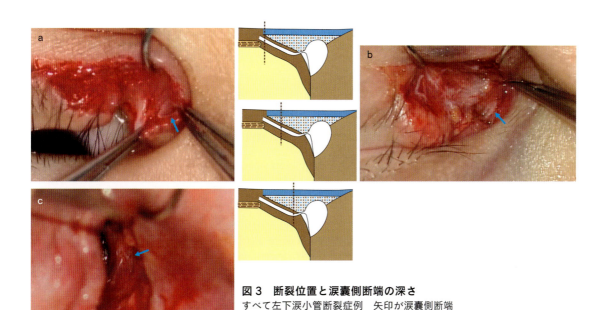

図 3　断裂位置と涙嚢側断端の深さ
　　すべて左下涙小管断裂症例　矢印が涙嚢側断端
　　a：涙点から 2 mm の断裂　耳側断裂は皮膚表層に涙嚢側断端がある．
　　b：涙点から 5 mm の断裂
　　c：涙点から 9 mm の断裂　鼻側断裂は深層に涙嚢側断端がある．

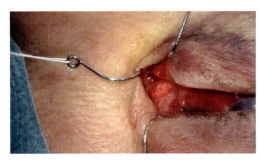

図4 術野の展開
術野の展開に釣り針鉤を用いる．めくった眼輪筋を釣り針鉤で押さえるように，そのつど鉤を掛け直す．

　術野の展開にも細心の注意を払う．基本的には断裂した創部を剝離して展開する．新たに切開を加えると出血のリスクが増える．可能な限り侵襲の少ない操作を心掛ける．断端が存在すると予測される位置の眼輪筋を鑷子などで丁寧にめくるように展開する．展開した眼輪筋は釣り針鉤や牽引糸を用いることで（図4），十分な視野を確保することができ，涙囊側断端の同定を容易にする．

　眼科の場合，手術顕微鏡を用いて手術を行うことが一般的であるが，涙囊側断端が鼻背側に引き込まれるため，釣り針鉤や牽引糸による展開のみでは視認しにくいことがある．その場合は患者の頭位を健側に傾けるとよい[†]．

[†] 右の涙小管断裂であれば，患者の頭を左に傾けて顕微鏡で鼻側を見やすくする．

　涙囊側断端を同定できれば，吻合部の狭窄予防目的で涙管チューブを挿入する．その後縫合を行うが，断端同士の縫合を行うかは議論の余地がある．むしろ周囲組織同士の縫合が重要である．周囲組織同士の縫合は6-0や7-0ナイロンなどの非吸収糸を用いて，断端同士をしっかり引き寄せることが重要である．最後に眼瞼裂傷を創面が一致するように丁寧に縫合する．

【フォローアップ】　術後の管理は，抗菌薬と低濃度ステロイド点眼薬を処方する．受傷後早期であれば創部の感染予防のために抗菌薬の内服も併用する．術後1週間で抜糸を行う．留置した涙管チューブは，チューブ留置による合併症がなければ約2か月で抜去する．チューブを抜去する際には，吻合部に肉芽や線維性狭窄がないか涙道内視鏡で確認しておくとよい．チューブ留置中の定期的な涙道洗浄は，創傷治癒を妨げる可能性を考慮して行っていない．

　チューブ脱落やチューブの接触による角結膜上皮障害などの合併症が生じることがある．チューブの早期脱落の場合は，再度涙管チューブを挿入する．チューブ接触による合併症は可能であれば保存的に経過観察するが，痛みが強いなどでチューブ留置の継続が困難な場合は抜去する．

〈鎌尾知行〉

文献

1) Saunders DH et al. The effectiveness of the pigtail probe method of repairing canalicular lacerations. *Ophthalmic Surg* 1978；9：33-40.
2) Billson FA et al. Trauma to the lacrimal system in children. *Am J Ophthalmol* 1978；86：828-33.
3) 柿﨑裕彦．涙液，涙道の解剖生理．佐藤美保ほか（編）．眼手術学3 眼筋・涙器．文光堂；2014．pp.232-45.
4) Kakizaki H et al. The lacrimal canaliculus and sac bordered by the Horner's muscle form the functional lacrimal drainage system. *Ophthalmology* 2005；112：710-6.
5) Reifler DM. Management of canalicular laceration. *Surv Ophthalmol* 1991；36：113-32.

6) 柿﨑裕彦. 涙道の解剖―敵を知り己を知れば百戦危うからず！ 臨床眼科 2016；70：1542-7.
7) MORRISON FD. AN AID TO REPAIR OF LACERATED TEAR DUCTS. *Arch Ophthalmol* 1964；72：341-2.
8) Fox SA. Ophthalmic Plastic Surgery, 5th ed. Grune & Stratton；1976. pp.584-607.
9) Wobig JL. Treatment of canalicular diseases and injuries. In：Ed by Silver B. Ophthalmic Plastic Surgery：A Manual Prepared for the Use of Graduates in Medicine, 3rd ed. American Academy of Ophthalmology and Otolaryngology；1977. pp.184-9.
10) Mustardé JC. Repair and Reconstruction in the Orbital Region：A Practical Guide, 2nd ed. Churchill Livingstone；1980. pp.195-203.
11) Lerner HA et al. Sodium hyaluronate（Healon）as an adjunct to lacrimal surgery. *Am J Ophthalmol* 1985；99：365.
12) Valencia MRP et al. Lacrimal drainage anatomy in the Japanese population. *Ann Anat* 2019；223：90-9.

9.7 涙嚢鼻腔吻合術

　涙嚢鼻腔吻合術（dacryocystorhinostomy：DCR）は導涙路再建のため，鼻外法，鼻内法によるアプローチで行われている．涙嚢内からのレーザー焼灼によるレーザーDCR など少数の例外があるものの，ほぼ前二者の方法で行われている．鼻外法は皮膚切開を行い，涙嚢を直視下に観察，顕微鏡，電気メス，吸引装置以外は特別な装置も不要なため長い歴史を持ち，確実な結果を得ることができる．鼻内法は鼻腔内からのアプローチのため，追加で鼻内視鏡などの鼻腔内観察用の器具を必要とする．また鼻腔内の解剖を熟知した上での執刀が必要になる．
　本節では前二者の手術における様々な過程で起こりやすい不測の事態をあげて対策を論じる．

■ 術前の難易度評価

　術中の不測の事態を回避するためにも術前のアセスメントは重要である．DCR において体格，顔相より判別できることでは，小柄な体格の年配女性，顔面のパーツが中心に集まる傾向の顔立ち（涙嚢が高い位置に存在する，いわゆる high sac の状態），もしくは筋骨たくましい男性（骨が厚い）などは大事なポイントである．全身状態としては抗血小板療法中など出血傾向のある場合や循環器などの既往疾患の有無で難易度が容易に変わりうる．また鼻内法の場合は鼻中隔弯曲が存在する場合はそれだけで難易度が上がる．
　鼻内法，鼻外法ともに出血が必発であり，予想外の出血が常に起こりうることを考えておく．上顎骨の厚みや脳底までの距離は CT などの画像診断で確認することも重要である．また副鼻腔炎などの術後の場合，解剖学的なメルクマールが消失している場合もあり，手術部位の同定が困難な症例も存在する．

■ 麻酔の際に留意すること

　鼻外法，鼻内法ともに局所麻酔の際には伝達麻酔として滑車下ブロックを行うが，注射位置が眼球側方の内眼角近くにあるため，血管豊富な部位を穿刺することとなり，球後出血や眼球穿孔などの危険性を有する．
　注射位置の約 2 cm 後方には前篩骨神経（神経ブロックの目標神経）と前篩骨動脈が並行して前篩骨孔に入る．前篩骨動脈は眼動脈の分枝であり，鼻腔内を栄養する血管である．走行の個体差が大きく，位置にもバリエーションがある．損傷すると球後出血の主要原因となる．
　ブロックする目的の神経と球後出血の原因血管が同じ位置にあるという状況をよく理解して，注射手技を行うことが重要である．もし球後出血が起これば手術は中止せざるをえず，眼圧の調整などの投薬が必要になるばかりではなく，患者との信頼関係に多大な影響をきたし再手術につながらないことすらある．
　筆者は涙管チューブ挿入の際の滑車下ブロックで球後出血を起こしたことがある．眼瞼皮膚が一瞬で硬くなり腫脹してくるため，出血が増強しないことを確認した上で涙道

内視鏡を挿入してみたが，涙道周囲の組織からくる圧迫で下涙点からの片側チューブ留置を何とか行い，終了した．

鼻外法の場合は，顔面痛覚の支配神経エリアを考え，眼窩下神経ブロックを行うこともある．この手技も顔面の大きな血管が近くにあるので，顔面に大きな皮下出血を引き起こす可能性がある．

鼻内法において，鼻腔内の麻酔は，中鼻甲介付近の鼻粘膜下に行うが，針長の長いものを使うため，鼻中隔弯曲などがある際には関係ない鼻粘膜に針先が当たる可能性があるので鼻内視鏡で針先を確認しながら鼻腔内操作を行う．

■ 鼻腔内操作の制限

鼻中隔弯曲を認める骨標本を提示する（図1）．右側は鼻腔内のスペースが広いため容易に術野を視認できるが，左側は弯曲しているため，目標とする術野が観察できない．DCR 鼻内法を選択する場合は難症例であり，鼻中隔弯曲を矯正するなどの手技を持たない場合は鼻外法を選択することが無難である．術前に鼻内視鏡にて確認，もしくはCTなどでの骨形状確認は必須である．

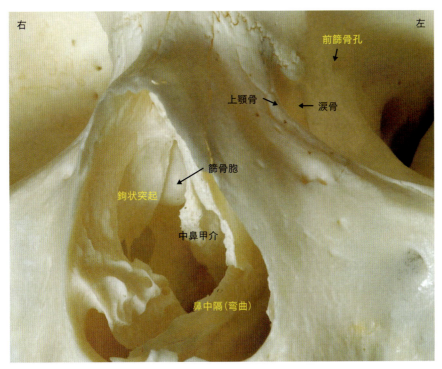

図1　鼻中隔弯曲を認める骨標本

■ 皮膚切開

鼻外法では皮膚切開を行う．術野の血管の走行を図2に示す．重要なものは内眼角付近を走行する眼角動静脈である（図2a，①）．損傷すると厄介である．涙嚢周辺は血管叢を形成しており（図2a，②），また骨を穿通する血管が存在する．涙嚢を骨から剥離する際に出血の原因となるので，確実な止血操作が必要になる．

Chapter 9 手術室でのトラブルシューティング（1）外眼部手術

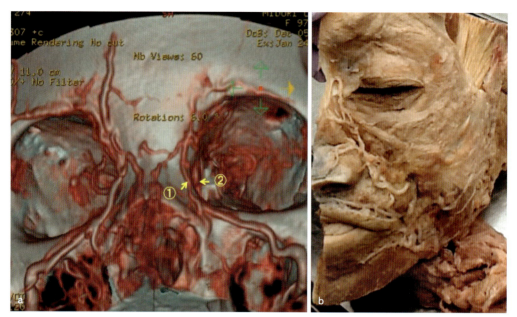

図2　術野周辺の血管の走行
a：CT造影図　b：解剖標本左眼

■ 骨の除去

　DCRにおいては骨の除去が必須であるが，過不足なく除去するために確実な除去量の判断が必要である．ただし取り過ぎると近接組織である頭蓋底の損傷や髄液鼻漏が起こる．経験的に鼻外法では内側眼瞼腱（medial canthal tendon：MCT）より上の骨は取らない．また周辺組織との位置関係から確実に鼻粘膜の方向を目指して骨を除去していく．筆者は鼻粘膜の方向を見失い，背側方向にひたすら掘ってしまったことがあった（篩骨蜂巣へ侵入）．

　鼻内法では術野となる中鼻甲介より上の操作をする場合は頭蓋底を意識する．中鼻甲介と頭蓋底との位置関係，眼窩後方の視神経などとの距離感を理解して欲しい（図3）．DCRの術野は脳底に近接することを常に頭におきながら手術を行うこと．術前にCTなどで骨の位置関係を調べることが有益である．また前篩骨動脈も近くにあるので損傷に留意する．

■ 鼻腔内操作の難しさ―鼻内法

　鼻腔内を拡げて実施した手術でも拡張した部位が近接しているため，鼻粘膜同士の癒着が術後起こることがある．吻合孔の観察の妨げになるばかりでなく，再手術の際にも厄介である．

　図4aは鼻内法にて涙囊切開を行う際，涙骨を含め眼窩隔壁を背側まで若干除去し過ぎたため，眼窩隔膜が露出され，二次元画像ゆえに切開の深さを誤り，眼窩隔膜を損傷した症例の画像である．眼窩脂肪の脱出程度で済んでいるが，眼窩内組織を損傷したり，眼窩内感染などを惹起する可能性もあるので，鼻出血などで術野の視認性が落ちる場合には非常に危険な状態である．本症例は術後3か月後には粘膜で損傷部が覆われて

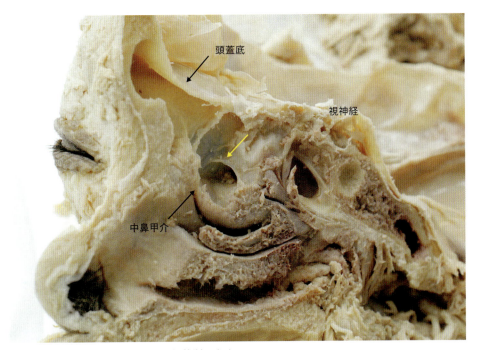

図3 頭蓋を正中よりやや耳側で矢状断したもの
紺色の歯科用印象材を眼窩内に滑車下神経ブロックの手技で打ち込んである．黄矢印は篩骨眼窩板を通して印象材が透けて見えるところ≒前篩骨孔付近
DCR術野と頭蓋底の位置関係を示す標本

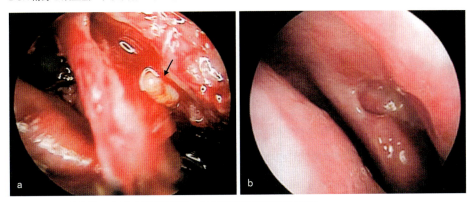

図4 DCR鼻内法における眼窩損傷による眼窩脂肪脱出の画像
a：眼窩を損傷した際に脱出した脂肪組織（矢印）
b：術後3か月の時点で粘膜に覆われていた．

いた（図4b）．
　筆者が一番焦った状況は白内障で使用する15度メスで涙嚢切開を行った際，骨に当たり刃先が鼻腔内に折れて飛び散り，鼻腔内奥に入り込んでしまい，除去に苦慮したことである．

■ **術後の縫合不全，遺物残留，鼻出血，涙点からの出血**
　鼻外法では粘膜縫合（図5）が必要である．粘膜は脆く切れやすい．縫合の強さにも留意する．また骨膜縫合，皮膚縫合が必要になる．確実な縫合手技が求められる．

Chapter 9 手術室でのトラブルシューティング（1）外眼部手術

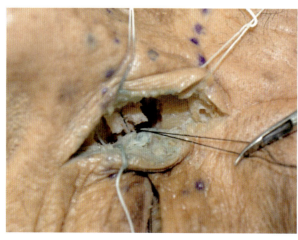

図5 解剖体における涙嚢，鼻粘膜縫合—鼻外法

　DCR終了時は骨の破片やガーゼなどの鼻腔内への残留に注意する．咽頭への落ち込みや誤嚥を引き起こす可能性がある．

　DCR術後は鼻出血をきたす場合もある．鼻腔内を圧迫ガーゼで処置して手術終了とするが，麻酔からさめ，病棟に戻った際に多量の鼻出血をきたす場合もある．手術終了時の確実な止血と適切な鼻腔内ガーゼの圧迫が求められる．

　鼻腔とつながるため，涙点から出血を認めることもあるため，様々な出血の起こりうる可能性を術前説明に含めておくことも重要である．

（園田真也，田松裕一）

文献

1) 鈴木　亨．涙道．大鹿哲郎（編）．眼科診療プラクティス6 眼科臨床に必要な解剖生理．文光堂；2005．pp.69-75．
2) Oliver J. Color Atlas of Lacrimal Surgery. Butterworth & Heineman；2002.
3) 柿崎裕彦ほか．涙嚢鼻腔吻合術鼻外法における適切な初期骨窓作製のための解剖学的根拠．日本眼科学会雑誌 2008；112：39-44．
4) 上岡康雄．涙嚢・鼻涙管閉塞の標準的治療—涙嚢鼻腔吻合術—DCR鼻外法．眼科手術 2011；24：160-6．
5) 佐々木次壽．涙嚢鼻腔吻合術鼻外法．大鹿哲郎（編）．眼科診療プラクティス19 外眼部手術と処置．文光堂；2008．pp.201-7．
6) 上笹貫太郎ほか．涙嚢鼻腔吻合術—鼻外法．あたらしい眼科 2013；30：891-6．

Chapter 10
手術室でのトラブルシューティング（2）前眼部手術

Chapter 10 手術室でのトラブルシューティング（2）前眼部手術

10.1 全層角膜移植術（PKP）

　角膜を専門とする医師にとって最も基本となる手術は全層角膜移植術（penetrating keratoplasty：PKP）である．本節は角膜移植医を目指す若い眼科医にとってより実践的な内容としたい．当院で施行するPKP[1]について，まず最低限の情報を記す．デスメ膜剝離角膜内皮移植術（Descemet stripping automated endothelial keratoplasty：DSAEK）は局所麻酔で行っているが，PKP，表層角膜移植術（lamellar keratoplasty：LKP），深部層状角膜移植術（deep anterior lamellar keratoplasty：DALK）は基本的には全身麻酔下に施行している．全例，眼科用フリーリンガリングを使用している．トレパン，パンチはバロン氏のものを用い，原則，水疱性角膜症では内皮細胞を多く移植したいのでトレパン8.0 mm，パンチ8.25 mm，水疱性角膜症以外ではトレパン7.5 mm，パンチ7.75 mmで行っている．仮縫合は8-0シルク8糸，本縫合は10-0エチロン16糸で行っている．本縫合は連続縫合のみで行うが，若い症例や感染症，角膜穿孔眼など術後の炎症が予想され早期に糸が緩む可能性が高い症例では端々縫合16糸のみで行っている．術前に前眼部光干渉断層計（optical coherence tomograph：OCT）で前房内の状況を確認しておくことが重要である．特に治療的角膜移植では，角膜穿孔，虹彩前癒着，デスメ膜剝離の有無や範囲などを十分に観察して手術プランを立てる必要がある．当院では手術室からも前眼部OCTにアクセスが可能で，観察角度を360°変えながら確認することができ，有用である．

　PKP術中に起こりうるトラブルを，発生する時系列順になるべく書き出した（表1）．それぞれのトラブルについてその背景・原因，対応策・予防策・フォローアップを簡単に記した．これらをみると，トラブルは「グラフト・レシピエント関連」，「オープンスカイ下での眼球虚脱関連」，「縫合糸関連」の3つに大別できることがわかる．これらのうち特に対応が難しい5つのトラブルについて記したい．

症例1　虹彩損傷

【背景・原因】　虹彩前癒着眼，浅前房眼．他にも水疱性角膜症や移植片不全では透見性が悪いため，虹彩損傷を起こしやすい．

【対応策・予防策・フォローアップ】　術前に前眼部OCTを撮影し，十分に虹彩前癒着の有無と範囲を確認しておく．筆者は，虹彩前癒着眼におけるPKPでは，角膜を外す前に角膜中心にVランスにて創を作製し，そこから永田氏隅角癒着解離針を用いて虹彩前癒着を解除する方法を行っている（図1a）[2]．この前処置を行うことで角膜を外す際に切開部位において虹彩前癒着が解除できているので虹彩を傷つけるリスクが減少する．本手技は有水晶体眼では水晶体を傷つけるリスクがあるので眼内レンズ（intraocular lens：IOL）挿入眼での施行が望ましい．ただしレシピエント側（周辺部）では虹彩前癒着を解除したつもりがデスメ膜剝離になっている症例もあるので，角膜を除去後に慎重に確認し，必要あらば追加処置を行う．また，この部位のデスメ膜を剝離・除去することで隅角が開大できる可能性がある．角膜穿孔眼における虹彩嵌頓については，切除した角膜を裏返しながら丁寧に嵌頓した虹彩を角膜から外すと

表1 PKPで起こりうるトラブル

術中トラブル (時系列に示す)	背景・原因	対応策・予防策・フォローアップ
移植片作製時の中心からのずれ	強膜の余剰部分が広い	●強膜余剰部分のトリミング ●移植片を打ち抜く前にパンチ上で4か所の台座の孔と輪部までの距離を参考にセンタリング ●※移植片作製時に誤って二度切りしないように留意
トレパン時の角膜の中心からのずれ	円錐角膜 吸引がしっかりかかっていない	●患者角膜中心の正確な同定 ●トレパン時に中心がずれ始めたら途中で止める ●切開痕が全周性に付けば Razor メスで前房内に刺入してカッチン剪刀で切除
不適切な移植片,レシピエント径サイズ	術前・術中の評価違い 在庫ラインナップの不足	●実際に術野で測定してサイズは最終決定する ●在庫ラインナップは通常使わないサイズも1個ずつは確保しておくとよい
虹彩損傷		本文に記載
水晶体脱出, IOL脱臼, 水晶体損傷		本文に記載
硝子体脱出	破囊眼 瞼圧や眼圧が上げる操作	●顔面皮膚を押さないようにする ●スポンジビトレクトミー, 前部硝子体切除術
駆逐性出血, 脈絡膜下出血	角膜穿孔眼 人工的無水晶体眼 人工的無硝子体眼	●全身麻酔下に行うとそのリスクは低い ●フリーリンガリングの使用 ●ハイリスク眼ではフリーリンガリングの縫合糸の一端をドレープ上まで引っ張り上げておく ●オープンスカイ下の時間をなるべく短くするため先に移植片を作製
デスメ膜剥離	水疱性角膜症 移植片不全 虹彩前癒着	●術前に前眼部OCTでデスメ膜剥離の有無と範囲を確認 ●水疱性角膜症や移植片不全ではデスメ膜剥離がもともとある場合と術中操作で起こる場合あり ●虹彩上に剥がれたデスメ膜がないかチタン製の無鉤鑷子などで直接虹彩を触って確認 ●虹彩上にデスメ膜がある場合は適宜剥離除去
移植片の眼内への迷入	人工的無水晶体眼 人工的無硝子体眼	●眼内への迷入を防ぐためにあらかじめ移植片に1糸通糸 ●前回の移植片にも通糸して眼内へ迷入を予防
トリプル時のIOL挿入困難		本文に記載
連続縫合で糸が切れる	縫合糸と血液成分との接触 不適切な操作	●糸を引っ張って抵抗があるときはどこかに引っかかっているので低倍率や直接観察して確認 ●両端針の場合は縫い直す方法があるが,難しければ全抜糸して最初から縫い直してもよい ●ノッチを角膜内に入れる際は切れやすいのでフリーリンガリングを持って行うとよい ●ノッチを作るとき糸は少しだけ長めに残す
針が切れなくなる	針先に持針器やフリーリンガリングが接触 石灰化などの硬い部位に通糸	●針先が丸く光って見えると鈍になっている可能性が高い ●フリーリンガリングや持針器に針先を当てない ●縫合予定のレシピエント側に石灰化などがある場合は角膜を外す前に除去しておく
糸がからまる	不慣れな操作	(右利きの場合)左手の使い方に留意しながら常に結び目ができないような運針を心掛ける
ノッチを緩みがあるまま作製	不慣れな操作	●縫合を締める前に前後の糸の緩みがないことを確認 ●ノッチ作製時は縫合部の輪っかのサイズの縮小していく変化をよく観察しながら糸を引っ張る
角膜縫合による不正乱視		本文に記載
移植片が縫合に耐えれらず糸が組織を断裂	超高齢者 移植片のコンディション不良	●眼球提供者が100歳以上などの超高齢者の場合は残りの1眼を予備として準備 ●患者角膜を摘出しても最後の縫合が終わるまでホルマリン固定をしない
上皮脱落	縫合糸の上皮への接触	輪部機能低下例では縫合糸は短めとし,移植片上皮になるべく糸が当たらないようにする
前房ができない	閉鎖腔になっていない 硝子体中への眼内灌流液の迷入	仮縫合8糸もしくは本縫合16糸行えば閉鎖腔となり,通常前房は形成される 悪性緑内障の可能性を疑う
虹彩脱出		本文に記載
悪性緑内障	短眼軸(22 mm以下) 遠視眼 高齢女性	●移植片とレシピエントのサイズ差を0.5 mmとする ●本縫合をきつめに締めすぎない ●発症すれば早めに硝子体手術を施行

Chapter 10 手術室でのトラブルシューティング（2）前眼部手術

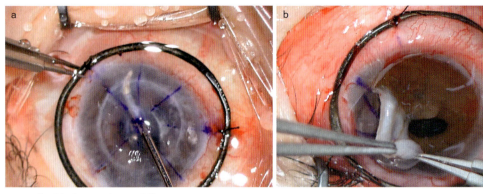

図1 虹彩損傷を予防する手技
a：角膜中心からVランスにて垂直に医原性の創を作製し，同部位から永田氏隅角癒着解離針を用いて角膜を外す前に虹彩前癒着を解除する．写真は再移植の症例
b：角膜穿孔眼における虹彩嵌頓は，切除しつつある角膜を裏返しながら，嵌頓虹彩を鈍的に丁寧に外す．
（文献2より）

無駄な出血を防げる（図1b）．通常の症例では前房内からの出血はやがて止まるが，抗凝固療法を受けている患者では止まりにくい場合もあるので注意を要する．

症例2 水晶体脱出，IOL脱臼，水晶体損傷

【背景・原因】 高い硝子体圧，浅前房

【対応策・予防策・フォローアップ】 局所麻酔下より全身麻酔下のほうがこれらの合併症は予防できると思われる．術前処置としてマーキュリーバッグの使用やD-マンニトール点滴をしておく．角膜切除中に虹彩や水晶体が脱出しそうになれば，圧を分散させるために，急いで角膜を外すとよい（図2a）．開瞼器を緩めたり，アセチルコリン塩化物（オビソート®）にて縮瞳をかけたりすることも有効である．病態によっては，既に前房内で水晶体が脱臼したり前嚢を破って水晶体中身が出ていたりする場合もある（図2b）ので，冷静に対応する必要がある．

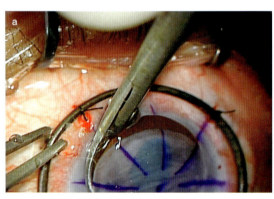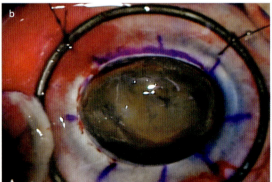

図2 水晶体脱出を予防する手技
a：角膜切除中に虹彩が創間から膨隆してくれば，急いで角膜を外すとよい．
b：別症例 角膜を外すと，既に水晶体は前嚢を突き破って立っていた．

症例3　PKPトリプル時のIOL挿入困難

【背景・原因】　硝子体圧が高い．遠視眼（短眼軸）の水疱性角膜症

【対応策・予防策・フォローアップ】　当院では以前よりPKPトリプル時の角膜除去後の白内障手術の際には，ソフトコンタクトレンズにデルマパンチ（3 mm）で2か所孔を作製して疑似角膜として使用している[3]．トリプル時は連続円形切囊（continuous curvicular capslotomy：CCC）が流れやすいので眼粘弾剤（ophthalmic viscosurgical devices：OVD，ヒーロン V®）と八重式虹彩剪刀などもすぐに出せるように準備しておくとよい．オープンスカイ下にIOLを挿入する場合は以下のように行っている．OVDで囊内を膨らませた後に速やかにIOL鑷子でオプティクス（IOLの光学部）を把持し，先行ループをチタン製の無効鑷子などで把持しながら囊内に入れる．次に囊内にもう一度OVDを追加してシンスキーフックでオプティクスを硝子体側にしっかり押しやりながら，後方ループをチタン製の無鉤鑷子でコントロールしながらリリースして囊内に入れる．ここは恐れずに思い切って行う必要がある．PKPトリプル時のIOL挿入についてはフローチャート（図3）に従って行っているので参考にされたい．硝子体圧が高くオープンスカイ下にIOL挿入が困難な場合は仮縫合7糸縫合後にインジェクターを用いてIOLを挿入するとよい．前房が浅い症例でもIOLをin the bagに挿入できると前房が格段に深くなる場合がある．筆者は3ピースのほうが前房内でのIOLの位置がしっかりと固定できる印象があり，好んで使用している．

文献3

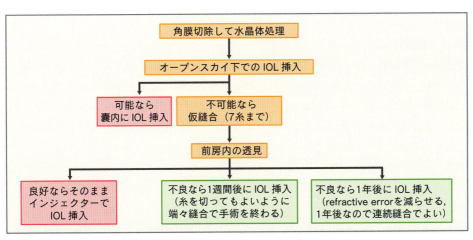

図3　PKPトリプル時のIOL挿入についてのフローチャート

症例4　角膜縫合による不正乱視

【背景・原因】　非対称な本縫合，移植片，患者角膜のそれぞれ中央を打ち抜けていない．

【対応策・予防策・フォローアップ】　角膜移植における不正乱視を最小化するためには，①移植片，患者角膜とも中央部を打ち抜く，②縫合は中心からみて放射状に均一に行うこと，が必要である．筆者は本縫合直前に用いる16か所の刺入点と刺出点をマークできる独自のマーカーをはんだやと開発して使用している（図4）．さらに

Chapter 10 手術室でのトラブルシューティング (2) 前眼部手術

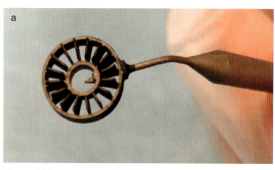 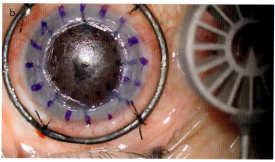

図4 新たに開発した角膜移植用マーカー
a：独自に開発した山田式角膜移植用マーカー　16本のブレードの内側端が刺入部，外側端が刺出部になるようにデザインしている．内側端と外側端にマークする．
b：16か所の刺入部位と16か所の刺出部位が，移植片上とレシピエント上にマークされていることがわかる．このマークに従って縫合すると，不正乱視が最小限に抑えられると考えている．

5.5 mmのサークルマーカーを移植片上に重ねてマークし，これより内側に縫合糸の刺入点が入らないようにしている．16糸のうち1本でも内側に偏心した糸があれば，眼鏡で矯正できないような強い不正乱視を作ってしまう．角膜移植においてはそれぞれのステップで適切なマーカー類を用いながら細目にマーキングしていくことが，不正乱視を最小化する上でとても重要である．手術終了時に手術用プラチードディスクなどを用いて角膜上に投影された円が正円に近い形であることを確認する．

症例5　虹彩脱出

【背景・原因】 高い硝子体圧，浅前房

【対応策・予防策・フォローアップ】 虹彩脱出時は push & pull，スパーテル，オビソート®を用いて嵌頓虹彩の解除を試みる．術中に確実に嵌頓虹彩を外しておかないと術後に自然に外れることはなく，隅角閉塞の範囲は経時的に広がっていく．原則として縫合時に虹彩を縫い込まないことが重要である．悪性緑内障を発症する場合は少なくとも翌日までには起こることが多い．

（山田直之）

文献

1) 森重直行ほか．角膜移植．木下　茂（編）．すぐに役立つ眼科診療の知識 角膜・結膜・眼瞼・涙器．金原出版；2005．pp.117-27.
2) 山田直之．角膜移植後早期の合併症（浅前房・高眼圧）．眼科 2023；65：913-7.
3) Kawamoto K et al. Modification of a soft contact lens for use during irrigation and aspiration in the penetrating keratoplasty triple procedure. *Arch Ophthalmol* 2006；124：550-1.

10.2 深部層状角膜移植術（DALK）

深部層状角膜移植術（deep anterior lamellar keratoplasty：DALK）は，500〜600 μm の角膜実質を除き，20 μm 程度の患者のデスメ膜のみを残す移植の方法で，全層角膜移植術（PKP）と同等の視力を得られ，移植片拒絶反応が少なく，拒絶反応が生じても点眼で治癒し予後が良い．DALK の移植片生存率は，1年で 96.8 %，3年で 89.9 %，5年で 83.5 %，10年で 74.1 % である[1]．PKP は術後長期にわたり角膜内皮細胞密度が低下し続ける一方，DALK 後半年程度で減少するが，術後 1,000〜2,000 cells/mm² 以上を維持することも可能である[1]．また，DALK は永続的なステロイド点眼を必要とせず，術後続発緑内障のリスクも PKP に比べて低い[2]．本節では DALK の適応，術中のポイントとトラブル対応について解説する．

文献 1

文献 2

■ 適応

角膜内皮細胞密度が保たれていることが前提となる．当院では 1,200 cells/mm² 以上を DALK の基準としている．また混濁が実質に限局しデスメ膜に損傷や瘢痕化がない円錐角膜や感染後混濁，角膜変性症は良い適応である．円錐角膜では，急性水腫既往があるとデスメ膜は破裂しているため PKP の適応となるが，アトピー性皮膚炎があると拒絶反応や角膜移植後アトピー性強角膜炎（postkeratoplasty atopic sclerokeratitis：PKAS）のリスクもあるため，積極的に DALK を選択することが望ましい．格子状角膜ジストロフィでは，3・4型のような実質深層デスメ膜近くに混濁がある場合は PKP を選択してもよいが，実質深層に混濁が限局する場合は DALK がよい．拒絶反応が生じやすく，PKP よりも DALK が望ましい症例は，血管・リンパ管の侵入，周辺部虹彩前癒着，アトピーなど全身の炎症疾患，重症ドライアイ，神経麻痺性角膜症，角膜上皮幹細胞疲弊症，再移植，緑内障の合併例である．DALK 術後はステロイド点眼が不要なのでグラフト感染のリスクが低く，感染を起こしても適切に治療すれば拒絶反応がないため透明治癒する場合が多い（図1）．

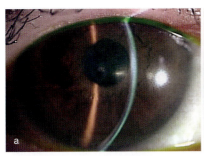
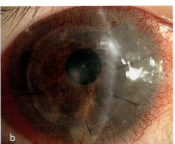
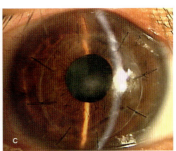

図1　実質型ヘルペス後角膜混濁への DALK
術後に何度も真菌感染，上皮型ヘルペスを生じたが，点眼治療で改善した．PKP をしていた場合，拒絶反応から移植片機能不全に陥り再移植を必要としただろう．
a：術前　b：カンジダ感染　c：治癒後

■ 手術のポイント

1．鏡面反射法

前房内に空気を入れて圧を上げる．ゴルフ刀の先端を押し付けて，デスメ膜の厚みを示す黒線が見やすい場所を探し切開する．スパーテルを入れて深さを確認し，足りないようであればさらにゴルフ刀で切開を足す（図2）．ここで，実質深層からデスメ膜に到達すると手術時間を短縮できる．

2．角膜実質除去

（1）レイヤー・バイ・レイヤー法

角膜実質をバルーントレパンで1/2～2/3の深さまで切除し，表層剥離刀で除去する．実質深層を剥離し，デスメ膜が露出するまで続ける[1]．その間，時間が経つと前房水が増えるので，時折パラセンより水を抜いてデスメ膜が張らないように心掛ける．また，角膜に無理な力をかけないのが重要である．角膜を把持している手は剥離部分を見せる程度に力をかけ，上に持ち上げないようにする．スパーテルは，角膜実質層の面を意識し，カーブに沿わせる角度で持つ．実質深層の層間にきちんとスパーテルが入れば，強い抵抗なくスッと入るはずである（図3）．スパーテルが実質層間から斜めにデスメ膜に入ったり，角膜を上に引っ張ってテンションをかけたり，スパーテルで切るように剥がすと穿孔しやすいので，層を剥がすように意識する．

（2）ビスコダイセクション（viscodissection；粘弾液分割）法

前房内に空気注入してゴルフ刀で空気と内皮の境界面での光反射を確認しながら，実質深層にポケットを作製する．その後，眼粘弾剤（OVD）をポケットに注入し，実質とデスメ膜の剥離を行う[3]（図4a）．円錐角膜の急性水腫後ではOVDの注入により，デスメ膜穿孔が生じやすいため注意が必要である．

（3）ビッグバブル法

層間から30G針を実質深層に深く挿入し，角膜中央周辺部で先端を確認しながら空気を注入し，シリンジのプランジャーの抵抗が弱まると同時にデスメ膜と実質の間に大きなバブルを形成する．さらに空気を徐々に注入してこの泡を拡大する[4]（図4b）．ビッグバブル法を失敗した場合，レイヤー・バイ・レイヤー法を実施する[5]．デスメ膜と実質に瘢痕がない症例に適している．

文献 3

文献 4

文献 5

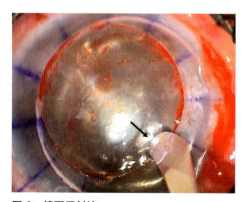

図2　鏡面反射法
黒矢印の黒線が，残っているデスメ膜の厚みを示している．

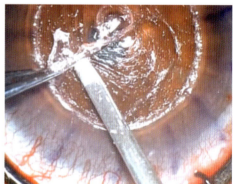

図3　レイヤー・バイ・レイヤー法
スパーテルは実質層に平行で，鑷子は把持しているだけである．

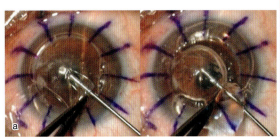
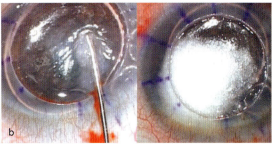

図4　ビスコダイセクション法（a）とビッグバブル法（b）

■ 合併症の対応

1. デスメ膜穿孔

　DALK の約 5 〜 40％ に起きる最も多い合併症である．デスメ膜穿孔が生じた場合，内皮機能不全は約 13％，二重前房は約 60％ の症例で併発する[6]．デスメ膜穿孔＝「即 PKP コンバート」ではないが，判断を誤ると透明治癒しない場合があるため，慎重で適切な判断が重要である．

文献6

（1）デスメ膜穿孔の場合に，いつ PKP に変更すべきか

　PKP への変更の判断要素は，①デスメ膜穿孔の大きさ，②手術のどの段階での穿孔か，③穿孔した位置が上か下かである．

大きい穿孔の場合は直ちに：特に，手術前半でデスメ膜が穿孔して，前房に空気を入れて穿孔部から漏れる場合は，その後の手術継続が困難になるため，迷わず PKP に変更すべきである[2]．デスメ膜穿孔は術後の角膜内皮機能不全と角膜内皮細胞密度低下，遷延する二重前房，視力改善の遅延の原因になり，特に直径 1 mm 以上の大きな穿孔がある場合に顕著になる．

小さい穿孔の場合は数と場所次第：直径 1 mm 未満の数か所のデスメ膜穿孔は前房に空気を入れて手術を継続することができるが，特に周辺部や下方のデスメ膜穿孔によりできた二重前房は，前房内空気注入をしても接着しにくいことがある．穿孔が中央で混濁や不正乱視を生じる可能性があれば，PKP コンバートを考慮する．

（2）デスメ膜穿孔が生じたが DALK を続ける場合の対応

　デスメ膜穿孔が生じると，房水流出から眼圧が低くなり組織のテンションがなくなるため，実質除去が格段に困難になる．穿孔より離れた部分からデスメ膜剝離を継続するが，実質を十分に除去できないと術後視力が不良になる．不均一な厚みの実質が残存しそうな場合は PKP コンバートをする．二重前房を防ぐため，角膜縫合後に前房内に空気を入れる．

（3）PKP に変更した場合の対応

　DALK から PKP に変更した場合に，剝離したデスメ膜が見えずに残してしまうことがある．open-sky のときにデスメ膜を掴んで確実に切除する．デスメ膜を取り残しそうな場合は，トリパンブルーで染色して確実にすべて除去する．術中 OCT がある場合は最終確認をする．

2. 二重前房（図5）

　年齢，中心デスメ膜穿孔，周辺から始まり中心に向かって拡大するビッグバブル，角

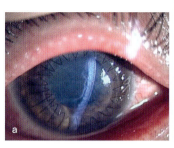
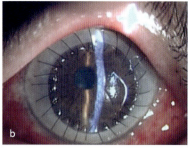
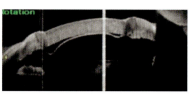

図5　DALK 後の二重前房
a：円錐角膜に対する DALK 後翌日　12 時 6 時にかけて二重前房を認める．
b：シュナイダー角膜ジストロフィに対する DALK 後　軽度の二重前房は自然に改善する場合も多い．

文献 7

膜瘢痕は術後二重前房が生じるリスクになる[7]．術翌日に層間に水がたまり二重前房が生じても，自然に改善することも多い．数日で二重前房が改善しない場合は，前房内に 32 G 鋭針で空気を注入し内圧を上げ，Graft-Host の間から層間の水を 27 G 鈍針で抜く．術後 2〜3 時間後に診察し眼圧と二重前房の有無を確認する．瞳孔ブロック（空気が 100％ 残存しニボーがない眼圧上昇）は網膜動脈閉塞から失明に至ることもあるため十分に注意する．瞳孔ブロックが生じたら 32 G の鋭針の先で瞳孔より上にあるパラセンを少し押して前房内の空気を減らすか，アトロピン硫酸塩 1％ 点眼で散瞳させ，房水が前房に回り眼圧が下がったことを確認する．空気注入でも二重前房が改善しない場合は，縫合する．空気を注入し層間の水を抜いた後，角膜周辺から穿孔部分のデスメ膜を含んで 10-0 ナイロン糸で縫合する．

（加山結万，山口剛史）

文献

1) Ogawa A et al. Aetiology-specific comparison of long-term outcome of deep anterior lamellar keratoplasty for corneal diseases. *Br J Ophthalmol* 2016；100：1176-82.
2) Shimazaki J et al. Randomized clinical trial of deep lamellar keratoplasty vs penetrating keratoplasty. *Am J Ophthalmol* 2002；134：159-65.
3) Shimmura S et al. Deep lamellar keratoplasty (DLKP) in keratoconus patients using viscoadaptive viscoelastics. *Cornea* 2005；24：178-81.
4) Fogla R et al. Results of deep lamellar keratoplasty using the big-bubble technique in patients with keratoconus. *Am J Ophthalmol* 2006；141：254-9.
5) Fogla R et al. Modified big-bubble for deep anterior lamellar keratoplasty. *J Cataract Refract Surg* 2021；47：e6-9.
6) Den S et al. Impact of the descemet membrane perforation on surgical outcomes after deep lamellar keratoplasty. *Am J Ophthalmol* 2007；143：750-4.
7) Myerscough J et al. Factors Predictive of Double Anterior Chamber Formation Following Deep Anterior Lamellar Keratoplasty. *Am J Ophthalmol* 2019；205：11-6.

10.3 角膜内皮移植（DMEK, DSAEK）

　角膜内皮移植の2術式であるデスメ膜角膜内皮移植術（Descemet membrane endothelial keratoplasty：DMEK）およびデスメ膜剝離角膜内皮移植術（Descemet stripping automated endothelial keratoplasty：DSAEK）は，共にドナー角膜の角膜内皮細胞を含んだシート状のグラフトを前房内に挿入して，空気で角膜裏面に接着させる術式である．DMEKとDSAEKの相違点として，グラフト作製法が異なり，DMEKではロール状に丸まったグラフトを展開する手順が含まれている．両術式には様々な術中トラブルが生じる可能性があり，術中トラブルに関連して，①手術中止，②内皮ダメージからの角膜内皮機能不全，③グラフト接着不良，といった問題が発生することがある（表1）．グラフト接着不良の場合は，その原因に応じて空気再注入などが行われる．最終的には，再移植が必要となる場合がある．

　再移植の発生を最小限に抑えるため，術者は術中トラブルの知識を持ち，予防策を徹底することが重要である．ラーニングカーブの間は術中トラブルに遭遇しやすいものの，熟練することで予防できるケースが増える．しかし，移植技術の発展に伴い，難症例に対して角膜内皮移植が適応されることもあり，また人為的なミスが完全に防げるわけではない．そのため，術中トラブルが発生した場合には，迅速かつ適切に診断し，対応できるよう準備を整えておくことが求められる．

　以降ではDMEKを中心に解説するが，DSAEKにも参考となる点が多く含まれる．

表1　術中トラブルと術中トラブルに関連した問題

	DMEK	DSAEK
グラフト作製時におけるトラブル	グラフト作製失敗 （大きな亀裂） 小さな亀裂	グラフト作製失敗 （マイクロケラトームカット失敗） 偏心パンチ
グラフト挿入時におけるトラブル	挿入困難 グラフトの眼外脱出	
グラフト展開・センタリング時におけるトラブル	グラフトロール展開困難 視認性不良，オモテウラ逆，グラフトの眼外脱出，グラフトの硝子体腔落下	
空気留置時その他におけるトラブル	空気の虹彩下迷入，眼内レンズ偏位，硝子体脱出，出血	
対応のフローチャート	手術中止 → 内皮ダメージ → グラフト接着不良（空気再注入など） → 角膜内皮機能不全（primary graft failure，グラフト寿命が短い） → 再移植（全層移植への術式変更を含む）	

Chapter 10 手術室でのトラブルシューティング（2）前眼部手術

事例 1　DMEK グラフト作製時

【背景】　ドナーの実質から DMEK グラフトを分離する方法として，グラフトを把持してゆっくりと剥離する SCUBA（submerged cornea using background away）法によるピーリング法や，デスメ膜下に液体を注入することでハイドロダイセクションする blister 法がある．最近では，ピーリング法の一つとしてザマリスパンチ（ザマリス氏 DMEK 用真空角膜パンチ，Janach 社）を使用する「ヨーグルト法」[†] も開発されている．

[†] ヨーグルトの蓋のような形に半層打ち抜くパンチを使用する．

【原因】　DMEK グラフトはデリケートな組織であり，作製時に機械的ストレスが加わることで亀裂が生じるリスクがある（図 1a）．特に糖尿病や高脂血症のドナーでは，デスメ膜と実質の癒着が強いため，グラフトの分離が難しくなる．また，高齢ドナーと比較して，50 歳以下の若年ドナーは，加齢によるデスメ膜肥厚が少ないため，ピーリングが難しいことが知られている[†]．

[†] 熟練者でピーリング法の成功率は 94〜98％と報告されている[1,2]．

文献 2

【対応策】　DMEK グラフトに亀裂が入った場合でも亀裂が軽度であれば，そのまま移植可能である（図 1b）．グラフト作製が失敗した場合，海外では手術件数やアイバンクとの連携などに応じて，バックアップドナー角膜を利用するなど，施設ごとに柔軟な対応がなされるようである．

【予防策】　デスメ膜が肥厚している 50 歳以上の高齢ドナーは，グラフトを分離しやすいとされる．ピーリング中は，グラフトを把持した鑷子を液体に浸し，グラフトエッジにかかるストレスを最小限に抑えながら，慎重に中央に向けて鑷子を動かすことが重要である．また，グラフト作製は手術当日でなく前日に行うことで，グラフト作製失敗による急な手術中止を避けられる．さらに，アイバンクで作製された pre-stripped グラフトや preloaded グラフトを使用することで，グラフト作製失敗のリスクを回避することが可能である．

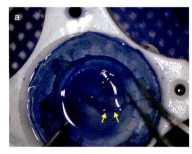
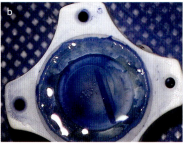

図 1　DMEK グラフト作製時において，軽度の亀裂を生じた症例
a：blister 法にて DMEK グラフトを分離した後，パンチしたところ軽度の亀裂（矢印）を認めた．
b：軽度の亀裂のままグラフトロールとなった．そのまま移植に用いた．

事例 2　グラフトの眼外脱出

【背景】　グラフトの挿入時や展開時に，グラフトが水流に乗って創口から脱出する可能性がある（図 2a）．グラフトが一旦前房から脱出するとドナー内皮細胞にダメージを与えるリスクが高まり，最悪の場合，グラフトを紛失することも考えられる．

【原因】
- 不用意にメイン創口を開くような操作を行った．
- 灌流がオンのままで前房圧が高くなっている．
- 硝子体圧が高い状態である．

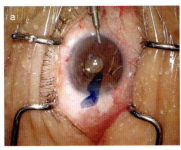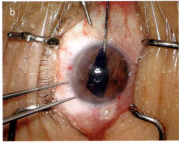

図2 DMEKグラフトの眼外脱出を生じた症例
a：グラフト挿入直後に，メイン創口からグラフトの半分程度が眼外に脱出した．
b：前房圧を上げないようにしながら，対側のポートからの鑷子を用いてグラフトを前房内に引き込んだ．

【対応策】
- 軽度の脱出であれば，前房圧を下げた状態でグラフトを押し戻す．
- 前房圧を下げた状態で，対側のポートからの鑷子を用いてグラフトを引き込む（図2b）．
- グラフトを再度インジェクターに装填して，再挿入する．

【予防策】
- 硝子体圧が高い場合は，グラフト挿入前に毛様体扁平部1ポートからのドライビトレクトミーを行うことで硝子体圧を下げておく．
- グラフト挿入前に灌流を必ずオフにする．前房にグラフトが入った後，サイドポートから水を抜き前房圧を下げた上でインジェクターを抜き，早めに創口に縫合糸を置く．
- 少量の空気を用いてグラフトを固定することで，脱出リスクを軽減する．
- 不用意にメイン創口を開く操作を避ける．

【フォローアップ】　一度グラフトが眼外脱出すると，内皮細胞への大きなダメージが生じ，内皮機能不全やグラフト剥離のリスクが高まる．術後にはスリットランプや前眼部OCTの所見から，空気再注入の必要性を判断する．透明化が得られた場合には，スペキュラー撮影で角膜内皮細胞密度の評価を行う．

事例3　グラフトロールの展開困難，視認性不良，オモテウラ逆

【背景】　DMEKグラフトは非常に薄くて透明であるため，原疾患が水疱性角膜症で濁っている場合や，日本人の暗い虹彩色調のために，視認困難である．このため，前房に挿入する前にトリパンブルーなどで染色する必要がある．DMEKグラフトは内皮面が外側に向いてロールする性質があり，この内皮面外側ロールを用いる方法（endothelium-out法）が一般的である．グラフトロールのオモテウラを正しく展開することが重要であり，タッピング法による展開時は，前房を浅くし，内皮にダメージを与えないようノータッチで行うことが望ましい．

【原因】
- タイトロール状態で無硝子体眼など前房が深い症例だと，タッピング法による展開が困難になる．50歳以下の若年ドナーではタイトロールになりやすいとされる．
- グラフト展開に時間がかかると，染色が脱色され，視認性が低下することがある．視認性が悪い場合，オモテウラを逆に展開してしまうことがある（図3a）．

【対応策】
- 角膜上皮を搔爬する．硝子体手術用ライトやスリットランプを用いることで視認性を

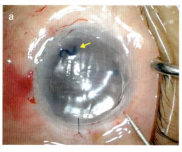 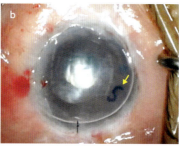

図3 DMEKグラフトのオモテウラが逆に展開された症例
a：空気注入直後においてSスタンプが"2"となっているのを認め（矢印），オモテウラが逆と判断した．
b：すぐに空気を抜いて，オモテウラを修正した後，再度空気を注入した．Sスタンプが正しい向きとなっている（矢印）．

向上させる．術中OCTを使用することで視認性を補助する．染色が脱色した場合は，前房内でグラフトを再染色する．

- タイトロールで前房が深い場合は，ダブルバブル法や鑷子併用ダブルバブル法で展開する[3]．
- オモテウラが逆に展開された場合は，すぐに修正を行う（図3b）．例えば，グラフトを前房内でフリーの状態にし，再度ロール形状に戻して展開をやり直すことになる．この際，灌流液を吹き付けてフリップさせることもある．
- 展開に時間がかかっても，内皮にダメージを与えなければ問題ないので，操作を急がず最小限の回数で内皮細胞へのダメージを避けるよう心掛ける．

【予防策】

- 挿入前にグラフトをトリパンブルーで十分に染色して視認性を確保する．Sスタンプ（図3b）や，周辺部の非対象マーキングを行っておくことで，オモテウラの判断ミスを防ぐ．
- 内皮面を内側に折りたたんだDMEKグラフトを前房内に引き込んで展開する「endothelium-in引き込み法」が開発されており，この方法では前房が深い症例でも展開が容易である[4]．
- 極度に肥厚した水疱性角膜症で視認性が非常に悪い場合，DMEKグラフトよりもDSAEKグラフトのほうが扱いやすいため，術式としてDSAEKを選択することも考慮する[5]．

（横川英明，小林　顕）

文献

1）Shamie N et al. Intraoperative and postoperative complications of Descemet membrane endothelial keratoplasty. In：Eds by Mannis MJ et al. Cornea, 5th ed. Elsevier Mosby；2021． pp.1387-91.
2）Gorovoy IR et al. Donor tissue characteristics in preparation of DMEK grafts. *Cornea* 2014；33：683-5.
3）Igarashi A et al. Double-Bubble Technique Assisted by Holding Forceps：A Modified Technique in Descemet Membrane Endothelial Keratoplasty for Vitrectomized Eyes With Scleral Fixated Intraocular Lens. *Cornea* 2024；43：799-803.
4）Ong HS et al. "Endothelium-Out" and "Endothelium-In" Descemet Membrane Endothelial Keratoplasty（DMEK）Graft Insertion Techniques：A Systematic Review With Meta-Analysis. *Front Med（Lausanne）* 2022；9：868533.
5）Yokogawa H et al. Intraoperative optical coherence tomography-guided nanothin Descemet stripping automated endothelial keratoplasty in a patient with a remarkably thickened cornea. *Am J Ophthalmol Case Rep* 2022；25：101414.

10.4 羊膜移植，輪部移植

10.4.1 羊膜移植

羊膜（amnion）は子宮と胎盤の最内層を覆う半透明の薄い膜で，羊膜上皮と基底膜，コラーゲンからなる実質で構成されている．線維芽細胞の活性化抑制，上皮下の促進，抗炎症作用，さらには拒絶反応が起きにくいなどの特性があるため，眼表面の再建に幅広く応用されている．術式としては角結膜上皮の基質として移植する羊膜グラフト，一時的に眼表面をカバーして上皮化の促進と抗炎症を目的とする羊膜パッチ，角膜の小穿孔に対する代用実質として移植する羊膜スタッフがある．

事例 1　羊膜の表裏確認
【背景・原因】　羊膜は羊膜側と裏面の絨毛膜側があり，移植の際は羊膜側を表にして縫着する必要があるが，目視下での確認は難しい．
【対応策】
- 手術用スポンジの使用：スポンジが付着しないほうが羊膜側，スポンジが付着するほうが絨毛膜側である．

事例 2　羊膜下の出血貯留
【背景・原因】　再発翼状片や瘢痕性角結膜疾患は広範囲の増殖組織切除を行う．切除した増殖組織は出血しやすく，羊膜を縫着した際に羊膜下に血腫を形成する場合がある．術後も血腫が残存していると，吸収に時間を要し，羊膜の生着不全や脱落のリスクがある．
【対応策】
- 斜視鉤や鑷子による圧出：血腫は斜視鉤や鑷子で羊膜上からなでるようにして圧出すれば，大部分は除去可能である．
- 一部を抜糸し止血：血腫を圧出しても出血が持続して貯留する場合には，縫着した羊膜の一部を抜糸してジアテルミーで止血を行った後，再縫着する．再縫着する際に強い牽引をかけると抜糸した部位の孔から羊膜が裂ける可能性があるので，操作には十分に留意する．

【予防策】　切除された増殖組織からの出血は手術時間の経過と共に軽減，止血されることが多い．しかし，出血が持続する場合もあり，綿棒での圧迫やアドレナリン点眼などで対応する．それでも出血が止まらず，術後の羊膜下の出血貯留が予期されるようであれば，ジアテルミーを用いて止血を行う．ただし，過剰な凝固は術後炎症を助長するため，最低限の凝固にとどめる必要がある．

事例 3　強膜穿孔
【背景・原因】　強膜に羊膜を縫着する際に，誤って強膜全層を貫き，脈絡膜，時には網

Chapter 10 手術室でのトラブルシューティング（2）前眼部手術

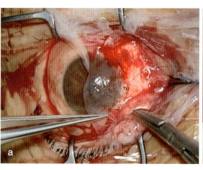 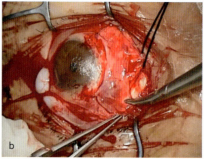 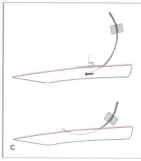

図1　再発翼状片に対する羊膜移植と遊離結膜弁移植の併施例
a：羊膜と強膜への縫合針の刺入　かろうじて強膜内の縫合針を視認できる．
b：遊離結膜弁，羊膜および強膜への縫合針の刺入　強膜内の縫合針を視認することは困難である．
c：縫合針を強膜に刺入した後は，針先を強膜の接線方向に動かす意識が重要である．

膜に損傷を与えることがある．強膜穿孔の一般的な要因としては，急な眼球運動や体動などの患者要因や，刺入角や運針が不適切という術者側の要因，そして直筋付着部近傍などの強膜厚が薄い部分での針の刺入や，強膜周辺部の狭い空間における操作，出血によって視認性が不良な場合などの環境要因があげられる．一般に，強膜への縫着操作では縫合針が強膜の1/3～半層，およそ針の形状が強膜上から視認できる程度の深さを目標に針先を刺入することが多い．しかしながら，羊膜の縫着においては羊膜越しに強膜内の針を確認するため，通常の運針と比べて強膜内の針を透見しにくい（図1a）．特に翼状片手術において羊膜移植と遊離結膜弁移植を併施することがあり，針の透見性はさらに低下してブラインドに近い条件での操作となり（図1b），強膜穿孔のリスクが高まる．

【対応策】　まず穿孔に気づくことが第一である．運針時に強膜穿孔を生じると，運針の抵抗感が急に弱まる．また，強膜から出てきた針や糸に脈絡膜の茶色の色素が付着する．さらに通針した孔から硝子体液や出血が排出されることもある．穿孔が疑われれば直ちに眼底検査を行う．穿孔したまま放置すると，網脈絡膜出血，硝子体出血，硝子体混濁，網膜剝離，脈絡膜剝離，眼内炎など様々な合併症を発症しうるため，自身での対応が難しければ網膜硝子体術者に至急コンサルトする．

【予防策】
- **強膜の接線方向への運針**（図1c）：羊膜移植では上述のように強膜内の針先を視認することが難しいことが多い．この条件下においては，刺入した針先を強膜のカーブに対して接線方向に動かす意識を持つことで穿孔のリスクは抑えられる．
- **術野と視認性の確保**：広範囲の縫合操作を行うに際して，直筋もしくは角膜輪部に制御糸をかけることで，眼球の固定と術野の確保ができるため縫合操作をより安全に行える．出血によって術野の視認性が低下しているのであれば，綿棒や手術用スポンジを用いて出血を拭き取るかジアテルミーで止血してから縫合を行う．

事例4　羊膜スタッフで羊膜がうまく入らない

【背景・原因】　羊膜スタッフ（羊膜充填術）は直径1～2mm程度の小さい角膜穿孔において，羊膜を代用角膜実質として用いる術式である（図2）．羊膜の強度に限界が

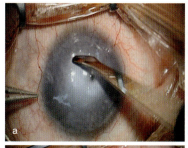
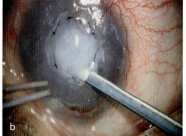
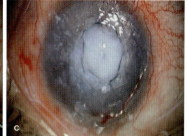
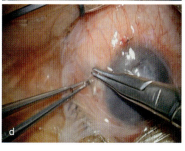

図2 角膜穿孔例への羊膜スタッフ
a：ゴルフメスによる角膜上皮剝離
b：仮縫合した羊膜グラフト下への羊膜詰め込み
c：詰め込み操作後，羊膜グラフトに縫合を追加する．
d：羊膜パッチを縫着する．

あるため，大きな穿孔創は適応できない．方法は，穿孔部とその周囲の角膜上皮を取り除き，穿孔創を羊膜で覆うように仮縫合して羊膜グラフトとする．その隙間から穿孔部に細切した羊膜をスパーテルで数枚詰め込み，隙間を縫合した後，羊膜グラフト上に角膜上皮が伸展するように羊膜パッチを縫着する．原理はシンプルだが，この詰め込み操作で苦慮することがある．これは詰め込み操作前の羊膜グラフトのサイズが小さすぎる，縫着がタイトすぎるといったケースが多い．また，羊膜がスパーテルにまとわりついて，そのまま羊膜グラフトから出てくる場合もある．

【対応策（図2）】：羊膜グラフトは，穿孔創よりも十分に大きく縫着する．この段階では，間隔を空けて仮縫合を行い，細切した羊膜をスパーテルで詰め込んでいく．羊膜が押し返される場合，詰め込む方向を一つに限定せずに行ってみる．また，羊膜がスパーテルにまとわりつく場合，片手に鑷子を持ち，グラフト上から詰め込んだ羊膜を軽く押さえながらスパーテルを引き抜くと，羊膜がグラフト下にとどまりやすい．それでも羊膜の脱出を繰り返すのであれば，羊膜をさらに細かく切り分けてから詰め込む．詰め終わったら，最初に仮縫合した羊膜に追加で縫合を行い，その上からもう1枚羊膜をパッチとして縫着する．

10.4.2 輪部移植

輪部移植は，角膜輪部（limbus）の上皮基底層に存在する角膜上皮幹細胞を周囲組織も含めて眼表面に移植する術式である．継続的な角膜上皮の供給や，角膜への結膜侵入を防ぐ目的で行われる．患者の健眼の輪部を採取して移植する自家輪部移植，ドナー角膜の輪部を移植する他家輪部移植の2つに大別され，筆者らは基本的に強角膜片から作製した移植片を用いる他家輪部移植を行っている．

事例5　他家輪部移植における移植片作製

【背景・原因】：輪部移植では強角膜片を人工前房に設置して，乾燥しないように眼粘弾剤（OVD）を輪部に塗布してから移植片作製を開始する．まず，ドナー角膜の上皮側から内径 7.5 〜 8.0 mm 程度のウェック式トレパンで浅い切込みを入れ，そこからゴルフ刀（ゴルフメス）で周辺側に向けて表層剝離を行った後，周辺側はマイクロ剪刀で切離して薄切の輪部移植片を作製する．輪部移植片のみ作製する場合のトラブルは稀だが，1つの強角膜片から表層角膜移植と輪部移植の移植片を作製する場合は，移植片の作製途中にドナー角膜が穿孔して操作性が悪化することがある．穿孔すると前房が虚脱して操作性が悪化し，移植片の厚みが不均一になりやすい．角膜中央部側が厚くなった場合，移植片からの角膜上皮の伸展障害や移植片の脱落などの合併症の原因となる．一方，周辺側が厚い移植片では術終了時のソフトコンタクトレンズのフィッティングが不良になる．

【対応策（図3）】：穿孔部周囲の挙動が不安定になるため，人工前房内にOVDを追加注入して前房を安定化させる．また，穿孔部と対側から剝離操作を進めていき，最後に穿孔部周囲の操作を行うことで，穿孔の影響を軽減できる．角膜の弯曲に沿って接線方向に剝離操作を行い，漏出したOVDは適宜拭き取ってゴルフメスの刃先の透見程度を確認しながら剝離し，周辺側をマイクロ剪刀で切離する．作製した移植片を裏返し，局所的に厚くなった部位があれば，角膜実質にマイクロ剪刀の根元側を押し当てながら切開してトリミングする．

【予防策】

- ウェック式トレパンによる切開後の深さ確認：ウェック式トレパンは均一に力をかけたつもりでも切開が不均一になることがある．そのため，切開操作後に全周性に切開の深さを確認する．目視のほか，術中OCTも有用である．

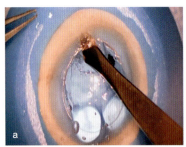
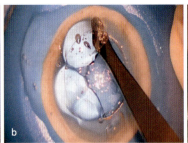
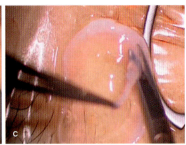
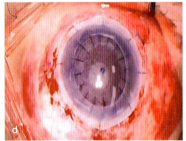

図3　表層角膜移植片作製後の輪部移植片作製
a：表層角膜移植片作製時に穿孔した部位と対側から層間剝離を実施する．
b：人工前房を回転させて穿孔部の剝離を実施する．強角膜片を押さないように弯曲に沿って剝離を行い，ゴルフメスの刃先の透見程度も確認して操作を進める．
c：マイクロ剪刀で移植片裏面の角膜実質をトリミングする．
d：表層移植と輪部移植の併施後，手術終了時

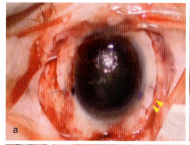
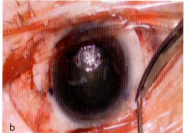
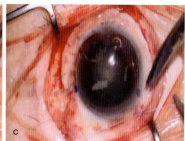
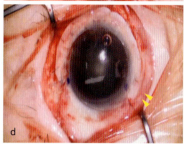

図4　輪部移植片の浮き上がりに対する対応
a：輪部移植片の浮き上がりによる段差（矢頭）
b：マイクロ剪刀で移植片をトリミングする．
c：結膜をよせて縫合する．
d：段差解除後（矢頭）

事例6　輪部移植片縫着

【背景・原因】　輪部移植は輪部機能不全の範囲に応じて輪状あるいはC字型の移植片を作製する．縫着予定部位の結膜を切開し，ゴルフメスで擦過する．上皮成分が残存すると生着不全，脱落につながりうるため，顕微鏡の倍率を上げて上皮成分が剝落しなくなるまでゴルフメスで入念に擦過する．その後に縫着を行うが，縫合後に輪状移植片に皺が寄る．C字型移植は切れ目において段差や浮き上がりなどといった，縫着によるトラブルをしばしば経験する．

【対応策】　縫合糸の結紮が強いと移植片に皺が寄りやすい．一度抜糸して，緩やかに縫合する．浮き上がった部分については移植片をトリミングするか，結膜を寄せて縫合することで段差をなくす（図4）．

【予防策】　全層に対して1/3程度の厚みを目安に，薄切の移植片を作製する．

事例7　強膜穿孔

【原因】　輪部移植では移植片の縫着時にドナー角膜とホストの強膜に縫合針を刺入するため，羊膜移植と同様，強膜内での縫合針の視認性が不良で強膜穿孔のリスクがある．

【対応策・予防策】　羊膜移植の項で述べた内容に準じる．

〔家室　怜，相馬剛至〕

10.5 LASIK

　laser-assisted *in situ* keratomileusis（LASIK）は，レーザー角膜屈折矯正手術（laser vision correction：LVC）の一つで，最初に角膜上皮面から実質にかけて径約8.0 mm，深さ約130 μmの円柱形様の切開を行い，「フラップ」と呼ばれる蓋状の構造を作製する．次にそのフラップを剥離して露出させた角膜実質面に，術前データから作成した照射パターンに基づきエキシマレーザーを照射して角膜実質を光切除し，屈折矯正を行う手術法である．±1.0 μmの切除誤差や，eye tracking（固視微動の追尾），iris registration（虹彩認識による回旋補正）機構により，0.01 D単位の矯正が可能で，特に「modern LASIK」と言われる近年の技術では術後屈折誤差≦±0.5 Dとなる割合が90％以上とされている[1]．適応や術式選択などについては日本眼科学会が定める「屈折矯正手術のガイドライン（第7版）」[2]で規定されており，手術法が確立しラーニングカーブが低い術式であるが，稀には術後視機能に影響を及ぼす術中トラブルが存在する．本節では代表的な術中トラブル例を提示して解説する．

文献1

文献2

文献3

事例1　フラップ作製不全

　フラップ作製は，マイクロケラトームという金属製ブレードで角膜を切開する方法と，フェムトセカンドレーザーを用いて角膜切開を行う方法とがある．前者の方法で作製されたフラップは「メニスカスフラップ」と言われ，周辺部と中央でフラップ厚が不均一になりやすく，また接着が弱いため外傷によるフラップずれが後者より生じやすい．後者の方法ではコンピュータで設定した厚み，形状の通りに切開を得られ，高次収差が前者より少ないとされている[3]．両者とも切開中は眼球が動かないように吸引固定を行うが，前者では切開が数秒で終了する一方で，後者では10秒近くかかる．その間に，後述する吸引固定不良が生じるとフラップ作製不全を生じ，その後のエキシマレーザーでの光切除に影響する場合がある．

【背景・原因】　フラップ作製時には「サクションリング」と言われる吸引固定器を眼表面に密着させる．瞼裂狭小でリングが入りづらい場合や，緊張などにより強い閉瞼がかかると，眼表面とサクションリングの間に気泡が入りレーザーが減衰して切開が不十分となる場合（図1）や，吸引自体が解除して（サクションブレイク），同様に切開できない場合が生じる．

【対応策】　まずは通常通りフラップリフトを行い，切開が不十分で癒着の強い範囲を確認する．その後，スパチュラなどで癒着縁から鈍的に剥離を試みる．その際に実質面が不整にならないように心掛け，剥離が難しい場合は無理せず可能な範囲にとどめる（図2）．剥離が完全にできた場合や，残っても周辺に限局している場合はエキシマレーザーでの屈折矯正を続けて行うが，癒着の残存範囲が瞳孔領に近い場合や広範囲な場合はエキシマレーザーによる屈折矯正手術が不正確となるため，当日の手術は中止してフラップを戻し，3か月以上経過後に再度フラップ作製からやり直す．

【予防策】　声掛けによる緊張の緩和・開瞼器の使用・フラップ作製中はサクションブレイクを予見し，発生時はすぐにフットスイッチを解除する．

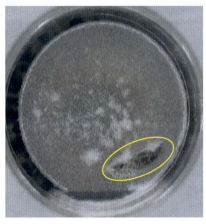 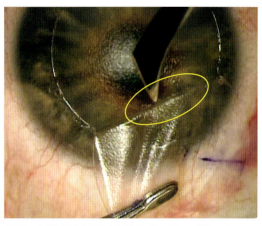

図1 空気迷入による角膜実質切開不全
サクションリングと角膜表面の間に空気が迷入し，その部分の実質切開が不全となった．

図2 角膜実質切開不全部分のフラップリフト
切開不全部分をスパチュラなどで鈍的に剥離する．

【フォローアップ】 屈折矯正まで完遂できた場合は，翌日以後不正乱視が生じていないか確認する．中止した場合は患者にその旨を説明し，3か月以後で再手術を行う．その際に同様の現象が生じる可能性があり，サクションリングで固定後に再度ブレイクのリスクが高いと判断した場合はレーザー屈折矯正角膜切除術（photorefractive keratectomy：PRK）などのフラップ作製を伴わない屈折矯正手術への変更を考慮する．

事例2　虹彩紋理認識不良

トーリック眼内レンズ挿入時と同様に，屈折矯正手術の際には座位と仰臥位での体位変化に伴う眼球回旋偏位の補正が必要である．エキシマレーザーには，術前に撮影した画像データをもとに虹彩紋理を自動認識する機能が備わっており，レーザー照射前に虹彩紋理認識を行うが，症例によっては認識不良となる場合がある．虹彩認識ができないとその後のレーザー照射も行えなくなる．

【背景・原因】 患者側の原因としては緊張や凝視，術者側としては手術室や顕微鏡の照明の照度過剰などにより縮瞳気味となると，術前撮影画像と一致せず虹彩認識不良となる（図3）．

【対応策】 患者側への対応としては脱力を促し，凝視せずぼんやり遠くを見るように声掛けを続ける．術者側としては，虹彩認識中は手術室の照明および顕微鏡の直接照明を消灯させ，斜照明も認識が得られるまで照度を下げていく．認識が得られた後も照度は変えずにそのままレーザー照射を行う．認識が得られる（図4）まで複数回の再試行が必要となることもあるが，照度を最低値まで下げても縮瞳傾向である場合は，虹彩認識が得られるまで根気よく声掛けを継続する．

事例3　レーザー照射中の水濡れによる切除不良

結膜血管侵入を伴っている場合，フラップ作製時に侵入血管が切断され出血が生じる場合がある．また，瞼裂狭小眼では術野に水がたまりやすく，点眼麻酔が不十分である

Chapter 10 手術室でのトラブルシューティング（2）前眼部手術

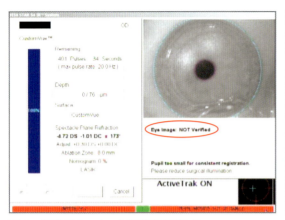

図3 縮瞳傾向による虹彩紋理認識不良
縮瞳傾向のため虹彩紋理が認識されない．

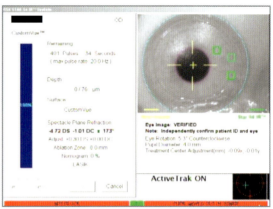

図4 虹彩紋理認識
声掛けと光量減少により縮瞳が改善し虹彩紋理認識が得られた．

と反射性流涙が生じる．その出血や涙液がレーザー照射野に波及するとレーザーが減衰して切除不足となり，偏心照射や不正乱視の原因となる．

【背景・原因】　先述の通りコンタクトレンズの長期装用による結膜血管侵入眼や瞼裂狭小眼，点眼麻酔での刺激症状が消失していない状態では生じやすい．

【対応策】　侵入血管からの出血については，レーザー照射中にフラップエッジ切開の出血点に，照射野にかからないように吸水スポンジを当てて出血が照射野に広がらないようにする．透明な水の場合は，少量では照射野に入ってきても視認しづらい場合があり，水濡れ部分にレーザーが当たると明るく光るため（図5），そのように見えたときは即座にレーザー照射を停止して術野の水分を吸水スポンジで除去してから照射を再開する．

【予防策】　血管侵入眼では予防は難しいが術中に出血が回ってくることを想定して対策を練っておく．手術開始時，ドレーピング・開瞼器設置後に点眼麻酔を行った際，刺激症状が残っていると反射性流涙が生じる可能性があるため，刺激症状が消失するま

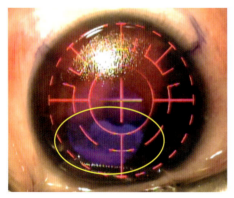

図5 角膜実質面の水濡れ部分へのレーザー照射
水濡れ部分にレーザーが照射されると反射光が確認できる．

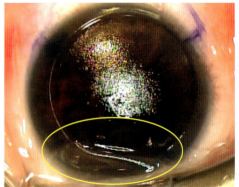

図6 眼表面から角膜実質面への水分の迷入
眼表面に貯留した水分がフラップを伝ってヒンジ部分から角膜実質面へ迷入する．

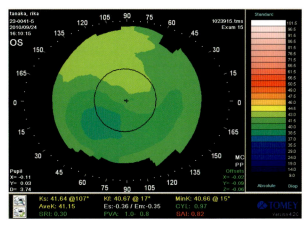

図7 水濡れによる角膜実質切除不良による不正乱視
図5の症例の術直後の角膜形状解析結果で，上下非対称を認める．
本症例では幸い術後6か月以後では裸眼小数視力1.5を得ることができた．

で点眼麻酔を追加する．また，レーザー照射前に角膜実質面はドライとなっていても，結膜上に水分が残っているとフラップヒンジ部分での毛細管現象により実質面上に水分が移動してくる（図6）ので，結膜表面もドライアップさせ水分の貯留がないようにしておく．

【フォローアップ】 水濡れによるレーザー切除不良から偏心照射や不正乱視が生じる（図7）と術後視機能が低下する．影響が軽微であれば，術直後は視力不良であっても自然経過で経時的に不正乱視が軽減し視機能が改善する場合がある．しかし，それ以上の影響が生じた場合は永続的な視機能低下となり，不正乱視に対する追加照射での改善を試みる場合があるが，必ずしも不正乱視が改善できるわけではない．術中に可及的速やかに水濡れが生じていることを把握して対策し，発症させないことが重要である．

事例4　フラップ下異物

マイボーム腺からの分泌物によるdebrisが多い（図8）が，中にはガーゼ片，メタルダストなどがフラップ下に迷入，残存する場合もある．

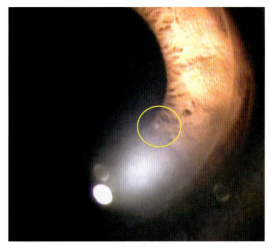

図8 フラップ下異物
ライトガイドによる反帰光下でdebrisを認める．

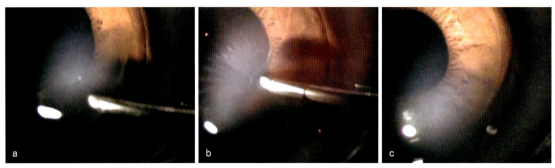

図9 フラップ下洗浄
眼内灌流液を用いて異物を洗浄除去する．
a：BSS（平衡塩類溶液）灌流針を，フラップ下の異物近傍まで進める．
b：BSS を灌流して，異物を洗い流して除去する．
c：除去後，異物がなくなったことを確認する．

【背景・原因】 debris については患者側のマイボーム腺の状態や，稀に化粧品やエクステ（まつ毛の付け毛）などが影響する場合がある．ガーゼ片やメタルダストは医療側の問題となる．

【対応策】 レーザー照射後，フラップを整復する際に眼表面，フラップ下を十分に洗浄する．その後ライトガイドを用いた反帰光を利用してフラップ下の残存異物の有無を詳細にチェックし，異物を認めた場合には追加洗浄を行う（図9）．ただ，エキシマレーザーの顕微鏡の解像度の限界から見逃す場合があり，術直後に細隙灯顕微鏡で再度診察をし，異物を認めた場合には即座にフラップ下洗浄を行い除去する．

【予防策】 マイボーム腺の炎症軽減目的に，手術の3日前からセフメノキシム塩酸塩（ベストロン®）点眼を施行する．術野にはガーゼを出さず，ポリウレタン製の吸水シートやスポンジを使用する．またディスポーザブル品の使用前チェックや滅菌・洗浄工程の定期チェックなど，異物混入のリスクを最大限下げる．

【フォローアップ】 周辺部に少数であれば放置しても問題ないが，瞳孔領にかかる場合や多数の場合は視力低下や術後炎症の原因となる場合がある．術後に再度追加洗浄を行った場合はフラップエッジからの上皮迷入（epithelial ingrowth；眼内上皮増殖）を防ぐために治療用ソフトコンタクトレンズを装用して終了し，術後も経過観察を行う．

　どの手術でも言えることだが，術中トラブルに対する対応が患者の視機能に大きく影響する．術中トラブルの知識を得て予測し，予防および発症時の対策法を準備しておくことが良好な視力予後を得るために必要である．

（脇舛耕一）

文献

1）Sandoval HP et al. Modern laser in situ keratomileusis outcomes. *J Cataract Refract Surg* 2016；42：1224-34.
2）日本眼科学会屈折矯正委員会．屈折矯正手術のガイドライン（第7版）．日本眼科学会雑誌 2019；123：167-9.
3）Montés-Micó R et al. Femtosecond laser versus mechanical keratome LASIK for myopia. *Ophthalmology* 2007；114：62-8.

Chapter 11

手術室でのトラブルシューティング（3）白内障手術

11.1 手術準備, 麻酔

11.1.1 患者の緊張や不安が引き起こすトラブル

【背景】 通常白内障手術は，局所麻酔にて短時間で行われるため，全身への負担は小さいと考えられている．しかしながら，多くの患者は少なからず手術に対する不安があり，それにより血圧などバイタルサインの変動を引き起こすことがしばしばある．特に高齢者は様々な基礎疾患を有していることも多く，急な血圧上昇は心血管疾患悪化のリスクを高め，急性大動脈解離や腹部大動脈破裂などの危険因子となる．高血圧を有する高齢者では腹部大動脈瘤の有病率が4.1％程度であることが報告されているが[1]，自覚症状に乏しいため白内障術前に検出されない可能性が懸念される．ゆえに，周術期の不安軽減や循環動態コントロールは術中および術後の合併症を予防する上で非常に重要である．

文献1

【原因】 基礎疾患の有無にかかわらず，術前の緊張や不安により，交感神経が優位となることで血管収縮や心拍数が増加し，血圧が上昇する．一般に若年者や男性のほうが緊張が強いことが多い．

【対応策】 周術期のモニタリングは必須であり，血圧上昇や心拍数増加があれば以下の対応を行う（表1）．日本高血圧学会の「高血圧治療ガイドライン2019」では，「待機的手術で血圧が180/110 mmHg以上であれば血圧コントロールを優先させる」としている[2]ため，対応策を講じても改善ない場合は，手術を中止して内科へコンサルトすべきである．

- 患者がリラックスできるように深呼吸を促したり，声掛けをして不安軽減に努める．
- 術中に看護師が手を握る"タッチング"は，患者の術中緊張を和らげる効果があり有用である[3]．

文献3

- 入室前に血圧上昇や心拍数の増加がある場合は抗不安薬服用を検討する．ただし，過度の血圧低下や眠気，ふらつきなど副作用に注意しなければならない．また，ベンゾジアゼピン系薬は抗コリン作用を有するため，狭隅角眼では急性緑内障発作のリスクがあり禁忌である．
- 術直前および術中の血圧上昇に対しては，カルシウム拮抗薬など即効性のある降圧薬投与を検討する．
- 近年，亜酸化窒素ガスによる麻酔（笑気麻酔）（図1）の有用性と安全性が様々な分野で確認されている．白内障手術においても周術期の収縮期血圧や心拍数を安定させ，不安を軽減することが報告されている[4]．笑気麻酔は副作用が少なく，軽度の鎮静・睡眠効果が得られるのが利点である．

文献4

【予防策】 術前に基礎疾患の有無，通常時の血圧や脈拍を把握しておくことが重要であり，適切にコントロールされていない場合は内科へ紹介する．重篤な循環器疾患などがあれば総合病院での手術が推奨される．術前に以下のことに注意して予防する．

- 術前診察の際に患者の不安の様子を聴取して緊張度を把握し，適切なタイミングで介

11.1 手術準備，麻酔

表 1　白内障手術における患者の精神的ストレス軽減および循環動態管理のための対処法

	メリット	デメリット
声掛け，タッチング	●不安や緊張を軽減 ●容易に実施可能で副作用はない	●不安や緊張を完全に除去できない ●患者によっては不快感を感じることあり
抗不安薬内服	●不安や緊張を軽減 ●ある程度の即効性あり ●短期使用では依存性・副作用が少ない	●不安や緊張を完全に除去できない ●過剰投与で眠気やふらつきあり
降圧薬静注	●即効性があり，速やかに血圧を下げる ●持続時間も適度に長い	●低血圧や心機能抑制などの副作用あり ●不安や緊張を軽減する効果なし
笑気麻酔	●意識を保ちながら軽度の鎮静・鎮痛効果 ●作用時間が短く，回復が早い ●呼吸管理が不要な場合が多い	●専用の機器を要する ●強力な鎮痛効果はない ●濃度や使用時間によっては，めまいや吐き気が生じることがある
全身麻酔	●完全な意識消失で痛みや心理的な負担なし	●呼吸管理が必要，専用の機器を要する ●導入・覚醒に時間を要する ●全身麻酔による合併症のリスクあり

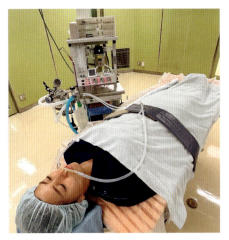

図 1　笑気麻酔の実際
笑気吸入装置のチューブを装着後，鼻呼吸して笑気ガスを吸入する．5 分くらいして落ち着いた状態になったら消毒して手術を開始する．

入できるように備えておく．
- 手術当日は自己判断で降圧薬を服用していなかったり，緊張を和らげるために通常より多めに抗不安薬を服用する患者もいるため，内服薬の確認は必須である．
- 筆者の施設では手術 2 時間前に血圧上昇や心拍数増加の有無を評価して抗不安薬内服の治療介入を行っている．実際に周術期の循環動態管理に有効であることが示されている[5]．
- 手術室での音楽は患者の不安を軽減させ，血圧上昇を抑えるのに有用である[6]．
- 疼痛により血圧が上昇することもあるため，疼痛管理に必要な麻酔は確実に行う．

【フォローアップ】　術後は静脈ラインをすぐに抜針せずに，しばらくバイタルサインをモニタリングし，適宜声掛けをして問題ないか確認する．必要に応じて循環器内科へのコンサルトも検討する．

文献 5

文献 6

11.1.2　麻酔におけるトラブル

【背景】　白内障手術は点眼麻酔やテノン（Tenon）囊下麻酔による局所麻酔で比較的安全に手術を行うことができる．しかし，局所麻酔にも様々なトラブルが発生する可能性がある．

【原因】

- **麻酔薬に対するアレルギー**：点眼麻酔やテノン嚢下麻酔でもかゆみや発疹，浮腫，呼吸困難などの薬剤アレルギー反応を生じることがある．
- **疼痛抑制効果不十分**：点眼麻酔は深部の痛みには対応できないことがあり，特に緊張している患者では麻酔の効果が減弱するので注意を要する．長眼軸眼では超音波乳化吸引時に逆瞳孔ブロックになりやすく，毛様痛を生じることがある．
- **眼球運動制御ができない**：点眼麻酔は眼球運動を抑制する効果はなく，テノン嚢下麻酔もその効果は小さい．
- **出血や眼球穿孔**：テノン嚢下麻酔は鈍針で行うのが原則であるが，刺入する際に血管に当たり広範囲の結膜下出血を生じて（図2），その後の手技に支障をきたすことがある．また，稀ではあるが眼球穿孔や球後出血をきたした報告もある．特に強膜炎や外眼手術の既往がある例では，癒着剥離の際に強膜が薄くなる可能性があるので注意する．

【対応策・予防策】

- 薬剤アレルギー症状が軽度であれば経過観察でよい．理論上アナフィラキシーショックを生じる可能性は否定できない．その際はエピネフリンを投与して気道確保する．予防としては，術前にアレルギー歴や麻酔既往歴を確認し，適切な麻酔薬を選択する．
- 疼痛抑制効果が不十分な場合は，麻酔方法の追加・変更を検討する．前房内麻酔は自家調整を要するが直接眼内に作用するため即効性がある．経皮的な球後麻酔は眼球運動抑制や疼痛抑制に有用であるが，眼球穿孔や球後出血，視神経損傷のリスクを伴う．最近では経テノン嚢球後針（図3）を用いた麻酔が行われており，その疼痛抑制効果と安全性が報告されている[7]．テノン嚢下麻酔と同様に挿入した外筒をガイドにして球後針を挿入するため，前述の球後麻酔によるリスクが低いと考えられる．
- 眼球運動制御が不十分な場合は上直筋に制御糸をかける．経テノン嚢球後麻酔でもある程度，制御可能である．
- 鈍針を刺入して出血した場合，可能であれば出血部位を焼灼して止血する．出血部位が不明で結膜が膨隆してきそうであれば，1か所結膜を切開して排血されるようにし

文献7

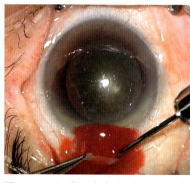

図2 テノン嚢下麻酔時の結膜下出血
鈍針でも刺入時に針先が血管に当たると，多量な出血により結膜が膨隆して手術がやりにくくなることがある．

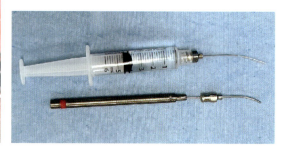

図3 経テノン嚢球後針
まずガイド針（下）を挿入して外筒のみ残し，球後針（上）を挿入する．

ておく.

- 球後出血や眼球穿孔が疑われたら，原則手術を中止して視機能や眼圧，眼底検査，超音波Bモードによるチェックを行う．球後出血は圧迫で出血を抑えれば，ほとんどが経過観察で問題ないが，眼圧上昇が著明な場合は重篤な視機能障害を生じることがあるため，薬物治療でコントロールできない場合は外眼角切開やドレナージなど外科的な減圧を試みる．眼球穿孔に対しては，状況に応じて硝子体手術を検討する．

【フォローアップ】 術後に眼球運動や視覚機能に異常を感じていないかを確認する．眼球周囲の腫れや痛み，視覚障害が生じた場合，出血や麻酔薬の影響を早期に判断して適切な治療を行う．

（森　洋斉）

文献

1) Fukuda S et al. Multicenter Investigations of the Prevalence of Abdominal Aortic Aneurysm in Elderly Japanese Patients With Hypertension. *Circ J* 2015；79：524-9.
2) 日本高血圧学会高血圧治療ガイドライン作成委員会（編）．高血圧治療ガイドライン2019．ライフサイエンス出版；2019．pp.173-4.
3) Kim MS et al. Effects of hand massage on anxiety in cataract surgery using local anesthesia. *J Cataract Refract Surg* 2001；27：884-90.
4) Noguchi S et al. Examination of the safety and effectiveness of low-concentration nitrous oxide anesthesia in cataract surgery. *J Cataract Refract Surg* 2022；48：317-21.
5) Ono T et al. Management of preoperative hypertension and anxiety based on early monitoring of pulse rate before cataract surgery. *Jpn J Ophthalmol* 2024；68：669-75.
6) Guerrier G et al. Efficacy of a Web App-Based Music Intervention During Cataract Surgery：A Randomized Clinical Trial. *JAMA Ophthalmol* 2021；139：1007-13.
7) Xu Q et al. Efficacy and safety of trans-sub-Tenon's retrobulbar anesthesia for pars plana vitrectomy：a randomized trial. *BMC Ophthalmol* 2022；22：289.

11.2 術開始〜前囊切開

事例1　切開創作製不良

【背景】　現在の白内障手術は目覚しい進歩を遂げており，水晶体乳化吸引術（phacoemulsification and aspiration：PEA）と foldable 眼内レンズ（intraocular lens：IOL）による小切開創白内障手術によって，ほぼ完成された術式となっている．その結果，手術に必要な切開幅も狭くなり，ほとんどの症例で安全に自己閉鎖創を作製することが可能になったが，その一方，創口形状が不良となり，その後の手術操作が困難になる場合や，自己閉鎖しなくなる症例を経験することも依然としてある．

【原因】　このような症例では，切開幅に対して切開長が不適切か，内部切開線や外部切開線の形状が不適切なことが多い．いずれのケースも切開創の形状が自己閉鎖創として問題があることに起因する．これらを回避するためには適切な切開創形状の仕組みの理解と，それを具現化するための技術が要求される．

【対応策】

1．切開幅に対して切開長が不適切

①**切開長が長すぎる**：器具の取り回しが制限されるだけでなく，術操作に伴い角膜に皺が生じて視認性が低下するため手術の難易度を上げてしまう．また，手術後しばらくデスメ（Descemet）膜皺襞を生じて，視機能低下の可能性が増加する．さらに内部切開線が角膜中心部に近くなり，角膜惹起乱視が増えるだけでなく不正乱視も惹起してしまい，術後視機能への影響を生じうる．そのため，極端に長すぎる切開創を作製してしまった場合は，その後の術操作ではその切開創を使用せずに他の位置に新たに切開創を作製して手術を続行する．長すぎる切開創はほとんどの場合は自己閉鎖することが多い．

②**切開長が短すぎる**：切開創から虹彩脱出をきたしてしまい術操作が困難になるばかりでなく，術後視機能に影響を与えるような重篤な虹彩損傷をきたすことがある．また，自己閉鎖せずに縫合を要する場合は，惹起乱視による術後視機能への影響も考えられる．さらに，術後に切開創が完全に閉鎖しないことによる術後眼内炎の危険性も否定できない．そのため，極端に短すぎる切開創を作製してしまった場合は，その後の術操作ではその切開創を使用せずに他の位置に新たに切開創を作製して手術を続行する．短すぎる切開創は縫合して創口を閉鎖してから，次の術操作を行うようにする．

2．内部切開線や外部切開線の形状が不適切

①**内部切開線の形状が不適切**：内部切開線が極端な frown もしくは chevron 形状になった場合に，内方弁がフィッシュマウス状態になり自己閉鎖に有効に機能しなくなる（図1）．そのため，切開創が短すぎる場合に内方弁がフィッシュマウス状態になっていたら，切開創の強度が不足している可能性を考えて，その後の術操作ではその切開創を使用せずに他の位置に新たに切開創を作製して手術を続行する．切開創は縫合して創口を閉鎖してから，次の術操作を行うようにする．

②**内部切開線が斜め**：内部切開創の片側の切開長が短くなり自己閉鎖に支障をきたす場

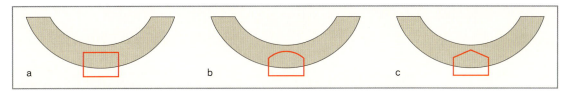

図1 内部切開線の形状の違い
内部切開線の形状が極端な frown（b）もしくは chevron（a）形状になった場合に，内方弁がフィッシュマウス状態になり自己閉鎖に有効に機能しなくなる．

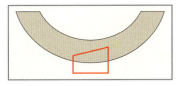

図2 斜めになった内部切開線
内部切開線が斜めになることにより，切開創の片側の切開長が短くなり自己閉鎖に支障をきたす場合がある．

合がある（図2）．極端に短くなった場合には，前述の「切開長が短すぎる」と同様に対処する．

【予防策】
1．切開幅に対して切開長が不適切
①切開長が長すぎる：切開創作製時のスリットナイフと眼球の角度が不適切なことが多い．切開創と対側に眼球が傾いてしまうと，予定しているよりもスリットナイフが上皮側に向かって進行しており，前房内への穿孔が遅れて長い切開創を作製してしまう．そこで眼球が正面を向いている状態を確認しながら切開創を作製する．狭眼裂症例などでは，角膜の頭側に切開創を作製するためのスペースが十分に確保できないことによって，極端に眼球を加点させて創口作製を行わざるをえなくなり，長すぎる切開創を作製してしまうことがある．このような場合には耳側に切開創を作製すると術操作が容易になることがある．また，スリットナイフが何らかの原因で切れにくくなっている場合にも眼球を押してしまい前房内への穿孔が遅れることがあるので，このような状況が判明次第スリットナイフを交換する．

②切開長が短すぎる：理想よりも早く前房に穿刺してしまうためであることが多い．強膜や角膜内をナイフが進む角度が不適切であると早期穿孔を起こしやすくなるため，トンネル作製時には強膜および角膜のカーブを正確に把握して行うことが必要である．そのためには眼球が正面を向いていることが大切である．また，前房内へスリットナイフの先端が穿孔したら，そのままナイフを前嚢方向に向けて進めるのではなく，ナイフ自体は前嚢に平行のまま進めると，内部切開線を理想の形状および位置に作製することができる（図3）．

2．内部切開線や外部切開線の形状が不適切
①内部切開線の形状が不適切：前述の「切開長が短すぎる」場合と予防策は重複するが，内部切開線を smile 形状もしくは直線にするためには，前房内へスリットナイフの先端が穿孔したら，そのままナイフを前嚢方向に向けて進めるのではなく，ナイフ自体は前嚢に平行のまま進めるとよい（図3）．

②内部切開線が斜め：切開長が短い方にスリットナイフが持ち上がっているので，下げて調整する．

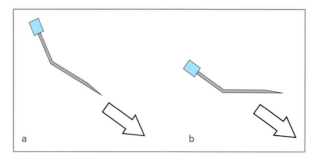

図3 創口作製時のスリットナイフの進め方
前房内へスリットナイフの先端が穿孔したら，そのままナイフを前嚢方向に向けて進める（a）のではなく，ナイフ自体は前嚢に平行のまま進める（b）と，内部切開線を理想の形状および位置に作製することができる．

事例2 前嚢切開作製不良

【背景】 白内障手術において連続円形切嚢（continuous curvilinear capsulorrhexis：CCC）が不完全になってしまうと，その後のPEAやIOL挿入などの手術操作が困難になり，新たな術中合併症を引き起こす可能性がある．また，たとえ手術が無事に終了したとしても術後炎症の遷延化，IOLの偏位や脱臼などの原因になりうる．このように適切なCCCを作製することは質の高い白内障手術を行う上において必須であるにもかかわらず，特に白内障手術習得中の術者では，ここでつまづいてしまうことも少なくない．

【原因】 CCCが予定通り作製できない原因は多岐にわたるが，①セッティングが不適切，②操作が不適切，③難症例に対しての対応ができていない，の3つに大別される．

【対応策】 CCCが流れかけたら前嚢フラップを引く方向を水晶体中心側に変えて修正を試みるが，軌道修正できない場合は眼粘弾剤（ophthalmic viscosurgical devices：OVD）が漏出していることが多いので，まずは追加注入する．この際に切開創から眼外へOVDが漏出するほど大量のOVDを注入しないようにする．CCCが流れかけている場合にはフラップの中心がずれていることが多いので，これを戻す必要があるが，この際に中心をあえてずらして切開点および前嚢縁付近を小刻みに内側に引いて切開線を元に戻す（図4）．

　CCCの軌道修正を確認したら，中心を本来の中心に戻すようにする．それでもさらにCCCが流れてしまい，前部チン（Zinn）小帯付着部に切開線が入ってしまった場合には，上記の方法では修復することができない．チストトームを使用している場合でもこのケースでは，前嚢鑷子で前嚢フラップを把持して水晶体中心に向かって鑷子を引っ張るようにすると流れかけた前嚢切開線が戻ってくることがある．この方法でも戻ってこない場合は，CCCを開始した部位近傍の前嚢に切開を行い反対方向からCCCを再開させて，流れてしまった箇所とCCCを結合させるようにする（図5）．

　CCCに亀裂を生じるとその後の術操作中に亀裂が後嚢に回り込んでしまう危険性があるため，特に小さなCCCに亀裂を生じた場合には前嚢に減張切開を行う必要がある．実際には亀裂と離れすぎても効果がないため，やや近傍（具体的には45°程度）に作製すると効果的である（図6）．

【予防策】 適切なCCCを行うためには，①セッティング，②操作，③難症例に対しての対応を適切に行うことが求められる．

11.2 術開始〜前嚢切開

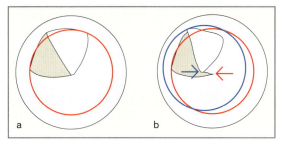

図4 CCCが流れかけた場合
フラップの中心が本来の中心（b、赤矢印）とはずれていることが多い（a）ので、これを戻す必要があるが、この際に中心をあえてずらして（b、青矢印）、切開点および前嚢縁付近を小刻みに内側に引いて切開線を元に戻す。

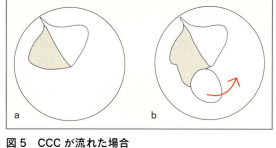

図5 CCCが流れた場合
CCCが流れた場合（a）は、CCCを開始した部位近傍の前嚢に切開を行い、反対方向からCCCを再開させて（b）、流れてしまった箇所とCCCを結合させるようにする。

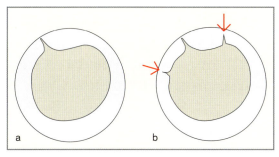

図6 CCCに亀裂を生じた場合
CCCに亀裂を生じた場合（a）には、やや近傍に減張切開を作製する（b）。

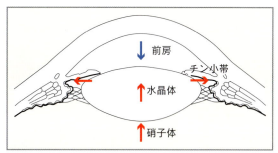

図7 前嚢にかかる圧力
CCCを流そうとする力は、硝子体圧、水晶体圧、チン小帯の牽引力の合力（赤矢印）であるが、これに抗するのは前房内圧（青矢印）のみである。

1. セッティング

CCCを行いやすい環境とは、良好な術野・視認性を確保し、前房が安定している環境であり、これらを意識してセッティングを行う。

①**術野の確保**：手術に先立ち手術顕微鏡下で正面を固視させた状態で、角膜の上下および左右が均等に露出していることを確認する。

②**前房の確保**：CCCを安全に行うためには、水晶体に加わる様々な力について考慮する必要がある。CCCを施行しているときの前嚢の後方からは水晶体内と硝子体による圧がかかっている（図7）。また、これとほぼ垂直に前部チン小帯の牽引による圧がかかっている。これらはいずれもCCCが流れる方向に働くが、これに抗する圧は、OVDによる前房内圧のみである。したがって、CCC施行中は前房が不安定にならないように、CCCの注入を行い、術操作に伴い漏出する場合は必要に応じて追加注入を行う。

2. 操作

前嚢中心部を穿刺してから前嚢をめくり上げて前嚢フラップを立ち上げる。反転したフラップはしっかりと折りたたみ、中心を維持したまま引いていくが、でき上がったフラップの弧の部分がCCCの円周と重なるようにする。CCC作製が後半に差し掛かるころから中心がずれやすくなるので、必要に応じてOVDを追加注入して中心を元に戻すようにする。

3. 難症例に対しての対応

　膨隆した白内障など水晶体内圧が高い症例では，容易にCCCが流れてしまうため通常よりも前房内圧を上げる必要がある．そのため，空間保持能および前房滞留性の高いviscoadaptive型のOVDを用いて房水置換を行うが，注入量に注意を要する．注入量が少ないと十分に前房内圧を上げることができない．その一方で注入量が多いと前房内圧を上げることができるが，CCC操作やチストトームや鑷子の出し入れに伴い切開創からOVDが漏出しやすくなる．漏出すると短時間に前房内圧が下がることにより相対的水晶体内圧が上昇してCCCが流れやすくなる．実際には器具の出し入れに伴いOVDが漏出しない程度を目安とする．このような症例では通常よりもCCCが流れやすいため，より流れやすくなる周辺にまで切開を広げないように通常よりも小さめのCCC作製を心掛ける．

【フォローアップ】　CCCに亀裂を生じたり流れてしまった場合は，その後の術操作によって亀裂が後嚢に回り込んでしまう，などさらなる合併症を生じる可能性がある．そのため，核処理時には水晶体囊から早期に核やepinucleus（核周囲皮質）を独立させて，前房圧を上げすぎないように器械設定を行ってから核処理を行う．

　　　　　　　　　　　　　　　　　　　　　　　　　　　　　　　　　　（柴　琢也）

11.3 ハイドロダイセクション〜水晶体乳化吸引

現代の水晶体乳化吸引術（phacoemulsification and aspiration：PEA）において，ハイドロダイセクションおよび水晶体乳化吸引に生じる合併症は，手術早期のため水晶体核が大きく残存していることが多く，慎重に対処しないと，核落下，硝子体脱出を生じ，術後の視力予後を左右しうる合併症を生じてしまう．

11.3.1 水流核皮質・層間分離（ハイドロダイセクション，ハイドロデリニエーション）

水晶体は層状の構造をしており，水流で水晶体嚢と皮質を分離させることをハイドロダイセクション（hydrodissection），核と皮質・epinucleus（核周囲皮質）を分離することをハイドロデリニエーション（hydrodelineation）という．PEA 中の核の回転，皮質吸引などの手技を容易に施行するために行われる手技である（図1）．前嚢切開が不完全な状態，前房内に眼粘弾剤（OVD）が満たされた状態，必要以上に強い勢いでハイドロダイセクション・ハイドロデリニエーションを施行すると，前嚢亀裂が裂け，後嚢破嚢を生じたり，capsular block syndrome や acute intraoperative rock-hard eye syndrome（AIRES）などを生じうる[1,2]．

文献1

文献2

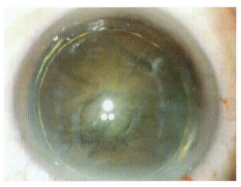

図1　ハイドロダイセクションとハイドロデリニエーション
水晶体は層状の構造をしており，水流が水晶体層間を分離させると，リング状の反射が確認できる．外側のリングがハイドロダイセクション，内側のリングがハイドロデリニエーションと思われる．

症例 1　capsular block syndrome

【背景】　前房内に高分子の OVD が満たされた状態で水流を嚢内に注入すると，水流が硝子体側に圧力をかけてしまい，後嚢が裂けてしまうことがある．

【原因】　水流を嚢内に注入した場合，前房から眼外へと抜ける水の流れがあればよいが，前房内を OVD で満たしていると眼外への水流がブロックされてしまい，その結果水流の圧力が硝子体側にかかり，後嚢が硝子体側に裂けてしまう（図2）．

【対策】　前房内の OVD をあらかじめ少し眼外に出して，前房内圧を下げ水流の逃げ道を作った上で，ハイドロダイセクション・ハイドロデリニエーションを施行する．

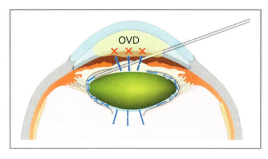

図2　capsular block syndrome
前房内に OVD が満たされていると，嚢内に注入した水流が嚢外に逃げることができず，後嚢を破嚢させてしまう．

11.3.2 超音波乳化吸引（PEA）

現在の白内障手術のほとんどは PEA で行われている．機器の進歩により PEA の安全性は改良されているが，多くの手術を施行していると，少なからず合併症を生じうる．超音波で水晶体核を乳化吸引する手技中に最も合併症を生じやすく[3]，代表的な合併症（後嚢破嚢，チン小帯断裂）の対策について述べる．

症例2　PEA 早期における後嚢破嚢

【背景】　近年の PEA 手技において，水晶体核に溝を掘り，核を分割するという手技は標準的な方法である．しかし核が硬い症例や後嚢下白内障の強い症例では，通常より深く溝を掘らないと分割操作がうまくいかないため，深く溝を掘ろうとして，誤って後嚢破嚢を生じてしまうことがある．

【原因】　しっかりと水晶体の厚み，溝の底を確認しないまま，やみくもに核を乳化吸引すると，超音波チップで後嚢を突き破ってしまう．また溝を斜めに掘ってしまうと，一番深い底がブラインドで見えず，突き抜けてしまうことがある（図 3a, b）．

【対策】　水晶体の厚みを認識した上で，溝を掘る深さを調整する．また溝の底がブラインドにならないように確認しながら溝を掘ることを意識する（図 3c）．
　　PEA 早期に後嚢破嚢を生じてしまった場合は，PEA の継続をあきらめて，切開創を大きく開けて，残りの核を摘出することを試みる（図 3d, e）．脱出した硝子体を切除した後，前嚢切開が完成されていて，チン小帯ダメージがなければ IOL の嚢外固定が可能である．前嚢切開が未完成でチン小帯断裂を生じてしまっている場合は，一期的または二期的に毛様溝縫着術または強膜内固定術を施行する．

症例3　PEA 後期での後嚢破嚢

【背景】　PEA において，水晶体核の処理が進み，残存核が少ない状態で勢いよく核処理を行うと，残存核を処理した直後，超音波チップが水晶体後嚢を吸引，後嚢破嚢を生じてしまうことがある．「サージ」と呼ばれる現象である．

【原因】　水晶体核の処理が進み，残存核が少なくなってくると，核による水晶体嚢維持形成が損なわれ，術中，後嚢が不安定になる．特に最後の1/4核を超音波で吸引し終わる瞬間，残った吸引圧により超音波チップに後嚢が吸い寄せられ破嚢してしまうこ

11.3 ハイドロダイセクション～水晶体乳化吸引

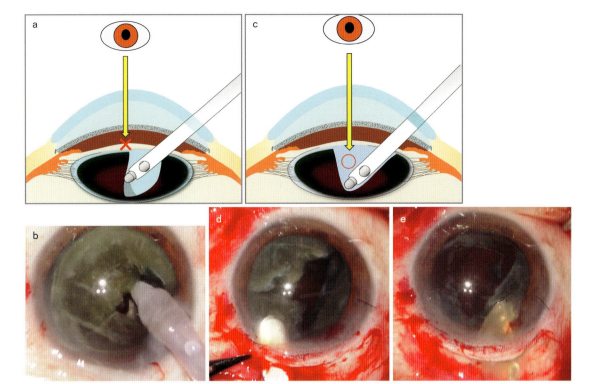

図3 PEA早期における後嚢破嚢
水晶体の厚み，底を確認しないまま，やみくもに核を乳化吸引すると，超音波チップで後嚢を突き破ってしまう．水晶体の溝を斜めに掘ったため，手前の核が水晶体後嚢をブラインドにしてしまい，後嚢を超音波で破嚢させてしまった（a：シェーマ　b：術中写真）．水晶体の厚み，溝の深さを確認しながら溝を掘ることが重要である（c）．
PEA早期で後嚢破嚢をした場合，PEAを直ちに中止し，切開創を大きく開けて（d），核を硝子体に落下させないよう，残りの核をviscoextractionにて摘出する（e）．

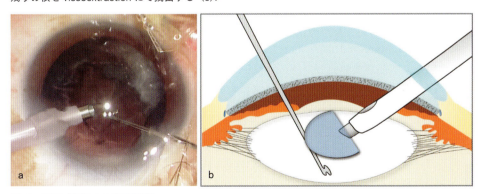

図4 PEA後期での後嚢破嚢
水晶体残存核が少なくなってくると，術中，後嚢が不安定になる．残存核を超音波で吸引し終わる瞬間，残った吸引圧により超音波チップに後嚢が吸い寄せられ破嚢してしまうことがある（a）．このサージ現象を予防すべく，筆者は超音波チップ先端と水晶体後嚢の距離を保てるよう，フックで水晶体後嚢を支え，超音波チップに吸引されないようにしている（b）．

とがある（図4a）．

【対策】　残りの核が少なくなってきた場合，超音波の設定で低吸引，低灌流にして，後嚢の動きをしっかりと観察しながら，PEAを行う．超音波チップ先端と水晶体後嚢の距離を保てるよう，筆者はフックで水晶体後嚢を支え，超音波チップに吸引されな

いようにしている（図4b）．

　もし後嚢破嚢をしてしまったら，直ちに超音波を止め，灌流圧を下げて，OVDを前房内に注入し，硝子体脱出を最小限にする．その後，前部硝子体切除術にて残った皮質および脱出した硝子体を処理し，IOLを嚢外固定する．最後に縮瞳させて，硝子体牽引がないことを確認して，手術を終了する．

症例4　医原的チン小帯断裂

【背景】　進行した核，後嚢下白内障の場合，分割の難易度が高い．溝をしっかり掘った状態で核分割を行わないと，チン小帯に負担がかかり，チン小帯が外れてしまうことがある．

【原因】　進行した核の場合，核の厚みがわかりにくく，溝掘りが浅くなりがちである．溝掘りが不十分な状態で核分割を試みると，チン小帯に前後方向の負担がかかり，医原的にチン小帯断裂を生じてしまうことがある（図5a）．

【対策】　できる限り深く溝を掘り，核分割をするベクトルが前後方向ではなく，水平方向になるように分割を行う（図5b）．超音波チップとフックで分割をする場合，超音波チップが核を硝子体側に押してしまいがちになる．またチン小帯が弱い症例ほど，分割しようとすると水晶体核が硝子体側に押し込まれやすく，より前後方向へのベクトルがかかりやすい．前房と分割部をOVDで満たし，先端が小さなフックを2本持ち，できるだけ水平方向に分割することで，チン小帯への負担が軽減できる（図5c）．

　チン小帯断裂を生じてしまったら，カプセルエキスパンダーなど水晶体嚢を前後方向に支持できるデバイスで水晶体嚢を支持してPEAを行う．チン小帯脆弱が疑われるときは分割前にあらかじめカプセルエキスパンダーなどを水晶体嚢にかけた上で分割すると，チン小帯断裂の悪化を予防可能である．どうにか核処理が終了したら，灌流吸引（irrigation and aspiration：IA）を施行し，皮質吸引ができたら，IOLを嚢内固定し，水晶体嚢拡張リング（capsular tension ring：CTR）を嚢内に挿入する（図6）[4]．IA時に水晶体嚢がIAチップに吸引され，皮質吸引が難しい場合は，嚢内

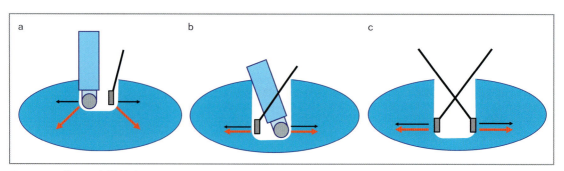

図5　医原的チン小帯断裂
進行した核の場合，溝掘りが浅くなりがちである．溝掘りが不十分な状態で核分割を試みると，チン小帯に前後方向の負担がかかり，医原的にチン小帯断裂を悪化させてしまうことがある（a）．対策としてできる限り深く溝を掘り，核分割をするベクトルが前後方向ではなく，水平方向になるように分割を行う（b）．超音波チップとフックで分割をする場合，超音波チップが核を硝子体側に押してしまいがちになる．前房と分割部をOVDで満たし，先端が小さなフックを2本持ち，できるだけ水平方向に分割することで，チン小帯への負担が軽減できる（c）．

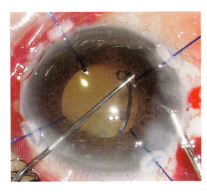

図6 医原的チン小帯断裂例
チン小帯断裂例では，カプセルエキスパンダーなど水晶体嚢を前後方向に支持できるデバイスで水晶体嚢を支持してPEAを行う．無事に皮質吸引まで完了したら，IOLを嚢内固定し，術後の水晶体安定のため，CTRを嚢内に挿入する．

固定をあきらめ，鑷子で水晶体嚢を全周外し，viscoextractionで水晶体嚢と皮質を取り出す．その後，硝子体処理を行った後，毛様溝縫着術または強膜内固定術によってIOLを固定する[4]．

（西村栄一）

文献

1) Miyake K et al. New classification of capsular block syndrome. *J Cataract Refract Surg* 1998；24：1230-4.
2) Grzybowski A et al. Acute and chronic fluid misdirection syndrome：pathophysiology and treatment. *Graefes Arch Clin Exp Ophthalmol* 2017；256：135-54.
3) 西村栄一ほか．大学病院における1万例以上の小切開超音波白内障手術統計—術中合併症の検討．眼科 2003；45：237-40.
4) 西村栄一．チン小帯脆弱断裂例の対処法．IOL & RS 2016；30：375-84.

11.4 皮質吸引〜術終了

超音波乳化吸引術（PEA）が無事に終了した後，通常は残留皮質の灌流吸引（IA）を行い，後囊研磨を行った後に眼内レンズ（IOL）が囊内に挿入されるのが一般的な流れである．IA以降のトラブルとしては，連続円形切囊（CCC）に亀裂が入っている場合のIAや，IAチップによる後囊破損，またIOL挿入時に後囊破損が発生するなど，留意すべき点がいくつか存在する．本節では具体例を提示する．

症例1　皮質吸引（IA）時のトラブル—IAチップで後囊破損

【背景】 経験豊富な白内障手術者において，PEA時よりも，皮質除去中に後囊破裂が発生する可能性が高いことが知られている．後囊破損のタイミングが，PEA時が初級研修医で44.6％，上級研修医で35％，IA時が初級研修医で17.2％，上級研修医で35.3％という報告がある[1]．従来，IAチップの材質は主に金属であったが，吸引口のバリ（ギザギザ）が原因で後囊を損傷するリスクを軽減するため，高強度ポリマー製のIAチップが開発された．しかし，PEAが無事に終了した後でも，ポリマー製のIAチップを用いた場合に後囊破損が起こることがある．この破損は，通常，突然の後囊線条やそれに続く囊の孔または裂け目として視認される．

文献1

【原因】 本症例の後囊破損は，後囊研磨時にIAチップの吸引口を大きく動かしたことが原因と考えられる（図1a）．他のIA時の後囊破損原因については表1に示す．

【対応策（図2）】 IAから灌流を維持し，もう一方の手で角膜ポートから後囊破損した部位に眼粘弾剤（OVD, ビスコート®）を注入する（図1b）．左手でOVDを前部硝子体表面に注入し，前眼部への硝子体脱出を防ぐバリアを形成する．OVDの注入が始まるまでは，灌流をオンの状態でIAを保持する．OVDの注入が開始されたら，フットペダルの位置を0（ゼロ）にして灌流をオフにする．その後，OVDをさらに注入しながらIAチップを引き抜く（図1b）．その後，前部硝子体の脱出の有無を確認する．硝子体脱出がない場合には，眼内レンズ（IOL）を挿入する（図1c）．硝子体脱出が認められた場合，角膜ポートから灌流を行い，硝子体カッターで創口および角膜ポートに嵌頓した硝子体を慎重に切除する（図1d）．トリアムシノロンアセトニドを用いる方法は硝子体の可視化に有用である．後囊破損が小さい場合には，予定通り6mm光学径の1ピースIOLを挿入する．後囊破損が大きい場合には，術者の判断により6mmまたは7mm光学径の3ピースIOLに変更して挿入する．IOL挿入時に後囊破損の拡大を最小限にするため，OVDを用いる．IOLの安定性を確認した後，縮瞳薬（オビソート®）を注入し縮瞳させて，前房に硝子体が残っていないことを確認して手術を終了する（図1e）．

【予防策】
- ポリマー製のIAチップを用いても，後囊破損が発生する可能性があることを認識する．
- 金属製IAチップを使用する場合には，特に後囊研磨をゆっくりと行う．
- 後囊に皺ができる場合は，囊が薄いことを察知し，後囊研磨は優しく行い，動きを抑

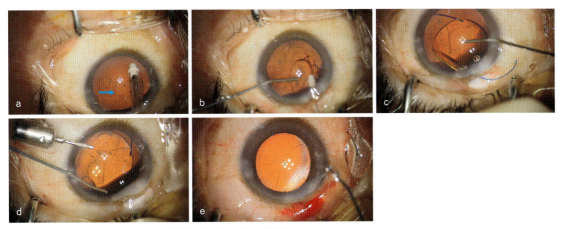

図1 後囊研磨時にIAチップで後囊破損（72歳，男性）
a：チップで吸引をかけて後囊研磨中に皺ができたとき，チップを動かした瞬間に後囊破損した（矢印）．
b：灌流を維持して後囊破損部位にOVD（ビスコート®）を注入した．注入開始時に灌流をゼロにして注入し終えたらIAチップを引き抜く．
c：IOL挿入　後囊破損部位が拡大したため，3ピースIOLを選択してoptic captureを行うつもりであったが，囊内固定できると判断して囊内に挿入した．支持部が術後に安定するようにダイアリングして調整した．
d：前部硝子体切除　3ピースIOLを囊内に挿入してダイアリングしたため，破損部位が拡大し，前部硝子体切除を行うことになってしまった．灌流しながら硝子体カッターで創口に嵌頓した硝子体をさばきながら切除していった．ケナコルト-A®を注入すると嵌頓硝子体が確認しやすくなる．
e：手術終了時にオビソート®を注入して縮瞳させる．後囊破損が下方に回っていないためこのまま手術終了とした．術後の経過は良好であった．

表1　IAチップによる後囊破損の原因パターン

- 前囊亀裂がある症例でIA中に，後囊に亀裂がまわる
- 後囊研磨の際に，皺ができているのにIAチップを大きく動かして破損
- 金属チップのIAでバリがあった場合の損傷

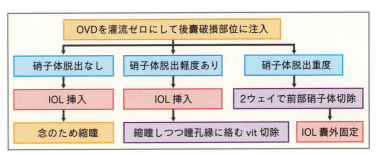

図2　IAチップによる後囊破損の対策

える．

- 吸引口を後囊に向けず，IAチップに絡んでくる皮質のみを除去し，軽度の皮質残存があっても，後日YAGレーザーで後囊切開を行うことも検討する．

【フォローアップ】　後囊破損が発生した場合，術後2〜3か月は定期的に経過観察を行う．チェックポイントとして，硝子体が創口に絡んでいないか（瞳孔不正），残存皮質による炎症が点眼中止後に発生しないか，網膜裂孔や囊胞様黄斑浮腫などの網膜硝子体病変がないかを確認する．筆者は，術後2か月間の点眼治療を行った後，その1か月後に再確認し，問題がなければ経過良好と判断している．

症例2　IOL挿入時トラブル—前囊亀裂がある症例にIOLを挿入して後囊破損

【背景】　前囊亀裂は，白内障手術中のどの段階でも発生しうる．発生率は0.8〜5.6％という報告がある[2]．前囊切開，乳化吸引中および核分割，皮質除去の際にも生じる可能性がある．前囊亀裂が発生した場合は後囊にまで亀裂が回らないように大変デリ

文献2

Chapter 11 手術室でのトラブルシューティング (3) 白内障手術

ケートな手術操作が各段階で要求される．前嚢亀裂の約 67％はチン小帯まで広がり，48％は後嚢を通って赤道周辺まで広がり，19％は硝子体切除術を必要とする報告があるが[2]，術者はこの合併症の重大性を認識しておく．

【原因】 白内障手術中に前嚢が裂ける原因はいくつかある．前嚢切開中に前嚢フラップの制御を失う場合も原因の一つだが，水晶体嚢内圧が高いとアルゼンチンフラッグ徴候を引き起こし周辺に急速に広がる（図 3a, b）．分割器具の位置が適切でない場合には核分割中に前嚢の裂傷が発生することもある．前嚢が明瞭に見えない場合，水晶体核に溝を掘る際に，誤って超音波で前嚢を傷つけることもある．

【対応策】 前嚢亀裂が赤道を越えて広がっていない場合，1 ピースまたは 3 ピースの IOL を嚢内に挿入することができる．理論的には，3 ピースレンズのほうが亀裂を拡大させる可能性が高い（図 3c～e）．しかし，3 ピース IOL は偏心や偏位に対して有効で，強膜内固定が必要な場合には有利である．後嚢まで亀裂が及んでいるか疑わしい場合，3 ピース IOL を毛様体溝に挿入することが推奨される．前嚢の大部分が無傷である場合，IOL 光学部を嚢内後方に静かに押し込むことで，光学部を捕捉し安定性を高めることができる（図 4）．IOL を水晶体嚢または毛様体溝に挿入した後，ハプティックが前嚢亀裂から 90°離れるように回転させる．手術の最後にオビソート®を注入することで，IOL が前房に脱出するのを防ぐことができる．

IOL 挿入時に後嚢まで亀裂がまわって硝子体脱出が起こった場合には後方の支持部を嚢内に挿入しても IOL の固定が維持できるかを冷静に判断する（図 3f～h）．難しいと思えば OVD を追加して前房空間を確保して IOL を切断，摘出する．その後，前部硝子体切除を行って通常は，3 ピース IOL を嚢外に固定する（表 2）．

【予防策】
- 適切な大きさの CCC を作製することが，前嚢の裂傷を防ぐ唯一かつ最善の方法であ

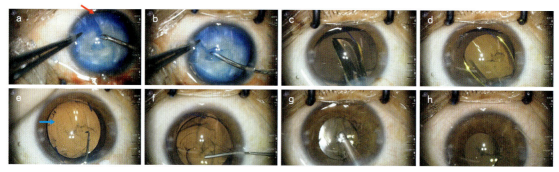

図 3 膨隆白内障の前嚢亀裂（52 歳，男性）―アルゼンチンフラッグ徴候

a：トリパンブルーで前嚢染色を行い，ダブル CCC を行ったが，第二の CCC 拡大中に CCC が周辺部に逃げて亀裂となった（矢印）．水晶体中央部の内圧が減圧できた場合でも周辺部内圧が残存している場合もある．
b：前嚢亀裂の対処　マイクロ剪刀で亀裂部位反対側に新しい前嚢フラップを作製し，反対方向に向けて嚢切開を完了させる．
c：赤道部まで亀裂がまわっていないので，3 ピース IOL を嚢内に挿入した．硝子体脱出がある場合には嚢外に固定する．
d：IOL を亀裂部に対して 90°の位置にダイアリングを開始した．
e：ダイアリング開始時に前嚢亀裂が後嚢にまわってしまった．
f：硝子体脱出がないため OVD（ビスコート®）を注入してダイアリングを再開した．
g：オビソート®を注入して縮瞳させて硝子体脱出を防いだ．その後，前房中の OVD を IA チップで吸引した．
h：手術終了時　OVD が後房側には残存するものの硝子体切除なしで IOL を嚢内固定し終了した．術後の感染対策として抗菌薬の点眼回数を 1 日 6 回として無事に良好な経過を得た．翌日の眼圧モニターも重要である．

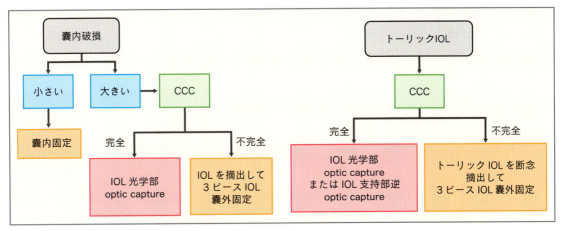

図4 IOL挿入時に後囊破損した場合の対処

表2 前囊亀裂がある場合のIOLの選択

	メリット	デメリット
1ピースIOL	●囊内固定が行いやすい	●optic captureが不成功に終わる場合がある
3ピースIOL	●偏心や偏位に有効 ●optic captureが可能な場合がある	●亀裂が赤道を越えてまわる場合がある

る．CCCが周辺部まで広がらないようにするため，前房をOVDで満たし，前囊を平らな状態に保つことが重要である．CCCが放射状に広がり始めた場合は，囊を後方に牽引する．場合によっては，軌道修正を試みた結果，囊切開が赤道に達してしまうことがある．このような場合には，マイクロ剪刀で新しい前囊フラップを作製し，反対方向に向けて囊切開を完了させる（図3b）．

- 前囊はPEA時にも裂けることがあり，特にCCCが小さすぎる場合に頻発する．この場合，前囊の端がフェイコチップや他の器具に接触することで裂傷が発生するため，CCCを大きく修正することが有効な対策となる．

- 成熟白内障では，前囊にトリパンブルーを塗布して視認性を向上させることが，特に有効な予防策である．しかし，本症例のように膨隆白内障が存在する場合，水晶体内圧が高まることでCCCの自発的な放射状の伸展を引き起こし，結果として前囊亀裂が発生することがある．

【フォローアップ】　前囊亀裂のみでIOLが囊内固定できた場合には，術後囊収縮に伴ってIOLが偏位して屈折誤差などが出ないかを，術後2～3か月は定期的に経過観察を行う．後囊破損を伴った場合には前述の症例と同じく網膜硝子体病変が発生しないかを確認する．OVDを上手に利用して硝子体脱出を防いで手術を終了できた場合には，OVDに細菌がついて眼内に残存しているリスクの術後感染対策として抗菌薬点眼の回数を増やしたりする．OVDによる眼圧上昇が発生する場合もあることを念頭に，手術後翌日まで炭酸脱水磯酵素阻害薬の内服を処方する場合もある．

症例3 IOL挿入時トラブル—IOLを挿入したときに後嚢破損

【背景】 白内障手術のプロセスでまったく問題なくPEAを終えて，IAと後嚢研磨を行いあとはIOLを挿入するだけとなって，IOLを挿入した際に後嚢破損してしまう場合がある．

【原因】 インジェクター関連の問題の場合や，IOLの素材・形状や挿入方法の問題などがある．インジェクターの問題としてはプランジャーとIOLの位置関係のずれ，IOLの厚みやOVD不足によるインジェクター内腔の接触圧，切開創が小さいなどインジェクター内腔への圧力がIOL損傷やロケット発射などのトラブルにつながる．

挿入時の問題としては，IOL支持部が硬い素材を挿入時に後嚢に押し付けて破損する場合がある．多くはインジェクターを挿入した場合に前房中のOVDがインジェクターに逆流して脆弱な後嚢が挙上した場合に支持部の摩擦によって発生する（図5a〜c）．

【対応策】 IOL挿入時のチェックポイントを示す（表3）．IOL挿入時に後嚢が破損した場合，破損の範囲に応じて対応を決定する．破損が小範囲であり，IOL挿入後も嚢内固定が可能であれば，OVDを追加して硝子体の脱出を防ぎ，後方支持部を嚢内に固定する．後嚢CCCを追加する方法は理論的には最適であるが，通常，IOLの光学部が前房内まで入り込んでいる状況では後嚢CCCの施行は困難であるため，可能で

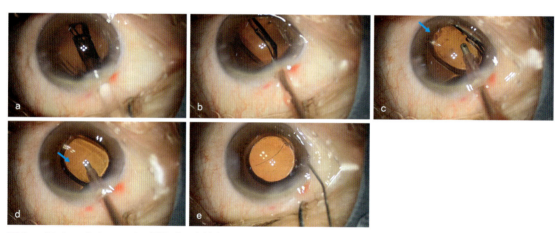

図5 インジェクターでIOL挿入時に支持部で後嚢破損（75歳，男性）
a：インジェクターを挿入したときにOVDの逆流により前房が軽度虚脱している．
b：少しIOLが傾いてリリースされている．このとき支持部が後嚢にポイントで押し圧がかかったものと思われる．
c：IA開始時 術者はこのときは気づいていないが，既に後嚢が破れていることがビデオにてわかった．OVD下では後嚢破損がわかりにくい場合がある（矢印）．
d：IA途中でOVDが除去されるにつれて後嚢破損が明らかとなる（矢印）．
e：その後の対処 後嚢破損部位はかなり大きいが，IOLは嚢内固定で硝子体脱出がなく，安定性も悪くないと判断して，サイドポートから灌流液を注入しながら前房内を再度確認した．さらにオビソート®を注入して瞳孔正円を確認して手術を終了した．経過は良好であった．

表3 IOL挿入時のチェックポイント

●前房はOVDで十分に満たされているか	●挿入時に前房虚脱が起こっていないか
●切開創は適正なサイズか	●IOLのリリースがうまくいっているか
●後嚢が薄くて弱そうか	●リリース時にIOLの支持部を後嚢に押し付けていないか
●インジェクター内部のIOLの支持部のポジションは適正か	●後方支持部が嚢内に入ったのが確認できたか
●押し圧に異常はないか	

あれば行う程度にとどめる．ダイアリングについては，状況が悪化しない場合に安定性が良いと考えられる方向で固定を行う．後囊破損の範囲が広い場合，後囊CCCを追加することは推奨されない．筆者の方法としては，前房から灌流を行い，毛様体扁平部から硝子体切除を行う．硝子体カッターをIOLの光学部の後ろに配置し，IOLの前方に硝子体が出ない程度に切除する．トリアムシノロンアセトニドを用いて，IOL周囲に硝子体が存在しないことを確認する．もし囊内固定が不可能な場合，IOLを囊外に出し，光学部のみをCCCの下に固定する（optic capture）．前囊亀裂を併発した場合，IOLを切断して眼外に取り出し，3ピースIOLを囊外固定する．IOLの摘出は硝子体牽引のリスクが高く，より大規模な硝子体切除が必要となる可能性がある．特殊例としてトーリックIOLの場合，後方から硝子体カッターで光学部中心を支え，シンスキーフックを用いてレンズを丁寧に回転させ，軸のマークに合わせる．その後，光学部をCCCの前に出し，ハプティックをバッグ内に残す逆optic captureを行う．

【予防策】
- インジェクターによるIOL挿入時に押し圧に異常を感じた場合は，IOL挿入を直ちに中断する．
- インジェクターを前房内に挿入した際，OVDが逆流したり，創口から漏出して前房が虚脱してきた場合は，OVDを角膜ポートから追加注入するか，IOL挿入を中断する．
- IOL挿入時には，支持部が後囊を擦っていないかを常に観察しながら進める．

【フォローアップ】 網膜硝子体病変が発生しないかを，術後2〜3か月間は確認する．術後の囊収縮に伴い，IOLが偏位して屈折誤差などの問題が生じないかを評価するため，術後2〜3か月は定期的に経過観察を行う．

症例4　IOL挿入時トラブル—IOLを挿入したときにIOLを破損

【背景】　インジェクターには，プッシュタイプ，スクリュータイプ，またはガスを用いた自動のタイプが使用される場合があり，それぞれに独自の利点と潜在的な複雑さがある[3]．インジェクターの使用に伴う一般的な合併症には，ノズル先端の損傷やIOLのセッティングミスなどがある．潜在的な合併症には，支持部と光学部の癒着，インジェクタープランジャーへのIOLの付着，プランジャーのオーバーライド，制御できないIOLの回転，後方支持部の引っかかり，またはIOLの損傷などの問題がある．加えて，セッティングミスの問題などがある．

【原因】　IOLのセッティングミスにより，後方支持部が引っかかる，またはIOLがインジェクタープランジャーに付着するなどの破損事例が報告されている[4]．これらの合併症は，不適切なインジェクターの設計や手術中のユーザーの手技が原因で発生する可能性がある[5,6]（図6a〜d）．

【対応策】　IOL挿入時に破損が発生した場合，支持部破損と光学部破損について以下の対策を考慮する．支持部のトラブルとしては，支持部の切断や，3ピースIOLの場合では曲がりが生じることがある．セッティングミスにより支持部が切断された場合，そのIOLの使用は中止する．すなわち，IOLを切開創から取り出し，新しいIOLに交換する（図6e〜h）．摘出方法はいくつかあるが，筆者は細かく短冊状に切断して摘出するか，状況が複雑でない場合には半切して抜去するようにしている．OVDを

文献3
文献4

文献5
文献6

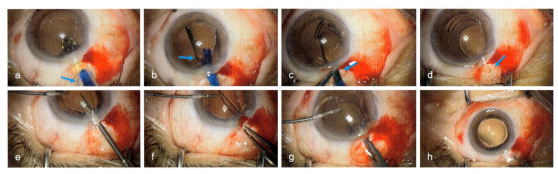

図6 IOL支持部の断裂例（83歳，女性）
a：インジェクターによるIOL挿入時に押し圧に異常を感じたが，そのままIOLを挿入してしまった．プランジャーがインジェクター腔内で支持部を挟み込んでいるのがわかる（矢印）．
b：IOLのリリース時 IOLの支持部に亀裂が入っているのがわかる（矢印）．
c：支持部がインジェクターとプランジャーの間に挟まれて外れない（矢印）
d：最終的に支持部が解除を操作中に切れてしまった（矢印）．
e：前房にOVDを追加して，鑷子でIOLを把持して半分に光学部を切断した．
f：切断IOLを摘出 半切したIOLを創口に左手の鑷子で誘導して有鉤鑷子でつかんで抜去した．
g：残りのIOLを摘出 同様に鑷子でIOLを創口に誘導して有鉤鑷子でつかんで抜去した．
h：IOLを嚢内に再挿入して事なきを得た．経過は良好であった．

表4 インジェクターの確認ポイント

●IOLのセッティングが適正に行われているか	●IOLの厚みや硬さに注意できているか
●プランジャーがIOLの側方に適正に当たっているか	●切開創の大きさが適正か
●プランジャーの押す方向がずれていないか	●IOLを押し込んでいるときの感覚に抵抗や違和感がないか
●OVD不足になっていないか	

十分に使用し，摘出時に前房が虚脱しないように努める．3ピースIOLの支持部が著しく変形した場合は，曲がった支持部を引き伸ばして利用できるか確認する．術後に水晶体嚢収縮が発生し，IOLの偏位が懸念される場合は，迷わず摘出して新しいIOLに交換する．

【予防策（表4）】
- IOLの光学部を直接つかんで操作しないこと．
- 十分な量のOVDでカートリッジが潤滑されていることを確認すること．
- カートリッジ内にIOLがスムーズに，かつ簡単に挿入できることを確認すること．
- IOL挿入時に押し圧に異常を感じたら挿入を中止すること．

【フォローアップ】 IOL光学部にひび割れや破損がある場合，特定の照明条件下でグレアやその他の視覚障害を引き起こす可能性がある．また，ひび割れや破損があるレンズは，生体適合性が比較的良好にみえるが，長期的な影響は予測できない．通常，瞳孔領のIOL光学部に傷がなければ通常の経過観察でよい．3ピースIOLなどで支持部が変形している場合には，前嚢収縮による偏心が発生しないか，経過観察を行う．

（塙本 宰）

文献
1) Grinton M et al. Incidence, characteristics, outcomes, and confidence in managing posterior capsular rupture during cataract surgery in the UK：an ophthalmology trainees' perspective. *Eye (Lond)*

2020 ; 35 : 1213-20.
2) Marques FF et al. Fate of anterior capsule tears during cataract surgery. *J Cataract Refract Surg* 2006 ; 32 : 1638-42.
3) Carifi G et al. Complications and outcomes of phacoemulsification cataract surgery complicated by anterior capsule tear. *Am J Ophthalmol* 2015 ; 159 : 463-9.
4) Friedrich M et al. Characterisation of Intraocular Lens Injectors. *Klin Monbl Augenheilkd* 2024 ; 241 : 905-16.
5) Zhang L et al. Evaluation of Parameters and Nozzle Tip Damage after Clinical Use of Three Hydrophilic Intraocular Lens Injector Models. *J Ophthalmol* 2024 ; 2024 : 2360368.
6) Yan W et al. Video analysis of optic-haptic interaction during hydrophobic acrylic intraocular lens implantation using preloaded injectors. *BMC Ophthalmol* 2023 ; 23 : 515.

11.5 IOL二次挿入

無水晶体眼に対して眼内レンズ（intraocular lens：IOL）を二次挿入する場合，水晶体嚢，チン小帯に損傷がなく，さらに前後嚢の癒着が解除できる場合は嚢内固定が可能である．しかし癒着が解除できないことも多く，この場合は嚢外（毛様溝）固定が選択される．

■ IOL嚢外固定

症例1　術後のIOL偏位・落下

実臨床では嚢外固定でのIOL二次挿入が選択されることが多いが，嚢外固定が可能かどうかを判断することは意外と難しい．チン小帯断裂を見逃すと，IOL偏位や落下が生じる．

【背景】　初回手術（超音波水晶体乳化吸引術〈PEA〉）を同一術者が施行している場合は，チン小帯脆弱の有無を把握できるが，他施設でPEAが施行された場合や，PEAが施行されてから長期間経過している場合はチン小帯断裂を生じていることがある．しかし，術前の判断が難しい[†]．チン小帯断裂が存在していても，上方の限局性の断裂であれば嚢外固定が可能なことが多いが，下方の断裂の場合は断裂範囲が狭くてもIOL偏位が生じる可能性がある．網膜剥離や増殖糖尿病網膜症の硝子体手術後で最周辺部の硝子体郭清がされている場合も，嚢外固定後にIOL偏位が起きやすい．

【対策】　IOL嚢外固定術中のIOLの挙動を確認する．術中のIOLセンタリングが不良の場合はチン小帯断裂を疑い，強膜内固定へ術式を変更する．筆者は術前に患者の年齢や視機能を考慮し，長期的に安定したIOL固定を求める場合は強膜内固定を最初から計画している．

[†] 顕微鏡では確認できなかったチン小帯断裂が内視鏡で発見できることがある．

■ IOL強膜内固定

IOLを強膜に固定するために，2本の支持部を眼外に引き出す必要があり，鑷子で引き出す方法[1]と針で引き出すニードル法に大別される．ここでは，最も低侵襲で安定した固定が得られる30Gダブルニードル法[2]のポイントと術中術後のトラブルを解説する．

主創口と針の刺入点，サイドポートの位置関係が重要である（図1）．

先行支持部を挿入する針の刺入点（図1，イラスト赤丸）とIOLを挿入する主創口は70〜90°離れた位置とする（2本の針の刺入点は180°対側）．鑷子を挿入するサイドポート（図1，イラストオレンジ四角）は主創口から約90°離れた位置に作製する．針と支持部先端が同一直線上になるようにコントロールすると，挿入が容易である．両者が直線上にない場合は針に挿入する前に後行支持部を操作することでIOLを回転させ（図1a），両者が同一直線上に位置するようにしてから鑷子をサイドポートから挿入し，針への支持部挿入を開始する（図1b）．隅角付近に支持部の先端がある場合は老人環などで視認性が不良となる．鑷子が角膜内皮に接触したり，虹彩を誤って把持するリスクを避けるためにIOLを上方へずらし，支持部先端を見やすくすると把持が容易となる．

文献1

文献2

ADVICE

ダブルニードル法に適したデバイス

術後の虹彩捕獲を防ぐには光学部径7mmのIOLが有利だが,小瞳孔や小角膜の症例では作業スペースが制限されるため難易度が高くなる.このような場合は光学部径6mmのIOLが使いやすい.鑷子の把持で変形しにくいポリフッ化ビニリデン(Poly Vinylidene Difluoride:PVDF)製の支持部をもつ3ピースIOLを使用する.山根氏IOL強膜内固定用鑷子,マイクロホールディング鑷子,保坂氏強膜内固定ループガイド付鑷子などから使いやすい鑷子を選ぶ.

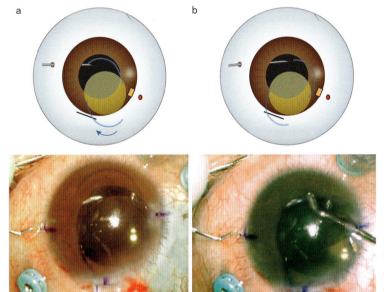

図1 強膜内固定における主創口と刺入点,サイドポートの位置関係
先行支持部を挿入する刺入点(イラスト赤丸)とIOLを挿入する主創口は70〜90°離す.針と支持部先端が同一直線上になるようにコントロールする.後行支持部を操作することでIOLを回転させ(a),針と支持部が同一直線上になるようにしてから,針への支持部挿入を開始する(b).

症例2 ダブルニードル法のトラブル―IOL先行支持部の落下

【背景】 IOLを挿入し,下方の虹彩上に先行支持部を乗せるが,極大散瞳の場合や,術中虹彩緊張低下症(intraoperative floppy iris syndrome:IFIS)などで虹彩の張りがない場合に支持部が落下することがある.インジェクターでのIOL挿入直後に起きやすい.

【対策】 極大散瞳時は,IOL挿入前にアセチルコリン塩化物(オビソート®)である程度縮瞳させておく.またはライトガイドやフックを眼内に挿入し,その上にIOLが乗るように挿入して落下を防ぐ方法や,IOL先行支持部をインジェクターから少し出した状態で,直接30G針に挿入する術式(ダイレクトニードル法[3])を用いる.無虹彩の症例も,これらで対応可能である.もし先行支持部が落下しても,後行支持部が眼外にあればリカバリーは可能である.IOL挿入時と,先行支持部の操作中に,後行

支持部が眼内に引き込まれないように注意すべきである．

症例3　ダブルニードル法のトラブル—IOL 後行支持部の落下

【後行支持部挿入の基本手技】　後行支持部挿入時に支持部が硝子体腔に落下する可能性があり，最も難しいパートである．この操作の難易度が高いため，様々な変法が報告されている．ここでは，最もシンプルと思われる方法を解説する．

後行支持部先端から2～3 mm の位置で把持し（図2a），そのまま主創口経由で眼内に支持部を入れる．先端を1 mm 以上確実に挿入できれば IOL は落下しないため，その後は慎重に支持部を鑷子で送り，さらに挿入する（図2b）．保坂氏強膜内固定ループガイド付鑷子（保坂氏 IOL 鑷子）は先端がフック状になっており，鑷子で支持部を送りながら挿入する際の支持部落下を防ぐ工夫がされている（図3）．

【支持部落下時の対応】　後行支持部が落下しても，先行支持部がしっかり挿入できていれば，先行支持部が挿入された30 G 針をコントロールすることで後行支持部を切開創付近まで持ってくることができる．その状態でフックや鑷子により落下した支持部をすくい上げ，再度眼外に引き出す（図4）．これをまず試みるが，難しい場合は以下の方法を考慮する．

①落下した支持部は鑷子法で引き出す．30 G 針を引き抜き，同じ穴に27 G トロカールを刺入，または27 G 針で刺入部を拡大する．27 G 鑷子を眼内に挿入し，左手で先行支持部の入った30 G 針をコントロールしながら鑷子で後行支持部先端を把持し，そのまま眼外へ引き出す．広角観察システム下で支持部先端を把持し，引き出してもよい．強膜創がやや大きくなるが，27 G の創でもフランジ法での固定が可能である．（図5は先行支持部が落下した症例）

②硝子体手術の経験があれば，硝子体腔で落下した後行支持部を捉え，硝子体腔内で30 G 針に挿入する方法もある．硝子体腔は前房よりスペースが広いため，IOL の自由度が高い状態で操作が可能となる．シャンデリア＋双手法を用いて硝子体腔で支持部を把持し，そのまま硝子体腔で針に挿入する方法[4]や，内視鏡下で支持部を捉え瞳孔領に移動した後に，顕微鏡下で針に挿入する方法[5]が報告されている．

症例4　ダブルニードル法のトラブル—IOL 先行支持部の抜け（小瞳孔の場合）

【背景】　小瞳孔の症例では IOL を後房へ移動させる際に虹彩に引っかかるため，針に挿入した先行支持部が抜けてしまうことがある（図5）．

文献4

文献5

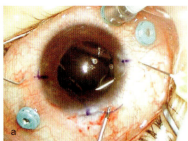 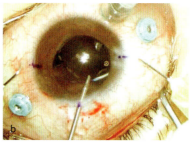 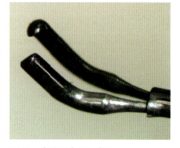

図2　ダブルニードル法の後行支持部挿入の基本手技
a：後行支持部先端から2～3 mm の位置で把持して眼内に入れる．
b：先端を1 mm 以上，確実に挿入する．主創口を押すと虚脱の原因となる．また角膜がゆがみ，視認性が低下するため，眼球を押さないように注意する．

図3　保坂氏 IOL 鑷子
先端がフック状で，支持部を送りながら針に挿入する際の支持部落下を防ぐ．
（保坂文雄先生提供）

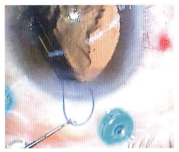

図4 後行支持部落下時の対応
フックで落下した後行支持部をすくい上げ，再度眼外に引き出す．

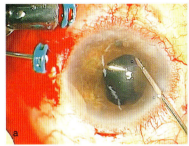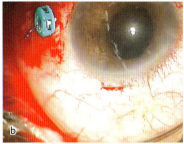

図5 先行支持部が抜けて落下した症例—強膜内固定手術経験の少ない術者が執刀
シェイクハンド法で支持部先端を鑷子で把持し（a），眼外に引き出した（b）．本症例は強膜創が25Gのため強膜トンネルを作製して支持部を固定した．

【対策・予防】 先行支持部を挿入した後，支持部が抜けないように注意しながらフックや鑷子で光学部を後房へ移動させる．これにより先行支持部が抜けることを防ぎ，また光学部を後房へ移動させるとIOLの可動性が増すため，後行支持部の挿入も容易となる．

症例5 虹彩脱出

【背景】 支持部を針に挿入する際，低眼圧にならないように灌流ポートや前房メインテナーを使用するが，後行支持部を主創口経由で挿入する際に創口が開くため，虹彩脱出が生じることがある（図6）．

【対応】 灌流はオフとして前房を眼粘弾剤（OVD）で満たす．灌流はオフのまま，OVDで眼圧を保った状態で後行支持部を針に挿入する．

症例6 ダブルニードル法の術後のトラブル—IOLの傾斜

【原因】 2本の針の刺入角度の不一致によりIOLの傾斜が生じる．特に鼻側の刺入は鼻が邪魔になり刺入角度が不安定になりやすい．安定した角度で針が刺入できるようになるには経験を要する．

【対策】 初心者はニードルスタビライザーを使用し，針の角度が安定するようにする[6]．術中OCTを用いてIOL傾斜を修正する方法も報告されている[7]．
　術後に前眼部OCTを撮影し，支持部の長さを短縮することにより，IOLの傾斜をある程度修正することもできる[8]．処置室で支持部を引き出し，前眼部OCTを確認しながら支持部の長さを微調整することも可能である．

文献7

文献8

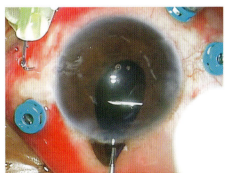

図6 虹彩脱出
灌流オンの状態で後行支持部を主創口経由で挿入する際に，虹彩脱出が生じることがある．

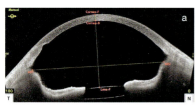 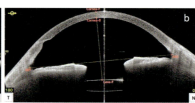 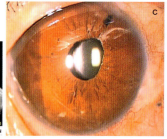

図7　術後の逆瞳孔ブロック
IOL 強膜内固定後 6 か月で高眼圧，逆瞳孔ブロックが生じた症例の前眼部 OCT（a）．LI により逆瞳孔ブロックは解除され（b，c），眼圧も速やかに正常化した．

症例 7　術後の逆瞳孔ブロック，虹彩捕獲

【背景】　原因は明らかにされていないが，IOL 強膜内固定の約 30 ％ に生じるとされる[9]．また逆瞳孔ブロックにより発作的な高眼圧が生じることがある．

【対策】　硝子体カッターによる虹彩切開（iridotomy）が予防に有効である[9]．しかし，虹彩切除部位と IOL 光学部エッジが重なると異常光視症の原因となるとの報告がある[10]．切除がエッジに重ならないように小さめに作製する．術後に生じた場合はレーザー虹彩切開（laser iridotomy：LI）を施行する（図7）

　虹彩切開を作製しても虹彩捕獲が生じる場合は，散瞳薬や注射針による整復を試みる．整復後に縮瞳薬を数か月点眼することで多くの場合は再発を予防できるが，それでも再発する場合は IOL と虹彩の間の糸張り[11]や虹彩の縫縮を検討する．

（松田泰輔）

文献 9
文献 10
文献 11

文献

1) Ohta T et al. Simplified and safe method of sutureless intrascleral posterior chamber intraocular lens fixation：Y-fixation technique. *J Cataract Refract Surg* 2014；40：2-7.
2) Yamane S et al. Flanged Intrascleral Intraocular Lens Fixation with Double-Needle Technique. *Ophthalmology* 2017；124：1136-42.
3) 西村栄一．強膜内固定術 Double needle technique の変法—ダイレクトニードル法．IOL & RS 2022；36：616-20.
4) Najafi M et al. Modified Flanged Intrascleral Fixation of Intraocular Lens for Vitreoretinal Surgeons. *Ophthalmic Surg Lasers Imaging Retina* 2020；51：125-7.
5) Mitamura H et al. Clinical Outcomes of Endoscope-Assisted 30-Gauge Single-Needle Technique for Intrascleral Intraocular Lens Fixation. *Ophthalmic Res* 2021；64：253-60.
6) 池田尚子ほか．模型眼を用いた眼内レンズ強膜内固定術用ガイドの有用性の検討．日本眼科学会雑誌 2019；123：383-8.
7) Sotani Y et al. Usefulness of intraoperative optical coherence tomography to minimize the intraocular lens tilt during the intrascleral fixation：a clinical and experimental evaluation. *Sci Rep* 2023；13：12065.
8) Kurimori HY et al. Adjustments of haptics length for tilted intraocular lens after intrascleral fixation. *Am J Ophthalmol Case Rep* 2018；10：180-4.
9) Kim DY et al. PREVENTING PUPILLARY CAPTURE AFTER VITRECTOMY AND TRANSSCLERAL FIXATION OF AN INTRAOCULAR LENS：Iridotomy Using a Vitrectomy Probe. *Retina* 2017；37：2112-7.
10) Mito T et al. Positive dysphotopsia after intrascleral intraocular lens fixation：a case report. *BMC Ophthalmol* 2022；22：263.
11) Inoue M et al. Evaluations of bridging sutures in preventing iris capture in eyes with intrascleral fixation of implanted intraocular lens. *Graefes Arch Clin Exp Ophthalmol* 2023；261：427-34.

11.6 IOLの選定（多焦点IOL，トーリックIOL），度数計算

■ 多焦点IOL選定

【背景】 多焦点IOLは現在，明視域の拡大が得られる一方でグレア，ハロー，スターバーストといった不快光視現象の増加やコントラスト感度低下の欠点があり，術後にこれらによる不満を訴えトラブルとなることがある．焦点深度拡張型（extended depth-of-focus：EDOF）IOLは，不快光視現象やコントラスト感度の低下が軽度で，明視域の拡大が得られることから使用が増加しているが，明視域の拡大の程度は3焦点IOLや連続焦点IOLといった高加入度のIOLには劣る[1]．高加入度のIOLでは遠方の見え方や不快光視現象，反対にEDOF IOLでは近方の見え方に不満を訴えやすい（表1）．

文献1

症例1　59歳，女性

長年にわたりハードコンタクトレンズを使用していた．スポーツが好きで水泳の際に不便を感じ核白内障に対し多焦点IOLでの白内障手術を希望した．遠方の見え方を重視してEDOFを選択した．

①術前視力　Vd＝0.02（1.2×－11.75 D ○ C－0.75 D Ax 40°）
　　　　　　Vs＝0.02（1.2×－13.50 D ○ C－0.25 D Ax 60°）

②角膜乱視　右眼：－0.25 D Ax 30°　左眼：－0.50 D Ax 180°

右眼にEDOF IOL CNAET0（Alcon社）を挿入した．

③術後視力　遠方：Vd＝1.2（矯正不能）　近方：NVd＝0.3（0.9×＋1.75 D）

遠方から中間の見え方には満足していたが，近方は思っていたよりも見えないと不満を訴えた．同じEDOF IOLを左眼にモノビジョンによる挿入の方針でシミュレーションをしてみたが，近見が物足りないようなので，左眼に3焦点IOL TFNT00（Alcon社）を挿入した．

④両眼術後視力

遠方：Vd＝1.2（矯正不能）　Vs＝1.2（矯正不能）
近方：NVd＝0.3（1.0×＋2.00 D ○ C－0.50 D Ax 180°）
　　　NVs＝0.9（1.0×＋0.50 D ○ C－0.75 D Ax 175°）

左右での見え方の違いはあるが，両眼では遠方から近方まで見えるので満足した．

【原因】 多焦点IOLの適応にあたって術前の十分な説明が必要なことは言うまでもないが，説明を受けても患者の期待していた見え方と異なることにより術後に不満を訴えることがある．

表1　多焦点IOLの長所と弱点

	長所	弱点
EDOF IOL	不快光視現象やコントラスト感度の低下が軽度	近方視が物足りない
3焦点IOL，連続焦点IOL	広い明視域の拡大	不快光視現象やコントラスト感度の低下

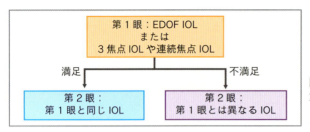

図1　段階的挿入
第1眼にIOLを挿入した後，不満がなければ第2眼にも同じタイプのIOLを挿入，不満を訴えた場合には異なるタイプのIOLを挿入する．

【対応策】　多焦点IOL挿入後に不満を訴えた場合には最終手段としてはIOL交換となるが，その前に段階的挿入（staged implantation，図1）を行うことによって満足を得られることが少なくない．

まず片眼にカウンセリングにおいて患者の同意のもとに選択したIOLを挿入する．術後に不満がなければ僚眼にも同じタイプのIOLを挿入する．不満を訴えた場合には，僚眼には先行手術眼とは異なるタイプのIOLを挿入する．

【予防策】　術前に各多焦点IOLの説明をするだけでなく，患者のライフスタイルを把握しIOLのタイプを患者自身が理解，納得した上で決定することで，ある程度トラブルは軽減できる．

【フォローアップ】　左右で異なるIOLを挿入することによって両眼で見たときに補完し合うことを期待しているので，当然左右の見え方は異なる．術後には左右の見え方を比較しないこと，なるべく両眼で見ることを意識づけることで満足を得やすい．

■トーリックIOL選定

【背景】　トーリックIOLによる裸眼視力向上は大きな利点ではあるが，乱視度数ずれや軸ずれが生じると乱視矯正効果が得られない，場合によっては自覚乱視が増加するリスクがある．不正乱視では特に注意が必要である．

症例2　69歳，女性

右眼の視力低下を訴え近医を受診し翼状片を伴う白内障を認め，トーリックIOLによる白内障手術を勧められ紹介受診した（図2）．

①初診時視力　　Vd＝0.03（0.6×－1.50 D ◯ C－6.25 D Ax 15°）

Vs＝0.2（1.2×－4.00 D ◯ C－1.75 D Ax 175°）

角膜形状解析にて不正乱視を認め，先に翼状片手術をしたほうがよいことを患者に納得させた．

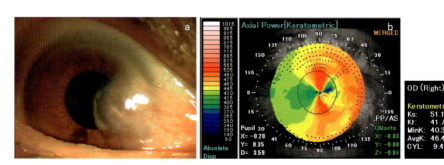

図2　翼状片を伴う白内障眼
瞳孔領の角膜は透明だが，角膜形状解析では強い不正乱視を認める．

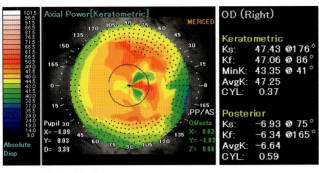

図3 翼状片手術後
角膜乱視は減少し，トーリックIOLの適応にはならない．

②翼状片術後視力　Vd＝0.2(0.9×－3.25 D ◯ C－3.50 D Ax 10°)

　患者所有の眼鏡で見えるようになり，白内障手術は希望しなかった．自覚乱視は残存するが角膜形状解析では角膜乱視は強くなく（図3），「水晶体乱視」と考えられ，将来的に白内障手術を受ける際にはトーリックIOLは必要ないと伝えた．

【原因】　角膜乱視を評価する際は角膜形状解析で確認しないと不正乱視であることはわからない．翼状片を合併する症例では細隙灯所見だけでは角膜乱視への影響はわからず，軽度にみえる症例でも角膜乱視に大きな影響を生じる場合もある．

【対応策】　不正乱視症例ではトーリックIOLの使用は避けることが望ましい．翼状片を合併する症例でトーリックIOLを検討する場合は先に翼状片手術を行い，残余角膜乱視に鑑みて二期的に白内障手術をするのがよい．

【予防策】　翼状片，円錐角膜，角膜変性症などの不正乱視が疑われる症例ではトーリックIOLは避けるほうが賢明と考えられる．またアトピー白内障では皮膚炎症状が落ち着いていない状況では繰り返しIOL回転が起こるリスクが高く軸ずれに注意を要する（表2）．

IOL度数計算

【背景】　IOL度数計算においては光線追跡法や人工知能（AI）を用いたオンラインカリキュレーターの登場により精度が向上している[2]．しかし，単独の計算式ですべての症例において最良の結果を出せるものはまだなく，注意が必要である．

症例3　70歳，女性

右眼の視力低下にて近医を受診し白内障を指摘された後，白内障手術を希望して受診した．

①術前視力　Vd＝0.2(0.5×＋1.25 D ◯ C－2.25 D Ax 120°)　Vs＝1.0（矯正不能）
SRK/T式で正視狙いにて＋17.0Dの単焦点IOLを挿入した．

②術翌日視力　Vd＝0.3（1.2×＋2.00 D ◯ C－1.50 D Ax 110°)

　遠視が生じており，細隙灯所見では術前には見えなかったが，術翌日であり軽度の角膜浮腫によりLASIKによるマイクロケラトームでの角膜フラップ切開縁を認めた（図4a，矢印）．角膜形状解析では中央部のフラット化と菲薄化を認めた（図4b）．

　患者本人の話ではLASIKを15年前に受けたが，LASIKを受けた施設は既に閉院しており情報はなく，また白内障手術の際に自己申告する必要があるとは思わなかった．

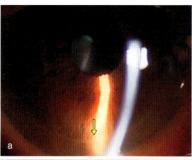
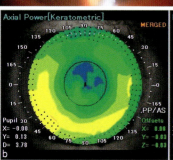
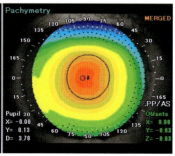

図4　LASIK既往眼白内障手術翌日
a：矢印部にLASIKによるマイクロケラトームでの角膜フラップ切開縁を認める．
b：角膜形状解析で中央部のフラット化と菲薄化を認める．

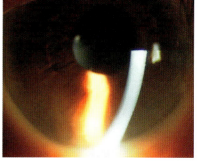

図5　IOL交換1週後
白内障手術翌日に見えた角膜フラップ切開縁は見えない．

　光線追跡法OKULIX式でIOL度数計算を行い，正視狙い＋19.0Dに決定し翌週にIOL交換を施行した．

③**IOL交換1週後視力**　Vd＝0.8(1.0× ＋0.50 D ⊃ C−0.75 D Ax 105°)

　裸眼視力は改善して満足した．術後1週後の細隙灯所見では角膜フラップ切開縁は見えなかった（図5）．

【原因】　2000年1月に国内でエキシマレーザーによる角膜屈折矯正手術が認可されてから20年以上が過ぎ，初期にLASIKを受けた症例は白内障手術を受ける年齢になってきている．そのような症例でLASIKを受けたことをもう失念しているか，白内障手術に影響があるとは思っていないことは少なくない．

【対応策】　現在は，本症例で使用した光線追跡法など角膜屈折矯正術後眼に対応したIOL度数計算法があり，それらを使用すればかなり高い精度で度数選択ができる．

【予防策】　LASIKで近年主流となっているフェムトセカンドレーザーでの角膜フラップ作製では切開縁はわかりやすいが，マイクロケラトームで作製された角膜フラップ切開縁は見落とされやすい．LASIK後眼では角膜形状解析で中央部のフラット化がみられるので，可能であれば術前検査で全例撮影が勧められる．

【フォローアップ】　LASIKの既往は白内障手術だけでなくドライアイや緑内障の診療の際にも影響するので，眼科受診の際には必ず自己申告することを患者に勧める．

〈中村邦彦〉

文献

1) Asena L et al. Comparison of visual performance and quality of life with a new nondiffractive EDOF intraocular lens and a trifocal intraocular lens. *J Cataract Refract Surg* 2023；49：504-11.
2) 徳田祥太ほか．ASCRSサイトの計算式—post refractive surgeryのIOL度数計算器＆トーリックIOL関連．IOL & RS 2022；36：11-8.

Chapter 12

手術室でのトラブルシューティング（4）緑内障手術

12.1 線維柱帯切除術

症例1　眼球コントロール用の牽引糸が穿孔した

【背景・原因】 眼球の張力が減少し，特に強膜弁作製や，その他の手術操作の支障になる．そのまま手術を継続するべきではない．針の角度と押しつける深さに問題があることが多い．

【対応策】 早く気づくことが重要で，吸水スポンジで拭き取り確認する．牽引糸を置き直す．穿孔部位より角膜中央よりに置き直すと，牽引により穿孔部位が開通することがある．

【予防策】 針の角度に注意して通糸する．針は弱弯のヘラ針が望ましいが，弯曲の強い針を用いる場合は短く把持する．

症例2　結膜弁作製時の結膜損傷

【背景】 テノン（Tenon）囊を含む結膜が菲薄化している，手術既往による結膜瘢痕がある，緑内障点眼による濾胞性結膜炎がある，などの場合に好発する．未熟な操作で生じることが多い．

【対応策】 濾過胞と縫い代に必要な広さの健全な結膜を確保できない場合は，別の部位での手術が望ましい．縫合されていても結膜切開線が強膜弁の上にあるような状況では，適切な濾過胞が形成される場合は稀である．

【予防策】 術前診察や結膜切開前に結膜・強膜をよく観察する．疑わしい場合は吸水スポンジなどで結膜を動かし，可動性を確認する．場所を決めたら，放射状切開後（一部だけでよい）に強膜直上に鈍針を進め局所麻酔を注射し，結膜をテノン囊ごと浮かせて，強膜から分離する．鼻側耳側で予後に大きな相違はないので，操作の正確性の高い利き手側での手術を筆者は推奨する．瘢痕が強い場合は別の部位を検討する．

　　結膜を扱う原則は，必要以上に牽引しない，愛護的に保持する，テノン囊と一体として扱う，の3点である．多くのテノン囊は切断しなくても鈍的に強膜から剥離可能である．癒着部位を剥離する際はゴルフ刀などが便利である．特に強く癒着した部位では強膜を1/10分層剥離するくらいのイメージで行ってもよい．

症例3　結膜を開けたら強膜弁作製部位の強膜が薄い

【背景・原因】 強膜切開の白内障手術や強膜炎既往などで起こりうる．十分な厚みの強膜弁の作製ができないと術後の過剰濾過が生じる．過剰濾過はあらゆる重篤な合併症につながりうる．

【対応策】 可能であれば，別の部位で結膜切開からやり直す．その部位での手術が不可避であれば，チューブシャント手術などへの変更を考慮する．

　　やむをえない場合は強膜が厚い部位を選び，縁取り切開を毛様体が脱出しない範囲で深めに行い，強膜弁の厚さを確保する．薄めの強膜弁であれば，強角膜ブロックを強膜弁に比べて小さめにする．

【予防策】 結膜損傷と同様に，まずはそういった部位での結膜切開を回避することが大

原則である．

症例 4　強膜弁作製時にぶどう膜が露出した
【対応策】　別の縁取り切開線から強膜弁を起こす．ぶどう膜の露出が顕著な場合は，縁取り切開部分を縫合するか，別の部位での手術を検討する．

【予防策】　強膜切開面は水平になるように心掛ける．カミソリ刃を用いるときは先端が大きいと深い縁取り切開になりやすい．メスは十分寝かせて少しずつ切開すると深さのコントロールがしやすい．

症例 5　硝子体が出てきた
【背景・原因】　白内障手術既往眼に主に生じる．チン（Zinn）小帯断裂部位や後囊破損部位を通じて硝子体が逸脱してくる．虹彩切除時にチン小帯を損傷した可能性もある．濾過不十分になる可能性が低くないので対処する．

【対応策】　吸水スポンジとスプリングハンドル剪刀などを用いて，スポンジビトレクトミーをまず行う．次に角膜サイドポートから灌流し，レクトミーウィンドウから硝子体カッターを挿入し，濾過部位直下の硝子体切除を行う（図1）．脱出がごくわずかである場合は，そのまま強膜弁縫合に進んでよいが，後からでも硝子体脱出が多い場合は前述の方法で硝子体切除することが望ましい．

【予防策】　避けられない場合が多いと考えられるが，線維柱帯切除（trabeculectomy）は正しい位置で行うほうがよい．虹彩切除時は，可能な限り逸脱した虹彩のみを把持してから虹彩を引き出す．虹彩が逸脱しない場合は虹彩を引き出すが，鑷子を深く入れすぎないことが重要である．線維柱帯切除部位が前方すぎると虹彩切除が困難になりやすい．逆に後方すぎると硝子体脱出の可能性が高まる．筆者らの施設では二重強膜弁作製により強膜岬・線維柱帯を露出することにより，このような問題が生じることは極めて稀である．

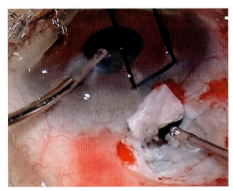

図1　硝子体切除
硝子体が脱出したため，角膜切開から灌流し，線維柱帯切除部から硝子体カッターを挿入し，脱出した硝子体を切除している．カッターを画像よりもっと深く眼内に挿入して硝子体切除を行う．

症例 6　強膜弁が薄く，追加縫合しても濾過が多い―前房が維持できないなど
【背景・原因】　強膜弁が薄い，強膜弁の縫合が不十分であると起きやすい．自然軽快が期待できるが，それまでの時間の浅前房，角膜内皮障害，白内障の進行や駆出性出血

の誘発を鑑みると，十分な流出抵抗を作ってから結膜を閉創するべきである．

【対応策】　可能なら縫合を追加する．縫合長（バイト）が長いほうが強く有利である．強膜弁が偏位している場合は，縫合を置き直す．縫合が強膜弁を貫通している場合も縫合を置き直す．丸針の使用も有用である．強膜弁の欠損がある場合は，テノン囊や遊離強膜弁を挟んでパッチするように縫合するとよい（図2）．眼粘弾剤を入れると眼圧，漏出の確認が困難になるため，慎重になるべきである．

【予防策】

①**強膜が薄い場合**：必要に応じてチューブシャント手術への変更を検討する．やむをえず薄い部分で作製する場合は，なるべく厚い部位で一重強膜弁にする

②**強膜弁が薄くなりかけたとき**：先に縁取り切開を追加してから深さを増す．フラップになっていない部分が残っているなら，そこから始めるとよい．大きな弁の場合薄く，小さな弁の場合，実際に浅い場合は厚い印象を受ける．強角膜ブロック切除部位の付近に確実な厚みの強膜弁を作る．

③**強膜弁が薄くなった場合**：線維柱帯切除のサイズを強膜弁に比べて小さくすることで過剰濾過を防ぐ．強膜弁縫合は強膜弁を貫通しないのが基本である．

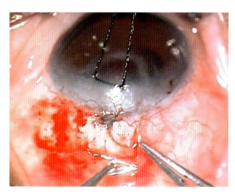

図2　強膜パッチ
強膜弁非薄部位から漏出があり，二重強膜弁作製で切除した強膜片を挟んで縫合を追加した．テノン囊や遊離片を採取してもよい．

症例7　結膜から房水が漏出する

【背景・原因】　結膜からの房水漏出はいずれ止まるが，濾過胞の大きさを維持できず最終的に濾過機能が不十分になる可能性が高く，早期の対応が望ましい．長年の点眼治療の影響や患者の高齢化により，テノン囊の退縮した脆弱な結膜に対する手術も少なくない．高齢者などで"薄い結膜"（正しくはテノン囊の薄い結膜）の場合には少しの動作で結膜が穿孔することがある．結膜操作の既往がある眼であれば瘢痕部位があったり，可動性が低下していたりして，注意が必要である．有鉤鑷子による結膜の把持は絶対に行わない習慣をつけることはもちろん，無鉤鑷子であっても必要のない把持は行わないことが重要である．

【対応策】

①**結膜縫合に原因がある場合**：緩い縫合，位置不良などがあれば，縫合を置き直すのが基本である．不適切な縫合は取り除けば，その部位の針穴から漏出することはまずない．輪部切開線のもれであれば，マットレス縫合の追加などを行う（図3）．

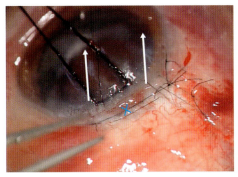 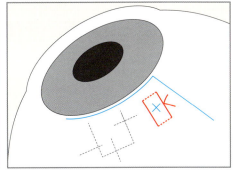

図3 輪部の漏出への対応
輪部の半返し縫合の針穴1（×）から漏出があり，漏出部を覆う形で矢印の方向に両端針でマットレス縫合を置いた．

図4 漏出を止めるための追加縫合のイメージ
経結膜で強膜まで通糸し，強膜弁と漏出点（×）との間を押さえるような縫合を置く．完全に四方を押さえて囲む必要はない．

②**結膜損傷がある場合**：小さな裂傷の場合は，テノン囊を挟んで端々縫合する．強膜弁に近い場合は丸針を使用したほうがよい．欠損部位があって大きい場合はその部を濾過胞にしないように強膜に押さえつけるようにマットレス縫合やブロック縫合をする（図4）．強膜弁直上またはその付近に漏出があって，強膜に押さえつけられない場合にはテノン囊を巻き込んで結膜のみ縫合するか，損傷部位から輪部側の結膜を広範に切除し，結膜の前転を試みる．

③**結膜が足りない**：結膜が足りないときは周囲の剝離の追加を行い周囲の結膜・テノン囊の可動性を確保する．結膜切開の角から縫合しようとすると，余計な張力で結膜が裂けるため，輪部を徐々に切開した角に向かって縫合していくと，1か所の結膜に過剰な張力がかかることを防ぎつつ強い縫合を置くことができる．

〔滝澤菜摘，芝　大介〕

12.2 線維柱帯切開術，低侵襲緑内障手術（MIGS）

　低侵襲緑内障手術（minimally invasive glaucoma surgery：MIGS）は隅角を手術する術式とほぼ同義となり，線維柱帯切開術（trabeculotomy）が主な術式となる．白内障手術を主にする術者にも広まりつつあるが，隅角手術に際しては白内障手術や硝子体手術といった他の眼科手術とは異なった知識や技術が必要となる．隅角手術として，マイクロフック，カフークデュアルブレード，iStent *inject*® ステントやスーチャーロトミーなどいくつかの術式があるが，手術中に気をつけるポイントはほぼ同じである．手術用隅角鏡を用いて手術を行うが，隅角鏡には直接型と反射鏡内蔵型がある．本節では一般的に頻用されている直接型隅角鏡を用いた手術について注意点を述べる．

■ 隅角がまったく見えない

顕微鏡鏡筒と患者頭位が適切であれば，必ず隅角は見える．

①**顕微鏡の位置**：患者の耳側，鼻側への移動が多いので，慣れないうちは手術前に顕微鏡のアームを動かし，リハーサルをしておくべきである．手術中に顕微鏡のキャスターごと動かすのは顕微鏡や患者用手術台やモニターのコードなどがあり，結構面倒である．天井吊り下げ式顕微鏡であれば顕微鏡足脚はないので回転しやすいが，回転できる範囲が限られており，すべての角度に対応しようとすると患者用ベッドの位置を前もって検討する必要がある．顕微鏡の回転範囲が狭く，適切なポジションに移動できない場合，サイドポートの位置によっては利き手ではないほうで眼内器具を操作しないといけない場面が出てくる．

②**顕微鏡の鏡筒**：20°ほど顕微鏡鏡筒をあおる．白内障手術を併施する場合，隅角手術を終えた後，角度をつけた鏡筒を元に戻すことを忘れてはならない．白内障同時手術の場合，連続円形切嚢（continuous curvilinear capsulorrhexis：CCC）を行った後で隅角手術を行い超音波乳化吸引術を行うことが多いが，鏡筒の角度がついたままだと，後嚢破損などの白内障手術の合併症のリスクが高まる．好みにもよるが，鏡筒をあおった場合，接眼レンズを見上げる感じになるので接眼レンズも適切な角度に変えたほうがよい．

③**患者の頭位**：耳側の隅角を操作するときは患者の頭位を耳側に，鼻側の隅角を操作するときは頭位を鼻側に傾ける必要がある（図1）．おおよそ30°程度が適切と思われる．下側を操作する場合はあごを引いてもらう，上側はあごを上げてもらうと視認性が上がる（図2）．左右の頭位傾斜は必ず行うが，上下もかなり有効である．

④**眼球の向き**：患者には基本的には真正面を見てもらうようにする．角度的に隅角が見づらいときは患者にその方向へ向いてもらうのも可であるが，患者が望み通りにうまく向けない場合や，テノン嚢下麻酔がよく効いているときも眼球は傾けづらくなる．また，器具のシャフトで眼球を傾けることができるようになると楽に手術ができる．マイクロフック（灰色）のシャフトをサイドポート（白三角）を支点とし，てこの原理のようにして眼球を傾ける方法がある（図3）．下方向に傾けるのは困難であるが上方向には傾けやすく，鏡筒と頭位の角度が足りない場合はこの方法で対処できる．

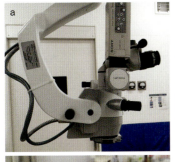
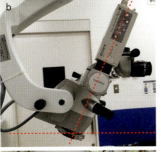
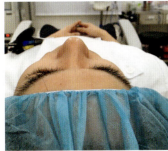
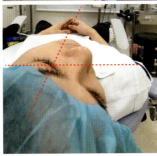

図1 顕微鏡鏡筒と患者の頭位のセッティング
a：通常の手術時
b：隅角手術時　鏡筒を20〜30°ほど傾け（上），患者の頭も20〜30°ほど傾ける（下）．

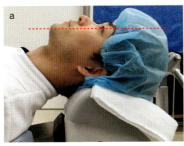
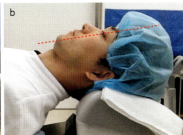
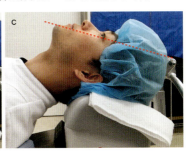

図2　患者頭位の上下の違い
a：通常の手術時　b：下方の操作時　c：上方の操作時
基本は水平（a），下方の操作時は患者にあごを引いてもらい（b），上方の場合は上げてもらう（c）．

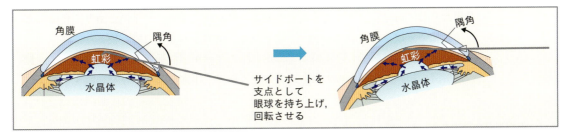

図3　器具による眼球の向きの変更方法

⑤最も隅角の視認性が良いのは上記の「③頭位＋②鏡筒角度＋④眼球の向き」の角度がおおよそ50〜60°のときである．隅角手術に不慣れな場合は，「③頭位＋②鏡筒角度」のみで隅角がまずよく見えることを目指す．患者がつらくない頭位角度は30°程度と思われ，足りない分は②鏡筒角度と④眼球の向きで調整する．図4aはちょうど角度（焦点）が合っている状態，図4bは角度が足りない状態である．角度が足りない場合は強膜岬が観察できず，線維柱帯が狭く見える．器具操作を行う前に，図4aの状態で隅角をよく観察する必要がある．

Chapter 12 手術室でのトラブルシューティング（4）緑内障手術

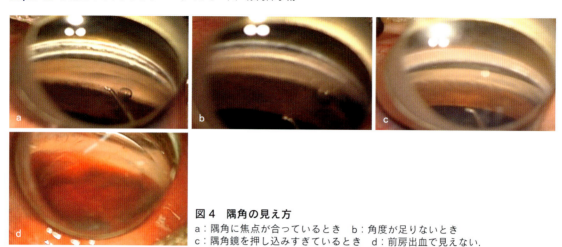

図4 隅角の見え方
a：隅角に焦点が合っているとき　b：角度が足りないとき
c：隅角鏡を押し込みすぎているとき　d：前房出血で見えない.

■ 線維柱帯があまり見えない

①隅角鏡は利き手ではないほうの手で用いる．利き手で持つ器具の操作に集中しすぎてしまい，隅角鏡で角膜を押し込んでいることがよくある．その場合，角膜に皺が寄り，鮮明に見えなくなる．隅角鏡はあくまでそっと角膜の上にのせることを意識する．どうしても角膜を押し込んでしまう癖がついてしまった場合，別の隅角鏡を使ってみるのも手である．間接型隅角鏡には2種類あり（表1），スワンヤコブ（スワンヤコブ オートクレーバルブ ゴニオプリズム）はヒル（ヒル サージカル ゴニオプリズム）に比べ，やや小ぶりで角膜の上を滑らしながらの使い方に優れるが，押し込みすぎると簡単に角膜にひずみが生じるため注意を要する．ヒルはつばの部分が大きく，操作性にやや劣る．眼球をしっかり固定するにはよいが，前房内に入れた眼粘弾剤（ophthalmic viscosurgical devices：OVD）が眼外に生じたり，角膜にひずみが出たりして前房安定性に劣ることがある．ヒルは右手用，左手用があり，角度によっては使い分ける必要があるが，スワンヤコブは両手のどちらでも使える．

②眼外は軽度の出血でも隅角鏡の下に出血がたまり視認性低下につながる．テノン嚢下麻酔時の結膜切開部からの出血がありえるので，出血しにくそうな結膜を切開する．

表1 直接型隅角鏡のスワンヤコブとヒルの違い

	スワンヤコブ （両手用）	ヒル（オープンアクセス） （右手用・左手用は別）
接眼部径	9.5 mm	9 mm
視野	90°	90°
利点	小さめなので滑らせて使える	眼球を固定しやすい
シェーマと外観		

角膜サイドポートを作製した際，角膜輪部の血管を傷つけると，だらだらと出血するので，やや角膜寄りにサイドポートを作製したい．角膜上に隅角鏡と角膜の間にOVDをおいてすべりを良くする方法があるが，出血が混じると取り除くのが結構面倒なので，筆者はOVDを使わず，シンプルに平衡塩類溶液（balanced salt solution：BSS）などの水のみとしている．

③眼内の出血は必発である．線維柱帯を穿破すると必ず逆流性の出血が出じる．線維柱帯を穿破しようと何度も触ると試し傷のようになり出血が増える（図 4d）．一度穿破したらそのまま手技を続けたほうがよい．前房出血をどけるためにOVDを追加するが，あまり圧を上げすぎると角膜浮腫を生じ，さらに視認性が落ちる．隅角鏡下で，見たいところだけ見えるように適切にOVDを注入して出血をよけるようにする．隅角鏡を使わずに通常のように前房に入れても隅角に出血をおい込んでしまうだけのことがある．

■ 線維柱帯がうまく切開できない

①切開しようとそのまま器具を横に動かすと眼球を押してしまい，眼球が旋回することになる．白内障手術時のCCCでは眼球が傾かないよう，サイドポートに負荷がかからないようにするが，線維柱帯切開時の横方向の操作でも同様である．図 5 に示すが，左方向に切開を進めていくとき（赤矢印）は器具の根元は右方向に動かすイメージを持つ（緑矢印）．マイクロフックの場合，線維柱帯に入ったフックの先は横にずらすだけで抵抗なく切開できるはずである．抵抗があるのは強膜方向の奥に向かいすぎているか，切開方向が角膜寄りないしは虹彩寄りに向かっている証拠である．奥に向かいすぎるのは余計な出血が増える可能性があるので，マイクロフックは常にやや前房内に引きながら切開をしていくのがよい．角膜寄りになるとデスメ（Descemet）膜剥離，虹彩寄りになると虹彩離断の可能性がある．

②マイクロフックやカフークで切開をしていくと隅角鏡で見える範囲を越えてくる．左方向に切開する場合は線維柱帯の穿破部分を隅角鏡で視認できる範囲の中央より右寄りから始めたほうが，ワンアクションで切開できる範囲が広くなる．フックロトミーのように切開範囲が広い場合は，切開を進めるに伴い，隅角鏡をそのつどのせ直すのではなく，隅角鏡を角膜上で滑らすように動かすとスムーズに手術が行える．

③マイクロフックは谷戸氏，庄司氏，千原氏T-hook，松下氏の4種類がある．それぞ

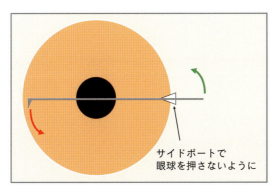

図5　眼内器具操作の基本

Chapter 12 手術室でのトラブルシューティング（4）緑内障手術

れ一長一短あり，自身が使いやすい器具を使えばよい．曲がりフックのほうが切開範囲を広くすることができ，最大150°ほどの切開が1つのサイドポートから可能である．

■ 硝子体が出てきた

眼内レンズ挿入眼での手術の最後に硝子体が前房内に出てくることがある（図6）．落屑症候群などの続発緑内障は特にチン小帯が緩いことがあり，特に要注意である．前房内出血を抑えるため，眼圧を高めにして手術を終了したい．しかし，圧を高くしてBSSを注入するとチン小帯があまりに弱いと硝子体側に水がまわり，前房内に硝子体が脱出し，角膜サイドポートに嵌頓してしまうことがある．あまりに大量に脱出した場合は前部硝子体手術が必要となる．紐状に少し脱出しただけならフックなどでワイピングして嵌頓した硝子体を外せばよい．

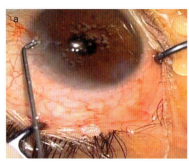
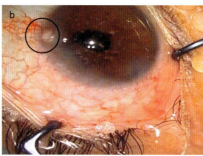

図6　硝子体脱出
a：左側のサイドポートからBSSを注入している．
b：脱出した硝子体がサイドポートに嵌頓（黒丸）し，瞳孔偏位もきたしている．

■ おわりに

隅角が適切に観察できれば隅角手術は決して難しいものではない．言い換えれば，眼内での器具操作よりも隅角の視認性が最も大事なポイントである．視認性が悪い状態で隅角手術を行おうとしても余計に時間がかかるだけである．隅角手術に慣れないうちは手術時間の大半は隅角の視認性向上のためのセッティングの時間である．可能であれば，普段から白内障手術時に隅角観察の練習をしておくのもよい．慣れてくればおおよその感覚で患者の頭位や鏡筒角度を最初から合わせることができるようになる．

（金森章泰）

12.3 チューブシャント手術

■ チューブ挿入困難

【背景】 本邦で使用可能なチューブシャント手術（tube shunt surgery，プレートのあるもの）として，アーメド緑内障バルブとバルベルト緑内障インプラントがある．両インプラントともプレートにチューブがついており，チューブを眼内に挿入する必要がある．アーメド緑内障バルブにはチューブはストレートタイプのみだが，バルベルト緑内障インプラントにはストレートタイプと毛様体扁平部挿入用の Hoffmann elbow がチューブ先端に付いているタイプがある（図1）．チューブの挿入部位については，前房，毛様溝，毛様体扁平部の3パターンがあり，症例によって挿入部位を使い分ける必要がある．チューブ挿入の際に，狙った位置への挿入がなかなかうまくいかず，苦慮する事例に遭遇した経験はないだろうか．

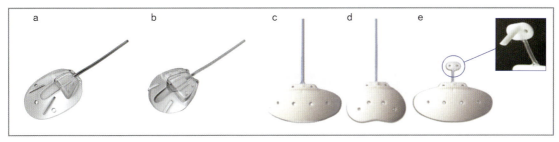

図1 アーメド緑内障バルブ（a，b）とバルベルト緑内障インプラント（c～d）
a：FP7　b：FP8
c：BG101-350　d：BG103-250　e：BG102-350　先端に扁平部挿入用の Hoffmann elbow がついている．

【原因】 チューブシャント手術の術後合併症として，角膜内皮細胞減少が問題となり，チューブ挿入部位が，前房＞毛様溝＞毛様体扁平部の順で内皮障害が生じるとされている[1,2]．そのため最近では，特別な理由（小児などの水晶体温存が必要な例）がない限り，前房に挿入されることは減少し，毛様溝への挿入が一般的となっている．または，硝子体手術既往眼や硝子体手術併用にて毛様体扁平部へ挿入する場合もある．特に毛様溝へ挿入する場合，眼内への刺入部がブラインドとなるため，チューブ先端が視認できず，うまく毛様溝に出てこないことがある．また，バルベルト緑内障インプラントとアーメド緑内障バルブでは，チューブの剛性がアーメドのほうが弱く，チューブがたわんでしまって挿入しづらいという点もある[3]．

文献1

文献2

文献3

【対応策・予防策】
症例1　毛様溝に挿入する場合
まずは，虹彩と眼内レンズ（intraocular lens：IOL）の間にしっかりと眼粘弾剤を満たして空間を広くしておく．角膜輪部から2mmの位置で23G針にて虹彩面と平行に事前穿刺をして（図2a），針が虹彩裏面かつ IOL 前面に出ていることをしっかり確認する（図2b）．この時点で，虹彩前面に出たり，IOL 裏面に出てしまった場合は，穿刺

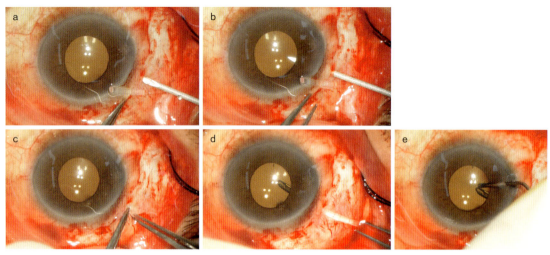

図2 症例1—毛様溝に挿入する場合
23G針にて虹彩面と平行を意識して刺入し（a），針が虹彩裏面かつIOL前面に出ていることをしっかり確認する（b）．2本の鑷子でチューブ先端とその後ろを把持して穿刺孔に挿入する（c）．d：チューブが挿入された状態　e：チューブを触れればIOL前面にある．

孔をずらして新たに作製するほうがよい．そして，穿刺孔からチューブを挿入するが，両手の鑷子でチューブ先端とその後ろを把持して，先端を確実に穿刺孔に挿入し押し進めていく（図2c，d）．しかし特にチューブ剛性の弱いアーメドでは，先端を挿入することが困難だったり，挿入してもIOL裏面などの意図しない位置に挿入されてしまうことがある．そのため，改善策としてチューブ内にナイロン糸を通して剛性を高める方法やナイロン糸をガイドとして確実に毛様溝に挿入する方法などがある[4,5]．挿入後も，チューブを鈍針で触ってIOL前面にあることを確認する（図2e）．

文献4

文献5

症例2　毛様体扁平部に挿入する場合

硝子体手術併用の場合はチューブ先端を術中に確実に確認できるが，硝子体手術既往眼に対する単独手術の場合でも，硝子体腔内にチューブ先端があることを確認する必要がある．特にチューブストレートタイプを挿入する場合に注意が必要である．角膜輪部から3～4mmの毛様体扁平部の位置に24G Vランスで強膜に対して垂直に穿刺する（図3a）．チューブを穿刺孔から挿入し，強膜圧迫や眼を傾けるなどしてチューブの先

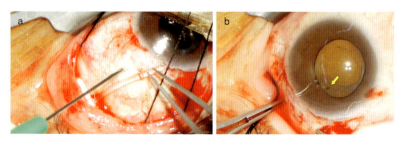

図3　症例2—毛様体扁平部に挿入する場合
a：24G Vランスで強膜に対して垂直に穿刺する．
b：チューブ刺入部を圧迫して，先端が硝子体腔内にあることを確認する．

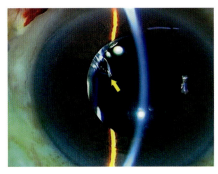

図4 症例2―術後のフォローアップ
チューブの位置，先端の開放を確認する．

端が硝子体腔内にあることを確認する（図3b）．

【フォローアップ】 術後，チューブの位置確認は必須であり，チューブ先端が出血や虹彩などで閉塞してしまう場合もあるので，解放していることを確認する（図4）．チューブ先端が閉塞してしまった場合は眼圧が上昇してしまうので，手術などで閉塞を解除しなければならない．

■ 結膜離開，被覆困難

【背景】 チューブシャント手術は，トラベクレクトミー（線維柱帯切除術）が不成功に終わった症例や結膜瘢痕化が高度な症例などが適応となる術式である[6]．そのため，結膜癒着が強い症例に対しての手術が大半となり，大きなプレートを挿入するために結膜を広範囲に剥離していかなければならない．その際に結膜が裂けたり，全体を被覆する結膜が足りなくなり，結膜の処理に苦慮する事例に遭遇した経験はないだろうか．

文献6

【原因】 結膜瘢痕化や手術既往のある症例には，結膜剥離をより丁寧に行わなければ容易に結膜が裂けてしまう．また，切開範囲の結膜と結膜下組織をできるだけ後方まできれいに剥離するが，結膜下組織の処理が甘いとプレート挿入時にプレートと共に結膜下組織を巻き込んで後方に押し込んでしまい，被覆する結膜が足りなくなってしまう．

【対応策・予防策】 術前に結膜瘢痕化の程度や範囲をしっかり確認し，手術でのイメージをしておくことが重要である．被覆する結膜が足りない，伸展しにくい場合は，局所麻酔にてテノン嚢を膨らませることで伸展しやすくなる．チューブシャント手術も濾過手術であるため，トラベクレクトミーと同じように結膜の処理には慎重に行わなければならない．それでも結膜が裂けてしまった部位は，房水漏出が生じないようにwater tightに縫合する．大きな結膜裂傷がプレートをまたぐ位置にある場合や，被覆結膜が足りない範囲が広い場合は，術後にプレート露出やチューブ露出が生じる可能性が高い．そのため，術中にそのような事態に陥った場合は，チューブシャント手術を行わずに撤退することも検討すべきである．

【フォローアップ】 被覆結膜が輪部まで足りていない場合は，チューブを被覆した保存強膜（または自己強膜）が露出している状態なので，術後まもなくチューブの露出に至る可能性があり注意して観察しなければならない（図5）．また，濾過胞が形成される位置に結膜裂傷がありwater tightに縫合した場合でも，チューブシャント手

Chapter 12 手術室でのトラブルシューティング（4）緑内障手術

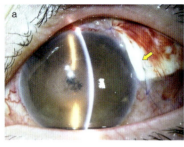 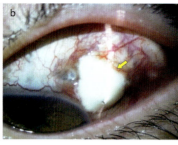 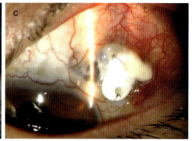

図5　結膜離開，被覆困難
a：術翌日　結膜ですべてを被覆できず，輪部の保存強膜が露出している．
b：術4か月後　結膜が後退し，保存強膜の露出範囲も増加した．
c：術7か月後　保存強膜が脱落（融解）してチューブが露出し，抜去に至る．

は濾過量が多いため，房水漏出が生じる可能性があり注意して観察しなければならない．一旦，房水漏出が生じてしまうと，プレート露出にまでつながり，収拾がつかずインプラント抜去をしなければならなくなることが多い．筆者らの成績においては，約3％に結膜裂傷に関与したプレート露出によるインプラント抜去を要した[7]．

文献7

（岩﨑健太郎）

文献

1) Iwasaki K et al. Prospective cohort study of corneal endothelial cell loss after Baerveldt glaucoma implantation. *PLoS One* 2018；13：e0201342.
2) Zhang Q et al. The Effect of Tube Location on Corneal Endothelial Cells in Patients with Ahmed Glaucoma Valve. *Ophthalmology* 2020；128：218-26.
3) Asaoka S et al. Operative Complications of Glaucoma Drainage Implant Tube Insertion Through the Sulcus for Pseudophakic Eye. *J Glaucoma* 2021；30：e169-74.
4) Kasuga T et al. Proline-assisted Tube Insertion Through Sulcus in Ahmed Valve. *J Glaucoma* 2020；29：e106-7.
5) Nitta K et al. Validation of a new technique using 4-0 nylon thread as a guide for tube insertion of the Ahmed glaucoma valve into the ciliary sulcus. *Indian J Ophthalmol* 2024；72：1659-62.
6) 日本緑内障学会緑内障診療ガイドライン改訂委員会．緑内障診療ガイドライン（第5版）．日本眼科学会雑誌 2022；126：85-177.
7) Iwasaki K et al. Long-term outcomes of Baerveldt glaucoma implant surgery in Japanese patients. *Sci Rep* 2023；13：14312.

Chapter 13

手術室でのトラブルシューティング（5）後眼部手術

13.1 バックル手術

症例1　網膜裂孔が同定できなくなった—術中のトラブル

【背景】　バックル手術（buckle surgery）は，主に若年の裂孔原性網膜剝離に対して行うことが多いが，硝子体手術の発展もあり，以前と比較して経験する機会が少なくなってきている．裂孔原性網膜剝離に対するバックル手術において，術中に原因網膜裂孔をしっかりと同定することは，手術成功のための重要な要素の一つである．しかしながら，特に経験の浅い術者の場合，術前に把握していた原因網膜裂孔を術中に同定できなくなる場合がある．

【原因】　術前に把握できていた原因網膜裂孔を術中に同定できなくなる要因として，術前準備の要素と術中眼底観察環境の要素の大きく2つがあげられる．

バックル手術には，術前準備として詳細な眼底スケッチが必須であるが，広角眼底カメラや電子カルテの普及もあり，普段から詳細な眼底スケッチを行う機会が少なくなってきている．また特に若年患者では，羞明感の強さや疼痛閾値の低さなどから，時間をかけた強膜圧迫下診察を含む詳細な眼底診察がしにくい場合も多い．その他にも，術前に双眼倒像鏡を使用せず，座位での眼底診察しか行わずにバックル手術に臨むと，術中は双眼倒像鏡下[†]，仰臥位での眼底観察となり，術前と術中で見え方が変わることもある．

[†] シャンデリア照明使用時は不要.

術中眼底観察環境の要素としては，双眼倒像鏡下での眼底観察にそもそも慣れていないこと以外に，角膜上皮障害出現による眼底透見低下が多い．強膜圧迫を繰り返すことによる眼圧の急激な変動や消毒薬，乾燥などにより，術中に角膜上皮障害を生じる．角膜上皮障害以外にも，術前診察時と比較して硝子体出血や前房出血が増大し，術中の眼底観察が難しい場合もある．また，特に経験の浅い術者の場合，原因網膜裂孔がある部位の強膜圧迫を安定して行うことが難しく，同定できない場合もある．

【対応策】　術前準備に関しては，術中と同様の条件で詳細に眼底診察を行うに限る．具体的には患者を仰臥位とし，開瞼器をかけ，必要であれば眼球後方への麻酔も行った上で双眼倒像鏡を使用し，時間をかけて納得いくまで眼底診察を行う（図1）．術前に強膜圧迫下診察も行っておくとさらによい．また，詳細な眼底診察を行ったら，必

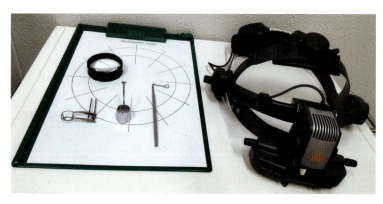

図1　バックル術前眼底診察の準備
バックル術前の眼底診察ではスケッチのための眼底チャート用紙，前置レンズ，開瞼器，圧迫子や圧迫鉤，双眼倒像鏡を準備しておく．患者を仰臥位にし，点眼麻酔を行い，準備物品を用いて詳細な眼底診察を行う．

ず眼底スケッチを記載し，原因網膜裂孔の位置を詳細に把握しておく．このとき，渦静脈を含む血管を詳細に記載しておくと，原因網膜裂孔の位置や深さ，血管との位置関係なども術中に振り返ることができる．

術中，双眼倒像鏡下での眼底観察がどうしてもうまくいかない場合は，術場環境的に許されるならば，広角眼底観察システムとシャンデリア照明を用いたバックル手術も考慮する．この方法は，双眼倒像鏡下と比較して眼底観察が容易で，助手にも眼底観察の状況を共有できるというメリットがある．ただし，眼内炎リスクの上昇の可能性や，シャンデリア照明設置の場所[†]などに関しては考慮が必要であり，双眼倒像鏡下での眼底観察の習熟は，術前診察の面も含め選択肢の幅が広がるため必要と筆者は考える．

[†] 原因網膜裂孔の対側が理想．

術中の角膜上皮浮腫出現による眼底透見低下に対しては，綿棒で角膜上皮をローリングすることで角膜上皮浮腫の軽快を試みたり，角膜上皮剝離を行うことにより眼底観察をしやすくすることができる．硝子体出血や前房出血の増悪により眼底観察が難しくなった場合は，バックル手術ではなく硝子体手術への術式の変更も考慮する．

原因網膜裂孔がある位置の強膜圧迫が難しく感じる場合，術前の詳細な眼底診察結果から，原因網膜裂孔があるだろう強膜の部位を概算しておき，術中にその部位にマーキングを行った上で強膜圧迫をすることで，原因網膜裂孔を同定しやすくできる．マーキングの部位が実際の原因網膜裂孔の位置とずれていたとしても，そのマーキングを基準とすることで原因網膜裂孔がある強膜の部位を特定しやすくなる（図2）．これと似た対策として，術前に想定していた部位にテストバックルを設置し，強膜を内陥した状態で眼底観察を行うと，術者が強膜圧迫をせずに原因網膜裂孔を同定しやすくはなる．ただし，手術時間が長くなる可能性があるため，可能な限り術前に詳細な眼底診察を行い，術中にも原因網膜裂孔を視認できるようにしておくべきである．また強膜圧迫を行う前に，前房穿刺による眼圧下降を行っておくことも強膜圧迫をしやすくすることにつながる．

【予防策】
- 詳細な眼底診察を普段から意識する．
- 普段からバックル手術時に使用する眼底観察方法を習熟しておく．
- 双眼倒像鏡下，仰臥位での眼底観察や強膜圧迫を行う機会は多くないため，意識して行っておく．

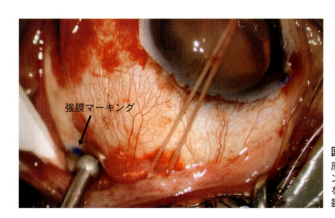

図2　強膜圧迫部位のマーキング
原因網膜裂孔があると想定される強膜部位にマーキング（この症例では角膜輪部から12 mmの位置）を行っておき，そこを基準とすることで，原因網膜裂孔のある強膜の詳細な部位を同定しやすくなる．

【フォローアップ】 術前に想定していた原因網膜裂孔の位置と術中に同定した原因網膜裂孔の位置を比較し，イメージをすり合わせる．また，術後の原因網膜裂孔と強膜内陥の位置関係を詳細に評価し，原因網膜裂孔に合ったバックル素材や縫合糸の幅や位置などを症例ごとに調整する．

症例2　網膜下液が抜けない・吸収されない―術中・術後トラブル

【背景】 バックル手術は，バックルによる強膜内陥の位置が良好であっても，内陥した強膜と原因網膜裂孔の間に網膜下液が残存していると網膜は復位しきれないことが多い．術中に網膜下液排液を行わなくても網膜復位を得られる症例もあるが，網膜下液排液は手術成功のための重要な要素の一つである．しかし網膜下液排液時には，排液がうまくできないことや，排液時の網膜下出血，網膜穿刺・嵌頓などのピットフォールがいくつかある．また，術後の網膜下液残存が網膜復位の妨げとなり，トラブルシューティングをしないといけない場合がある．

【原因】 網膜下液排液時に網膜下液が抜けない場合は，まず排液創の位置が悪い可能性があげられる．網膜剝離がない部位からの排液は当然不可能であり，網膜剝離があっても，その丈が低い部位からの排液は困難なことが多い．また，原因網膜裂孔直近を排液創とした場合，網膜下液が排液される前に網膜嵌頓や硝子体嵌頓が起こるリスクが上がる．

網膜下液排液時の網膜下出血や網膜穿刺，硝子体嵌頓や網膜嵌頓の原因としては，排液創作製時の穿刺部位や穿刺方法の問題が考えられる．また，網膜下液排液には強膜圧迫も必要だが，過度な圧迫は網膜嵌頓や硝子体嵌頓のリスクを上げる．

術後に残存した網膜下液が吸収されない場合は，バックルの位置不良や締結不足による強膜内陥不足が考えられる．その他にも，バックルの位置は問題ないが，子午線ひだを生じることにより原因網膜裂孔がフィッシュマウスとなることや，萎縮円孔からの網膜剝離の場合は網膜下液が粘稠なことも原因としてあげられる．

【対応策】 術中に網膜下液がうまく抜けない場合，まず眼底観察を行い，原因を検討する．作製した排液創の位置が悪ければ，丈の高い網膜剝離がある（＝網膜下液が多い）部位への排液創再作製を行う．また，排液創の位置は問題ないが網膜下液がうまく抜けない場合は，脈絡膜を全層穿刺できているか，排液創に網膜嵌頓や硝子体嵌頓を起こしていないかなどを再度確認する．

網膜下出血を認めた場合は脈絡膜穿刺時に脈絡膜血管を損傷した可能性が高く，直ちに排液創を縫合する．その後眼圧を上げて出血を広がりにくくし，眼底を観察し，必要であれば頭位を調整し，黄斑部に網膜下出血が及ばないようにする．

網膜嵌頓や硝子体嵌頓を起こした場合は，直ちに強膜圧迫を中止し，嵌頓を可及的に解除した上で排液創を縫合する．その後眼底を観察し，排液創部に冷凍凝固を行っておく．トラブルがなければ排液創は縫合しなくても問題ない場合もあるが，上記のように直ちに閉鎖したいときがあるため，筆者は排液創に前置糸をかけた状態で排液を行っている．

術後に網膜下液が残存して吸収されない場合は，まず眼底を詳細に診察し，バックルの位置や強膜内陥の程度が適当かどうかを検討する．どちらかが原因の場合は，再度手術室でバックルの位置や内陥の程度を調整する．また，バックルの位置は問題な

ADVICE

双眼倒像鏡下，仰臥位での眼底診察の修練

広角眼底観察システムとシャンデリア照明を用いないバックル手術では，双眼倒像鏡下，仰臥位での眼底観察をしながら強膜圧迫もする必要がある．普段の外来診療の中で双眼倒像鏡下，仰臥位での詳細な眼底診察を行うことは，時間的・空間的に難しい場合が多く，強膜圧迫をすることはことさらに稀である．そこでお勧めしたいのは，未熟児の眼底診察の経験である．未熟児の眼底診察は仰臥位での診察であり，双眼倒像鏡を使用すれば1人で強膜圧迫もしながら眼底観察をすることができる．さらに，成人と比較して強膜圧迫がしやすく，強膜圧迫をしながらの眼底観察の感覚を掴みやすい．筆者も未熟児の眼底診察をするようになって，バックル手術中の双眼倒像鏡下，仰臥位での眼底観察や強膜圧迫が安定してできるようになったと感じている．未熟児の眼底診察は，慣れるまで非常に難しく感じるが，一定期間継続するとできるようになってくるため，双眼倒像鏡下，仰臥位での眼底診察の修練にお勧めである．

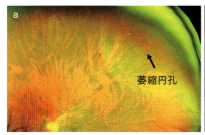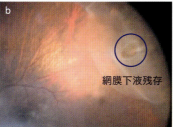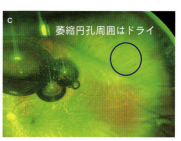

図3 粘稠な網膜下液に対する SF_6 ガス注入
a：術前　萎縮円孔に伴う丈の低い裂孔原性網膜剥離を認める．
b：術中　強膜内陥位置は良好だが，原因萎縮円孔周囲にも網膜下液が残存しており，SF_6 ガス注入を併施した．
c：術翌日　術中に認めた原因萎縮円孔周囲の網膜下液は吸収され，手術の目的は達成された．

いが残存した網膜下液が網膜復位の妨げとなっている場合は，六フッ化硫黄（SF_6）ガスなどの気体を硝子体腔に注入することを考える（図3）．筆者は前房穿刺を行って眼圧を下げた状態で 0.5 mL 程度の SF_6 ガスを注入している．

【予防策】
- 排液創は網膜剥離の丈が高い部分に作製する．
- 脈絡膜穿刺時は血管や穿刺の深さに注意する．
- 強膜圧迫は過度にならないようにゆっくり行う．
- 直ちに閉鎖できるように排液創には前置糸をかけておく．
- 気体注入の併施という選択肢も持っておく．

【フォローアップ】　術後も網膜下液の状態，排液創付近の所見を中心に詳細に眼底診察を行う．網膜下出血や網膜穿刺・嵌頓などを起こした場合は，視力への影響がないか，網膜復位の妨げになっていないかを評価する．原因網膜裂孔周囲の網膜下液がない状態であれば，残った網膜下液は吸収されていくため，慎重に経過観察とする．

（中間崇仁）

Chapter 13　手術室でのトラブルシューティング (5) 後眼部手術

13.2 黄斑円孔手術

文献 1

文献 2

文献 3

　黄斑円孔（macular hole）に対する硝子体手術は，KellyとWendelによって基本的な術式が確立された[1]．その後，内境界膜（internal limiting membrane：ILM）剝離[2]や内境界膜翻転法（inverted ILM flap technique）[3]の導入により，巨大黄斑円孔などの難治例においても高い解剖学的閉鎖率が期待できる治療法へと発展した．

　黄斑円孔手術は，後部硝子体剝離（posterior vitreous detachment：PVD）の作製，ILM剝離，液空気置換など，硝子体手術の基本手技が中心であるが，術中術後には予期せぬトラブルが発生することがある．人工的PVD作製やILM剝離中の操作は特にトラブルが起こりやすいポイントであり，術後の黄斑円孔非閉鎖は代表的な術後合併症としてあげられる．

　本節では，黄斑円孔手術における術中トラブルの種類とその対策について整理し，再発例や特殊症例への対応を含めた具体的な治療戦略を提示する．

■ 術前準備のポイント

【背景】　黄斑円孔手術の成功には，入念な術前準備が不可欠である．手術の計画段階で患者の網膜硝子体の状態を正確に評価し，適切な手技や術式を選択することが術中の安全性を高めるだけでなく，術後の良好な成績につながる．

【対策・予防策】　患者の網膜硝子体の状態を把握するためには，光干渉断層計（optical coherence tomograph：OCT）を用いて黄斑円孔のStageや大きさ，形態，網膜と硝子体の接着状態，PVDの進行状況を詳細に観察することが重要である（図1）．完全

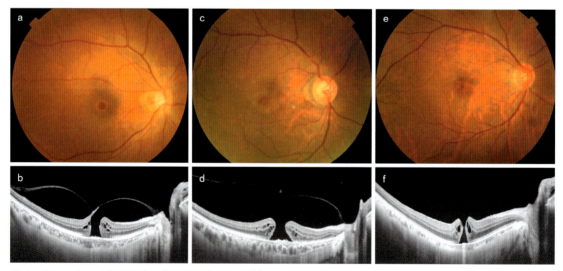

図1　Stage 2〜4 黄斑円孔の眼底写真とOCT画像
a：Stage 2 黄斑円孔の眼底写真　b：aのOCT画像　円孔辺縁部に硝子体の付着が認められ，術中に人工的後部硝子体剝離の作製が必要である．
c：Stage 3 黄斑円孔の眼底写真　d：cのOCT画像　円孔径は400 μm以上であり，内境界膜翻転法も考慮される．
e：Stage 4 黄斑円孔の眼底写真　f：eのOCT画像　円孔径は400 μm未満である．

なPVDが生じていない症例は人工的PVD作製が必要であり，円孔径が400μmを超えるなど，難治性の黄斑円孔と思われる症例はILM翻転法などの術式を検討する必要がある．周辺網膜の状態を評価するためには，超広角眼底カメラや超広角OCTが有用であり，これにより網膜剝離のリスクや硝子体癒着の程度を正確に把握できる．このように，術前に症例ごとのリスク要因を把握し，術中に発生し得る合併症を予測した計画を立てることがトラブルの予防につながる．さらに，硝子体手術に使用する機器や器具の選定も重要な準備項目である．ILM剝離の際には，自身に合った鑷子やFINESSE® フレックスループ（日本アルコン）など，術者が使いやすい器具を選択することが操作精度を向上させる．

【フォローアップ】 術後には準備段階での判断が適切であったかを振り返り，必要に応じて改善点を見直すことが推奨される．特に，術前評価や器具選定に関する学びを次の症例に活かすことで，術者としての成長が期待できる．術前準備は，術者の経験にかかわらず，円滑な手術を行う上で最優先すべき課題である．

■手の震え

【背景】 黄斑円孔手術において，術者の手の安定性は手術の成功を左右する重要な要素である．特に，ILM剝離や後部硝子体皮質の除去といった微細な操作が必要な場面では，手の震えが術中トラブルを引き起こす可能性が高まる．

【原因】 生理的要因と心理的要因が複合的に影響して発生する．具体的には，疲労や低血糖，カフェイン摂取過多といった生理的要因が震えを増強する一因となる．また，術中の緊張やプレッシャー，術者自身の経験不足といった心理的要因も大きな要素である[4]．さらに，長時間の手術による負荷や顕微鏡倍率の設定が不適切である場合も，震えを誘発する環境要因としてあげられる．

文献4

【対策】 手の震えを抑えるためには，術前と術中の両面での工夫が求められる．術前には，十分な睡眠をとり，カフェイン摂取を控えること，ストレスや疲労を軽減するための準備を徹底することが必要である．また，術中には顕微鏡の倍率や光量を適切に調整し，視認性を向上させることで微細な操作が行いやすくなる．さらに，手首を患者の額や術台に軽く固定する方法は，操作の安定性を高める実用的な手法である．場合によっては，プロプラノロールのようなβ遮断薬を用いることで震えを軽減することも可能である[5]．

文献5

【予防策】 手の震えは術者の経験や精神的なコンディションに左右される課題であり，術中の震えを完全に排除することは難しい場合があるが，適切な準備と対応を行うことで，その影響を最小限に抑えることが可能である．長期的には，術者が微細操作に対する熟練度を高めること，症例経験を積み重ねることで操作への自信を養うことが最も効果的な予防策となる．

■後部硝子体剝離（PVD）の作製

【背景】 Stage 2・3の黄斑円孔手術において，PVDの作製は硝子体牽引を解除するための不可欠な手技である．しかし，硝子体が網膜に強く付着している症例では，PVDの作製が困難となり，網膜裂孔や網膜剝離といった合併症のリスクが高まるため，慎重な操作が求められる．

【原因】 PVD作製が難しい要因には,硝子体皮質と網膜との強固な接着があげられる.特に若年者や網膜色素変性症の患者では,硝子体の接着が強い症例が存在する.また,不適切な吸引圧や眼内操作では,網膜裂孔や損傷を引き起こす可能性がある.これらは,術中の視認性や適切な器具の選択が不十分な場合に発生しやすい.

【対策】 PVDを安全に作製するためには,硝子体皮質を明確に可視化することが重要である.トリアムシノロンアセトニドは硝子体皮質を可視化し,網膜と硝子体皮質の位置関係を明確にするための有用な薬剤として広く使用されている.PVDの作製は,硝子体カッターやバックフラッシュニードルを使用して神経乳頭周囲の硝子体を吸引し,硝子体皮質を網膜からゆっくり剥離する.吸引圧は慎重に調整し,過剰な力を加えないよう配慮する.PVDを周辺部に拡大する際には,裂孔を生じないように網膜の状態を把握しながら操作を進める必要がある.

吸引だけでPVDが作製できない症例では,マイクロフックニードルや硝子体ピックを用いて,網膜と硝子体の癒着を剥離する方法も選択肢となる.この場合,接触型レンズを活用し,網膜と硝子体の位置関係を詳細に把握しながら操作を進めるべきである(図2).

PVD作製中には網膜裂孔,網膜剥離,網膜表面の損傷といったトラブルが発生する可能性がある.万が一裂孔が発生した場合には,操作を一時中断し,周辺部の残存硝子体の除去と網膜光凝固,液空気置換を行うことで裂孔を閉鎖する.

【予防策】 術中のトラブルを未然に防ぐためには,網膜と硝子体の境界を明確にすることが重要である.トリアムシノロンアセトニドの適切な使用により,硝子体皮質を可視化し,硝子体と網膜の境界を明確化することで網膜裂孔のリスクを低減できる.また,吸引圧を慎重に調整し,急激な硝子体牽引を避けることもトラブル予防に寄与

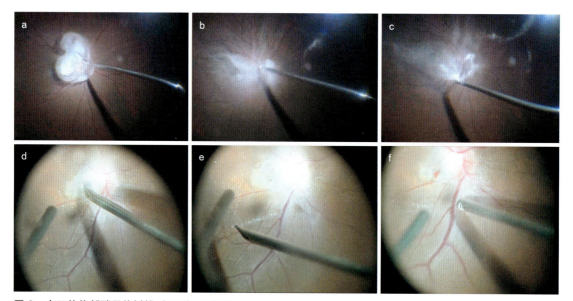

図2 人工的後部硝子体剥離(PVD)の作製
a〜c:硝子体カッターを用いた人工的PVD作製 トリアムシノロンアセトニドを使用し硝子体を可視化し,神経乳頭周囲の硝子体を吸引し,硝子体皮質を網膜からゆっくり剥離する.
d〜f:マイクロフックニードルを使用した人工的PVD作製 視神経乳頭辺縁の硝子体をフックで牽引し,網膜と硝子体の癒着を剥離する.一部にPVDが生じれば,その後は硝子体カッターを用いてPVDを拡大していく.

する.

【フォローアップ】　網膜損傷が生じた場合，裂孔の部位によっては長期停留型ガスを選択することが望ましい場合がある．術後は通常の網膜剥離のフォローアップと同様に，医原性裂孔部位からの再剥離や増殖硝子体網膜症の発症に注意を払う．

■ 内境界膜（ILM）剥離に伴う合併症

【背景】　ILMは網膜10層の最内層であり，ミュラー細胞の基底膜として機能している．黄斑円孔手術におけるILM剥離は，黄斑部周囲の牽引力を解除し，網膜の柔軟性を高め，円孔縁が中央に寄ることで円孔閉鎖を促進するための重要な手技である．特に円孔径が400μmを超える症例などの難治性の症例では，ILM翻転法やFree Flap Technique（Free Flap法）といった特殊な手法が導入されており，高い解剖学的成功率が報告されている[6,7]．しかし，ILM剥離には視野感度低下や網膜損傷などの合併症が伴う可能性があり，適切な対応が求められる．

【原因】　術中には，ILM剥離やフラップ操作に伴う網膜損傷や網膜からの出血が発生することがある．また，ILM剥離後には，特に緑内障眼において，術後黄斑周囲の視野感度低下が報告されている．これは，ILM剥離操作自体による直接的網膜損傷や間接的な網膜神経線維層への障害，灌流チューブからの水流による障害や眼灌流圧の変化による流体力学的要因，染色剤の影響が原因と推察されている．

【対策】　ILM剥離では，まずブリリアントブルーG（BBG）やインドシアニングリーン（ICG）を使用してILMを染色し，その範囲を明確にすることが基本である．適切な染色は，剥離の視認性を向上させ，網膜への誤操作を防ぐ役割を果たす．染色後には鑷子やFINESSE®フレックスループを用いてILMに亀裂を作製し，フラップを立ち上げた後，網膜に沿って水平方向に牽引し，ILM剥離を進める．その際，眼球形状を意識し，周辺の網膜に接触しないように注意する．ILMの剥離範囲は議論の余地があるが，一般的には円孔を中心とした直径の2～4視神経乳頭径程度に設定する．剥離中は網膜に過剰な力をかけないよう細心の注意が求められる（図3）．

　ILMと網膜の癒着が強い場合には，網膜損傷や網膜表層からの出血が生じやすい．網膜血管付近での剥離操作は特に注意が必要であり，出血をきたさないよう操作を慎重に進めるべきである．出血が生じた場合には，速やかに眼灌流圧を上昇させることで止血を図り，ジアテルミーの使用は避けるべきである．網膜裂孔が発生した場合，裂孔が小さければ液空気置換により閉鎖を試みることが可能である．裂孔が大きく，網膜が欠損している場合は，ILM翻転法やFree Flap法でILMを被覆することが望ましい．網膜光凝固は黄斑部の視野欠損を引き起こす可能性があるため，極力回避すべきである．

　染色剤による毒性も視野感度低下に寄与する可能性が報告されている．ICGは毒性が比較的高いため，使用時には濃度や染色時間を最小限に抑え，中心窩への直接的な染色や高圧注入は避けるべきである[8]．一方で，染色が不十分だとILMの視認性が低下し，剥離操作そのものによる網膜損傷のリスクが高まるため，染色濃度と時間を症例に応じて調整することが重要である．

　ILM翻転法は巨大黄斑円孔に対して導入された術式である．本法では，ILMを完全に剥離せず，黄斑円孔の縁に付着した状態で反転させ，円孔を覆う．この操作によ

文献6

文献7

文献8

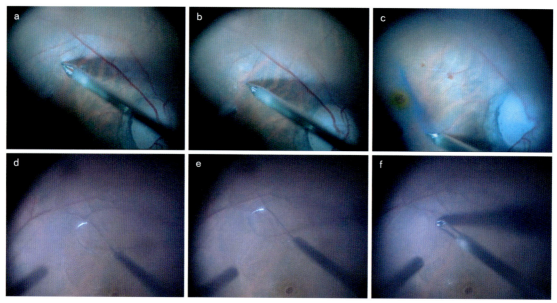

図3　内境界膜（ILM）剝離の実際

a～c：鑷子を用いたILM剝離　十分な染色の後，鑷子でILMを把持し，水平方向にゆっくり鑷子を動かし剝離を進める．フラップを立ち上げる際に，把持が強すぎると網膜損傷や出血をきたすため，繊細な操作を要する．

d～f：FINESSE® フレックスループを用いたILM剝離　ループ先端に小さい溝があり，ILMを擦過することで膜が立ち上がり，フラップが作製される．フラップ作製後は鑷子を用いてILM剝離を拡大する．

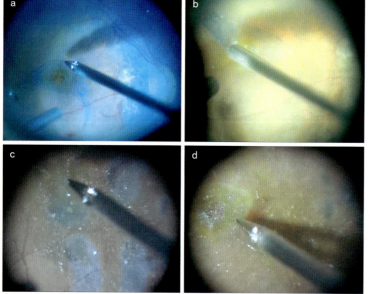

図4　内境界膜翻転法（a, b）とFree Flap法（c, d）

a, b：上方の内境界膜を黄斑円孔の縁に付着した状態で反転させ，円孔を被覆する．液空気置換前にフラップ上に分散型OVDを乗せ，フラップを固定する．

c, d：周辺部からILMを採取し，円孔上に被覆する．

文献9

り，黄斑円孔閉鎖を促進しつつ，網膜の柔軟性を維持することが可能である．一方，Free Flap法では，他の部位から採取したILM片を円孔上に移植して被覆する（図4）[9]．これらの術式は，従来のILM剝離よりも高い成功率が期待できるが，操作中には特有の注意点が伴う．ILM翻転法では，被覆したILMが術後に移動しないように確実に固定することが重要である．固定には，分散型眼粘弾剤（ophthalmic viscosurgical devices：OVD）や液体パーフルオロカーボンを使用する方法がある．術

後の体位保持もフラップの安定化に寄与するため，患者に十分な説明と指導を行う必要がある．

【予防策】　術前の計画段階で，症例に応じた術式の選択，剥離範囲を慎重に設定することが重要である．特に，網膜神経線維層が薄い症例では剥離範囲を最小限に抑える，あるいはILM翻転法を行うなどの工夫が求められる．また，灌流チューブの位置や圧力を適切に調整し，網膜への過剰な水流がかからないようにすることも有効な予防策である．

【フォローアップ】　術後は，網膜の状態・感度を詳細に評価し，術中に発生した合併症の影響を把握する．網膜損傷や手術による視機能への影響が疑われる場合には，患者に適切な説明を行い，必要に応じて長期的な経過観察を行う．

■ 再発時の対応と黄斑円孔閉鎖率向上の工夫，特殊症例の手技

【背景】　黄斑円孔の非閉鎖や再開孔は，術後に発生しうる重要な合併症である．ILM剥離の普及により初回閉鎖率は90％を超えるまでに向上したが，一部の症例では閉鎖不全や再開孔が認められる．再発時には，原因を特定し適切な手技を選択することが，再手術による円孔閉鎖率向上の鍵となる．

【原因】　非閉鎖や再開孔の主な原因は，ILM剥離範囲の不足や円孔周囲の牽引解除の不十分さ，翻転フラップの位置不安定，あるいは体位保持の不完全さによるものである．近年はガス下でOCTの撮影が可能であり，初回術後は円孔閉鎖を確認してから，体位制限を解除するなどの対応が望ましい．

【対策】　再発時の対応としては，ILM剥離範囲の拡大と再度のガスタンポナーデが基本であるが，確実な閉鎖を目指す場合はILMの被覆が推奨される．円孔周囲のILMが残存している場合は新たにフラップを形成し，円孔上に被せる．円孔周囲のILMが完全に剥離されている場合は，他部位から採取したILM片を移植するFree Flap法を用いることが考えられる．フラップの被覆はILMの制御がやや難しく，フラップが水流で移動しないよう，分散型OVDによるフラップ固定や，インフュージョンカニューラの方向，その後の液空気置換によるフラップの移動，術後の体位制限に気を配る必要がある．

その他の方法として，自家網膜移植や羊膜移植，自家血液や血小板濃縮液を用いる術式もあるが，倫理委員会の承認が必要な場合があるため，施設の対応能力を考慮する必要がある．非閉鎖や再開孔症例は手術難易度が高いため，必要に応じてより熟練した硝子体術者への執刀依頼を検討すべきである．

【予防策】　初回手術において，特に巨大黄斑円孔や強度近視に伴う黄斑円孔，陳旧性黄斑円孔，外傷性黄斑円孔，黄斑円孔網膜剥離などの難治例では，通常のILM剥離のみでは非閉鎖や再開孔のリスクが高いことが報告されており[10]，これらの症例では初回からILM翻転法を検討するなど，症例により治療戦略を考慮すべきである（図5，6）．

文献10

【フォローアップ】　円孔閉鎖の状態を確認しながら，体位制限を解除する必要がある．円孔が完全に閉鎖していなくても，ILMの架橋構造がある場合はしばらく経過をみてもよい．また，術後における視機能の改善状況を評価し，患者に適切な説明を行う．

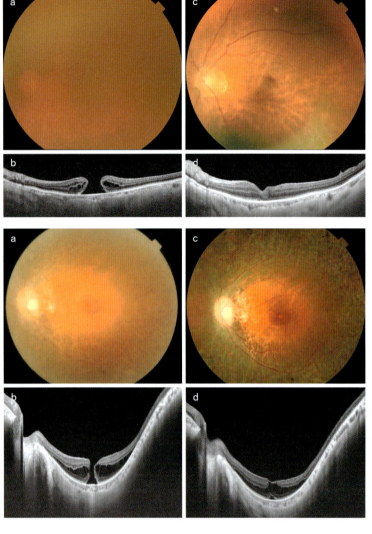

図5 epiretinal proliferation（EP）を有する黄斑円孔

a, b：術前は白内障が強く，眼底観察は困難であったが，OCTにて円孔辺縁にEPが認められる．
c, d：EPを円孔に埋め込み，黄斑円孔の閉鎖を得た．

図6 網膜色素変性に合併した黄斑円孔

a, b：眼底写真では骨小体様色素沈着がみられ，OCTでは網膜前膜，網膜分離症，ellipsoid zoneの欠損が認められる．
c, d：網膜前膜，硝子体皮質を除去し，ILM翻転法を行った．円孔の閉鎖と網膜分離症の軽減がみられる．

■ まとめ

　黄斑円孔手術は硝子体手術の技術進歩により成功率が向上し，特にILM翻転法やFree Flap法の導入により，難治例にも対応可能となった．一方で，術中のトラブルや再発例への対応は依然として課題であり，術者には慎重な準備と熟練した手技が求められる．本節で述べたような適切な実践を行うことで，さらなる成績向上と患者満足度の向上が期待される．

（今永直也）

文献

1) Kelly NE et al. Vitreous surgery for idiopathic macular holes. Results of a pilot study. *Arch Ophthalmol* 1991；109：654-9.
2) Park DW et al. Macular hole surgery with internal-limiting membrane peeling and intravitreous air. *Ophthalmology* 1999；106：1392-7.
3) Michalewska Z et al. Inverted internal limiting membrane flap technique for large macular holes.

Ophthalmology 2010 ; 117 : 2018-25.
4) Humayun MU et al. Quantitative measurement of the effects of caffeine and propranolol on surgeon hand tremor. *Arch Ophthalmol* 1997 ; 115 : 371-4.
5) Elman MJ et al. The effect of propranolol versus placebo on resident surgical performance. *Trans Am Ophthalmol Soc* 1998 ; 96 : 283-94.
6) Yu JG et al. Inverted Internal Limiting Membrane Flap Technique versus Internal Limiting Membrane Peeling for Large Macular Holes : A Meta-Analysis of Randomized Controlled Trials. *Ophthalmic Res* 2021 ; 64 : 713-22.
7) Tsuchiya S et al. Glaucoma-related central visual field deterioration after vitrectomy for epiretinal membrane : topographic characteristics and risk factors. *Eye (Lond)* 2020 ; 35 : 919-28.
8) Baba T et al. Comparison of vitrectomy with brilliant blue G or indocyanine green on retinal microstructure and function of eyes with macular hole. *Ophthalmology* 2012 ; 119 : 2609-15.
9) Morizane Y et al. Autologous transplantation of the internal limiting membrane for refractory macular holes. *Am J Ophthalmol* 2014 ; 157 : 861-9.e1.
10) Pradhan D et al. Internal limiting membrane peeling in macular hole surgery. *Ger Med Sci* 2022 ; 20 : Doc07.

13.3 黄斑上膜手術

†ERM の和訳：黄斑上膜のほかに，黄斑前膜，網膜上膜，網膜前膜も使われている．

黄斑上膜（epiretinal membrane：ERM†）は網膜疾患の中でも有病率が高く，硝子体術者が執刀する機会が多い疾患である．ERM に対する硝子体手術において，最も重要な手技は ERM の除去であることは言うまでもない．しかし，膜の性状，範囲，眼軸長，緑内障の有無といった術眼の個々の状況により，手術の難易度や手技には様々な違いが生じる．術前に手術適応や難易度をできるだけ正確に判断し，自分で執刀可能か，あるいは上級医に依頼すべきかを決定することが重要である．また，術中には，状況に応じて適切な手技や器具を判断する必要があり，その際のポイントを整理していく．

■ 手術適応

米国眼科学会（AAO）のガイドラインでは手術適応について「患者が significant な視力低下や歪視を自覚している場合」としており，明確な基準は記載されていない[1]．本邦においても，明確な基準は存在しない．詳細は別紙[2]に譲るが，以下の点を考慮しつつ，手術適応を判断する必要があると個人的には考えている．

①特発性 ERM の進行はおおむね緩徐であり，手術適応を急いで判断する必要はない（ただし，硝子体手術後の黄斑パッカーは急速に進行することがあるので注意が必要）．
②術後の視力改善や歪視の改善は徐々に進行すること．
③術前視力が良い症例ほど，術後視力も良好であること（反対に，進行して術前視力が悪い症例では，手術を行っても視力回復には限界がある）．

これらの情報を患者と共有し，僚眼の状況や患者の希望を考慮した上で，最終的な手術適応を慎重に判断する必要がある．

■ 術前の評価（図 1）

手術の難易度に影響する所見としては，後部硝子体剥離（PVD）の有無，ERM の性状，後部ぶどう腫の有無，眼軸長などがあげられる．

術前の OCT では，まず PVD の有無を確認する．既報によれば，硝子体-網膜付着が最後まで残ることが多い視神経周囲を重点的にスキャンすることが有効とされているが[3]，後極部の OCT のみでも PVD の評価は十分に可能である[4]．

ERM については，「SUKIMA」[5]と呼ばれる，感覚網膜と ERM の間に間隙があるかどうかを確認する．この間隙がある場合，膜剥離時に感覚網膜を傷つけるリスクが低減し，安全に除去が可能となる．そのため，術前には OCT の volume scan を使用して黄斑部を広範囲に撮影し，膜を掴みやすい位置を確認するとよい．また，施設にカラー SLO（scanning laser ophthalmoscope；走査レーザー検眼鏡）（MultiColor〈Heidelberg Engineering 社，ドイツ，図 1c〉や Mirante〈Nidek 社，日本〉）があれば，ERM の所見がより明確に確認できる[6]．

筆者は，術前に OCT で膜が掴みやすそうな部位を眼底写真やカラー SLO 画像にマークし，それを手術室に持ち込んでいる．また，強度近視や下方後部ぶどう腫がある場合には，内境界膜（ILM）鑷子の操作が困難になるため，これらの所見を事前に把握して

13.3 黄斑上膜手術

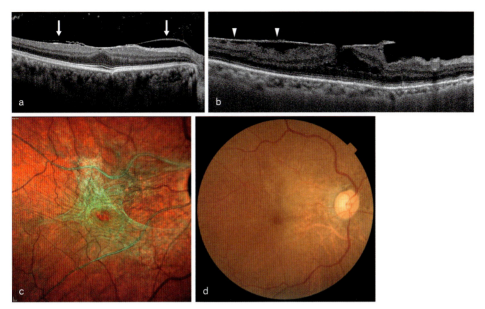

図 1　術前の ERM 評価
a：PVD（−）の ERM　complete PVD が生じていない症例では，黄斑部の OCT に後部硝子体のライン（矢印）が確認できることが多い．PVD がまったく起きていない症例では，complete PVD（＋）と誤認しやすいので注意が必要である．
b：PVD（＋）の ERM　ERM と網膜の間に間隙（矢頭）がある領域は ERM を安全に掴みやすい．そのため，術前にこの領域を把握しておくとよい．
c, d：症例 b のカラー SLO 画像（c：MultiColor で撮影）と眼底写真（d）　カラー SLO は ERM の所見がわかりやすく，術前の評価に有用である．

おくことが望ましい．OCT の水平スキャンのみでは下方後部ぶどう腫を見落とす可能性があるため，垂直方向のスキャンや広角 OCT の撮影も行っておくとよい．

■手術の実際

　硝子体手術では，術中に硝子体を不必要に牽引し，網膜に過剰なストレスをかけないよう細心の注意を払いながら進行する．core vitrectomy 後に PVD が未完成であれば，これを完成させる．術前の黄斑部の OCT 所見や術中の状況に応じて，黄斑上膜の除去，ILM 剝離（場合によっては inverted ILM 法の検討），lamellar hole-associated epiretinal proliferation（LHEP）の中心窩への埋没，ガスタンポナーデなどの処置を適宜追加する．
　ERM 手術では黄斑操作が中心となるため，以下の点に常に注意を払うことが重要である．

①セーフティマージンを十分に確保する―黄斑部操作はクレーンゲームで
- 不用意に黄斑部を損傷すると術後視力に悪影響を及ぼす可能性が高く，黄斑部の操作中は，常に術野から目を離さないように注意する．特に非接触型レンズを使用する際は，立体視できる範囲が狭いため，顕微鏡をこまめに調整して安全な操作を行う必要がある．
- 機器の出し入れ時や，黄斑近くで行う必要がない操作[†]の際には，必ず網膜から十分に器具を離して操作する．

[†]例：薬剤の散布，ILM 鑷子の先端に付着した膜の除去など

②光障害の軽減を意識する：黄斑操作時には，網膜光障害のリスクを軽減するために，眼内照明を網膜に近づけすぎない．可能な範囲で光量を減らすように調整する．

■ 想定されるトラブルと解決法

症例1　後部硝子体剝離（PVD）が起こせない

ERM症例の多くは，既にPVDが発生しているが，中にはまったくPVDが起こっていない例も存在する．このような症例では，硝子体と網膜の癒着が強いことが多く，トリアムシノロンアセトニドで硝子体を染色し，硝子体カッターの吸引でPVDを試みても，容易にはPVDを作製できない場合がある．特に，トレーニング中の医師にとっては，カッターの吸引を最大にすることを躊躇してしまうことで，余計にPVD作製に時間を要し，肝心のERM処理以前に神経をすり減らしてしまうことがある．筆者は，このような場合には竹内らの既報[7]に従い，diamond-dusted membrane scraperやFINESSE® フレックスループ（日本アルコン）を使用して，視神経周囲の後部硝子体皮質の連続性を機械的に切断し，PVD作製のきっかけを作ることを推奨している．この処置を行った後，硝子体カッターで切断部周辺の硝子体に吸引をかけると，PVDを比較的容易に作製することができる．また，その他の方法として，バックフラッシュニードルを使用した方法も報告されている[8]．

文献7

症例2　ERMが掴めない

筆者は，トリアムシノロンアセトニドを網膜面に吹きかけてERMを可視化する手法を採用している．膜そのものが染まるわけではなく，膜の上に白色の粒子が乗ることで，膜をつまみ上げた際にその挙動が視覚的に確認しやすくなる．これにより，膜を剝離する際に網膜が一緒に引っ張られているかどうか（深く掴みすぎていないか）が判断しやすくなる．ブリリアントブルーG（BBG）はILMの染色には有効だが，ERMは染まりにくいため，ILMごとERMを剝離する場合を除けば，最初はトリアムシノロンアセトニドを使用するほうがERM処理には適している[9]．ERMを掴む際には，術前のOCTをもとに安全に掴める位置を確認してからアプローチするのが望ましい．どこから掴めばよいかわからない場合には，網膜に損傷を与えたとしても視機能に影響を及ぼしにくい，中心窩の耳側のERM（またはILM）をつまみ上げ，剝離のきっかけを作るとよい．また，FINESSE® フレックスループを使用してERM（ILM）に安全に裂け目を作った後で鑷子で掴むきっかけを作ることも有効である．FINESSE® フレックスループは先端にほどよい弾力があり，安全に膜の処置ができるのが特徴だが，強く押し付けすぎると網膜が裂ける可能性があるため，慎重な操作が必要である．

症例3　長眼軸眼

長眼軸眼ならではの注意点が存在する．現在トレーニング中の硝子体術者は，黄斑部の操作時に非接触型の前置拡大レンズを好む傾向があるが，長眼軸症例ではILM鑷子や眼内照明を立てて操作するため，レンズと道具が接触することがある．このような症例では，トロッカーの刺入部をできる限り後極側にずらすことで接触を避けることができるが，その効果には限界があり，接触型レンズを用いて黄斑操作を行う必要が生じることもある．そのため，術前から接触型レンズを固定するためのバンド（例：VSLバ

ンドなど）を装着しておくとよい．また，長眼軸眼では黄斑部が円錐状になっているため，通常の ERM 症例のように ILM 鑷子を水平移動させると網膜に接触する可能性が高く，特に慎重な操作が求められる．

症例 4　網膜障害

多くの場合，ILM 鑷子の操作により網膜に過度に接触することで網膜障害が生じる．ELM は「SUKIMA」がある領域以外では感覚網膜に密接しており，網膜に触れないと膜を掴むことが難しい．そのため，ERM 剥離時に血流の多い網膜内層からの出血はある程度想定される事態であり，網膜への接触を過度に恐れて ERM 剥離に時間をかけすぎる必要はない．重要なのは，万が一，網膜に損傷を与えたとしても，患者の視機能に影響を与えにくい部位にアプローチすることである．具体的には，黄斑の耳側や，緑内障眼では既に視野欠損が生じている部位を選べば，仮に網膜に障害を与えても術後の問題になることはほとんどない．出血した場合には，一時的に硝子体内圧を上げて止血する．止血さえすれば，網膜に接触した部位では ILM が裂けていることが多く，これが ERM 除去の足がかりとなる．障害部位に BBG を吹きかけて ILM を再度染色し，膜の除去を進める（図 2）．

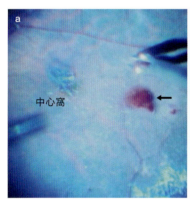
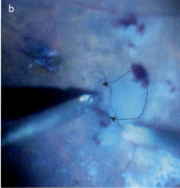

図 2　網膜硝子体フェローが ERM 除去に難渋した症例
中心窩の耳側網膜をやや深く掴んでしまい，網膜出血を起こした（a，矢印）．これに動揺し手が止まってしまったが，よく見ると裂けた ILM の断端が確認できる．止血後に BBG を再度吹きかけ，ILM を十分に染色した上で，この部位から ILM（ERM）除去を行った（b，点線矢印）．

■ まとめ

ERM に対するトラブルシューティングについて整理した．ERM 手術は硝子体手術の中でも頻度が高いが，黄斑部の操作が手術の核心であり，決して容易ではない．黄斑操作では，常にセーフティマージンを広く確保することを心掛ける必要がある．また，これまで述べたように，術前の準備が手術のクオリティに大きく影響する点が，本手術の特徴でもある．したがって，事前のプランニングを入念に行うことが，手術成功の鍵となる．

（寺﨑寛人）

文献

1）American Academy of Ophthalmology EyeWiki®. Epiretinal Membrane.
2）若林美宏．黄斑上膜の手術適応．眼科　2022；64：757-63.

3) Rahman R et al. Verification of posterior hyaloid status during pars plana vitrectomy, after preoperative evaluation on optical coherence tomography. *Retina* 2012;32:706-10.
4) Hwang ES et al. Accuracy of Spectral-Domain Optical Coherence Tomography of the Macula for Detection of Complete Posterior Vitreous Detachment. *Ophthalmol Retina* 2019;4:148-53.
5) Murase A et al. Relationship Between Optical Coherence Tomography Parameter and Visual Function in Eyes With Epiretinal Membrane. *Invest Ophthalmol Vis Sci* 2021;62:6.
6) Terasaki H et al. MORE EFFECTIVE SCREENING FOR EPIRETINAL MEMBRANES WITH MULTICOLOR SCANNING LASER OPHTHALMOSCOPE THAN WITH COLOR FUNDUS PHOTOGRAPHS. *Retina* 2020;40:1412-8.
7) Takeuchi M et al. Non-aspiration technique to induce posterior vitreous detachment in minimum incision vitrectomy system. *Br J Ophthalmol* 2012;96:1378-9.
8) 佐藤 拓. 特発性黄斑円孔. 小椋祐一郎ほか（編）. 眼手術学7 網膜・硝子体. 文光堂；2012. pp.125-35.
9) 中尾新太郎ほか. 黄斑上膜のChromovitrectomy. あたらしい眼科 2015；32：1553-6.

13.4 裂孔原性網膜剥離（RRD）硝子体手術

　裂孔原性網膜剥離（rhegmatogenous retinal detachment：RRD）に対する手術治療は強膜バックルと硝子体手術に大別されるが，小切開硝子体手術の進歩に伴い硝子体手術を選択する機会が増加している．硝子体手術による網膜復位のためには，①必要十分な硝子体切除，②すべての裂孔の同定と閉鎖（レーザー光凝固もしくは冷凍凝固），③適切なタンポナーデ（ガスもしくはシリコーンオイル），が必要である．そのためには，既に広く普及している wide viewing system による術中眼底観察は必須であり，また適宜シャンデリア照明などの追加の器具を使用することが推奨される（図1）．以下に RRD に対する硝子体手術中に起こりやすいトラブルと対処法について述べる．

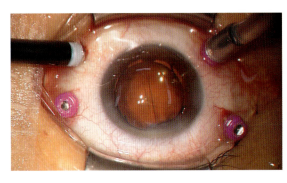

図1　筆者の標準手術セッティング（右眼）
27Gもしくは25Gシステムを使用し，シャンデリア照明も追加した4ポートで行う．

■ 灌流のトラブル

【背景】　すべての硝子体手術において術中の灌流維持は最も重要であるが，RRD に対する硝子体手術では術前から低眼圧や脈絡膜剥離を呈する症例が多く，またそれらが認められない症例でも潜在的に毛様体剥離が存在する症例が多いため，灌流ポート関連のトラブルが他疾患の硝子体手術よりも起こりやすい．灌流のトラブルがあると硝子体切除が開始できないだけでなく，網膜下灌流となれば新たな RRD が生じ術前よりも状況が悪化する事態となるため注意が必要である．

【原因】　低眼圧，脈絡膜剥離，毛様体剥離

【対応策】　術開始時に著しい低眼圧を呈している場合は，灌流ポート作成前に眼圧を上昇させる．灌流ポート作成後に灌流が確認できない場合や網膜下灌流になった場合は，別象限で灌流ポートを再作成する．術前から広範囲に脈絡膜剥離が存在するような症例では，角膜ポートからの前房灌流により手術を開始する．

【予防策】　術開始時に灌流ポートの先端が硝子体腔にあることを確認することが最も重要であり，確認できるまでは灌流を開始しない．対側のポートが作成済みである場合は，対側から鑷子などを用いて灌流ポートの先端を硝子体腔に押し出すことが有効なこともある．

■ 術中視認性低下のトラブル

【背景】　網膜復位のためにはすべての裂孔（術前検査で把握していない裂孔も含む）を

同定し閉鎖する必要があり，そのためには術終了まで良好な眼底視認性を確保することが重要となる．RRDに対する手術操作（硝子体ポートの作成，硝子体切除，裂孔のマーキング，液空気置換と網膜下液排液，レーザー光凝固〈もしくは冷凍凝固〉，ガス置換，創閉鎖）は他疾患の硝子体手術と比較して煩雑で手術時間が長くなりがちであるため，術中に起こりうる眼底視認性低下の原因と対策を熟知しておく必要がある．

【原因①】　角膜浮腫—角膜の乾燥，術中の眼圧上昇

【対応策①】　角膜浮腫が著明な場合は角膜上皮剝離を検討するが，軽度の場合は綿棒を使用したローリング法（図2）で改善することが多い．

【予防策①】　乾燥による角膜浮腫は頻回の眼粘弾剤（OVD）の塗布で防ぐことができるが，手術用のハードコンタクトレンズを使用するとさらに予防効果が高い．術中眼圧の設定が高くなくても，頻回な圧迫操作により術中眼圧が上昇する場合があるため圧迫操作の際には手術マシンの眼圧設定を下げるだけでなく圧迫操作をなるべくゆっくり行うこと[1]や，カッター吸引と同時に圧迫を行う，などの注意が必要である．

文献1

【原因②】　眼内レンズ（IOL）—後囊混濁，IOL位置異常，前部硝子体混濁，液空気置換後の結露，前房内ガス

【対応策②】　一定以上の後囊混濁は術開始直後にカッターで除去するほうが良好な視野を得ることができるが，後述する液空気置換後の結露が起きやすくなることに留意する．白内障同時手術の際のIOLの脱臼や位置のずれはそのつど整復すればよいが，切開創が脆弱で圧迫操作の際にIOLの位置異常が頻回に起こる場合は創縫合（術中のみの一時的縫合でもよい）を検討する．IOL挿入眼で術中にレンズが脱臼するような症例ではIOLを抜去する（図3）．硝子体出血を伴うRRD症例では，硝子体切除が終わった後でも前部硝子体部分の出血により眼底視認性が低下していることがあり，その場合はある程度硝子体切除を行った後で後囊直下の前部硝子体切除を行うことで良好な眼底視認性を得ることができる．後囊切開後や術中に後囊切除を行った症例では，液空気置換後にレンズ後面に結露が生じることがあるが，平衡塩類溶液（balanced salt solution：BSS）やOVDをIOL後面に塗布することで改善する．また，液空気置換後に気泡が前房内に迷入すると著しく眼底視認性が落ちるが，前後房の交通があり気泡の前房内への迷入が避けられない場合は，前房内にOVDを満たすことで前房内へのガス迷入を防止することができる．前房内にOVDを留置したくな

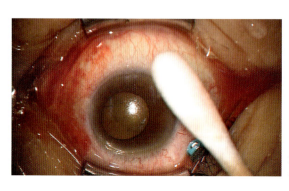

図2　綿棒によるローリング法
角膜上で綿棒をクルクルと回転させて角膜浮腫を軽減させる．

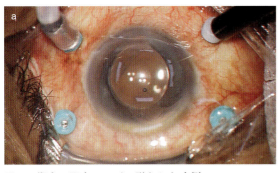
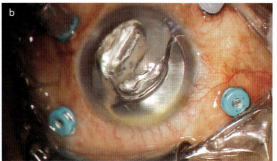

図3 術中に眼内レンズが脱臼した症例
白内障手術から10年以上経過したIOL挿入眼のRRD症例（a）．液空気置換後に著しく眼底視認性が低下しIOLの前房内脱臼を認めたため（b），IOLを抜去し無水晶体眼で手術を終了した．

い症例では，前房内を気泡でなく完全に気体で満たしてしまうことで眼底視認性が回復する場合もある．

【予防策②】　術前診察でIOLの状態（種類，固定の状態，後嚢混濁や後嚢切開の有無）を観察しておくことが重要である．また，術中に眼底視認性が低下した際に，必ず前眼部観察に戻り，IOLとその周辺部部分の状態を確認することが重要である．

【原因③】　術中水晶体損傷

【対応策③】　術中に硝子体カッターなどで水晶体を損傷すれば，水晶体に混濁を生じる．手術継続が困難な混濁が生じた場合は水晶体除去（可能であれば通常の超音波乳化吸引術）を施行する．手術継続が可能な場合はそのまま手術を施行するが，術後急速に白内障が進行することがあり（図4），その場合は追加の白内障手術の場合に高頻度で後嚢破損を起こすため注意が必要である．

【予防策③】　硝子体手術中の水晶体損傷は器具の先端での損傷は稀であり，多くは器具のシャフト部分で水晶体を擦ることで起こり，対側の硝子体切除やレーザー操作の際に起こりやすい．予防のためには術中視野を広く保ち，器具の先端部分以外にも注意を払うことが重要であり，圧迫併用の硝子体切除の場合はカッターを固定し圧迫部分

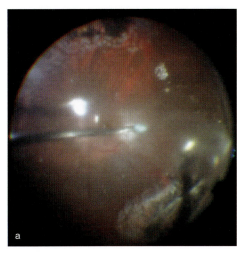
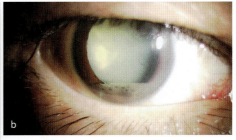

図4 術中水晶体損傷の症例
中央から9時方向に器具接触による淡い混濁を認める（a）．手術は完遂できたが，術後約2週間で白内障が急速に進行した（b，前房内にパーフルオロカーボン残存あり）．後日追加の白内障手術を施行したが，超音波乳化吸引術中に後嚢破損し，IOLは嚢外固定とした．

を寄せていくイメージで切除するとよい．また，対側でなく同側圧迫による硝子体切除を行うことにより，さらに水晶体損傷のリスクを減らすことができる．

■ レーザーと排液時のトラブル

【背景】　網膜下液の排液とそれに続くレーザー光凝固は，RRDに対する硝子体手術におけるハイライトである．正常な網膜色素上皮機能のある症例では術後に網膜下液の吸収が期待できるため，必ずしも術終了時に網膜下液が完全にない状態を目指す必要はないが，レーザー光凝固を妨げる網膜下液の残存は避けなければならない．

【原因】　網膜下液の残存，不適切なレーザーの設定

【対応策】　適切なレーザー凝固斑が得られない場合は，レーザーの設定を変更する前にまずは網膜下液の存在を疑い，裂孔の位置が最も低くなるように頭位を調整し，バックフラッシュニードルで再度排液を行ってからレーザー光凝固を施行する．それでも凝固斑が得られない場合はレーザー設定を変更するが，凝固時間を長くする，レーザーパワーを強くする，の順番で調整を行い，さらにレーザープローブを網膜に近づけたり，圧迫の併用を検討する．網膜下液の排液は原因裂孔から行うことを原則とするが，周辺部小裂孔からは十分な排液が難しい場合が多く，そのような症例では液体パーフルオロカーボンの使用が有効である（図5）．光凝固不足は当然再剝離の原因となるが，過剰凝固もまた再剝離の原因となるため適度な凝固を行うことが大切である（図6）．

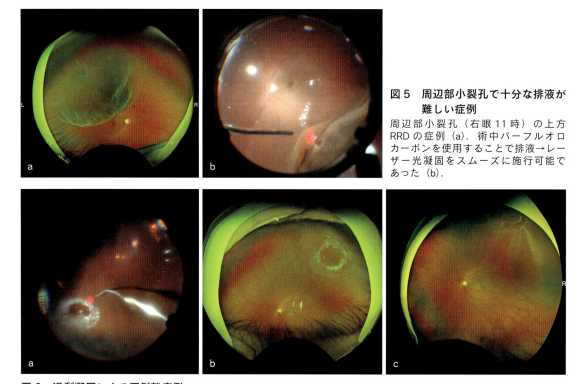

図5　周辺部小裂孔で十分な排液が難しい症例
周辺部小裂孔（右眼11時）の上方RRDの症例（a）．術中パーフルオロカーボンを使用することで排液→レーザー光凝固をスムーズに施行可能であった（b）．

図6　過剰凝固による再剝離症例
1時原因裂孔の左眼耳上側剝離の症例　レーザーパワーを上げた状態でさらに圧迫併用でレーザーを施行しており，過剰凝固（凝固斑が白くなりすぎている）である（a）．術後一旦は網膜復位したが（b），凝固部位から裂孔が再開通し再剝離をきたした（c）．

【予防策】 術開始時に排液の際の頭位が取れるか確認を行う．また，周辺部の小裂孔などの原因裂孔からの排液が困難であると予想される症例では，あらかじめ液体パーフルオロカーボンの使用を検討する．

ガスのトラブル

【背景】 網膜硝子体疾患の治療に必須の眼内長期滞留ガスとして本邦では六フッ化硫黄（SF_6）および八フッ化プロパン（C_3F_8）が使用されている[2]．SF_6の最大非膨張濃度は20％，C_3F_8の最大非膨張濃度は12％[3]であり，硝子体手術で使用する際もその濃度の前後で使用される．硝子体手術中に液空気置換，必要に応じた網膜光凝固や網膜冷凍凝固を行った後に，カニューラあるいは強膜創から余剰ガスを排出しながら非膨張濃度に調整されたガスを注入し硝子体腔の空気を wash out する．25 mL 以上灌流すると硝子体腔が調整した濃度のガスで満たされる[4]．眼内長期滞留ガスは RRD に対する硝子体手術の際にほぼ確実に使用するものであるが，ガスの種類の取り違いや濃度調整ミスは術後眼圧上昇など，患者に著しい不利益をもたらす．

文献2

文献3

文献4

【原因】 ガスの種類の取り違い，ガスの濃度調整ミス

【対応策】 ガスの種類および濃度間違いはヒューマンエラーとして起こりうるものとして，必ずダブルチェック体制で行う必要がある．通常，ガスの調整は手術助手が行う場合が多いので，手術助手＋術者，もしくはそれらに外回り介助者を加えて，ガスの種類と濃度の確認を行うことは必須である．さらには濃度調整の際には声に出しながら操作の確認（例：「SF_6ガスを20％で使用しますので，ガス12 mL を合計で60 mL まで希釈します．」）を行うことが望ましい．

【予防策】 ガスの種類の取り違い防止のため，眼内長期滞留ガスをあえて1種類しか置かないという方法もある．また，非膨張濃度に希釈したガスを使用する代わりに液空気置換した後に100％ガスを適量注入する方法もあり，この方法を用いる場合は非希釈ガスでの全置換といった最悪のミスは起きえない．しかしながら，眼球の大きさにより最終濃度が異なるので注入量を眼球サイズに応じて変更することになり，正確な濃度調整は困難である．

（伴　紀充）

文献

1）Sugiura Y et al. Intraocular pressure fluctuation during microincision vitrectomy with constellation vision system. *Am J Ophthalmol* 2013；156：941-7.e1.
2）大路正人ほか；日本網膜硝子体学会．眼内長期滞留ガス（SF_6，C_3F_8）使用ガイドライン．日本眼科学会雑誌　2009；114：110-5.
3）Peters MA et al. The nonexpansile, equilibrated concentration of perfluoropropane gas in the eye. *Am J Ophthalmol* 1985；100：831-9.
4）Williams DF et al. A two-stage technique for intraoperative fluid-gas exchange following pars plana vitrectomy. *Arch Ophthalmol* 1990；108：1484-6.

13.5 増殖糖尿病網膜症（PDR）手術

　増殖糖尿病網膜症（proliferative diabetic retinopathy：PDR）に対する硝子体手術の目的は，出血や増殖膜の除去，網膜牽引の解除，網膜復位，最周辺部までの網膜光凝固などであり，吸収不良または繰り返す硝子体出血，黄斑牽引を伴う線維血管増殖，進行性の牽引性網膜剥離，血管新生緑内障（neovascular glaucoma：NVG）などが手術適応となる．術後の合併症は，硝子体出血，NVG，再増殖や裂孔による網膜再剥離，視神経萎縮などがあげられる．

　PDR の硝子体手術を施行するにあたって，術前に後部硝子体剥離（PVD）や増殖膜の位置や範囲，裂孔の有無を詳細に評価し難易度を把握しておくことが，手術戦略を計画する上で非常に重要である．一般的に PVD が起こっておらず網膜硝子体癒着が強い症例，増殖膜が広く新生血管の活動性が高い症例，広範囲に牽引性網膜剥離を認める症例，牽引性網膜剥離により網膜裂孔を生じ裂孔原性網膜剥離を合併している症例は難易度が高い．

　現在は，広角観察システムを併用した 25・27 ゲージ極小切開硝子体手術（micro-incision vitrectomy surgery：MIVS）がスタンダードであり，PDR 硝子体手術においては，手術の低侵襲化に加えて，剛性や性能が大きく改良されたことから，周辺部の観察や増殖処理もアプローチしやすくなった．また，先端の細い形状や先端部に近い部分に吸引口を有するデザイン，高回転式のカッターの性能は，PVD の作製，および増殖膜の分割・分層・切除などの PDR の手術操作と相性がよく，硝子体カッターを中心に処理を進めることが可能となり，手術手技やストラテジー自体も変化してきている．

　これらの背景から，現在の PDR 硝子体手術において，術中に遭遇するトラブルや術後の合併症，それらに対する対応策や予防策について解説する．

症例 1　出血を制御できない

【背景】　PDR は「エピセンター（epicenter）」と呼ばれる新生血管が連なって増殖膜を形成しており，増殖膜処理中や PVD を作製する際に，新生血管からの出血が高頻度に起こる．多くは自然に止血，あるいは灌流圧を一時的に上昇させることで止血可能であるが，次の原因などにより，出血の制御が困難となる場合がある．制御が困難な術中出血は，視認性不良となり，止血操作により手術時間が長時間となり，網膜下への出血の流入や，術後硝子体出血や再増殖のリスクとなるため，出血の制御が手術成功への大きな鍵となる．

【原因】　コントロールが難しい術中出血の原因として，①新生血管の活動性が高い，②癒着の強いエピセンター部分に強い牽引負荷がかかる，③剥離網膜や大血管を巻き込んだ増殖膜の処理において網膜血管の損傷が起こる，などがあげられる（表 1）．

【対応策】　止血の方法には灌流圧の上昇による圧迫止血と眼内ジアテルミーを用いた凝固があり，まず低侵襲な前者から行う．カッター吸引を止めた状態で灌流圧を上げて待ち（約 50 mmHg 3 分以内を目安），止血後にバックフラッシュや硝子体カッターで凝血塊をトリミングする．完全に除去すると止血栓形成が不良になるので，凝血塊

表1　出血の制御が困難となる術中トラブルの原因と予防策

原因	予防策
新生血管の活動性が高い	術前の抗VEGF薬投与
癒着の強いエピセンター部に強い牽引負荷がかかる	硝子体前後の連続性を解除し増殖膜処理を行う
網膜や大血管を巻き込んだ増殖膜処理で網膜血管の損傷が起こる	膜の分割・分層・切除を適切に進める

を若干残す．長時間にわたる灌流圧の上昇は網脈絡膜循環や神経への障害となるため注意を要する．止血が得られない場合，眼内ジアテルミーを用いて必要最低限の強度で周囲の組織損傷や過剰凝固が生じない程度に凝固を行う．出血源に届く少し前から通電しゆっくり近づけ，止血されたところで止めることで過剰凝固を予防できる．硝子体腔に出血が拡散し視認性が得られない場合，一度，液空気置換を行うと視認性が改善される．

【予防策】

①**術前の抗VEGF薬硝子体内投与**：術前の十分な網膜光凝固術や，抗VEGF（vascular endothelial growth factor；血管内皮増殖因子）薬の投与により新生血管の活動性を低下させることは，術中出血の抑制に有効と考えられる．13のランダム化比較試験（688眼）を対象にシステマティックレビューを行った解析では，PDRに対する硝子体手術における術前の抗VEGF薬硝子体内投与は，術中の医原性網膜裂孔発生，術後の再増殖や再剝離，硝子体出血による再手術のリスクが低減し，手術時間の短縮と良好な術後長期視力に関連すると報告されている[1]．投与時期に関しては，一定の見解は得られていないものの，抗VEGF薬投与後の牽引性網膜剝離の進行（crunch syndrome）が問題となり，注射後3～31日（平均13日）の間に1.5～18％でみられると報告され[2]，硝子体手術数日以内の投与が望ましい．筆者は，網膜光凝固が未施行，または新生血管の活動性の高い線維血管増殖膜や牽引性網膜剝離を有する症例に対して，硝子体手術前日に抗VEGF薬を投与しているが，手術時には既に新生血管が著明に退縮しており出血が少なく術中操作が格段に進めやすくなる．

文献1

文献2

②**前後方向の牽引解除と膜分割・分層・切除**：制御不良となる出血の原因である，エピセンターへの強い牽引負荷や，増殖膜処理時の網膜血管の損傷など，これらを予防するために，①前後方向の牽引解除，②膜分割・分層・切除といった基本的なPDRの手術手順を軸に進めることが重要である（図1）．詳細は次項，症例2の【予防策】に記載する．

【フォローアップ】　術中にしっかり止血を行っていても，術後に硝子体出血や網膜前に大きな凝血塊が形成されている場合がある．硝子体出血により眼底が視認できない場合，網膜剝離が起きていないかをBモードなどで確認しながら経過観察し，出血の自然吸収が得られない場合，再度手術が必要となる．また，シリコーンオイル下の広範囲の網膜前出血は重篤な再増殖のリスクとなるため注意を要する[3]．

文献3

症例2　術中の医原性裂孔形成・網膜剝離の進行

【背景】　術中に医原性裂孔を形成してしまうと，その後の増殖膜処理が一気に難しくな

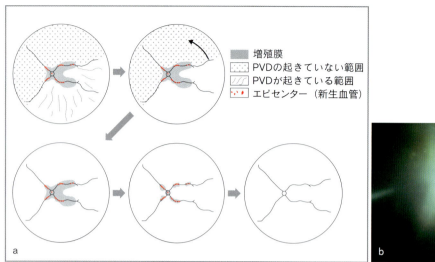
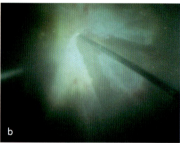

図1 基本となるPDR硝子体手術
a：PVDの起きている部分の硝子体を切除し，硝子体前後の連続を断つ．PVDが起きていない部分は円周状にPVDを作製し，後極の増殖膜をフリーにする．エピセンターの隙間にカッターを進め膜の分割を行い，孤立した増殖をカッターで切除する．
b：硝子体カッターによる膜分割．増殖膜の下のエピセンター間にカッターを滑り込ませ，少し先端を持ち上げるようにカットし分割を進める．

り，出血が網膜下に迷入してしまうことなどもあるため，裂孔を形成しないよう注意を要する．同様に，はじめから牽引性網膜剝離に裂孔が併発しているPDR症例は難易度が高いため，術前に併発裂孔の有無および位置を確認しておく．

【原因】 網膜に癒着した増殖膜を処理する際，十分にエピセンターを分割せず無理に切除しようとしたときや，エピセンターを強く引っ張ってしまったときなどに裂孔が形成される．PDRの場合，増殖膜や硝子体膜が何層にもなっていることがあり，増殖膜の分割をする際，1枚残っているとカッターや剪刀が増殖膜と網膜の間に進めなくなり，無理に切除すると下の層が網膜を巻き込んで網膜を一緒に切除してしまう場合がある．また，周辺部に増殖膜を有する症例は癒着も強く，網膜も薄いことから裂孔が容易に形成されやすいため注意を要する．

【対応策】 裂孔が形成された場合には，裂孔周囲の硝子体を郭清して牽引を解除することが原則である．周囲の硝子体の牽引を解除する際，容易に網膜剝離が拡大し，残りの増殖の処理が困難となるため，網膜を巻き込んでいる部位や，処理が難しい部位は，安全なところまで分割後，なるべく最後に処理をしたほうが，網膜剝離の拡大を抑えることができる．裂孔周囲の硝子体牽引を処理する際，極力網膜を牽引せず裂孔や網膜剝離の拡大を予防するには，硝子体鑷子とカッターまたは剪刀を用いたバイマニュアルでの処理が有効である．PDR硝子体手術の眼内タンポナーデの選択については，一定の見解はないが術後硝子体出血の頻度の観点からは，灌流液よりもSF_6ガスタンポナーデで有意に少ないと報告されている[4]．裂孔形成がなく，牽引が解除された局所的な網膜剝離のみであれば基本的に灌流液で終了可能であるが，広範囲の網膜剝離の場合，小さな裂孔が隠れている可能性もありガス置換を行ったほうが安心と考えられる．裂孔形成があった場合，裂孔周囲や剝離部の牽引や硝子体の処理が完

文献4

遂できていれば，空気やSF₆ガスタンポナーデで手術を終了する．裂孔周囲の硝子体の処理が不十分な場合や，増殖膜の処理が不完全な場合はシリコーンオイルにてタンポナーデを行う．シリコーンオイルを用いる利点として，長期の眼内安定性があること，術後早期より良好な眼底透見性が得られることなどがあり，術中網膜剥離によって網膜光凝固が十分に施行できなかった際においても，術後早期に光凝固の追加が可能である．一方で，デメリットとして，オイル抜去のため再手術が必要なことや，乳化による合併症，オイル下の増殖，説明のできない視力低下などがあげられる．PDR症例は反対眼も可及的に手術が必要なケースも多く，網膜剥離の程度や増殖膜や硝子体牽引の処理達成度に加えて，全身状態やADL，反対眼の状態なども総合的に考慮し，タンポナーデ物質の選択をすることが望ましい．

【予防策】

①硝子体前後方向の牽引解除と膜分割・分層・切除：基本としては，まず後極部の増殖膜と周辺硝子体の連続性を断つため，PVDが起きている場所からきっかけを作り中間周辺部で円周状に360°PVDを拡大する（図1a）．可能な限り増殖膜をフリーにした状態で，増殖膜の下のエピセンター間にカッターを進め，わずかに先端を持ち上げて低い吸引圧で切除することで，剥離網膜の誤吸引や大血管へ損傷を避ける（図1b）．このように増殖膜は可能な限り分割し，エピセンターを孤立させていく．中間周辺部に新生血管が多発し癒着が強い症例では，新生血管の少ない部分からPVDを拡大し，新生血管の密集している部分では，なるべく密度の低い方向から隙間を見つけて入り込み，回り込むようにPVDを拡大する．特に鼻側などによくみられる，癒着が非常に強くPVD作製が困難な場合は，視神経乳頭より周辺に向かって処理を行う（図2b）．増殖膜の下のエピセンター間にカッターが入らない場合は，1枚膜が存在することを念頭に癒着した後部硝子体膜をたぐり，その下にカッターを進める（図2c）．1枚膜が下にある状態で無理に増殖膜を処理すると網膜や血管を巻き込んでしまい，裂孔形成および出血のリスクとなる．周辺部に増殖膜を有する症例では，基底部と連続した状態で裂孔形成されると網膜剥離が一気に進行するため，まず基底部の連続性を断つか，可能な限りシェービングを行ってから，増殖膜の処理を行

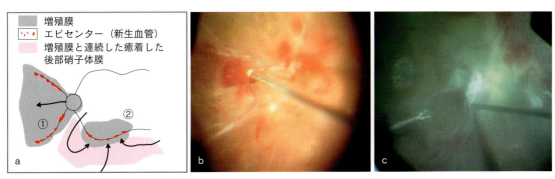

図2　出血や医原性裂孔が形成されやすい状況とその回避法
新生血管により周辺部にライン状に癒着している場合（a），周辺部からPVDを起こすことが困難であり，無理をして裂孔を形成すると剥離が一気に広がる．その場合は他を処理した後に，視神経乳頭から周辺に向けて増殖膜の処理を進める（aの①，b）．またPVDを起こしても網膜に癒着した後部硝子体膜と増殖膜が一体になっている場合があり，その場合エピセンター間にカッターが入り込めず，無理をすると医原性裂孔の形成または網膜血管の損傷につながる．増殖膜に連続しているもう1枚をたぐり，その下から増殖膜の処理を行う（aの②，c）．

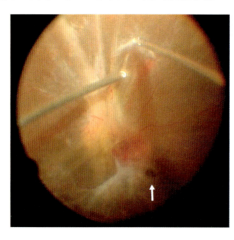

図3 裂孔併発型PDRの増殖膜処理
牽引性網膜剥離により視神経上方に裂孔（白矢印）を形成し進行した裂孔原性網膜剥離を合併したPDR症例．増殖膜処理やPVD作製時に容易に新裂孔が形成されるため，バイマニュアルで網膜と増殖膜の隙間を確認しながら処理を進める．

う．裂孔併発型PDRの場合，剥離網膜上の増殖膜処理の際に，容易に新裂孔が形成するため，バイマニュアルにて丁寧に増殖膜の隙間を確認して処理を進めることが望ましい（図3）．

術前に広角蛍光眼底造影検査や広角OCTを施行しておくと，あらかじめ癒着が強いエピセンターの分布を把握でき，効率的かつ安全に処理が可能となる．

②術前の抗VEGF薬硝子体内投与：前項で示したように，新生血管の活動性が高い症例などにおいては抗VEGF薬の術前投与は，新生血管の退縮によりPVDが起こりやすくなり，術中医原性裂孔を形成するリスクが低下する[1]．

【フォローアップ】　術中医原性裂孔形成は，術後の網膜剥離や再増殖のリスクとなるため慎重に経過観察を行う．網膜剥離により術中に光凝固が困難であった部位は，網膜復位後，なるべく早期に光凝固を追加する．

症例3　術後血管新生緑内障（NVG）

【背景】　PDRの術後視力予後に大きく影響する合併症にNVGがあり，26研究（5,161名）のPDRに対する硝子体手術成績を検討したメタ解析では，術後NVG発生率は6％程度であると報告されている[5]．NVGは3段階の病期（1期：血管新生期，2期：開放隅角緑内障期，3期：閉塞隅角緑内障期）で進行するが，術後NVGは急速に発症・悪化することが多く，十分な予防および早期診断・治療が視機能予後に大きく影響する．

文献5

【原因】　前述のメタ解析では，術後NVG発症に有意に相関する因子として，術前の高眼圧・虹彩ルベオーシス，術中または術前の白内障手術，術後の硝子体出血，若年齢があげられた[5]．網膜虚血による眼内のVEGF濃度の上昇に加えて，手術侵襲による炎症性サイトカインの上昇や前後房の隔壁の破綻は術後NVG発症の一因となる．

【対応策】　まず，NVGの病期を把握し，網膜光凝固の追加による虚血の解除を中心に，開放隅角緑内障期であれば，抗VEGF薬硝子体内注射と眼圧下降薬の使用，さらに閉塞隅角緑内障期であれば緑内障手術（チューブシャント手術，線維柱帯切除術）などを組み合わせ虹彩隅角ルベオーシスの活動性の低下，および眼圧の下降を図る．

【予防策】
- 症例ごとに網膜虚血の程度を評価し，術中および周術期に必要十分な網膜光凝固を施行する．術前に硝子体出血などでフルオレセイン蛍光眼底造影や広角光干渉断層血管撮影での網膜虚血の評価が困難であれば，術後にそれらを行い，光凝固の過不足を評価しておくことも術後 NVG 発症の予防に有効と考えられる．
- 術前後の虹彩隅角新生血管の観察を注意深く行い，1 期（血管新生期）や 2 期（開放隅角緑内障期）など不可逆的な視力障害に進行する前に，速やかに治療介入を行うことが望ましい．
- 手術侵襲による炎症性サイトカインも術後 NVG を惹起する因子であるため，過度の圧迫操作を控えるなど低侵襲な手術を心掛ける．

【フォローアップ】 NVG に対して抗 VEGF 薬やチューブシャント手術などが選択肢として増え，NVG の予後は大きく改善されてきているものの，依然として再発性難治性の緑内障であり，3 期以降では特に長期にわたる眼圧管理が必要となる．

（大内亜由美）

文献

1) Dervenis P et al. Intravitreal bevacizumab prior to vitrectomy for proliferative diabetic retinopathy：a systematic review. *Ther Adv Ophthalmol* 2021；13：25158414211059256.
2) Tan Y et al. Anti-VEGF crunch syndrome in proliferative diabetic retinopathy：A review. *Surv Ophthalmol* 2021；66：926-32.
3) Yeh PT et al. Distribution, reabsorption, and complications of preretinal blood under silicone oil after vitrectomy for severe proliferative diabetic retinopathy. *Eye*（*Lond*）2012；26：601-8.
4) Rush RB et al. Gas Tamponade for the Prevention of Postoperative Vitreous Hemorrhaging After Diabetic Vitrectomy：A Randomized Clinical Trial. *Am J Ophthalmol* 2022；242：173-80.
5) Sun D et al. The incidence and risk factors of neovascular glaucoma secondary to proliferative diabetic retinopathy after vitrectomy. *Eur J Ophthalmol* 2021；31：3057-67.

13.6 増殖硝子体網膜症（PVR）手術

　増殖硝子体網膜症（proliferative vitreoretinopathy：PVR）は裂孔原性網膜剝離（RRD）に続発する細胞性・炎症性増殖を生じた病態で，RRDの5〜10％程度に生じる．網膜裂孔から硝子体腔に散布された網膜色素上皮細胞が網膜面に付着することで眼内増殖を促進し，また網膜グリア細胞，マクロファージ，線維芽細胞などが複雑に関与することで網膜の可動性が低下し，固定皺襞を形成していく．PVRの原因として最も多いのはRRD手術の非復位例である[1]．硝子体手術において最も難治の病態の一つであり，術中トラブルも多く対応の引き出しを増やすことが重要である．ここではPVR手術において出会う代表的なトラブルとその具体的な対処法を述べる．

文献1

■ ポートが硝子体腔内に入らない

【背景】　脈絡膜剝離（choroidal detachment：CD）を伴う症例など，PVR手術ではポートの先端が硝子体腔内に入らないことがある．先端の確認が不十分なまま灌流を開始すると脈絡膜下灌流や網膜下灌流を生じてしまう．

【対応策】　確実にポートを硝子体腔に入れるためには先端の金属反射を確認することが重要で，そのためのフローチャートを図1に示す．眼圧が低下している症例やBモードエコーでCDを合併している症例ではトロッカーを強膜に対し垂直に刺入する．トロッカーの先端が硝子体腔にあることが確認できない場合は下耳側以外のポートも刺入し，どこか1か所でも眼内に入るポートがないか試みる（図2a）．あらかじめCDの丈が低い部位を確認しておくとよい．

　確実に硝子体腔内に露出したポートがあれば，そこに灌流ラインをつなぎ眼内灌流を開始するが，眼内操作を始める前にその他のポートの先端も確認する．硝子体腔に入っていないポートは，対側のポートや角膜サイドポートから挿入した器具を用いて鈍的にトロッカーの先端を露出させる（図2b）．カッターを駆動させると毛様体や網膜を損傷する可能性があるので鈍的に操作することが望ましい．すべてのポートが硝子体腔に入ったことを確認してから眼内操作を開始する．硝子体腔内に入ったポートが1つもない場合は，角膜サイドポートから灌流を行うことも対応策の一つとなる．

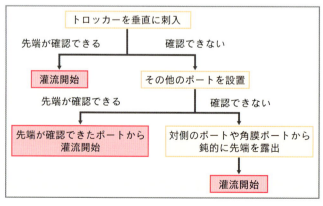

図1　ポートの確実な硝子体腔への設置

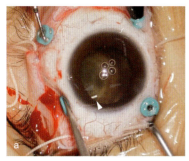 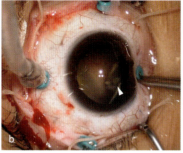 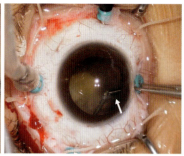

図2　ポートが硝子体腔内に入らない際の対処法
a：確実に硝子体腔に入ったトロッカー（白矢頭）を見つけそこから灌流する．
b：脈絡膜下，網膜下に迷入しているトロッカー（白矢頭）は対側から入れた器具で鈍的に先端を露出させる（白矢印）．

■ 網膜が伸展しない

【原因】　PVRでは増殖膜による網膜収縮を生じているため，網膜を伸展・復位させるには，原則的にすべての増殖膜を処理しなければならない．硝子体膜の残存の有無，そこからつながる増殖膜の局在や網膜牽引の強さを把握し，それらの増殖膜を処理する必要がある．

【対応策】　増殖膜処理と網膜の伸展のためには増殖膜の局在や網膜牽引の強さを把握する必要がある．明らかな増殖膜はもちろん，術中に網膜剥離や網膜皺襞の形態や，液体パーフルオロカーボン（perfluorocarbon liquid：PFCL）を使用したときの網膜の伸び方などを見て，増殖膜が張っていると思われる部位を硝子体鑷子などで探りにいくと未成熟な増殖膜も掴むことができる．

　増殖膜処理に難渋する症例には，いわゆるclosed funnelとなっている症例，網膜下索，前部硝子体増殖などがある．ケースバイケースで対応する必要があり，症例ごとの個別性が高いことがPVR手術の難しさだが，標準的な対応策は以下の通りである．

① closed funnel（図3a）：後部硝子体剝離（PVD）が生じていないことが多く，視神経乳頭から黄斑アーケードにかけての増殖膜を手掛かりにPVDを作製する（図3b）．後極にPVDを起こしスペースを作り（図3c），生じたスペースにPFCLを入れ後極網膜を押さえ込みながら周辺側へPVDを拡大して網膜を伸展させる．PVDを拡大したらPFCLを追加し膜処理を周辺まで行う（図3d）．

② 網膜下索への対処法：そもそも除去するかどうかの判断が重要である．網膜復位を妨げない網膜下索は原則として除去する必要はないが，PFCLを使用しても網膜が伸展しない場合は除去する必要がある（図4a）．網膜下索の中央付近の網膜をジアテルミーで凝固し意図的裂孔を作製し，同部から除去する．単に引っ張るだけだと途中でちぎれてしまうことがあり，網膜伸展が不十分だとさらに追加の意図的裂孔を作製せざるをえないことがある．双手法を用い網膜下索を引っ張り出しては持ち替えてを繰り返し，手繰るように網膜下索を極力長く除去する（図4b）．途中でちぎれた場合，再度PFCLで網膜が伸展するか確認する．完全除去にこだわる必要はなく，PFCL下で網膜復位が得られれば十分である．

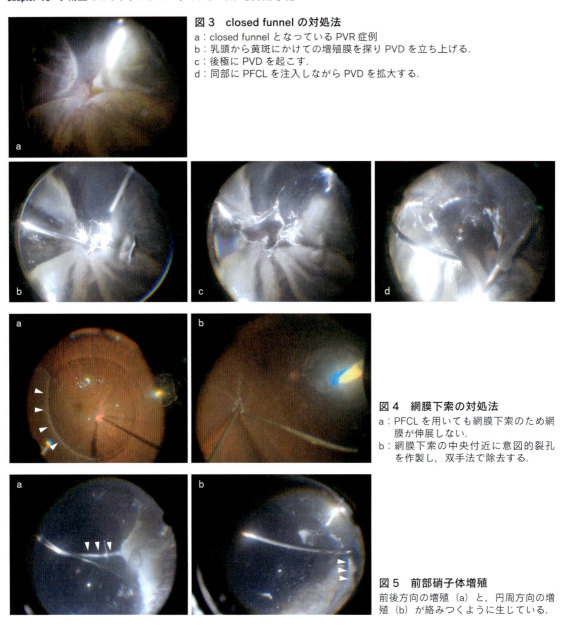

図3 closed funnel の対処法
a：closed funnel となっている PVR 症例
b：乳頭から黄斑にかけての増殖膜を探り PVD を立ち上げる．
c：後極に PVD を起こす．
d：同部に PFCL を注入しながら PVD を拡大する．

図4 網膜下索の対処法
a：PFCL を用いても網膜下索のため網膜が伸展しない．
b：網膜下索の中央付近に意図的裂孔を作製し，双手法で除去する．

図5 前部硝子体増殖
前後方向の増殖（a）と，円周方向の増殖（b）が絡みつくように生じている．

③前部硝子体増殖：網膜を前方偏位させる前後方向の増殖（図5a）のみならず，円周方向の増殖（図5b）が絡みつくように存在しており，この増殖線維をほぐしながら網膜を伸展させる必要がある．完全に網膜の前方偏位をリリースしきれないときは後述する輪状締結の併用や，網膜切開・切除を施行する必要がある．

■ 輪状締結をおくべきか

【背景】 PVR に対し硝子体手術を行う際，輪状締結（encircling）を併施するべきかどうか判断に悩むことが多い．本邦の RRD レジストリー研究である J-RD study では約4.4％の症例で硝子体手術に強膜バックリングが併施されていて，このような症例は難症例が多く含まれることもあり初回復位率は68.7％であったと報告されている[2]．

文献2

ADVICE

PVR手術におけるタンポナーデ物質の選択

　PVR手術においてタンポナーデ物質の選択は頭を悩ますが，個人的には極力ガスタンポナーデを選択するようにしている．シリコーンオイルはガスと比べタンポナーデ効果が弱く，特に下方のRRDに対するタンポナーデは不十分となることも多い．C_3F_8であれば1か月以上眼内に滞留することを考えれば滞留期間も十分であり，last eyeや体位保持が困難な症例以外は復位を得られると思ったら勇気を持ってガスを選択して欲しい．

【対応策】　輪状締結の意義は，バックル効果の恒常化，多象限にわたる裂孔・変性巣の処置，硝子体牽引の軽減，そして新たな鋸状縁の作製といったことがあげられる[3]．やみくもに輪状締結を行うのではなく，何を目的としての輪状締結を行うのか，これらの適応に照らし合わせて考えるべきである．アトピー性網膜剥離や外傷眼のPVRではバックル効果の恒常化を，前部硝子体増殖では新たな鋸状縁の作製を目的として輪状締結を併用することで成績の向上が期待できる．多発裂孔であることを理由に輪状締結をおくのであればすべての裂孔をバックル上に載せるべきであり，シリコーンバンドではなくタイヤやスポンジでの輪状締結を行う必要がある．このように輪状締結はターゲットを明確にした上で施行すれば，復位に大きく寄与する手技となる．

【フォローアップ】　PVR手術のフォローアップはRRDに準じるが，早期の非復位はもちろん，中長期にわたる再増殖により再剥離を生じたり牽引性剥離を生じたりすることもあり慎重なフォローアップを要する．網膜復位を得られなければ再手術が必要となり，重症例では繰り返しの再手術となることも少なくない．初回復位が困難であること，繰り返しの手術が必要となること，視力予後が不良となる可能性など，初回手術の前に十分な説明を行うことが重要である．

（厚東隆志）

文献

1) Pastor JC et al. Proliferative vitreoretinopathy：A new concept of disease pathogenesis and practical consequences. *Prog Retin Eye Res* 2016；51：125-55.
2) Koto T et al.；Japan-Retinal Detachment Registry Group. SIX-MONTHS PRIMARY SUCCESS RATE FOR RETINAL DETACHMENT BETWEEN VITRECTOMY AND SCLERAL BUCKLING. *Retina* 2021；41：1164-73.
3) 竹内　忍．硝子体手術の適応．眼科Surgeonsの会（編）．網膜剥離の手術—さらなる復位率の向上をめざして．第2版．医学書院；1996. pp.8-9.

索引

あ行

アーチファクト	84, 85, 217
アーメド緑内障バルブ	353
アイカップ	81
アイスパック試験	56
アイバンク	202, 205, 206
アイモ視野計	71
アカントアメーバ	2, 144
アカントアメーバ角膜炎	6
あかんべー	259, 260
アクアポリン4	35
アクシデント事案	162
悪性疾患	209
悪性腫瘍	149, 274
悪性緑内障	180
アクネ菌	11
アシクロビル	27, 251
アスピリン	27
アスペルガー症候群	100
アスペルギルス	4
アセタゾラミド	38
アダリムマブ	119, 239, 242, 244, 245, 247
圧迫眼帯	229
圧迫隅角鏡検査	80
圧迫縫合	181
アデノウイルス	109, 111, 114
——結膜炎	114
アトピー性角結膜炎	113, 115
アドレナリン筋肉注射	91
アトロピン	50, 231
——硫酸塩静注	272
アナフィラキシー症状	93
アナフィラキシーショック	90
アナフィラキシー診断基準	91
アプラネーショントノメーター	102
アフリベルセプト	136, 138
アムスラーチャート	86
アムホテリシンBリポソーム製剤	5, 6
アラート機能（禁忌薬剤の）	190, 191
アライメント	87
アルカリ外傷	22
アルゴンLPI	150
アルゴン-YAG LPI	150
アルゼンチンフラッグ徴候	328
アレルギー性結膜炎	113
アレルギー性結膜疾患	113
アレルギー反応	252
アンカリングバイアス	114, 115
安全域	136
アンピシリン・スルバクタム	41, 43
イカリング	279
医原性裂孔	381, 383
医原的チン小帯断裂	324
石原色覚検査表II	65

異常光視症	151
移植片対宿主病	107
イソソルビド	38
一段針	75, 76
遺伝子再構成	211, 212
遺伝性視神経疾患	68
遺伝性網膜ジストロフィ	96
遺伝性網膜疾患	68
イトラコナゾール	6
イネビリズマブ	37
易疲労性試験	56
異物	15
——溝	17
——飛入	20
インジェクター	330
——の確認ポイント	332
インシデント	162
咽頭結膜熱	109
インドシアニングリーン蛍光眼底造影	90
院内感染	110
インフォームドコンセント	179
インフリキシマブ	245, 246
ウイルスPCR検査	27
ウイルス性結膜炎	109
ウイルス性虹彩炎	27
ウージング	180
ウェック式トレパン	304
ウェルニッケ脳症	31, 32
薄い結膜	346
うっ血乳頭	38, 39
雲霧法	50
液空気置換	362, 376
エキシマレーザー	306
液体パーフルオロカーボン	366, 379, 387
エクスプレス™	10
エクリズマブ	36
エスクレ®坐剤	100
エピセンター	380, 382
エムラ®クリーム	273
嚥下障害	57
遠視	50
円錐角膜	293, 341
エンテロウイルス	109
黄色ブドウ球菌	11, 13, 41, 42
黄斑円孔	362
——手術	362
——の眼底写真とOCT画像	362
——閉鎖率	367
黄斑下血腫	187
黄斑下手術	199
黄斑疾患に対する硝子体内注射ガイドライン	137, 161
黄斑上膜	370
——手術	370
黄斑前膜	84, 121, 186
黄斑剝離	183

——を伴う網膜剝離	183
黄斑浮腫	156
黄斑部新生血管	127
大型弱視鏡	55
オートレフケラトメータ	48
オープンスカイ	291
オキシブプロカイン塩酸塩点眼液	143
音声補助具	125
オンラインカリキュレーター	341

か行

外眼筋炎	59
外眼筋の神経支配	56
外眥切開	275
外傷	20
——性視神経症	62
回旋斜視	53, 54
回旋複視	53, 54
回旋偏位	53
回旋偏位の測定方法	55
外転神経麻痺	28, 30
——のフローチャート	30
外部切開線の形状	316
開放隅角緑内障	71
外来での感染拡大防止策	109
下眼瞼内反症	258
過矯正	262
核周囲皮質	320, 321
学習障害	100
拡大読書器	125
拡張針	75
学童期の調節障害	48
角膜移植後アトピー性強角膜炎	293
角膜移植に関する法律	202
角膜移植用マーカー	292
角膜感染症	115
角膜乾燥	376
角膜形状解析	342
角膜検体採取	142
角膜混濁	89, 95, 293
角膜サイドポート	225, 386
角膜擦過	144
——用スパーテル	142
角膜実質除去	294
角膜実質切開不全	307
角膜実質面	306, 308, 309
——への水分の迷入	308
角膜上皮移植	22
角膜上皮障害	275
角膜穿孔	17, 20
角膜鉄粉異物	15
角膜トポグラフィー	222
角膜内皮移植	297
角膜内皮細胞密度	151, 293
——減少	150, 151, 209
角膜内皮撮影	206

索　引

角膜反射法	53
角膜浮腫	376
角膜プラーク	114, 115
角膜フラップ	341
角膜変性症	293, 341
角膜縫合による不正乱視	291
角膜保存液	205
角膜輪部	303
——柵	23
過剰凝固	378
過剰濾過	228, 344
ガスタンポナーデ	367, 371, 389
ガスの種類の取り違い	379
ガスの濃度調整ミス	379
ガス膨張	184
仮性同色表	66
画像診断	41, 44
学校での色覚検査	65
滑車下神経麻酔	77
滑車下ブロック	282
活動性の高いぶどう膜炎	10
仮道形成	78
過敏症	252
カフークデュアルブレード	348
カプセルエキスパンダー	325
花粉症	114, 170
カラー SLO	370
過量投与	241
加齢黄斑変性	127
眼圧計	217
眼圧上昇	150, 153, 184
眼圧日内変動	217
眼位検査	30, 53
眼異物	15
眼窩アスペルギルス症	41, 43, 44
眼化学外傷	22
眼窩隔膜後蜂巣炎	41
眼窩隔膜前蜂巣炎	41
感覚過敏症状	105
眼窩腫瘍	41, 43, 44
眼窩深部痛	60
眼窩膿瘍	41
眼窩蜂巣炎（眼窩蜂窩織炎）	41, 250
眼球運動検査	54
眼球運動障害	32, 41
眼球型春季カタル	113
眼球穿孔	165, 166, 315
眼球摘出	202, 203
——後，出血が止まらない	204
眼球突出	41
眼球マッサージ	229, 230, 231
眼球型重症筋無力症	56
観血的濾過胞再建術	182
眼瞼炎	173
眼瞼下垂	57, 60
——手術	261
眼瞼挙筋の脂肪沈着	261
眼瞼形態異常	263
眼瞼けいれん	105
眼瞼ジストニア調査票	106
眼瞼手術縫合糸異物	17

眼瞼腫脹	41, 44
眼瞼腫瘍	41, 43, 44, 273
——切除・再建時のトラブル	273
——切除手術	273
眼瞼内反症手術	258
眼瞼蜂巣炎	41
眼軸長	370
カンジダ	4, 13
患者教育	254
患者頭位	348
患者とのコミュニケーション	255
患者の緊張や不安を引き起こすトラブル	312
患者間違い	162
冠状断脂肪抑制	36
眼心臓反射	268, 271
眼精疲労	174
乾癬	241
感染後混濁	293
感染症対策	110
感染性 IOI	160, 161
感染性角膜炎	2, 250
——診療ガイドライン	142
感染性眼内炎	159
感染制御	253
感染性結膜炎	114
感染性ぶどう膜炎	209, 250
感染予防	254
眼組織の機械的損傷	161
眼底カメラ	87, 88
眼底検査	86, 270
眼底撮影	86, 87
眼底写真	190
眼底写真撮影法	55
寒天培地	144
眼トキソプラズマ症	209, 211
嵌頓虹彩	288, 292
嵌頓硝子体	327
眼内液吸引併用ガス注入	227
眼内液検査	208
——を診断基準などに含む疾患	209
眼内炎	11, 138, 159, 180, 182
眼内ガス注入	224
眼内器具操作の基本	351
眼内ジアテルミー	380, 381
眼内上皮増殖	310
眼内ドレーン	200, 201
眼内レンズ	334
——損傷	152
——脱臼	196, 377
——の虹彩捕獲	186
——の偏位	196
——縫着術	196
眼粘弾剤	181, 318
眼部帯状疱疹	41, 43, 44
顔面発赤	246
灌流吸引	324
灌流のトラブル	375
眼類天疱瘡	107
起炎微生物	143

偽樹枝状病変	6, 7
偽性うっ血乳頭	39
気体網膜復位術	225, 226
木下分類	22
偽膜	114
ギムザ染色	2
逆瞳孔ブロック	338
球後出血	315
求心性視野狭窄	74
吸水スポンジ	308, 344
急性眼球運動障害	28
急性出血性結膜炎	109
急性前部ぶどう膜炎	24
急性大動脈解離	312
急性網膜壊死	26, 209, 211, 254
急性緑内障発作	8
急性涙嚢炎	41
急な出血	131
急な視力低下	130, 131
仰臥位での眼底診察	361
強角膜片作製	204, 205
強角膜片の角膜内皮細胞撮影	206
挟瞼器	147
強度近視眼	229
強膜圧迫部位のマーキング	359
強膜が薄い	344, 346
強膜穿孔	268, 270, 301, 305
強膜通糸	271
強膜内固定術	196
強膜バックリング	388
強膜パッチ	346
強膜レンズ	107
鏡面反射法	294
挙筋腱膜	261
——内側の菲薄化	262
挙筋伸展性不良	262
極小切開硝子体手術	380
局所ステロイド治療	121
局所麻酔	271
極大散瞳	335
虚血性視神経症	33
巨大黄斑円孔	365, 367
巨大乳頭結膜炎	113
近視	86
——性 MNV	86, 87
——性脈絡膜新生血管	86
——の進行に伴う眼底変化	86
筋断裂	269
筋の間違い	268
筋紛失	268, 269
近傍照明法	15
クイック・ロービジョンケア	122
隅角がまったく見えない	348
隅角鏡	79
——検査	79
隅角結節	120
隅角検査	79
隅角手術	352
隅角の見え方	350
隅角癒着解離術	9
屈折・調節検査	46

屈折度数ずれ	196	——後の眼内炎症	136, 139	混同色	67
グラフト作製法	297	抗VEGF薬	381, 385	コンプライアンス不足	252
グラフトの眼外脱出	298	——硝子体内注射	137, 159		
グラフトロールの展開困難	299	——硝子体内投与	156		

さ行

クラミジア結膜炎	110	降圧薬	312		
グラム陰性菌	2, 13	広域抗菌薬	251	サージ	322
グラム染色	2, 3, 5, 6	抗ウイルス薬	250	細菌性角膜炎	2
グラム陽性菌	2, 13	——の作用機序	251	細菌性眼内炎	137
クリティカルパス（クリニカルパス）		——の分類	251	細菌性結膜炎	171
	190, 192	構音障害	57	最小発育阻止濃度	4
クリムスキープリズム試験	53	広角眼底観察システム	359, 361	最深位相	219
クリンダマイシン	43	光学系眼底カメラ	89	ザイデル試験	180
クレブシエラ	13	高眼圧	8, 9, 180, 181, 184	サイトカイン	208
クロルヘキシジン	6, 7	抗凝固薬	129	サイトスピン法	212
経結膜的強膜弁縫合	229	抗菌点眼薬	182	サイドポート	185, 224, 335
経験的治療	2	抗菌薬	42, 250	サイトメガロウイルス	251
蛍光眼底造影検査	90	——眼軟膏	148	——前部ぶどう膜炎	209
経テノン嚢球後針	314	——適正使用	253, 254	——網膜炎	27, 211, 254
軽度外転神経麻痺	30	——の作用機序	250	再剝離	378
頸部痛	62	——の分類	250	細胞診	208, 211, 212
血液検査	41, 44	交互点滅対光反射試験	63	サクションブレイク	306
血液浄化療法	36	虹彩嵌頓	288	サクションリング	306
結核	248	虹彩後癒着	24, 25	撮影困難	93
血管新生緑内障	156, 380	虹彩切開	338	サトラリズマブ	36
血管内皮増殖因子	127, 156, 159	虹彩切除術	200	サピエ図書館	126
血清髄液	216	虹彩損傷	288	左右眼の間違い	162, 268
ケッペ結節	120	——の予防手技	290	サルコイドーシス	120
結膜異物	17	虹彩脱出	292, 337	酸外傷	22
結膜炎	170	虹彩捕獲	338	サンディミュン®	240
——患者トリアージ	109	虹彩紋理認識不良	307, 308	散瞳	154, 157
結膜が足りない	347	光視症	157	——不良	88, 93
結膜下注射	164	甲状腺眼症	41, 43	霰粒腫	146
結膜結石	17	光線力学的療法	127, 132	——切開	146
結膜損傷	344, 347	交代プリズム遮閉試験	49	次亜塩素酸ナトリウム	109
結膜弁作製時	344	後嚢混濁	376	シールド潰瘍	114, 115
結膜離開・被覆困難	355, 356	後嚢破損（後嚢破囊）	161, 196, 321,	シェーグレン症候群	107
牽引糸	344		326, 330	自覚的屈折検査	48, 49
牽引試験	271, 272	後発白内障	152	視覚誘発電位	63, 98
牽引性網膜剝離	156	広範性発達障害	100	色覚異常	65
瞼縁カーブ不整	263	抗不安薬	312	——といわれたら	68
限界フリッカ値	63	後部硝子体剝離	156, 158, 363,	色覚が関連する職種	69
献眼対応	202		370, 372, 380	色覚検査	65
瞼球癒着	107	後部硝子体膜	383	色覚で制約がある資格試験	69
検査結果の解釈（髄液検査の）	215	後部テノン囊下注射	165, 166	色感覚	67
検査の事前準備（眼内液検査の）	208	後部ぶどう腫	370	視機能が失われるリスク	41
検体採取	148, 208, 214	酵母菌	2, 4	ジクアホソルナトリウム	107
——用スワブ	142	高用量アフリベルセプト	138	シクロスポリン	111, 113, 117, 119,
検体接種	144	高齢者	229		239, 241
検体塗布	145	声掛け	312	——の至適濃度	240
検体保存	216	ゴールドマン型隅角二面鏡	79	シクロペントラート塩酸塩	50
ゲンタマイシン	4	ゴールドマン視野計	73	自己免疫疾患	241
原発開放隅角緑内障	230	呼吸器感染症	249	しこり	148
原発閉塞隅角症	80	呼吸苦	246	四肢筋力低下	57
——疑い	80	国際臨床視覚電気生理学会	95	糸状菌	2, 5, 6
原発閉塞隅角病	80, 150	コクサッキーウイルス	109	視神経萎縮	62, 64
原発閉塞隅角緑内障	228	固視監視筒	73, 74	視神経炎	35
瞼板前脂肪断	262	固視不良	83	視神経脊髄炎スペクトラム障害	35, 213
顕微鏡鏡筒	348	誤診	252, 253	システムダウン時の対応	192
腱膜性眼瞼下垂	261	コルヒチン	117	姿勢保持困難	83
瞼裂高	264	ゴルフ刀（ゴルフメス）	142, 145, 304	脂腺癌	149, 276
抗VEGF治療	86, 127, 135	コンタミネーション	13, 202	失調性歩行	31

ジフルカン®	6	——内注射	161	頭痛	60
自閉症	100	——内注射ガイド	162	スティーブンス・ジョンソン症候群	107, 252
死亡診断書	206	——内注射前後の抗菌薬点眼	137	ステロイド局所投与	234
死亡リスク	41	——網膜リンパ腫	209, 211	ステロイド骨粗鬆症	235
若年者	229	小切開硝子体手術	183	ステロイド節減効果	239
視野検査	71	焦点深度拡張型 IOL	178, 339	ステロイド全身投与	27, 234
遮光眼鏡	123, 124	小瞳孔	88, 89	——の副作用予防薬	235
斜視	268	小児・若年者の単独外転神経麻痺	28	ステロイド点眼	9, 111, 115
——手術	268	小児 MG	57	ステロイドの副作用	234
遮閉試験	53	小児の検査	100	ステロイドパルス療法	36, 119, 239
シャンデリア照明	359, 361	小児の鎮静方法	101	ステロイド緑内障	153, 239
重瞼	264	小児非感染性ぶどう膜炎	239, 242	ステロイドレスポンダー	113
重症筋無力症	54, 59	小児ぶどう膜炎	239	スペキュラーマイクロスコープ	206
周辺虹彩切除術	9, 26	小児緑内障	101	スペクトラルドメイン OCT	83
周辺虹彩前癒着	9, 80	——の診断基準	102	スポンジビトレクトミー	345
羞明	106, 123	蒸発亢進型ドライアイ	171	スマートサイト	122
手術準備	312	上皮幹細胞移植	108	スライドガラス	144
術後 2 週目に 8 mmHg	229, 230	上皮迷入	310	スリットナイフ	317
術後 NVG	384, 385	ジョーンズ法	258	スワブ輸送培地	145
術後 waxy vision	177	職業選択	68	スワンヤコブ（隅角鏡）	350
術後眼内炎	11, 250	徐脈	271	性感染症	110
術後逆瞳孔ブロック	338	シリコーンオイル（シリコンオイル）	389	生検	274
術後血管新生緑内障	384	——前房内迷入	184	——時のトラブル	273
術後虹彩炎	150, 153	視力障害	41	成人の単独動眼神経麻痺	28
術後再手術	196	視力低下	180	セーフティマージン	371
術後低眼圧	186	心因性視覚障害	68, 71	セグメンテーションエラー	84, 85
術後ドライアイ	104	真菌性角膜炎	4	切開術後のしこり	149
術後の強い炎症反応	187	真菌性眼内炎	14	切開線	316, 317
術式の間違い	268	神経障害性眼痛	104	切開創作製不良	316
術前 ERM 評価	371	神経障害性疼痛	104	セファゾリン	41
術前抗 VEGF 薬硝子体内投与	381, 384	人工的後部硝子体剥離作製	364	セフタジジム	12, 182
術中眼圧上昇	376	人工涙液	221	セフタジン	137
術中虹彩緊張低下症	335	侵襲性肝膿瘍症候群	13	セフメノキシム	4
術中視認性低下	375	新生血管	130, 156	セルブロック法	212
術中出血	265	——型加齢黄斑変性	127	線維血管性 PED	128
術中水晶体損傷	377	心臓からの採血	204	線維柱帯があまり見えない	350
腫瘍壊死因子	245	身体障害者手帳	124	線維柱帯がうまく切開できない	351
腫瘍マーカー	208	振幅	219	線維柱帯切開術	348
シュレム管閉塞	121	深部層状角膜移植術	288, 293	線維柱帯切除術	9, 229, 231, 344, 355, 384
春季カタル	113, 114, 115	心理的サポート	126	遷延性角膜上皮障害	187
瞬目負荷試験	105, 106	診療支援機能	190	前眼部・後眼部検査	83
消化性潰瘍	235	診療報酬点数	195, 197, 199	穿孔困難	150
笑気麻酔	313	髄液検査	213	穿孔性外傷	20, 21
硝子体	208	——の結果解釈	215	穿孔性角膜異物	16
——逸脱	345	水晶体因子	8	穿刺	214
——回収	211	水晶体後方因子	8	全視野刺激	95
——ガス注入	225	水晶体再建術併用眼内ドレーン挿入術	201	全身麻酔	271, 313
——カッター	364	水晶体残存物除去	197	——下検査	102
——腔	386	水晶体損傷	161, 290	浅前房	180, 181
——茎顕微鏡下離断術	198	水晶体脱出	290	全層角膜移植術	288
——牽引の方向	157	——の予防手技	290	喘息	91
——混濁	89	水晶体乳化吸引	316, 321	先天色覚異常	67
——採取	211	水晶体囊拡張リング	195, 324	先天赤緑色覚異常	67
——手術	380	スイッチ OTC 医薬品	111	前囊亀裂	327, 328
——手術に関する算定間違い	197	水痘帯状疱疹ウイルス	27, 109	——がある場合の IOL の選択	329
——出血	128, 129, 156	——前部ぶどう膜炎	209	前囊切開	316
——術後患者対応	183	水流核皮質・層間分離	321	——作製不良	318
——切除	196, 198, 345	頭蓋咽頭腫	39	前部虚血性視神経症	33
——脱出	352	スギ花粉症	114	潜伏遠視	50
——置換術	198				
——注入・吸引術	198				

前部硝子体混濁	376
前部硝子体増殖	388
前房形成	229
前房出血	151, 232
前房水	208
──採取	210, 211
前房蓄膿	187
前房内ガス	376
──注入	224
前房フレア	242
造影 MRI	29, 44
造影コンピュータ断層撮影	60
双眼倒像鏡	361
──下での眼底観察	359
早期打ち切り	114, 115
走査レーザー検眼鏡	88, 370
増殖硝子体網膜症	184, 386
──手術	199, 386
増殖糖尿病網膜症	186, 187, 380
増殖膜	382
──処理	384
相対的過剰濾過	229
相対的瞳孔求心路障害	35, 58
相対的瞳孔ブロック	8
相対的入力瞳孔反射異常	35
続発緑内障	9
咀嚼障害	57
ソフトコンタクトレンズ異物	18

た行

対光反射	58
代償不全	50, 52
帯状疱疹眼症	251
耐性菌	251
──対策	253
大腿骨頭壊死	235
タイプ 1 新生血管	86
大量免疫ガンマグロブリン治療	36
ダイレクトニードル法	335
ダウン症候群	100
他覚的屈折検査	48, 49
タクロリムス	111, 114
多項目 PCR	208
多剤耐性緑膿菌	4, 251
多焦点 IOL 選定	339
多焦点 IOL の waxy vision	177
多焦点 IOL の長所と弱点	339
多職種連携	126
タッチング	312
多発性角膜上皮下浸潤	111
多発性硬化症	213
多発性後極部網膜色素上皮症	236
ダブルニードル法	334, 335
短眼軸眼	229
炭酸脱水酵素阻害薬	232
単純型黄斑部出血	86, 87
単純ヘルペスウイルス	27, 109
──前部ぶどう膜炎	209
単焦点 IOL	178
単独動眼神経神経麻痺	28, 29

タンポナーデ	375
──物質の選択	389
竹輪	279
地図状病変	26
注意欠陥多動性障害	100
中間透光体混濁	83, 88
中心性漿液性脈絡網膜症	132, 236, 239
中枢感作	104
チューブシャント手術	9, 346, 353, 384
チューブ挿入困難	353
チューブ露出	355
超音波生体顕微鏡	81, 102
超音波チップ	323
超音波乳化吸引	322
長眼軸眼	372
腸球菌	11
超広角走査型レーザー検眼	93
調節	48
──緊張	48
──けいれん	48
──ねじ付き挟瞼器	147
──不全	50
──麻痺薬	50, 52
──力	52
頂点位相	219
直接型隅角鏡	350
治療用コンタクトレンズ	275
陳旧性肺結核	247
チン小帯損傷	345
チン小帯断裂	196
鎮静による検査	100
追加縫合	347
釣り針	21
──鉤	280
低眼圧	180, 181, 375
──黄斑症	180, 229
低矯正	261
低侵襲緑内障手術	9, 179, 199, 348
ディフューザー光	113
データセキュリティ	192
デキサメタゾン	25
──結膜下注射	234
摘出チーム	202
摘出同意書	206
適用外使用	239
デジタルデバイス	174
デスメ膜角膜内皮移植術	297
デスメ膜穿孔	295
デスメ膜剥離	224
──角膜内皮移植術	288, 297
手の震え	363
テノン嚢	346
──下注射	121, 139, 153
──下麻酔	313
──下麻酔時の結膜下出血	314
デマル氏開瞼鉤	275
デマル氏挟瞼器	147
転移性眼内炎	12
点眼麻酔	313
──試験	104, 105
電子カルテ	190

──移行時のトラブル	191
点状表層角膜炎	114
伝達麻酔	282
テント状周辺虹彩前癒着	120
等価球面置換法	48
動眼神経麻痺	28, 59
──の眼位検査	28
──のフローチャート	29
瞳孔	58
──記録計	63
──検査	58
──不同	60, 61, 62
──ブロック解除	8
──癒着	184
同行援護サービス	125
糖尿病黄斑浮腫	135, 137
糖尿病網膜症	135, 154
頭部 MRI	60
頭部画像検査	39
動脈炎性前部虚血性視神経症	33
動脈瘤	28, 60
トーリック IOL 選定	340
トーリック IOL 適応注意例	341
トキソプラズマ網膜炎	254
特発性眼窩炎症	41, 43
特発性視神経炎	36, 37
度数ずれ	176, 177
ドナーから採血ができない	204
トブラマイシン	4
塗抹検鏡（塗抹鏡検）	2, 142, 208
ドライアイ	104, 171, 260
トライアルレンズ	123
トラベクレクトミー	355
──術後の患者対応	179
とりあえずステロイド	208
トリアムシノロンアセトニド	136, 139, 153, 167
──テノン嚢下注射	176, 234
トリガーフィッシュシステム	217
トリガーフィッシュセンサー	217, 221
トリクロリール® シロップ	100
ドルーゼン	132
トレパン	304
トロッカー	386
トロピカミド	52
豚脂様角膜後面沈着物	120

な行

内因性眼内炎	12, 14, 250
内境界膜（ILM）	362
──剥離	365, 366
──翻転法	366
内視鏡	77
内反	258
内部切開線の形状	316, 317
ナイロン糸ステント	181
難症例への対応（白内障の）	320
ニードリング	182, 230
──後の過剰濾過	230
──後の前房出血	231

項目	ページ
肉芽腫性ぶどう膜炎	26, 118, 120
二重前房	295
二相性余弦近似	219
二段針	75, 76
日本網膜色素変性症協会	122
乳頭ドルーゼン	39
ニューモシスチス肺炎	235
尿路感染	14
認知エラー	114
認知バイアス	114
ネオーラル®	239, 240, 241
──のTDM	240
ネフローゼ症候群	241
粘弾液分割	294
年齢と調節力	51
脳腫瘍	29, 44
脳脊髄液検査	213
脳動脈瘤	28
囊胞状構造	146, 148
囊胞様黄斑浮腫	152, 175
ノンコンタクト・トノメーター	101

は行

項目	ページ
排液時のトラブル	378
肺炎球菌	3
肺炎レンサ球菌	13
ハイドロダイセクション	321
ハイドロデリニエーション	321
バイポーラ	147
培養検査	142
バキコロイド	132
白内障	89, 93, 239
──手術	312
──手術に関する算定間違い	195
──術後患者対応	175
──術後デスメ膜剝離	224
──難症例	320
──の進行	181, 182
激しい頭痛	62
パスへの過度な依存	194
パターン認識	114
八フッ化プロパン	225, 379
波長掃引型OCT	84
バックル手術	358
発達障害	97, 100
パネルD-15	66, 69
バリアンスへの対応	193
パルス治療（ステロイドの）	34
バルベルト緑内障インプラント	353
バンコマイシン	12, 43, 137, 182
斑状浸潤	7
汎網膜光凝固	135, 137, 156
──術の注意点	155
ピーリング法	298
鼻外法	282, 285
光干渉断層計	83, 190
光干渉断層血管撮影	85, 90, 156
光凝固	154
──中の注意点	155
非感染性IOI	160
鼻腔内操作	283
皮質吸引	326
鼻出血	285
ビスコダイセクション法	294, 295
ビタミンA欠乏症	98
鼻中隔弯曲	282, 283
ビッグテールプローブ	278
ビッグバブル法	294, 295
非動脈炎性虚血性視神経症	33, 34
鼻内法	282, 284
鼻脳型ムーコル症	41, 43, 44
飛蚊症	157, 158
ピマリシン	4, 5
ヒュミラ®	245, 247
表層角膜移植術	288
病巣擦過	5, 6
標的治療	2
病理組織検査	148
ヒル（隅角鏡）	350
鼻涙管閉塞	76
ヒルシュベルク試験	53
ピント	87
ファリシマブ	136, 138
ファンギフローラY®蛍光染色	5, 6
フィッシャー症候群	31, 59
フィッシュマウス	316, 360
フィブリン付着	187
フェムトセカンドレーザー	342
フォークト・小柳・原田病	118, 234, 239
フォリアミン®	243
複視	57
副腎皮質ステロイド	239
副鼻腔悪性腫瘍	44
腹部大動脈破裂	312
腹部大動脈瘤	312
ブサッカ結節	120
フザリウム	4
ブジー	277
不整脈	271
不定愁訴	53
──対応	170
不適切な設定（レーザーの）	378
ブドウ球菌感染	116
不同視	46
──に対する屈折矯正	46
ぶどう膜炎	9, 24, 117, 208
──前房水スクリーニング検査	208
──に伴う続発緑内障	9
ぶどう膜露出	345
部分的角膜浮腫	151
不眠症	235
フラップ	306
──下異物	309
──下洗浄	310
──作製不全	306
プラトー虹彩	8
フラフラして歩けない眼球運動障害	31
フランジ付き四面鏡	79
プリザーフロ®マイクロシャント	10, 179
フルオレセイン蛍光眼底造影	90
フルオレセイン染色	3, 15, 113, 116
フルオロメトロン	111
──点眼	234
フルコナゾール	4, 5
フレア	87, 88
プレドニゾロン	25, 34, 239, 241
プレドニン	239
フローサイトメトリー	211, 212
ブロッキングスーチャー	181
ブロルシズマブ	136, 138, 160, 161
分泌減少型MGD	172
分泌増加型MGD	172
閉瞼不全	262, 263
平衡塩類溶液	351, 376
ベーチェット病	117
──網膜ぶどう膜炎	239
ベタメタゾン	25, 27, 139
──点眼	234
ペニシリン耐性肺炎球菌	3
ベルテポルフィン	133
ヘルペスウイルス	251
──角膜炎	116
ペンライト	58
縫合針	270
放射状角膜神経炎	6, 7
房水ピペット	210
房水漏出	179, 181, 346, 356
防腐剤	143
膨隆虹彩	9, 25
膨隆白内障の前囊亀裂	328
ポート	186, 197, 299, 326, 386
保護ゴーグル	16
保坂氏強膜内固定ループガイド付鑷子（保坂氏IOL鑷子）	336
ポリープ状脈絡膜血管症	129
ボリコナゾール	5, 6
ポリビニルアルコールヨウ素	210
ポリフッ化ビニリデン	335
ホルネル症候群	59, 61
ボレチゲン ネパルボベク	97

ま行

項目	ページ
マイクロケラトーム	306, 341
マイクロ剪刀	304, 329
マイクロフック	351, 352
マイトマイシンC	180
マイボーム腺	146, 309, 310
──角質囊胞	148
──機能不全	171, 172
麻酔	154
──のトラブル	313
──薬に対するアレルギー	314
マットレス縫合	346
マドックスダブルロッドテスト	55
マリオット盲点	38
マルファン症候群	48
慢性炎症性肉芽腫	146
慢性進行性外眼筋麻痺	59
ミエリンオリゴデンドロサイト糖蛋白	35
水漏れによるレーザー切除不良	309

みたことのない（稀な）眼球運動障害	32
三田式瞳孔計	58
脈絡膜剥離	180, 228, 375, 386
無菌性眼内炎	160
無鉤鑷子	346
霧視	138
無水晶体眼	334
迷走神経反射	92, 93
メチシリン耐性黄色ブドウ球菌	42, 251
メチルセルロース	81
メチルプレドニゾロン	34, 239
滅菌ガーゼ	160
滅菌検体容器	210
メディカルユースコンタクトレンズ	275
メトトレキサート	239
メニスカス	258, 260
──フラップ	306
免疫不全	250
免疫抑制点眼薬	111, 113, 115
免疫抑制薬	238, 239
免疫抑制薬全身投与	239
綿棒	142, 144
──によるローリング法	376
毛細血管瘤	154
網膜萎縮性円孔	157
網膜壊死	160
網膜下液が抜けない・吸収されない	360
網膜下液残存	378
網膜下索	387
網膜下出血	128, 129
網膜が伸展しない	387
網膜機能評価	99
網膜血管炎	160
網膜血管周囲炎	120
網膜血管閉塞	160
網膜色素上皮剥離	127
網膜色素上皮裂孔	127
網膜色素変性	73, 368
網膜出血	270
網膜障害	373
網膜静脈閉塞	154, 254
網膜前出血	136
網膜電図	63, 95
網膜内血管腫状増殖	130
網膜内層菲薄化	62
網膜剥離	27, 162, 183, 381
網膜光凝固	154, 381
──の条件	155
網膜付着組織を含む硝子体切除術	199
網膜弁状裂孔	156
網膜裂孔	154, 156, 162
──が同定できなくなった	358
網脈絡膜滲出斑	120
毛様溝	353
毛様体異常	81
毛様体剥離	375
毛様体扁平部	354

や行

薬液の血管内迷入	167
薬剤移行性	5
薬剤感受性検査	5
薬剤相互作用	252
薬剤耐性菌	42
薬剤の間違い	162
薬物血中濃度モニタリング	240
薬物代謝酵素の阻害	252
夜盲	98, 125
有茎結膜弁の角膜への被覆	267
有茎結膜弁の不足	266
有鉤鑷子	346
遊離結膜弁移植	266, 302
雪玉状硝子体混濁	120, 242
ユニバーサル瞳光計	58
ヨウ素・ポリビニルアルコール点眼液	111
腰椎穿刺	213
羊膜	301
──移植	108, 301
──下出血貯留	301
──充填術	302
──スタッフ	302
──パッチ	303
──被覆術	22
──表裏確認	301
ヨーグルト法	298
ヨード製剤	137
翼状片	96, 265, 302, 341
──手術	265
余弦近似	219
予防接種	254

ら行

落屑状点状表層角膜炎	114
ラニビズマブ	135, 136, 138
──バイオシミラー	136
ラブリズマブ	36
乱視用眼内レンズの軸ずれ	196
リウマトレックス®	239
リツキシマブ	37
流行性角結膜炎	109, 111
流出路再建術	200
両眼雲霧法	51
両眼視下での検査	71
緑内障	217
──手術に関する算定間違い	199
──術後患者対応	179
──術後前房形成不全	224
──性視神経症	9
──治療用インプラント	200
──点眼薬	107
緑膿菌	2, 3, 11
輪状締結	388
輪部移植	303
──片縫着	305
涙液（分泌）減少型ドライアイ	107, 171
涙管通水検査	75
涙小管断裂手術	277
涙小管の解剖	278
涙小管の走行	278
涙小管涙囊側断端同定のコツ	279
涙腺炎	41, 43
涙洗針	76
涙点浸潤	274
涙点プラグ	107
涙点閉鎖術	107
涙道検査	75
涙道造影検査	78
涙道内視鏡検査	76, 77
涙道閉塞	42, 76
涙囊炎	42
涙囊側断端同定	277
涙囊側断端の深さ	279
涙囊鼻腔吻合術	282
ルクスターナ®注	97
レイヤー・バイ・レイヤー法	294
レーザー角膜屈折矯正手術	306
レーザー屈折矯正角膜切除術	307
レーザー虹彩切開術	9, 26, 150, 338
レーザー後囊切開術	152
レーザー照射中の水濡れによる切除不良	307, 309
レーザースペックルフログラフィー	33
レーザー切糸	228
レーザー線維柱帯形成術	9
レーザーと排液時のトラブル	378
レーザーの不適切な設定	378
レーベル遺伝性視神経症	98
レセプト作成	195
裂孔原性網膜剥離	154, 157, 358, 375, 386
──硝子体手術	375
裂孔閉鎖不全	226, 227
裂孔併発型 PDR	384
レバミピド	107
レボフロキサシン	7
レミケード®	245, 246
レンサ球菌	11
連続円形切囊	291, 318, 348
老人性内反	260
ロービジョングッズ	123
ロービジョンケア	122, 124
ローリング法	376
濾過手術	200
濾過胞	179, 181
──感染	180, 182
──機能不全	181
──再建術	182, 201
六フッ化硫黄ガス	225, 379, 361

わ行

ワーキングディスタンス	87, 88,

数字

1 型 MNV	86, 127
2 型 MNV	127, 131
3 型 MNV	130, 131

索引

ギリシャ文字

βラクタマーゼ非産生アンピシリン耐性インフルエンザ菌	42

A

A-AION（aAION）	33, 34
abducens paralysis	29
acanthamoeba keratitis	6
accommodation	48
acrophase	219
acute anterior uveitis	24
acute glaucoma attack	8
acute retinal necrosis	26
advance-and-cut 法	21
AHC	109
AION	33
AIRES	321
AKC	115
allergic conjunctival disease	113
AMD	131
American Uveitis Society	27
amnion	301
Amsler チャート	86
amplitude	219
anisometropia	46
anterior ischemic optic neuropathy	33
antibiotics	250
antiviral agent	250
aquaporin 4（AQP4）	35
ARN	26
asthenopia	174
A型ボツリヌス毒素注射	106
A群レンサ球菌	41

B

back-out 法	21
bathyphase	219
Behçet 病	117
biphasic cosinor	219
blepharitis	173
blepharospasm	105
blister 法	298
BLNAR	43
BSS	351, 376
buckle surgery	358
B型肝炎	234, 248

C

C. albicans	5
C_3F_8	225, 379
capsular block syndrome	321
CBA 法	36
CCC	291, 318, 319, 328, 348
CD	386
CD79B 変異解析	211
CFF	63
chalazion	146
closed funnel	387
CL 関連細菌性角膜炎	3
CME	152, 153, 175
CMV	209, 251
——角膜内皮炎	209
——網膜炎	209, 254
coagulase-negative *Staphylococci*（CNS）	11
compression suture	229
conjunctivitis	170
cosinor	219
CO メジャー	55
critical flicker fusion frequency	63
critical path	190
CSC	132, 236, 238
CT	60, 269
CTR	324
cut-out 法	21
Cyclophorometer	55

D

dacryocystorhinostomy	282
DALK	288, 293
——後の二重前房	296
Davis 分類	135
DCR	282
——鼻内法	283, 285
de novo 肝炎	234
debris	309
difinitive therapy	2
diabetic macular edema	135
diabetic retinopathy	135, 154
diamond-dusted membrane scraper	372
DME	135
DMEK	297
——グラフト作製	298
——グラフトのオモテウラ逆	300
——グラフトの眼外脱出	299
DPP-4 阻害薬	107
DR	135, 154
dry eye	104, 171
DSAEK	288, 297
DSI	274
dysphotopsia	150
D-マンニトール	38

E

EDOF	178, 339
EKC	109
electronic medical record	190
electroretinogram	95
ELISA 法	36
ellipsoid zone	95
empiric therapy	2
endophthalmitis	11
endothelial plaque	4
Enterococcus species	11
entropion	258
EP	368
epicenter	380
epinucleus	320, 321
epiretinal membrane	370
epiretinal proliferation	368
ERG	63, 95, 98
ERM	370
——が掴めない	372
eye strain	174
eye tracking	306
eyelid tumor	273
EZ	95

F

FA	90
FINESSE® フレックスループ	363, 365, 372
Fisher 症候群	31, 59
fluorescein angiography	90
foldable 眼内レンズ	316
Free Flap Technique（Free Flap 法）	365, 366
fungal keratitis	4
Fusarium solani	6

G

gonioscopy	79
GVHD	107

H

habitual	217
hanging	267
HBV	234
HE-2000	95
Heidelberg Retina Angiograph	93
herpes zoster ophthalmicus	251
Horner 症候群	59
HRA	93
HSV	27, 109, 209
——結膜炎	110
HZO	251, 254

I

IA	90, 324
——チップで後嚢破損	326
iCarePRO	101
ICL	11
IgG4 関連疾患	41, 43
ILAS	13
ILM	362
——翻転法	365, 366
immunosuppressant	239
Implantable Collamer Lens	11
indocyanine green angiography	90
infectious keratitis	2
intraocular inflammation	159
intraocular lens	316, 334

397

IOI	138, 159, 161
IOL	316, 334
──位置異常	376
──強膜内固定	334
──光学部のひび割れや破損	332
──後行支持部落下	336
──支持部断裂	332
──先行支持部の抜け	336
──先行支持部落下	335
──挿入時の後嚢破損	329
──挿入時のチェックポイント	330
──脱臼	290
──度数計算	341
──二次挿入	334
──嚢外固定	334
──の傾斜	337
──の選定	339
──破損	331
──偏位・落下	334
ION	33
IRD	96
iris bombe	25
iris registration	306
ISCEV	95
ischemic optic neuropathy	33
IVIg	36

J

Japanese Retinitis Pigmentosa Society	122
J-RD study	388
JRPS	122

K

Klebsiella	13

L

laser-assisted *in situ* keratomileusis (LASIK)	306, 341
laser iridotomy	150
laser peripheral iridotomy	150
laser speckle flowgraphy	33
laser suture lysis	228
LI	150, 338
limbus	303
LKP	288
lost muscle	269
low vision care	122
LPI	150
LSFG	33
LVC	306

M

macular hole	362
Marfan 症候群	48
Mariotte 盲点	36
MDRP	4

MG	54, 57, 59
MGD	171, 172
MIC	4, 5
micro incision vitreous（vitrectomy） surgery	183, 380
micro（minimally）invasive glaucoma surgery（MIGS）	9, 179, 199, 348
MIVS	183, 380
MNV	86, 127, 130
MOG	35
── antibody associated disease	35
──抗体関連視神経炎	213
──抗体関連疾患	35
──抗体陽性視神経炎	37
MOGAD	35, 37
MPPE	236, 238
MRA	60
MRI	236, 269
MRSA	2, 42, 251
MS	213
MSI	111
MTX	239, 242, 243
multidrug-resistant *Pseudomonas aeruginosa*	4
myasthenia gravis	54
MYD88 変異解析	211, 212
myelin oligodendrocyte glycoprotein	35
myopia	86

N

NAION	33, 34
nAMD	127
needle-cover 法	21
needle 法	201
needling	230
neovascular glaucoma	380
neuromyelitis optica spectrum disorder	35
neuropathic ocular pain	104
New Aniseikonia Tests®	47
New Cyclo Tests	55
NMOSD	35, 36, 213
non-responder	128, 129
NVG	380

O

OCR	268, 271
OCT	62, 83, 85, 156, 190, 362
OCT angiography（OCTA）	84, 85, 90, 156
ocular cicatricial pemphigoid	107
oculocardiac reflex	268
oculomotor paralysis	28
ODD	39
oozing	180
optic capture	331
optic disc drusen	39
optic neuritis	35
optical coherence tomograph	83, 190

optical coherence tomography angiography	156
orbital cellulitis	41
OVD	181, 318

P

PA・ヨード	210
PAC	80
PACD	80, 150
PACS	80
PAEM	132
PAS	9, 80
PCF	109
PCR 検査	254
PCV	129
PDR	380
──硝子体手術	380, 382
PDT	127, 129, 132
PDT-induced acute exudative maculopathy	132, 133
PEA	316, 321, 322
──後期の後嚢破嚢	322
──早期の後嚢破嚢	322
PED	127
penicillin-resistant *Streptococcus pneumoniae*	3
peripheral anterior synechia	9
peripheral anterior synechiae	80
PFCL	387
phacoemulsification and aspiration	316
photocoagulation	154
PKAS	293
PKP	288
──で起こりうるトラブル	289
──トリプル時の IOL 挿入困難	291
──トリプル時の IOL 挿入のフローチャート	291
plateau iris	8
postoperative endophthalmitis	11
POV	23
PRK	307
proliferative diabetic retinopathy	380
proliferative vitreoretinopathy	386
Propionibacterium acnes	11
PRP	135
PRSP	3
Pseudomonas aeruginosa	11
pterygium	265
pulled-in-two syndrome	269
pupil	58
PVD	363, 370, 380, 387
PVDF	335
PVD 作製	364
PVR	386
──手術	389

Q

QOL	126
QT 延長のリスク	252

quiescent MNV	130

R

RAP	130, 131
relative afferent pupillary defect (RAPD)	35, 58, 63
rhegmatogenous retinal detachment	375
rotational diplopia	53
RPE tear	127
RPE 下出血	128
RRD	375, 386
rust ring	16

S

sarcoidosis	120
scanning laser ophthalmoscope	88
SCL 異物	19
SCUBA 法	298
secondary glaucoma	9
SF_6 ガス	225, 379
──注入	361
short T1 invention recovery	36
slipped muscle	269
slit sign	77
SLO	88
──眼底カメラ	89
snapped muscle	269
SO	184
spectral-domain OCT	83
SPP 標準色覚検査表	66
SS-OCT	84

Staphylococcus aureus	11
steroid sparing effect	239
STI	110
STIR 法	36
strabismus	268
Streptococcus pneumoniae	13
sub-Tenon triamcinolone acetonide injection (STTA)	176, 234
SUKIMA	370, 373
Sussman 型四面鏡	79
swept source OCT	84

T

TAE	130
TDM	240, 241, 242
TNF 阻害薬	238, 239
──全身投与	245
──投与禁忌	245
TON	62
Tono-pen® 眼圧計	101
trabeculectomy	345
trabeculotomy	348
traumatic optic neuropathy	62
treat and extend	130
tube shunt surgery	353
tumor necrosis factor	245

U

ultrasound biomicroscopy (UBM)	81, 102
uveitis	9

V

vascular endothelial growth factor (VEGF)	127, 156, 159
VEP	63, 98
vernal keratoconjunctivitis	113
viral conjunctivitis	109
viscodissection	294
viscoextraction	325
visual evoked potential (s)	63, 98
VKC	113, 114, 115
Vogt-Koyanagi-Harada (VKH) disease	118, 119, 234, 236, 238, 239
VRL	211
VZV	27, 109, 209, 254
──結膜炎	110

W

waxy vision	177
Wernicke 脳症	31
WGA	102

Y

YAG レーザー虹彩切開術	150
YAG レーザー後嚢切開術	152

Z

Z 形成	259, 260

中山書店の出版物に関する情報は，小社サポートページを
御覧ください．
https://www.nakayamashoten.jp/support.html

本書へのご意見をお聞かせください．
https://www.nakayamashoten.jp/questionnaire.html

眼科診療エクレール　8
最新 眼科診療トラブルシューティング

2025年5月11日　初版第1刷発行

シリーズ監修──相原　一（あいはら まこと）

編集──────園田　康平（そのだ こうへい）

発行者─────平田　直

発行所─────株式会社　中山書店
　　　　　　　〒112-0006　東京都文京区小日向4-2-6
　　　　　　　TEL 03-3813-1100（代表）
　　　　　　　https://www.nakayamashoten.jp/

印刷・製本───藤原印刷株式会社

Published by Nakayama Shoten Co., Ltd.　　　　　　　Printed in Japan
ISBN 978-4-521-75058-3
落丁・乱丁の場合はお取り替えいたします．

・本書の複製権・上映権・譲渡権・公衆送信権（送信可能化権を含む）は株式
　会社中山書店が保有します．

・ JCOPY ＜出版者著作権管理機構　委託出版物＞
本書の無断複写は著作権法上での例外を除き禁じられています．複写される
場合は，そのつど事前に，出版者著作権管理機構（電話 03-5244-5088，FAX
03-5244-5089，e-mail: info@jcopy.or.jp）の許諾を得てください．

本書をスキャン・デジタルデータ化するなどの複製を無許諾で行う行為は，
著作権法上での限られた例外（「私的使用のための複製」など）を除き著作権
法違反となります．なお，大学・病院・企業などにおいて，内部的に業務上
使用する目的で上記の行為を行うことは，私的使用には該当せず違法です．
また私的使用のためであっても，代行業者等の第三者に依頼して使用する本
人以外の者が上記の行為を行うことは違法です．

眼科診療エクレール
Ophthalmic Examination and Treatment

【シリーズ監修】 相原 一（前東京大学教授）
【シリーズ編集】 園田康平（九州大学教授）
辻川明孝（京都大学教授）
堀 裕一（東邦大学教授）

B5判／並製／4色刷／平均350頁／予価15,000円

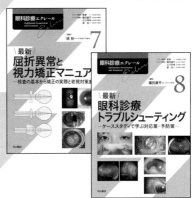

セットでお買い求めいただくとお得！ **19,800円off!**

シリーズ全12冊予価合計
198,000円（本体180,000円+税）
→ セット価格 ※送料サービス
178,200円（本体162,000円+税）

セット注文特典 完結時プレゼント　非売品　【別巻】眼科診療クイックガイド（仮）
（主訴・部位別所見・疾患・治療薬の早見表等）

シリーズ構成と担当編集
※配本順, タイトルなど諸事情により変更する場合がございます。

① 最新 緑内障診療パーフェクトガイド　　　　　　　相原 一　　　定価16,500円（本体15,000円+税）
　　―患者教育から最新の手術治療まで―
② 最新 眼科画像診断パワーアップ　　　　　　　　　辻川明孝　　　定価16,500円（本体15,000円+税）
　　―検査の基本から最新機器の撮影法まで―
③ 最新 ドライアイと涙道疾患ナビゲート　　　　　　堀 裕一　　　定価16,500円（本体15,000円+税）
　　―「涙」の問題はこの1冊で解決―
④ 最新 弱視・斜視診療エキスパートガイド　　　　　佐藤美保・園田康平　定価16,500円（本体15,000円+税）
　　―解剖生理・検査法から手術治療まで―
⑤ 最新 神経眼科エッセンスマスター　　　　　　　　澤村裕正・相原 一　定価16,500円（本体15,000円+税）
　　―診察の基本と疾患別の診療の実際―
⑥ 最新 網膜循環疾患コンプリートガイド　　　　　　辻川明孝　　　定価16,500円（本体15,000円+税）
　　―所見・検査, 疾患と診断・治療のすべて―
⑦ 最新 屈折異常と視力矯正マニュアル　【最新刊】　堀 裕一　　　定価16,500円（本体15,000円+税）
　　―検査の基本から矯正の実際と老視対策まで―
⑧ 最新 眼科診療トラブルシューティング　【最新刊】園田康平　　　定価16,500円（本体15,000円+税）
　　―ケーススタディで学ぶ対応策・予防策―
⑨ 眼科低侵襲手術　　　　　　　　　　　　　　　　相原 一　　　本体予価15,000円
⑩ 子どもの眼と疾患　　　　　　　　　　　　　　　辻川明孝　　　本体予価15,000円
⑪ 角膜疾患・コンタクトレンズマニュアル　　　　　堀 裕一　　　本体予価15,000円
⑫ 結膜炎・ぶどう膜炎のすべて　　　　　　　　　　園田康平　　　本体予価15,000円

動画で学ぶ 眼科処置・小手術の実際

◉編集　外園千恵（京都府立医科大学眼科学教室 教授）
　　　　渡辺彰英（京都府立医科大学眼科学教室 講師）

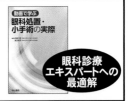

眼科診療エキスパートへの最適解

B5判／並製／オールカラー／240頁／定価16,500円（本体15,000円+税）／ISBN 978-4-521-75108-5

中山書店　〒112-0006 東京都文京区小日向4-2-6　TEL 03-3813-1100　FAX 03-3816-1015
https://www.nakayamashoten.jp/

大好評のロングセラーが10年ぶりの大改訂で内容を増補・刷新!

連続写真と動画で学ぶ

改訂増補版

白内障手術
パーフェクトマスター
基本から難症例への対処法まで

編著
谷口重雄(昭和大学名誉教授)

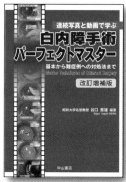

ISBN 978-4-521-74987-7

B5判／上製392頁／4色刷
定価25,300円(本体23,000円+税)

- ●「できるだけ多くの手術症例を網羅して術式を解説する」ことを主眼とし,初版の動画に100本余りを加えた約270本の動画(約7時間)を収載.
- ●「基本から難症例への対処法まで」という初版のコンセプトを踏襲しつつ,内容を大幅に刷新.初級医はもとより,中級～上級医にも役に立つ.
- ●新たに20名の執筆者を加え,最新の手技やホットなトピックスを収載.
- ●手術手順を示す図(連続写真)には,初版と同様に要所の輪郭を強調してコメントを加えており,視覚的に非常にわかりやすい.
- ●動画はweb閲覧とし,本文中のQRコードから動画に直接アクセスできる.
- ●本文中の文献もQRコードからWEB上で閲覧できるようにした.

複雑難解をここまでシンプルに!

「神経眼科は難しい」と思っている
すべての眼科医におくる!!

フローチャートでみる
神経眼科診断

著
中馬秀樹
(宮崎大学医学部感覚運動医学分野眼科学)

神経眼科の主要な所見ごとに,診断手順をフローチャート形式に凝縮.フローチャートのステップごとに,症例写真とポイントを絞った解説を加えてクリアカットにまとめた一冊.

【CONTENTS】
■神経眼科診察の基本
■神経眼科にかかわる所見の診かた
・複視の患者の診かた
・外転神経麻痺の診かた
・動眼神経麻痺の診かた
・滑車神経麻痺の診かた
・細隙灯顕微鏡,眼底所見で説明できない霧視,視力低下の患者の診かた
・視神経疾患が疑わしい患者の診かた
・視神経乳頭腫脹の診かた
・瞳孔不同の診かた
・初めて診る眼球運動異常のパターンをもつ患者の診かた
・眼球振盪の診かた
・一過性視覚喪失の患者の診かた
・初めて診る視覚異常のパターンをもつ患者の診かた
・眼瞼に異常のある患者の診かた
・眼痛,眼周囲痛の主訴のある患者の診かた
・小児の視神経疾患の診かた
・小児の眼球運動異常の診かた
■イラストでわかる神経眼科学の基礎
・反射・反応と神経支配
・視神経・視路障害と視野
・神経眼科疾患理解のための解剖

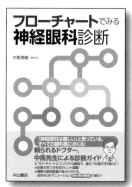

ISBN 978-4-521-74920-4

B5判／並製／200頁／4色刷
定価9,680円(本体8,800円+税)

中山書店 〒112-0006 東京都文京区小日向4-2-6 TEL 03-3813-1100 FAX 03-3816-1015
https://www.nakayamashoten.jp